Fundamentos TEÓRICOS de la EDUCACIÓN FÍSICA

Pila Teleña

Dícenme.

Miguel de Cervantes Saavedra y en 1605 di a la imprenta cierto librillo que granjeóme larga fama y escasa fortuna.

El primer año víose el fruto de mi ingenio aventado en cinco ediciones más ladronas que caco, las cuales causaron no pocos disgustos a mi honra y no menos quebrantos a mi diezmada hacienda.

No se usaban entonces, como agora se usan derechos de propiedad intelectual.

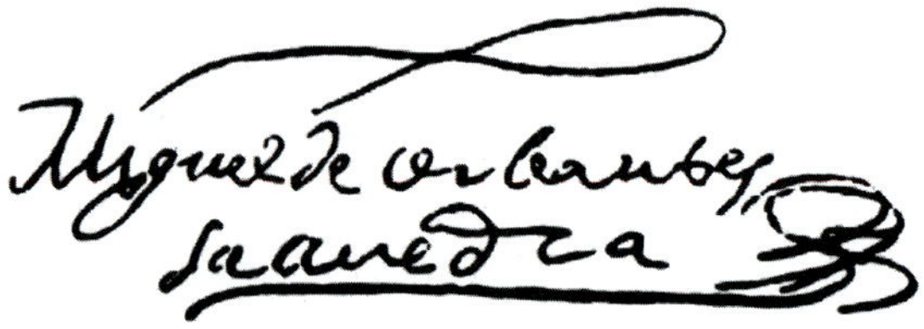

Agradecimientos al IES de Alpedrete, Madrid

Director editorial:
Marco Pila

Ilustraciones:
Juan Magaz
Diseño y Maquetación:
Claudia Romero, Juan Magaz

2ª Edición ampliada y corregida año 2013

C/ Pozo nuevo, 12
28430 Alpedrete (Madrid)
Telf: 609 25 20 82
e-mail pilatelena@pilatelena.com

Pila Teleña

Impreso en España por
ISBN: 978-84-95353-56-6
Depósito legal: M-37313-2012

Fundamentos TEÓRICOS de la EDUCACIÓN FÍSICA

José Manuel Pérez Feito
Daniel Delgado López
Ana Isabel Núñez Vivas

Pila Teleña

"Llamar gimnasia a la Educación Física es como llamar cuentas a las matemáticas".

"El que no consigue su objetivo es que no lo desea demasiado o no se sacrifica lo suficiente"

ÍNDICE

La Educación Física en tu vida

El deporte profesional

La UNESCO (Organización de las Naciones Unidas para la Educación, la Ciencia y la Cultura), (1989) declaró que el deporte es la actividad específica de competición en la que se valora intensamente la práctica de ejercicios físicos con vistas a la obtención, por parte del individuo, del perfeccionamiento de las posibilidades morfofuncionales y psíquicas, conectadas con un récord en la superación de sí mismo o de un adversario.

El actual concepto de deporte dista mucho del significado que tenía en la Antigüedad. La diferencia radica en el sentido ético-religioso, que tenía anteriormente, del práctico, que tiene hoy.

El deporte moderno nace en el siglo XIX en Inglaterra, como signo de estatus y de distinción de aquellos sectores más privilegiados y con el amateurismo como telón de fondo. En contraposición, el siglo XX vio nacer la práctica deportiva profesional de la mano de los medios de comunicación de masas.

En los años 50 se empezaron a realizar las primeras retransmisiones en directo de los eventos deportivos, y se ganó así a un público que hasta entonces había sido inalcanzable, ellos eran los aficionados. Mediante la expedición de las denominadas licencias, las arcas de los clubes, cuyas modalidades deportivas eran susceptibles de ser emitidas, empezaron a llenarse.

En la actualidad el deporte constituye uno de los pasatiempos mundiales de mayor relevancia, esto se observa en el aumento de participantes, en el espacio y en el tiempo que le dedican los medios de comunicación, así como en el crecimiento de la industria deportiva.

Los deportes ya no son tan voluntarios como lo pudieron ser en el pasado. El deportista, ahora, los adopta como una tarea. El carácter lúdico ha experimentado un cambio aparente

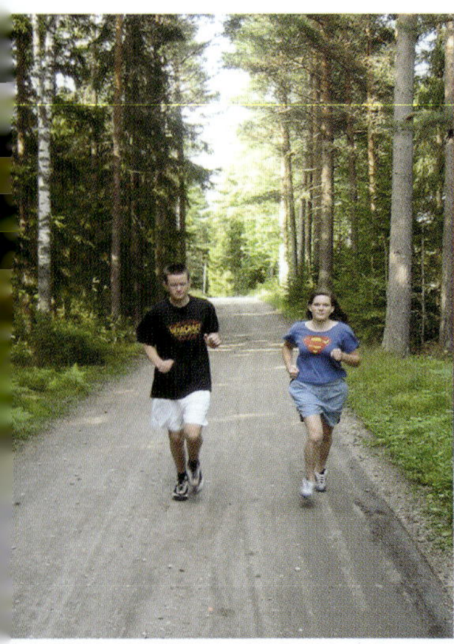
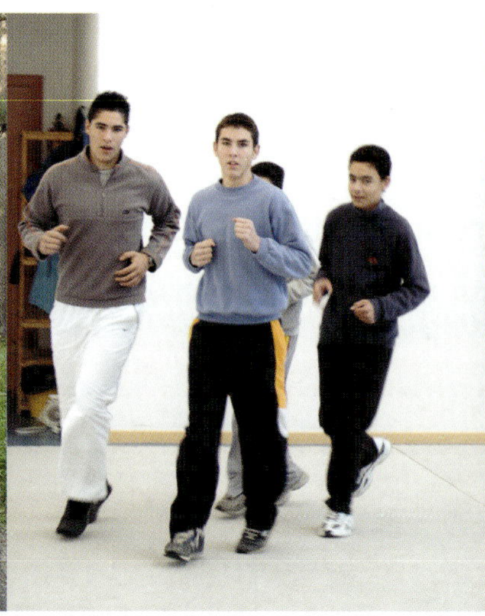
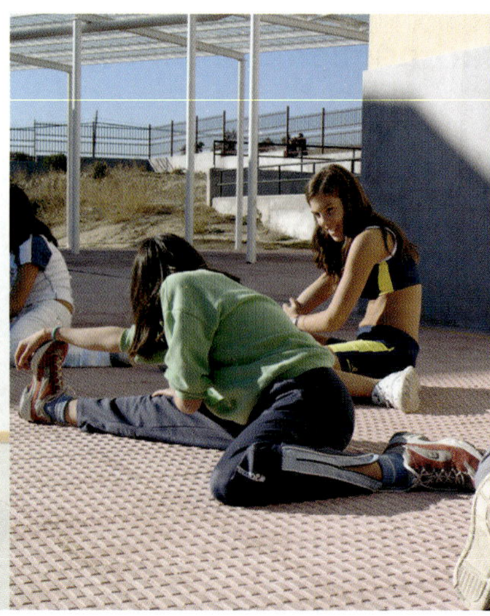
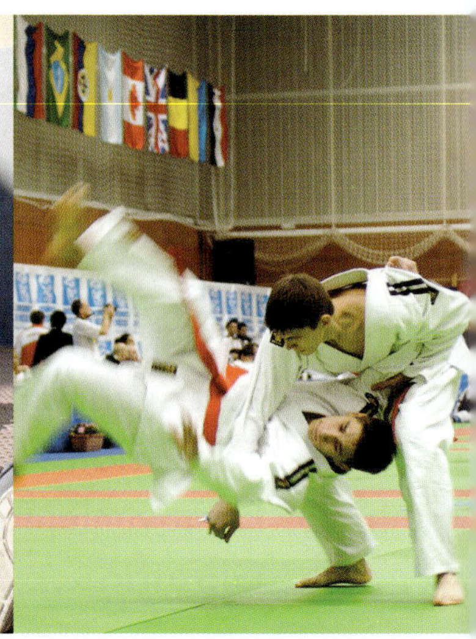

con el profesionalismo reinante en la actualidad, y se han diseñado metas calculadas sobre las posibilidades de un trabajo y de un esfuerzo al límite de las posibilidades del ser humano. En el deporte actual, lo importante es ganar, la posición de los deportistas, de los entrenadores y de los directivos dentro de la estructura deportiva depende de los récords.

Algunas de las personas que rodean al deporte profesional actúan como especuladores del mismo, sin importarles en absoluto los deportistas, se centran principalmente en las marcas, en los récords, en las victorias y en los títulos, que protegen y enardecen una forma de pensar y de actuar a cualquier precio, a costa del raciocinio de otras personas.

En el profesionalismo imperan los intereses de los logros y de los triunfos por encima de la humanidad, no hay tiempo de considerar al ser humano como tal, sólo es un producto que puede manipularse con base en la construcción superficial de la victoria.

Teniendo en cuenta la corta duración de las carreras deportivas profesionales, el riesgo de sufrir secuelas como consecuencia de lesiones reiteradas hace que la trayectoria de un deportista profesional no sea tan idílica como nos pueda parecer a primera vista. Podríamos decir que, si una carrera profesional de cualquier tipo dura un promedio de entre 40 y 50 años, un deportista profesional tendría entre 10 y 20 años para ganar el dinero necesario que le permitiese subsistir durante el resto de sus días.

La popularidad mediática del deporte, el incremento de las competiciones internacionales y el incipiente desarrollo de la dimensión económica de éste, acarrean consecuencias cada vez más negativas para el significado del deporte en la sociedad y en la educación.

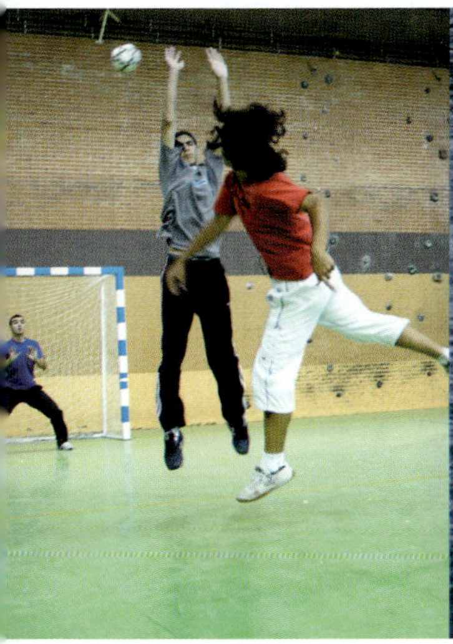
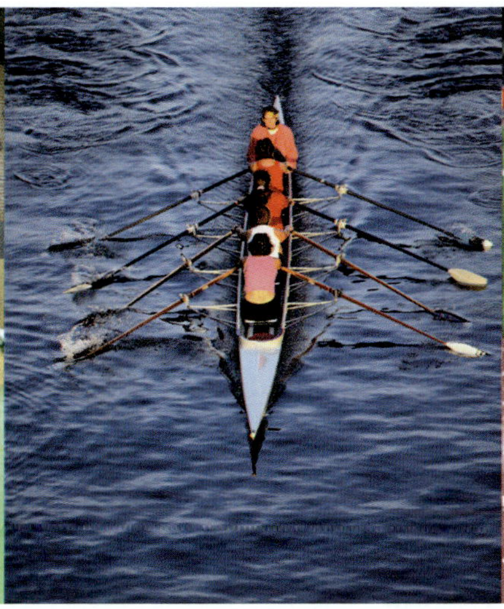
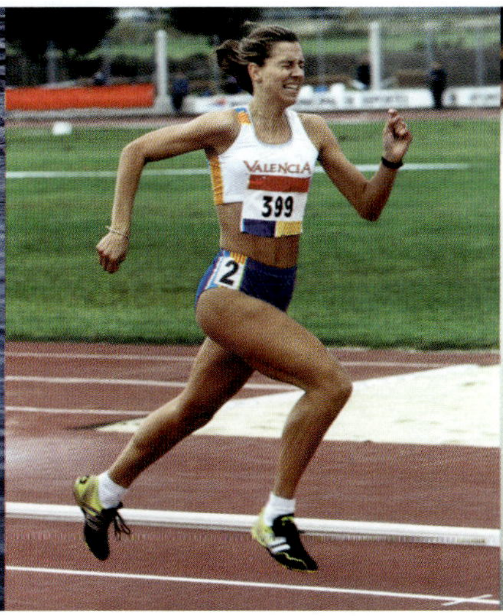

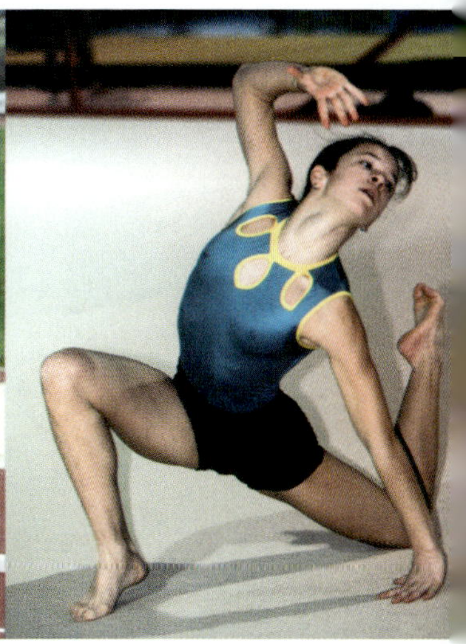

1 La actividad física

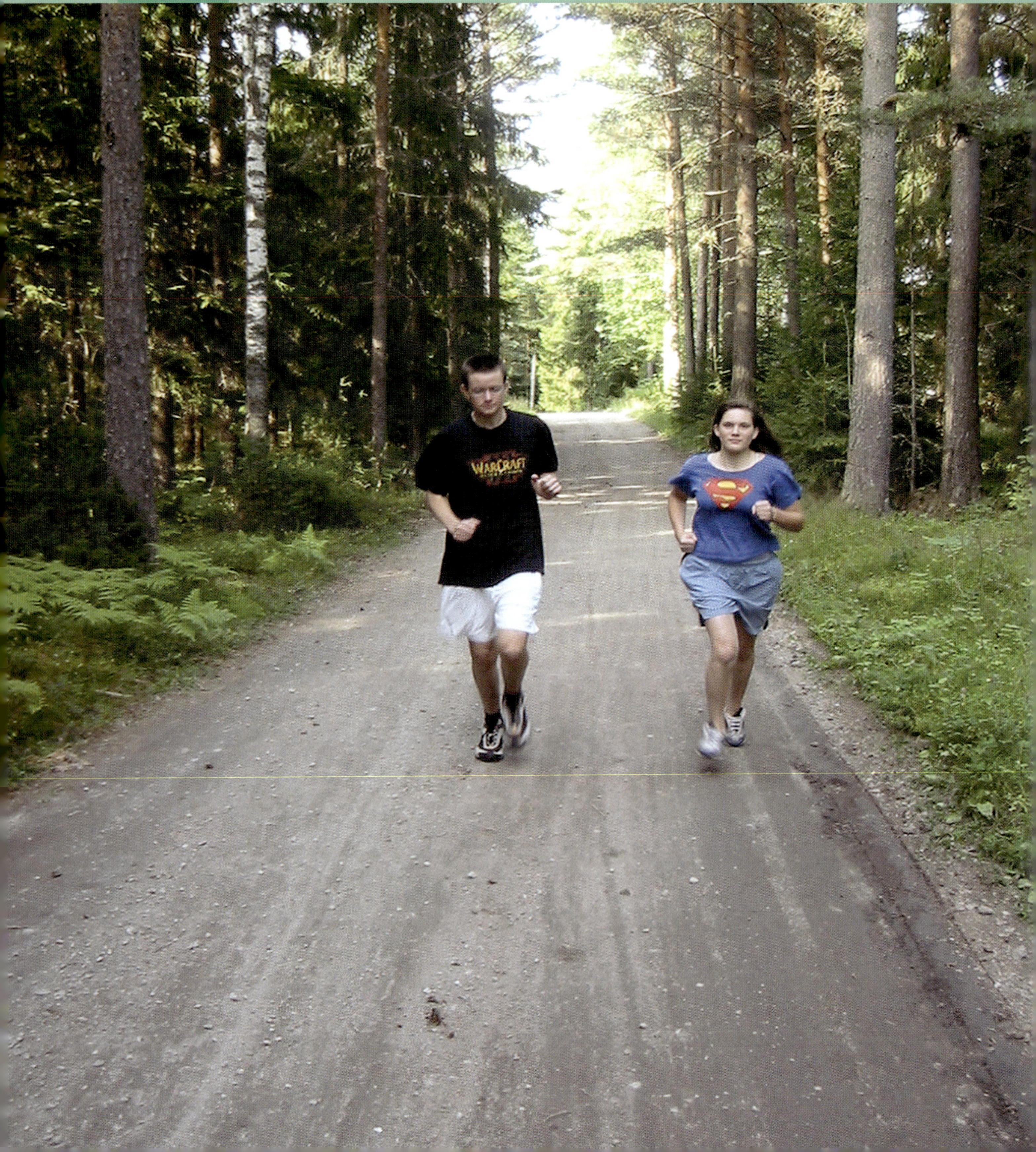

La actividad física, sea del tipo que sea, suele responder a las motivaciones intrínsecas de aquéllos que las practican, además de favorecer, entre otras cosas, las relaciones interpersonales.

Estudios realizados mediante encuestas en los últimos años a la población española señalan que se ha pasado de un 22% de personas que se declaraban practicantes de algún deporte a un 37%, aproximadamente, en la actualidad. El 66% de los españoles identifican la **salud** como el principal significado que la población otorga a la práctica de actividad física. Estos estudios también resaltan que, en la actualidad, las personas prefieren hacer deporte por su cuenta (66%), más que en centros de enseñanza (7%) o en un club (25%).

Frente a estas encuestas, se ha de decir que, hoy, nuestra sociedad ha sucumbido a un ritmo de vida en el que impera el **sedentarismo**. Las nuevas tecnologías, entre otros avances, proporcionan incuestionables ventajas, pero, mal utilizadas, pueden acarrear este tipo de problemas.

Este estilo de vida sedentario trae consigo el riesgo de sufrir enfermedades como la obesidad, la hipertensión, el colesterol y hábitos de vida insalubres, como el consumo de alcohol y de tabaco, todo lo cual puede acarrear problemas de infartos y de accidentes cardiovasculares. Hemos de saber que, aproximadamente, dos millones de muertes anuales se pueden atribuir a la inactividad física.

Un estudio publicado por la Organización Mundial para la Salud (OMS) afirma que los modos de vida sedentarios son una de las diez causas fundamentales de mortalidad y de discapacidad en el mundo.

Podemos afirmar que un estilo de vida saludable es la forma en que cada uno quiere o desea vivir, y sin duda la actividad física puede ayudarnos a conseguirlo, ya que su práctica continuada favorece aspectos tales como un mejor estado de ánimo o un aumento de la temperatura corporal, lo que a su vez produce una disminución de la tensión muscular que favorece la relajación, regula los biorritmos y mejora el sueño, tiene efectos tranquilizantes y antidepresivos, aporta sensación de bienestar, elimina el estrés, ayuda a ganar autonomía y aumenta la seguridad en uno mismo.

Frente a la actividad física domesticada, estereotipada, con instalaciones específicas y sometidas a reglas, se levantan las a**ctividades en la naturaleza,** donde todas las ventajas propias de la actividad física urbana se potencian al desarrollarse en los diversos marcos de la naturaleza.

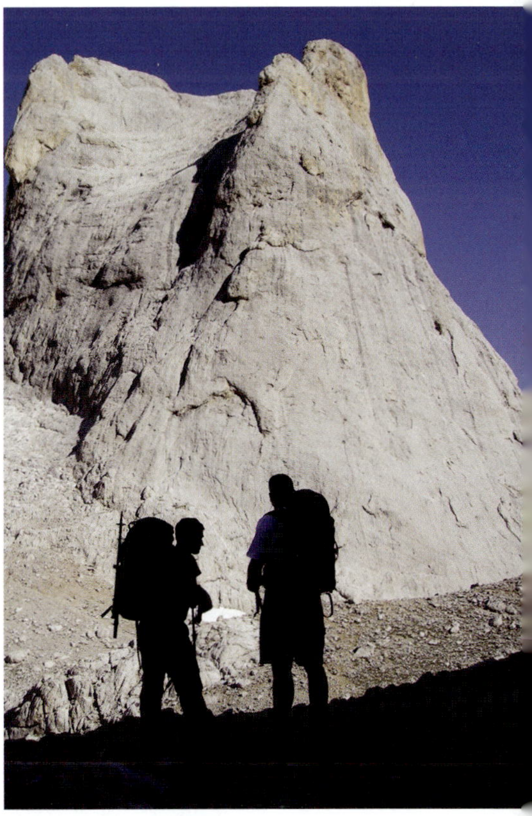

El éxodo masivo a las ciudades en la década de los 60 del pasado siglo ha alejado al hombre de la naturaleza y una gran mayoría de la población ha sentido la necesidad de reconciliarse con ella. Es por ello que, frente a los deportes y a las actividades más estandarizadas y comunes, ha aumentado de forma espectacular la práctica de deportes y de actividades en el medio natural.

Otro aspecto a destacar del desarrollo de la práctica física en la naturaleza es su carácter lúdico y recreativo. Contra los deportes practicados en pista o de competición, la motivación principal de las actividades en la naturaleza se basa en la aventura, lo novedoso, lo excitante... Son actividades que enganchan a la población.

Este grupo de tareas en la naturaleza pueden considerarse deporte para todos, en contraposición al deporte de competición, donde unos ganan y otros pierden, ya que están marcadas por la cooperación, donde todos ganan. Por otro lado, su carácter recreativo no las hace menos exigentes desde el punto de vista tanto físico como técnico.

Son muchas las actividades que podemos practicar en el ámbito natural, desde un simple paseo por el campo o una acampada con los amigos, a actividades tan diversas como la escalada, el rápel, el kayak o el parapente, entre otras tantas.

El nivel de complejidad, de amplitud y de riqueza de las actividades físicas en el medio natural requieren de una exhaustiva organización, para evitar cualquier tipo de imprevisto o de mal funcionamiento en el desempeño de las mismas. Para el desarrollo de actividades más complejas, debemos contar siempre con la presencia de un profesional, que dé solución a las diversas adversidades que se puedan presentar.

1 INTRODUCCIÓN

Por **actividad física** se entiende todo tipo de movimiento corporal voluntario (por pequeño que sea) que una persona realiza durante un periodo de tiempo determinado: caminar, escribir, hablar, subir una escalera, correr, etc. Esa actividad puede producirse durante su trabajo, en su tiempo de ocio...

Hay que diferenciar el concepto de actividad física de otros dos que se suelen tomar generalmente como sinónimos, aunque no lo son:

➤ **Esfuerzo físico:** se entiende como tal cualquier actividad física de una intensidad variable (tanto suave como moderada o elevada) que suponga un aumento del ritmo respiratorio, del ritmo cardiaco, de la temperatura corporal, del consumo de energía, del metabolismo basal..., lo que conlleva efectos como sudar, cansancio muscular, etc.

➤ **Ejercicio físico:** se refiere a todo tipo de actividad física que cumple una serie de requisitos como son:

- Que implique la realización de un esfuerzo físico.
- Que se realice de forma sistemática, es decir, con continuidad.
- Que esté previamente planificada para conseguir unos objetivos.
- Que esté pensada para estar en forma y mejorar la salud.

La intensidad del esfuerzo físico tiene un carácter individual, lo que para un sujeto puede ser muy intenso para otros puede resultar suave. Por otra parte, el cuerpo es capaz de adaptarse poco a poco al esfuerzo, y lo que en un primer momento resultaba muy fatigoso puede llegar a ser fácilmente soportable. Esa adaptación al esfuerzo se consigue mediante el ejercicio físico.

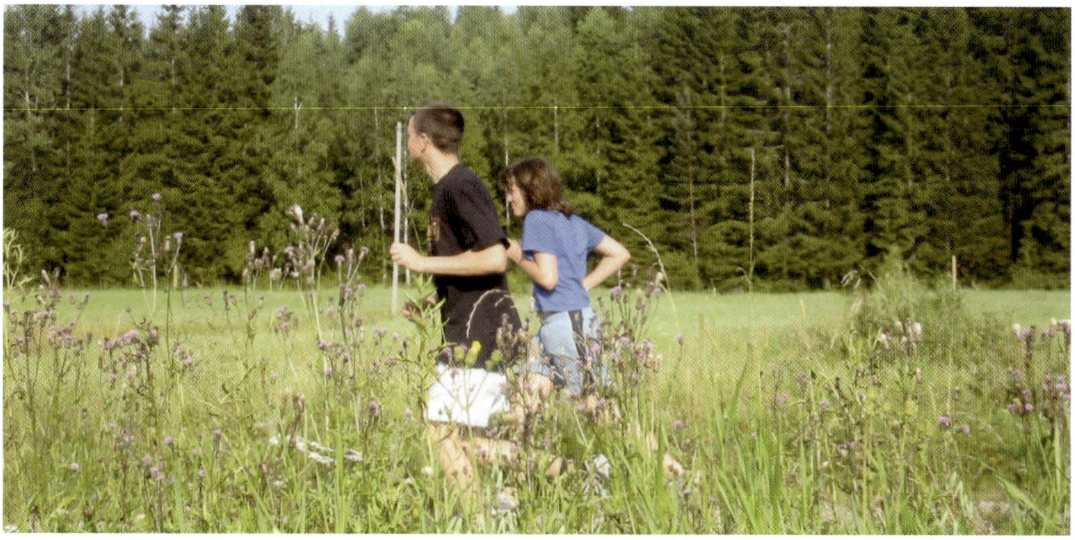

2 FACETAS DEL EJERCICIO FÍSICO

El ejercicio físico abarcaría varias facetas entre las que se incluirían la gimnasia, el deporte y la educación física. Estos términos, aunque referidos a un mismo tema, tienen significados diferentes:

- **Gimnasia:** es una forma de ejercicio físico caracterizada por actividades y por ejercicios sistemáticos que persiguen fines muy determinados de tipo terapéutico, educativo o competitivo.
- **Deporte:** es toda aquella actividad física que tiene una finalidad competitiva y está sujeta a unas normas fijas. También se suele incluir en esta categoría a diferentes actividades realizadas al aire libre con un carácter lúdico: escalada, buceo...
- **Educación Física:** es la disciplina que se ocupa de la enseñanza y del aprendizaje de los diferentes campos de la actividad física. Su finalidad consiste en promover el desarrollo corporal y en divulgar los beneficios que se obtienen con su práctica.

El ejercicio físico genera salud, por ello debe integrarse dentro del esquema de vida como un hábito más, sin que suponga un sacrificio o una obligación, sino que resulte divertido y reconfortante.

La modernización de nuestro entorno ha mejorado nuestra calidad de vida, pero también es un factor determinante en la disminución de la actividad física. Realizar un ejercicio físico moderado de forma regular resulta beneficioso para la salud y ayuda a combatir el sedentarismo. Numerosos estudios ponen de relieve que una vida sedentaria facilita la aparición de enfermedades y desórdenes, tanto físicos como mentales.

La solución a este problema es bastante simple: las personas sedentarias tienen que cambiar sus hábitos y ser más activas, incrementando la frecuencia con que realizan actividades físicas (ver "Cuadro 1"). De hecho la práctica de algún tipo de ejercicio físico va siendo poco a poco algo cada vez más habitual en nuestra sociedad. Se da la paradoja de que este acercamiento a la actividad física es producto de esa vida sedentaria que llevan muchas personas, que buscan en el ejercicio una forma de mejorar su calidad de vida.

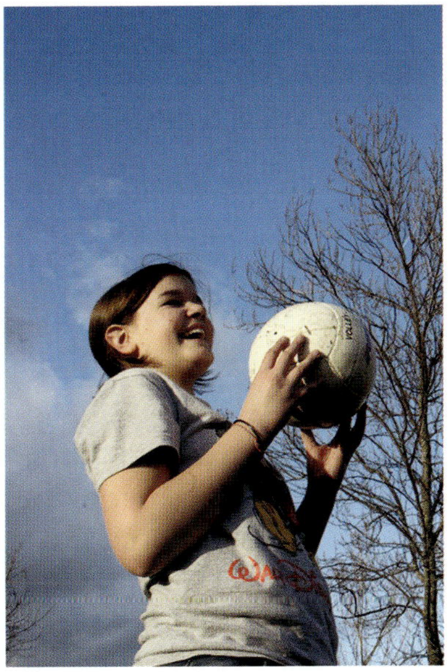

Pero si bien es verdad que cada vez son más las personas que practican deporte o acuden a un gimnasio con asiduidad para mantenerse en forma, no es menos cierto el hecho de que la gran mayoría de la población mantiene unos niveles mínimos de actividad física. Según un informe publicado por el National Center for Chronic Disease Prevention and Health Promotion, en EE. UU., casi un tercio de los jóvenes y hasta un 60% de los adultos se encuentra en esa situación.

No tengo tiempo	Si la salud importa siempre se pueden sacar 20-30 minutos para hacer algo, aunque sólo sea caminar. Es probable que se dedique más tiempo a ver la televisión.
Hacer ejercicio es aburrido	Si se hace siempre lo mismo claro que resulta aburrido. Las actividades que se realicen han de ser variadas: caminar, andar en bici, nadar... Si además se fijan metas a corto plazo la motivación será mayor.
Estoy delgado, no necesito hacer ejercicio	Las personas delgadas también necesitan realizar actividades físicas para tonificar sus músculos y cuidar su cuerpo. El hecho de estar flaco no significa que se tenga salud, y el estarlo en exceso llega a considerarse una enfermedad, la anorexia.
Hago deporte de vez en cuando	Jugar en ocasiones al fútbol con los amigos o dar una vuelta en bicicleta no es realizar una actividad física con regularidad, que es la mejor manera de estar en forma y de evitar lesiones.
Necesito ir con alguien	Para hacer ejercicio no es necesario tener un compañero. Aunque pueda ser más entretenido, sólo es imprescindible en algunos casos: tenis, escalada, buceo... Además, si te acostumbras a hacer ejercicio, es fácil que acabes contagiando tus ganas a algún amigo.
Soy joven y estoy bien	Aunque se tengan menos de 30 años y se esté físicamente bien, el trabajo actual redundará en una buena salud futura.
Un gimnasio es caro	Hay de todo, la mayoría realizan ofertas cada poco tiempo. Y si no es posible, siempre se puede hacer ejercicio al aire libre: parques, paseos, playas...

Cuadro 1. Excusas más habituales para no hacer ejercicio

3 BENEFICIOS QUE PROPORCIONA EL EJERCICIO FÍSICO

El objetivo directo cuando se realiza ejercicio físico es mejorar la condición física y adaptarse al esfuerzo. Sin embargo, muchas personas que realizan una actividad física regular se plantean otra serie de objetivos indirectos que, básicamente, se pueden agrupar en cuatro motivos: para mejorar la forma física, para tener un mejor estado de salud, para mejorar la imagen estética, cuidar el cuerpo y verse físicamente mejor y para emplear el tiempo de ocio.

Ejercicio físico y estado de forma

Estar en forma es el motivo principal por el que mucha gente hace ejercicio físico, pues es la manera de mantener las capacidades físicas del cuerpo en un estado óptimo durante toda la vida. De hecho, estar en forma se ha convertido en el lema principal de las empresas relacionadas con el ejercicio físico.

Al realizar ejercicio físico, nuestro cuerpo segrega **endorfinas,** una sustancia que es la responsable de la sensación placentera y de bienestar que se consigue tras la actividad.

Cuando se habla de estar o de mantenerse en forma nos referimos tanto a la realización de alguna actividad suave como de un entrenamiento más concienzudo de una a dos horas entre tres y cinco veces a la semana. Más que una obligación, para estas personas la actividad física es un placer, es un tiempo que les ayuda a sentirse bien, más jóvenes y más seguras de sí mismas.

Aun cuando no se puede asegurar de forma categórica que una buena forma física garantice una salud perfecta, lo cierto es que, en general, se puede afirmar que forma física y salud suelen discurrir de un modo paralelo.

Ejercicio físico y salud

El cuerpo humano está diseñado para moverse y una vida sedentaria suele conllevar enfermedades e incluso la muerte prematura.

Son muchos los beneficios que para la salud tiene la realización de un ejercicio físico regular, y su incidencia puede apreciarse a muchos niveles:

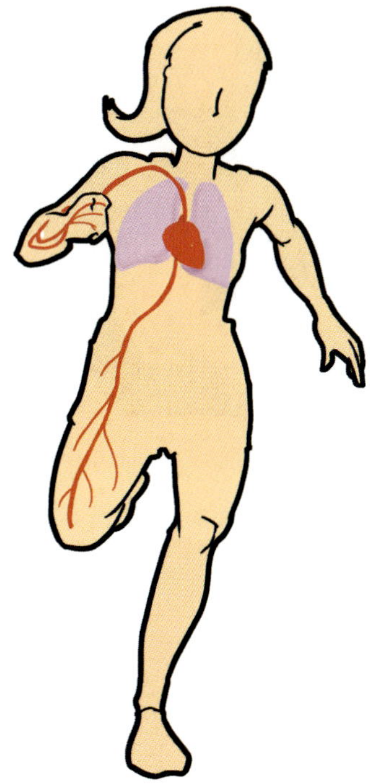

- Cardiaco: disminuye el riesgo de enfermedades coronarias, ya que aumenta el tamaño del corazón y reduce la frecuencia cardiaca, con lo que este órgano se cansa menos.
- Vascular: el número de glóbulos rojos, leucocitos y linfocitos aumenta, y mejora la circulación sanguínea y la elasticidad de las arterias.
- Respiratorio: aumenta la capacidad pulmonar y disminuye el número de respiraciones por minuto.
- Muscular: los músculos ganan en fuerza y en resistencia, aumentan su tamaño y mejoran tanto la elasticidad como la coordinación motriz.
- Óseo: se produce un aumento de la densidad ósea, de la vascularización y de la retención de minerales en los huesos.
- Articular: se fortalecen los elementos que constituyen las articulaciones, es decir, el cartílago, los ligamentos...
- Metabólico: aumenta los niveles de colesterol bueno (HDL) y disminuye los de colesterol malo (LDL), mantiene la glucosa en unos niveles adecuados y facilita la expulsión de toxinas.

- Mental: aporta sensación de bienestar general, mejora el estado de ánimo y la emotividad, optimiza la imagen de uno mismo, reduce la ansiedad y el estrés, ayuda a combatir la depresión y disminuye el riesgo de aparición de la misma, etc.

- Otros beneficios: además de todo lo dicho anteriormente, el ejercicio físico disminuye el riesgo de aparición de algunos tipos de cáncer y diabetes, ayuda a controlar la obesidad y el exceso de peso, incrementa la resistencia para realizar trabajos físicos...

La actividad física regular es una inversión a largo plazo en salud y en calidad de vida.

Ejercicio físico y estética

El cuerpo nos permite desplazarnos, expresarnos, relacionarnos con el ambiente que nos rodea... Es necesario dedicarle tiempo y prestarle la debida atención, lo que implica alimentarse correctamente, mantener unos hábitos de conducta apropiados (dormir lo suficiente, no consumir sustancias perjudiciales...) y realizar una actividad física adecuada, que es una de las principales maneras de cuidar tanto el cuerpo como la mente.

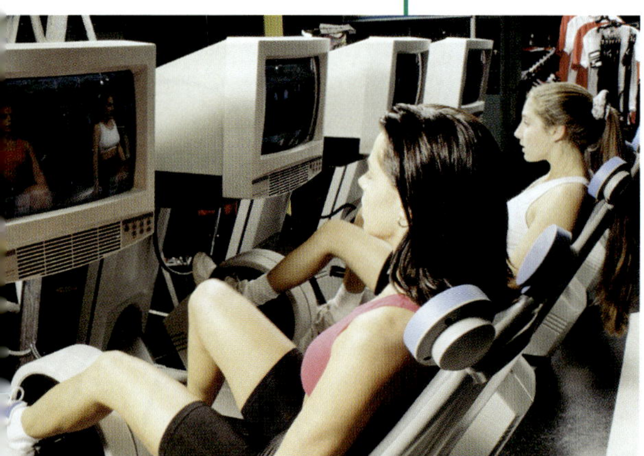

En la sociedad actual el cuerpo está vinculado a la imagen, es una parte esencial de la identidad de cada persona, y en muchos casos su cuidado se plantea como un objetivo en el que se invierten muchos esfuerzos: dieta, ejercicio, cirugía estética, maquillaje...

La presión mediática, tanto en el ámbito estético como en el de las modas, impulsa a muchas personas a realizar actividades físicas con el único fin de conseguir un cuerpo aceptable para la sociedad. Cada vez son más los sujetos que intervienen activamente para cambiar su cuerpo, para modelarlo, para sentirse a gusto con él y gustar a los demás, para sentirse realizados a nivel personal al tener un cuerpo que se ajusta a las normas de salud y de belleza de la sociedad moderna.

Ejercicio físico y ocio

El ejercicio físico está ligado al ocio cuando se realiza con el fin de pasarlo bien y divertirse. En este caso, su finalidad es simplemente lúdica, la intención es ocupar el tiempo libre con alguna actividad física no competitiva ni reglamentada, que no conlleve mayores exigencias técnicas, que utilice unos espacios y/o un material no convencional, etc.

La actividad física planteada como ocio no sólo implica diversión, también cabe en ella el esfuerzo y la motivación de plantearse retos y conseguirlos: subir una montaña, hacer una ruta de senderismo...

4 EL DEPORTE Y SU CLASIFICACIÓN

Se suele considerar un deporte como tal cuando se integra en una federación deportiva. Algunas federaciones incluyen diversas modalidades deportivas, como por ejemplo la Federación de Tenis, que incluye el pádel, o la Federación de Deportes de Invierno, que acoge el esquí, el snowboard, etc. Para que exista una federación deportiva es necesario que haya un número determinado de practicantes con licencia.

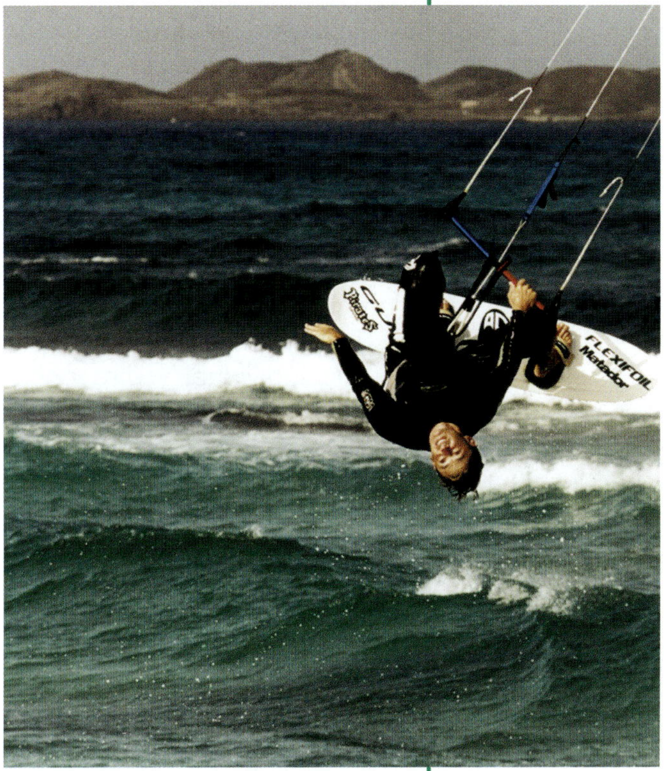

La influencia del deporte en la sociedad y en la cultura actual resulta innegable y se aprecia en aspectos como la ropa y los complementos (gafas de sol, zapatos, prendas deportivas...), en la ocupación del tiempo libre (ver actividades deportivas...), en la publicidad (en espectáculos deportivos, deportistas protagonistas de anuncios...), a nivel laboral (monitores deportivos, masajistas, fisioterapeutas, periodistas deportivos...), en la economía (venta de ropa deportiva, bebidas energéticas...), en el fanatismo deportivo (grupos ultras...), etc.

Los deportes se pueden clasificar atendiendo a criterios muy variados:

Deportes profesionales vs. deportes aficionados:

En el deporte profesional se cobra por la práctica deportiva, es un trabajo y como tal conlleva obligaciones, como entrenar en un horario determinado, no se pueden elegir los compañeros, etc. El deporte aficionado se realiza por el mero disfrute, nunca por obligación.

Deportes de oposición vs. deportes sin oposición:

En los deportes de oposición existe una influencia directa del rival o de los rivales en el resultado del deportista o equipo, mientras que en los deportes sin oposición el contrario no influye en la realización del deportista o del equipo.

Deportes individuales vs. deportes de equipo:

El deporte individual es aquél en el que el deportista realiza la práctica deportiva solo, sin compañeros, como, por ejemplo, el ciclocrós, el judo, la halterofilia o el esquí. En el deporte de equipo el deportista no puede realizar la práctica deportiva de forma individual sino que tiene unos compañeros y forma parte de un conjunto, como, por ejemplo, en el baloncesto, en el balonmano, en el fútbol...

Existen algunas pruebas deportivas que son a la vez individuales y de equipo, como el tenis por parejas o los relevos en atletismo y natación. También hay modalidades deportivas que tienen a la vez dos clasificaciones, una individual y otra por equipos, como sucede en kárate, en gimnasia deportiva, en ciclismo o en tiro con arco.

Deportes con contacto directo vs. deportes sin contacto directo:

En los deportes con contacto directo se comparte un terreno de juego y se juega simultáneamente, por ejemplo, en el hockey sobre patines o en el waterpolo, mientras que en los deportes sin contacto directo el terreno de juego no se comparte, se divide y se utiliza de forma alternativa, como en el bádminton o en el voleibol.

Deportes acuáticos, terrestres y aéreos:

Los deportes acuáticos se realizan en agua, como la natación o el surf. Los terrestres se llevan a cabo en el medio terrestre y se pueden diferenciar los de espacio limitado, como el fútbol o el baloncesto, y los de espacio ilimitado, como el golf o el esquí de fondo. Los deportes aéreos se practican en el aire, como, por ejemplo, las competiciones de ala delta o de globos aerostáticos.

Muévete Seguro

Antes de iniciarse en alguna actividad física es preciso realizar **siempre** un chequeo médico previo que determine el estado físico de la persona y descarte la existencia de alguna patología que pueda agravarse con el ejercicio

5 ¿CÚANTO EJERCICIO FÍSICO NECESITAMOS?

Aunque el ejercicio físico regular es una fuente de salud, su práctica puede acarrear problemas si no se realiza con un mínimo de asesoramiento y de control (ver “Cuadro 2”). Mucha gente, pese a ignorar los aspectos básicos de la práctica de ejercicio físico, se inicia en ello sin buscar la información necesaria para saber si corre algún tipo de riesgo al realizarlo.

Para que la realización de actividades físicas se traduzca en una mejor calidad de vida y en un cuidado de la salud, es importante tener en cuenta cómo se llevan a cabo las mismas, es decir, el tipo, la intensidad y la duración de la actividad.

Para evitar lesiones *Cuadro 2*

1	Practicar actividades físicas de forma regular.
2	Realizar un buen calentamiento, con un comienzo suave y aumentando la intensidad poco a poco, sin forzar.
3	Utilizar una ropa y un calzado cómodos, y un material adecuado.
4	Hacer estiramientos al finalizar la actividad física.
5	Beber agua o bebidas isotónicas siempre que se tenga sed.
6	Evitar las actividades físicas después de comer, con el estómago lleno.
7	Conocer los límites del propio cuerpo para saber cuándo se está forzando en exceso.

Personas que no realizan esfuerzos físicos regularmente

Deben comenzar poco a poco, dedicando unos minutos cada día a algún tipo de ejercicio aeróbico, hasta llegar a la media hora diaria, que es el tiempo mínimo recomendado.

Para ser más activo basta con cambiar algunos hábitos de la vida cotidiana, como por ejemplo:

- Subir por las escaleras (a casa, al trabajo, etc.) y evitar el ascensor.
- Pasear al perro.
- Montar en bicicleta.
- Lavar el coche a mano.
- Ir al trabajo caminando.

➤ Bajar un par de paradas antes del autobús, metro, etc.

➤ Jugar con los hijos a algún juego que requiera esfuerzo físico.

➤ Sustituir la televisión por actividades que requieran movimiento.

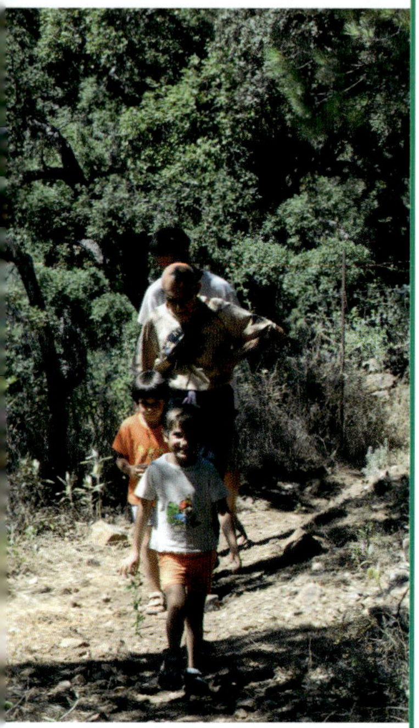

Personas que realizan esfuerzos físicos mínimos

El siguiente paso es realizar nuevas actividades que resulten estimulantes y que faciliten el mantenimiento de una actividad física regular a lo largo de toda la vida, como por ejemplo:

➤ Caminar entre 30 y 60 minutos a un ritmo ligero.

➤ Ir a la piscina a nadar.

➤ Ir a la playa a caminar descalzo o a correr.

➤ Ir a clases de baile o a bailar.

➤ Salir de excursión al campo.

➤ Practicar senderismo.

➤ Ir al gimnasio.

En general, estas actividades deberían movilizar los grandes grupos musculares, incluir periodos de actividad intensa y realizarse entre 3 y 5 veces por semana.

6 RECOMENDACIONES PARA EMPEZAR

No siempre es fácil saber qué ejercicio físico es el más adecuado para cada persona. He aquí algunos criterios para tomar esa decisión:

➤ Plantearse con claridad y realismo los objetivos que se quieren conseguir.

➤ Conocer las limitaciones personales, tanto físicas como psicológicas.

➤ Recopilar toda la información posible sobre las actividades que interesan.

Una vez que se ha decidido qué tipo de ejercicio físico se quiere hacer es preciso tener en cuenta una serie de recomendaciones que ayudarán a crear hábito y continuar con la práctica, y a evitar algo muy habitual como es el abandono prematuro de la actividad:

➤ Comenzar a hacer ejercicio poco a poco, sin prisa, aumentando gradualmente la intensidad y la duración de la actividad.

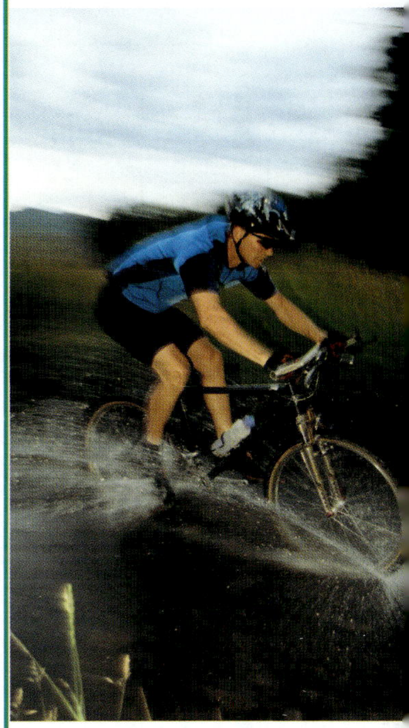

- Organizar el tiempo: si la mayoría de la gente dedica todos los días un rato a ver la televisión, cómo no va a tener otro para hacer ejercicio, que es más sano.
- Hay que estimularse positivamente para hacer ejercicio, cuando una persona se lo pasa bien tiende a repetir la actividad.
- Si una práctica resulta aburrida se debe cambiar a otra que resulte más entretenida, hay muchas posibilidades, lo importante es disfrutar con ella.
- Hay que plantearse pequeñas metas personales, precisas y realistas, conseguirlas poco a poco y establecer nuevas metas cuando se hayan logrado las primeras.
- Es importante ser consciente del progreso y de la mejoría que se va logrando cada día que pasa.

Se debe señalar por último que existen una serie de mitos y de creencias relacionadas con el ejercicio físico que no son ciertas. Algunas de ellas se exponen en el siguiente cuadro..

Creencias erróneas

FALSO	**Tomar agua con azúcar quita las agujetas:** cuando se realiza ejercicio físico intenso se producen microroturas en las fibras musculares que provocan unas molestias conocidas como agujetas. El agua con azúcar no sirve para reparar esas roturas ni tampoco para aliviar el dolor.
FALSO	**Tomar azúcar antes de hacer ejercicio mejora el rendimiento**: el resultado es más bien el contrario, inicialmente se origina una elevación de los niveles de glucosa, pero luego se produce un efecto rebote que genera una hipoglucemia, lo que aumenta la fatiga.
FALSO	**Sudando mucho se pierde peso:** muchas personas creen que cuanto más sudan más grasa eliminan, pero lo cierto es que lo que se pierde al sudar es agua. Además, como el cuerpo para no deshidratarse provoca la alarma en forma de sed, el agua perdida se recupera en cuanto se bebe.
FALSO	**Los ejercicios de abdominales ayudan a perder la grasa de la cintura:** es imposible conseguir perder grasa sólo en una zona concreta, al hacer ejercicio la pérdida de grasa es siempre general y se pierde más en aquellas zonas donde más hay.

EJERCICIOS

1 Comenta brevemente las particularidades del deporte.

2 Establece la diferencia entre esfuerzo físico y ejercicio físico.

3 Señala las diferencias entre deportes de oposición y deportes sin oposición, y pon dos ejemplos de cada caso.

4 Cita cuatro beneficios que para la salud tiene el ejercicio físico.

5 Define el término gimnasia.

6 Realiza una tabla que recoja los problemas de una vida sedentaria y los beneficios del ejercicio físico.

7 Explica la siguiente afirmación: "Forma física y salud suelen discurrir de modo paralelo".

8 Indica la finalidad del ejercicio físico ligado al ocio.

9 Explica las características principales del ejercicio físico regular.

10 Cita algunas recomendaciones para iniciarse en el ejercicio físico.

SI QUIERES SABER MÁS...

En Forma. Autores: Martínez de Haro, Vicente y Sanz de Lara, Rosa. Editorial: Alianza. Madrid, 2003.

Actividad física, deporte y salud. Autor: Devís Devís, José (coordinador). Editorial: INDE. Barcelona, 2000.

El deporte, ¿es bueno para la salud? Preguntas y respuestas acerca del ejercicio físico. Autor: Cascua, Stéphane. Editorial: Paidós. Barcelona, 2003.

La actividad física

SI NO LO LEO NO LO CREO

La **actividad física** debe tener un sitio significativo en la vida de cada día. A través del movimiento encontraremos bienestar.

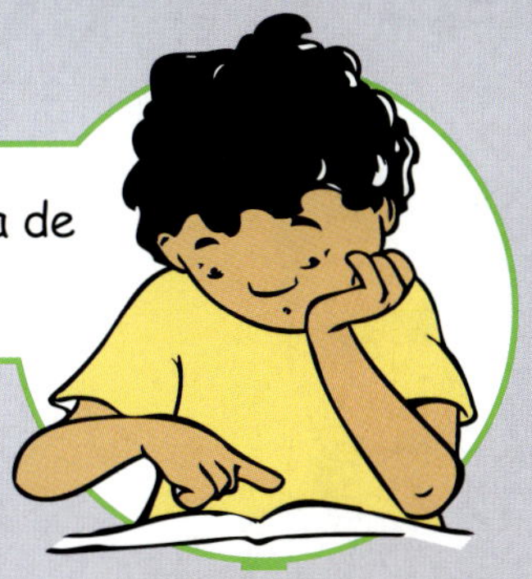

"Día Mundial del Desafío". Todos a moverse durante 30 minutos. Con el objetivo de motivar a las personas para realizar actividad física y así mejorar su salud y su calidad de vida, se convocó el 31 de mayo de 2006, el "Día Mundial del Desafío", en el que durante 30 minutos, todas aquellas personas que lo desearon, pudieron participar en caminatas, carreras, ejercicios al aire libre y juegos. El "Día Mundial del Desafío" surgió en Inglaterra en 1993.

Para que luego digan que la edad es un *handicap* para la realización de actividad física, George Blair, más conocido como *Banana* George ha logrado un récord Guiness por ser la persona que con más edad ha realizado un recorrido sobre unos esquís acuáticos. Cuando *Banana* George se alzó con el Guiness, el 20 de Febrero de 2005, tenía 90 años y 29 días.

El *megapodio ocelado o ave de Mallee (Leipoa ocellata)*, de Australia, construye como nido un montículo de tierra de unos 4,5 metros de alto y 10 metros de largo. Se calcula que para hacerlo el ave debe mover 250 metros cúbicos de vegetación y 300 toneladas de tierra.

Las larvas de anguila común *(Anguilla anguilla)* que nacen en el mar de los Sargazos, durante los años siguientes a su nacimiento, completan un viaje de 7.500 kilómetros hasta alcanzar las costas europeas.

El 24 de Junio de 2005, Sergio Laus entró en el *Libro Guiness de los Récords* tras recorrer 10,1 kilómetros, sobre su tabla de surf, en un tiempo de 33 minutos y 15 segundos, en el río Araguari (Brasil).

¿Tienes problemas de artritis con tus rodillas?, pues has de saber que no te conviene quedarte quieto/a. El ejercicio físico, entre otras terapias, mejoran la calidad de vida y la independencia de aquellas personas que sufren artritis de rodillas. Según un estudio realizado por la Universidad de San Diego, los programas que combinan andar, hacer bicicleta estática y entrenamientos de fuerza con relajación, además de una buena alimentación, son los remedios más efectivos contra la artritis

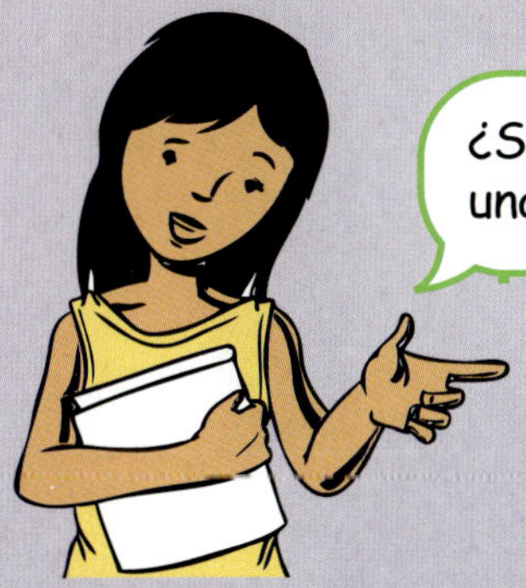

¿Sabías que tus ojos no paran de parpadear?, lo hacen unas 415.000 millones de veces a lo largo de la vida.

2 El calentamiento

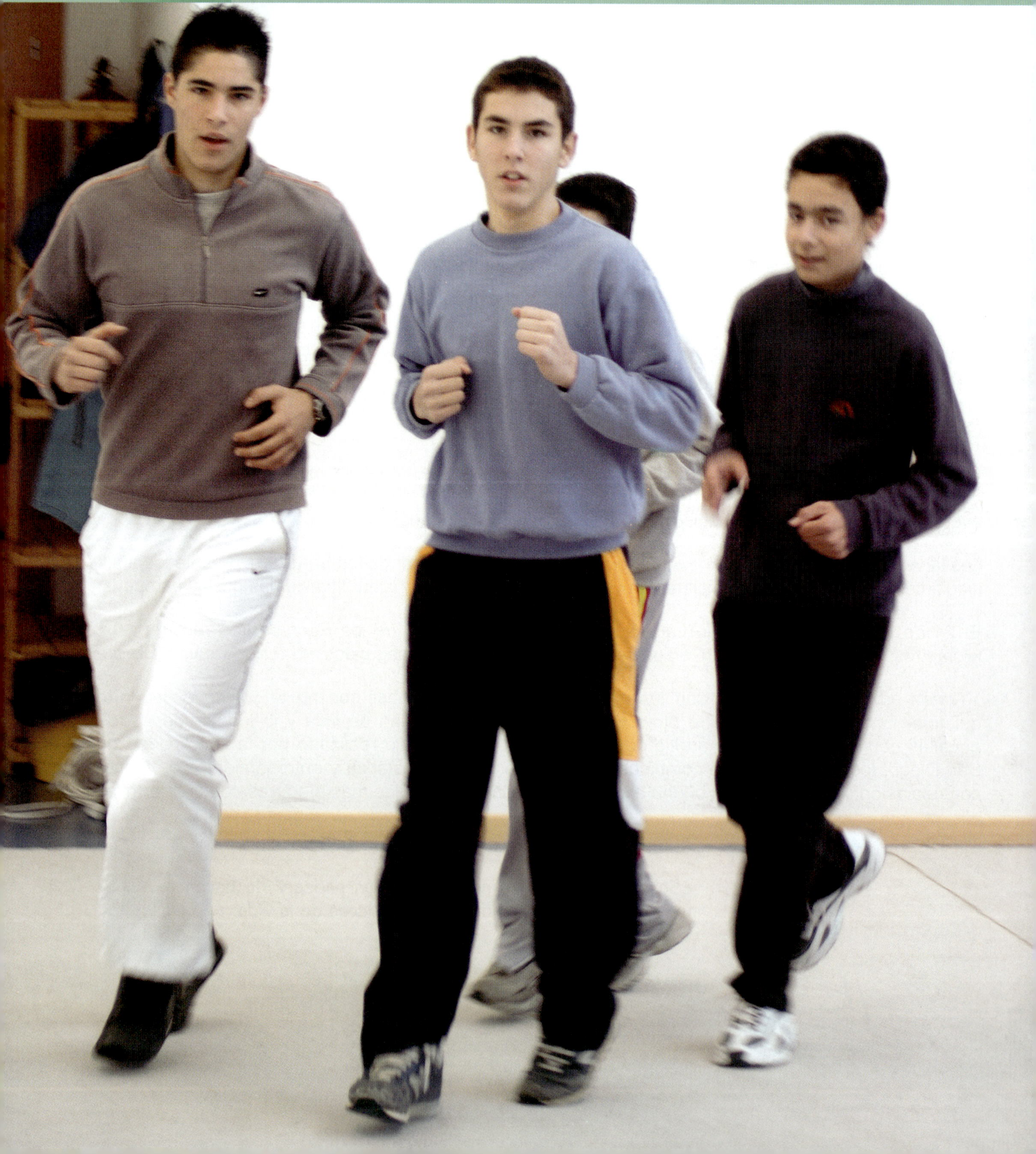

El calentamiento es un conjunto de ejercicios, de juegos o de ejercicios jugados realizados en la parte inicial de cualquier sesión de entrenamiento, clase de Educación Física o incluso de una competición, de forma que el organismo transita de un estado de reposo relativo a un estado de actividad determinado, y prepara al organismo para posteriores esfuerzos más exigentes, favorece el rendimiento y evita posibles lesiones, disponiendo así de la máxima energía para un total aprovechamiento y disfrute de la actividad.

El objetivo central del calentamiento consiste en incorporar al deportista o al alumno en la actividad a realizar, de forma progresiva y a un nivel deseado, permitiendo la adaptación del corazón, de la circulación sanguínea, del aparato respiratorio, así como del trabajo a nivel tendinoso y muscular.

Con el calentamiento conseguimos que, al elevar la temperatura de los músculos y de los tendones, mejore la unidad neuromuscular, aumente el flujo sanguíneo local, el intercambio metabólico, mejore la actividad enzimática y disminuya la viscosidad muscular.

Si en algún momento nos hemos planteado por qué debemos calentar, las respuestas son múltiples: en primer lugar, para evitar **lesiones del aparato locomotor**, como pueden ser esguinces, contracturas, roturas fibrilares, etc., y en segundo lugar, para evitar **lesiones del aparato respiratorio**, pues al aumentar ligeramente la frecuencia cardiaca y la circulación sanguínea, el organismo se prepara para un esfuerzo mayor. Además, **mejora el rendimiento**, al verse mejoradas todas las capacidades y cualidades físicas y, por último, **mejora la concentración y motivación** del deportista o del alumno/a, al favorecer el conocimiento de la instalación, el ambiente circundante, etc.

Un correcto calentamiento debería respetar una **fase genérica** de entre 10 y 15 minutos de duración, en la cual se movilizan los grupos musculares más importantes de nuestro cuerpo, y una **fase específica**, donde se realizan ejercicios relacionados de manera directa con el deporte o con la actividad que vamos a ejecutar.

No existe un tiempo determinado de duración para el calentamiento, pero, de manera global, podemos decir que ocupa un tiempo de entre 10 y 40 minutos, evidentemente, a mayor esfuerzo a realizar, más tiempo debemos dedicarle a éste. También necesitarán dedicarle más tiempo al calentamiento los lesionados y aquellas personas que hace mucho tiempo que no realizan actividades físicas.

El calentamiento debe ser personal, ya que en él influyen de manera directa factores como la edad, el nivel físico de cada uno, la temperatura ambiental o incluso la hora del día en que lo realicemos.

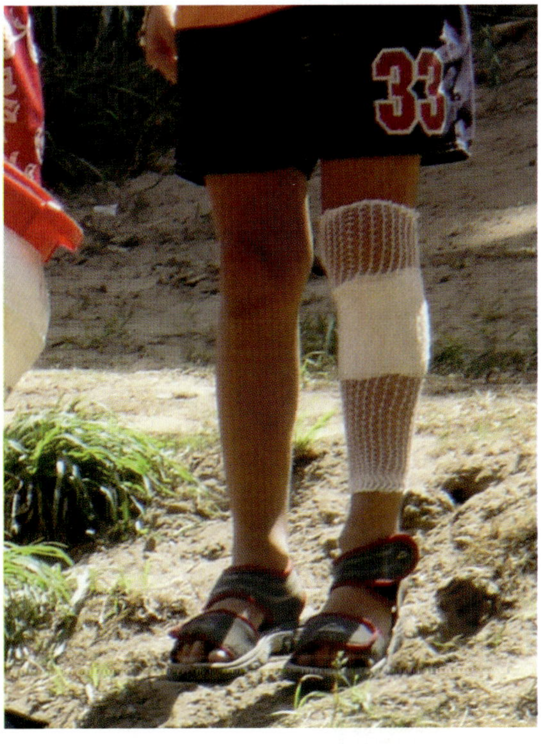

El volumen de trabajo del calentamiento debe ser progresivo, se debe pasar desde el 50% aproximadamente, hasta un total del 90%, pero en ningún caso debemos llegar a la deuda o falta de oxígeno.

Además del calentamiento físico, podemos hablar del **calentamiento psicológico**, el cual consiste en la motivación, la concentración y el convencimiento del resultado de la prueba a realizar, así como en las metas a lograr por parte del deportista. Principalmente se utiliza en pruebas de carácter competitivo, aunque como motivación para superarse a cualquier nivel también es útil.

Concluimos este apartado haciendo hincapié en que muchas lesiones son impredecibles, pero otras tantas se podrían evitar con un calentamiento adecuado en relación a la actividad que vamos a desarrollar. Este principio resulta fundamental ante la práctica de cualquier actividad físico-deportiva, ya que, como mencionábamos en líneas anteriores, prepara el cuerpo antes de entrar en una dinámica de esfuerzo superior a la normal, por lo que el calentamiento no debe omitirse jamás.

1 INTRODUCCIÓN

Antes de iniciar cualquier actividad deportiva se debe hacer siempre un calentamiento. Sin embargo, pese a ser una parte imprescindible al comienzo de cualquier sesión de Educación Física, de entrenamiento o de competición, en muchas ocasiones, los alumnos y los deportistas no le dan la importancia que merece.

Su nombre se debe al efecto más evidente que se produce al realizarlo, el aumento de temperatura corporal. Pero no es el único, el calentamiento provoca diversos cambios en el cuerpo que sirven de preparación para los esfuerzos posteriores.

2 CONCEPTO DE CALENTAMIENTO

Una definición completa de calentamiento debería incluir cinco matices importantes. El calentamiento es:

Una serie de ejercicios físicos sencillos
que se realizan de forma suave y progresiva
antes de empezar a realizar cualquier actividad deportiva
para dar tono a los músculos
y prepararlos para un esfuerzo posterior más intenso.

3 PARA QUÉ SIRVE EL CALENTAMIENTO

Los objetivos básicos que se persiguen al hacer un calentamiento son tres:

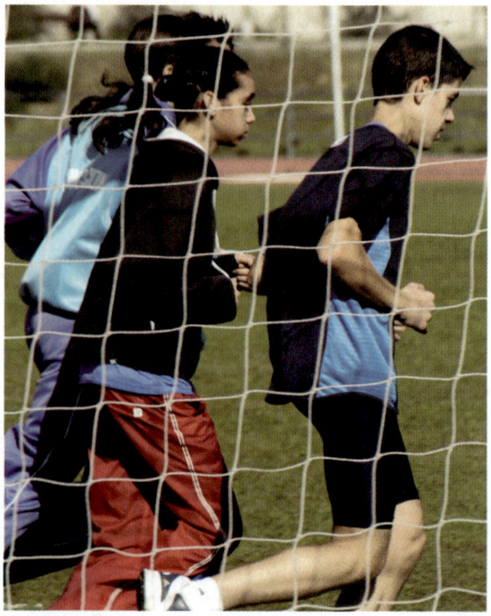

- Disminuir el riesgo de que se produzcan lesiones, pues cuando el músculo está frío es mucho más fácil que se rompa.
- Mejorar el rendimiento en la actividad física que se va a realizar posteriormente, ya que prepara todos los sistemas: respiratorio, muscular, cardiovascular, nervioso...
- Preparar al alumno o deportista psicológicamente para el entrenamiento, la competición o la parte principal de la clase.

4 EFECTOS QUE PROVOCA EL CALENTAMIENTO

El calentamiento provoca numerosos efectos en los distintos sistemas del cuerpo. De manera breve, vamos a resumir a continuación los más importantes.

En el sistema respiratorio

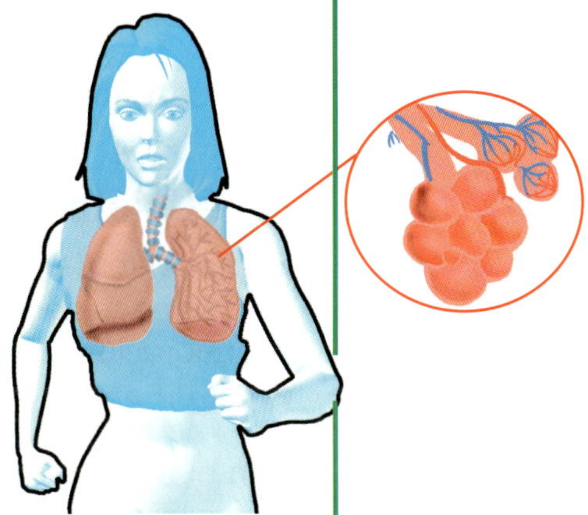

El ritmo de la respiración aumenta. Mientras en reposo se toman entre 6 y 8 litros de aire por minuto, y en algunas zonas de los pulmones apenas entra aire, al hacer ejercicio el cuerpo incrementa la frecuencia respiratoria porque necesita mayor cantidad de oxígeno, y llegan a alcanzarse valores de hasta 100 litros de aire por minuto.

Al conjunto de cambios respiratorios que se producen al realizar una actividad física se le llama **adaptación respiratoria al esfuerzo**.

En el sistema cardiovascular

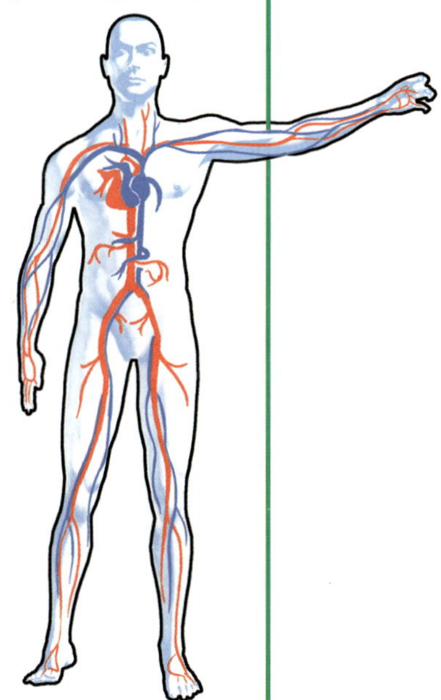

Se activa el trabajo del corazón. Mientras en reposo el corazón bombea unos 50 centímetros cúbicos de sangre en cada contracción, el calentamiento provoca que el corazón se dilate y entre más sangre en sus cavidades, y puede llegar a bombear hasta 180 centímetros cúbicos de sangre por contracción.

Además el corazón late más deprisa, para que llegue más alimento y más oxígeno a los músculos y éstos puedan realizar esfuerzos mayores. Se produce también un aumento de la presión de la sangre en las arterias que facilitan la circulación sanguínea.

Todo este conjunto de cambios recibe el nombre de **adaptación cardiovascular al esfuerzo**.

En el sistema muscular

Cuando los músculos están en reposo, su temperatura oscila entre los 36,5 y los 37 grados, y con el calentamiento la temperatura muscular aumenta hasta alcanzar los 38,5 grados, lo que permite a los músculos aumentar su fuerza, su velocidad y su resistencia.

También se produce una mejora en la elasticidad de los músculos, lo que favorece la velocidad de contracción y de relajación muscular, y en la coordinación muscular, lo que permite realizar mejor aquellos movimientos que requieren precisión.

A todos estos cambios se les denomina **adaptación muscular al esfuerzo**.

En el sistema nervioso

Al aumentar la temperatura del cuerpo todos los procesos nerviosos se aceleran. Se produce un aumento de la velocidad de percepción de los estímulos y de la velocidad de transmisión de la información, lo que conlleva una disminución del tiempo de reacción. Estas modificaciones hacen posible que la ejecución de los ejercicios sea cada vez más rápida y más precisa.

A todos estos procesos se les denomina **adaptación nerviosa al esfuerzo**.

En el sistema dérmico-sudoral

El aumento de la temperatura corporal puede ser peligroso si es excesivo, por ello, se hace necesario disminuir el calor del cuerpo, lo que se consigue mediante la sudoración. El sudor tiene una función fundamental para el organismo, la de evitar un excesivo calentamiento en el interior del cuerpo.

Con el sudor se elimina agua y también las toxinas generadas por el cansancio muscular, principalmente, el ácido láctico. Como la pérdida de agua puede llevar a una progresiva deshidratación, es importante reponer líquidos regularmente durante la práctica de actividades físicas.

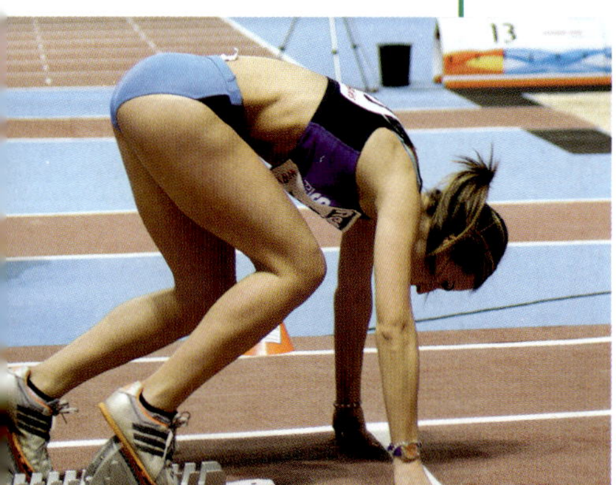

A nivel psicológico

El calentamiento facilita el paso de una situación de reposo a otra de actividad física, al tiempo que mejora la capacidad de concentración, pues permite centrar la atención en la actividad que se va a realizar tras él.

También produce un aumento de la motivación del deportista para realizar la actividad posterior, ya sea una clase, un entrenamiento, una competición, etc. Además, cuando se realiza previamente a una competición, ayuda a reducir el estado de ansiedad (nervios, miedo...) que en muchos casos conlleva la misma.

5 CLASES DE CALENTAMIENTO

Las clases de calentamiento que existen son básicamente dos, el general y el específico.

Calentamiento general

Es aquél en el que se realizan ejercicios que afectan a todos los grandes grupos musculares del cuerpo. Hay que realizarlo siempre, pues es independiente de la actividad que se vaya a realizar después. Sirve para todo tipo de actividades físicas.

Un calentamiento general suele incluir diversos ejercicios de desplazamiento, de movilidad de piernas, tronco y brazos, de fuerza, de estiramientos...

Calentamiento específico

Debe hacerse cuando se vaya a practicar un deporte. Afecta a las partes del cuerpo que más van a intervenir en la práctica deportiva que se va a realizar. Antes, siempre hay que hacer un calentamiento general.

El calentamiento específico debe adecuarse al deporte que se va a hacer, por ello suele consistir en ejercicios parecidos a las actividades que se realizan durante la práctica deportiva, como, por ejemplo, golpeos de revés (tenis), sprints cortos (atletismo), pases (balonmano), saques (voleibol), tiros a canasta (baloncesto)...

6 REALIZACIÓN DEL CALENTAMIENTO

Para realizar adecuadamente un calentamiento deben seguirse una serie de normas:

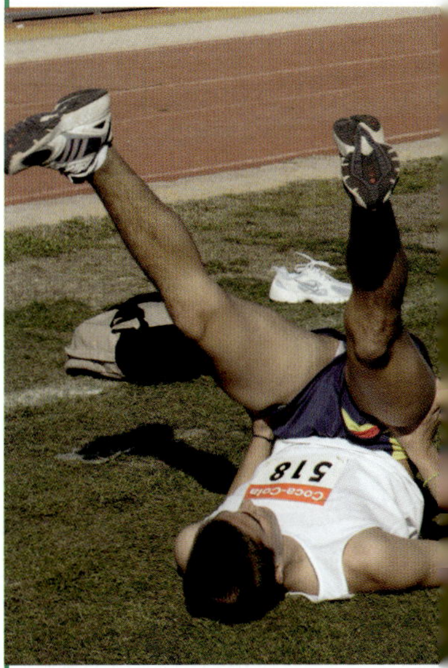

- Ha de ser progresivo, de menor a mayor intensidad, sin llegar a provocar fatiga.
- Debe comenzar con un trote ligero y suave.
- Los ejercicios han de ser sencillos y conocidos, y deben realizarse de forma correcta.
- Es necesario que se trabajen todos los grupos musculares del cuerpo.
- Debe hacerse de abajo a arriba, en sucesión de grupos musculares.
- Los ejercicios dinámicos han de realizarse antes que los estáticos.
- Los ejercicios más intensos se realizan al final.
- Las pulsaciones, al término del calentamiento, han de oscilar entre las 100 y las 130 por minuto.
- Después del calentamiento es aconsejable comenzar la actividad física que se vaya a realizar antes de que transcurran 5 minutos.

7 DURACIÓN DEL CALENTAMIENTO

El calentamiento no tiene un tiempo determinado, su duración depende de si se realiza antes de una clase de Educación Física, de un entrenamiento, de un partido...

Para una clase de Educación Física no debe ser ni muy corto ni muy largo. Se considera una duración normal la que esté entre los 5 y los 10 minutos.

Antes de un entrenamiento o de un partido tiene que durar más, entre 20 y 40 minutos normalmente, pues después del calentamiento general hay que realizar el específico de esa actividad deportiva

8 FACTORES QUE INFLUYEN EN EL CALENTAMIENTO

Se pueden diferenciar dos tipos de factores que influyen en el calentamiento: externos e internos.

Factores externos Se denominan así a los factores de tipo ambiental y a los propios de la actividad a realizar.	**Factores internos** Son aquéllos propios de la persona que realiza el calentamiento
La temperatura ambiental: cuando hace frío el calentamiento ha de durar más, y viceversa.	**El nivel de entrenamiento:** una persona poco entrenada se fatiga fácilmente y no debe hacer un calentamiento muy largo ni muy intenso.
El momento del día: el calentamiento por la mañana ha de ser más largo y progresivo que por la tarde, ya que el cuerpo necesita más tiempo para adaptarse al esfuerzo.	**La edad:** los niños y los jóvenes precisan menos calentamiento que los adultos, ya que con la edad los músculos y las articulaciones necesitan más tiempo para adaptarse al esfuerzo.
La actividad a realizar posteriormente: cuanto más intensa sea, el tiempo de calentamiento debe ser mayor.	**La comida:** jamás se debe hacer ejercicio físico intenso después de comer, pues en ese momento se produce un gran aporte de sangre al aparato digestivo y el calentamiento podría cortarlo.

9 EJEMPLO DE CALENTAMIENTO GENERAL

Siguiendo las normas básicas antes comentadas para realizar un calentamiento, podrían hacerse muchos diferentes. El siguiente es tan sólo una posibilidad.

Ejercicios en carrera

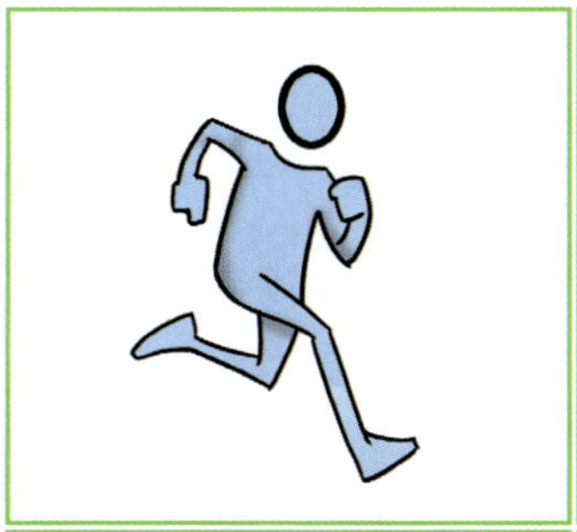
Trote suave

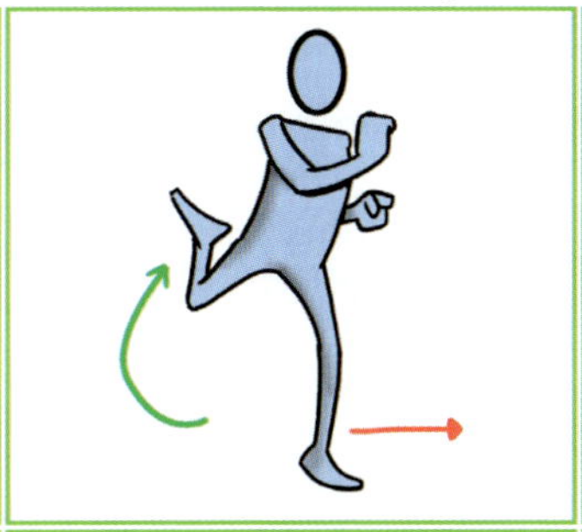
Elevación de talones

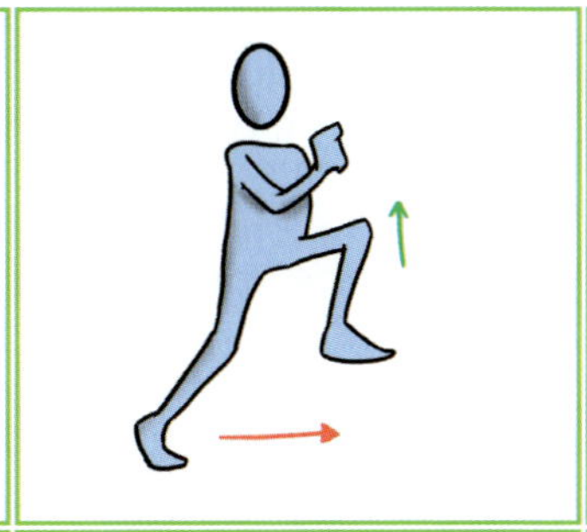
Elevación de rodillas

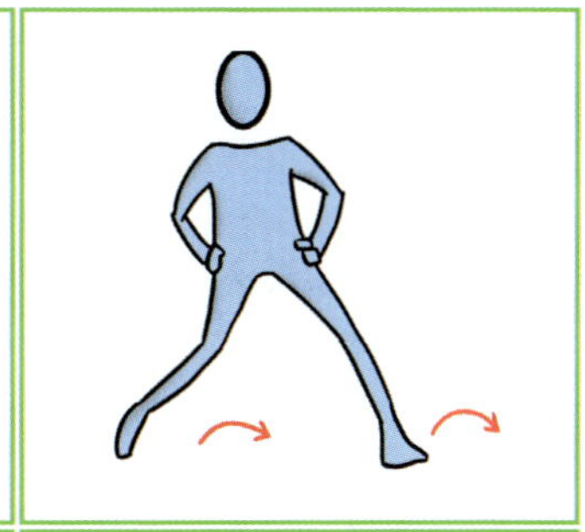
Desplazamiento lateral

Ejercicios caminando

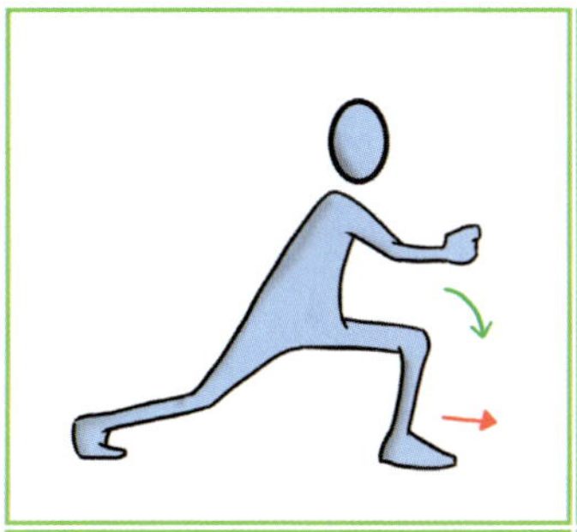
Fondo hacia delante

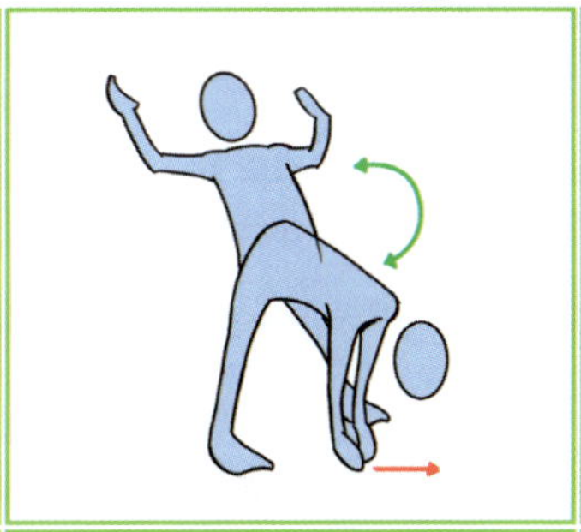
Flexión-extension de tronco

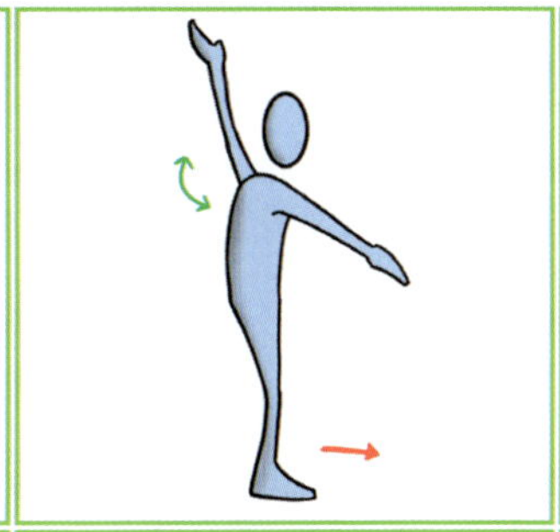
Elevación de brazos

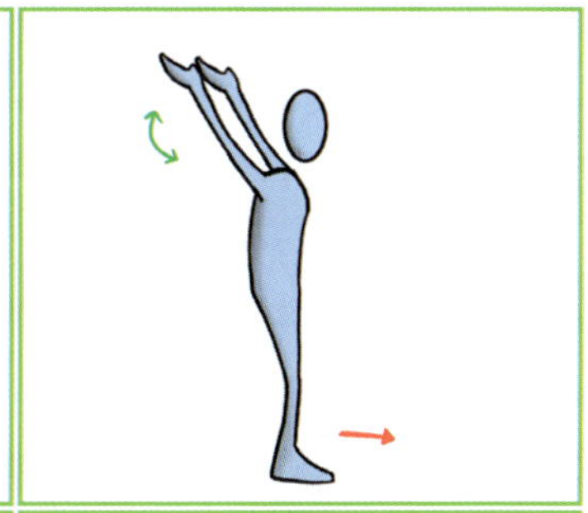
Circunducción de brazos

Ejercicios estáticos

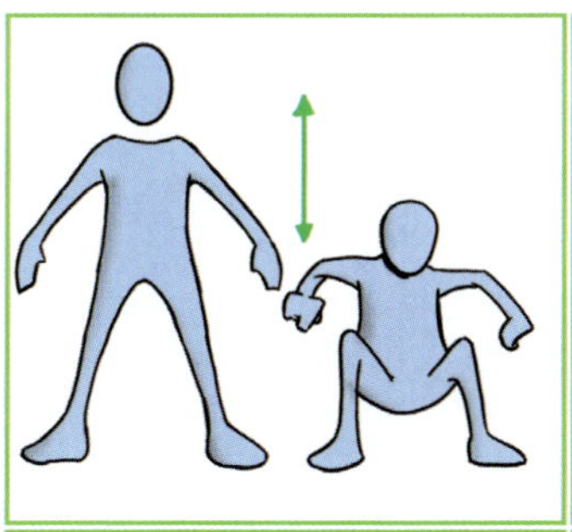
Flexión de piernas

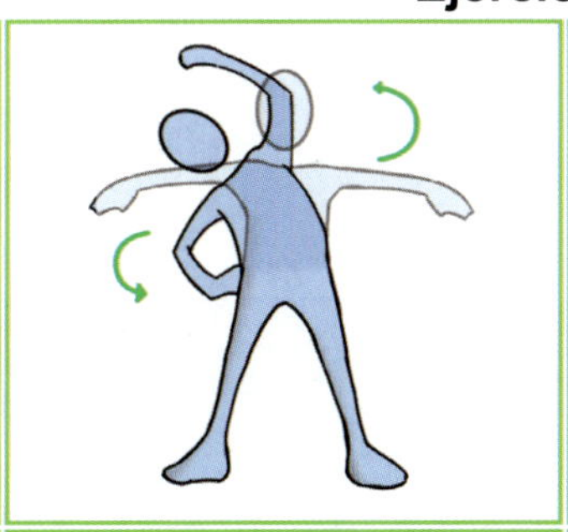
Flexión lateral de tronco

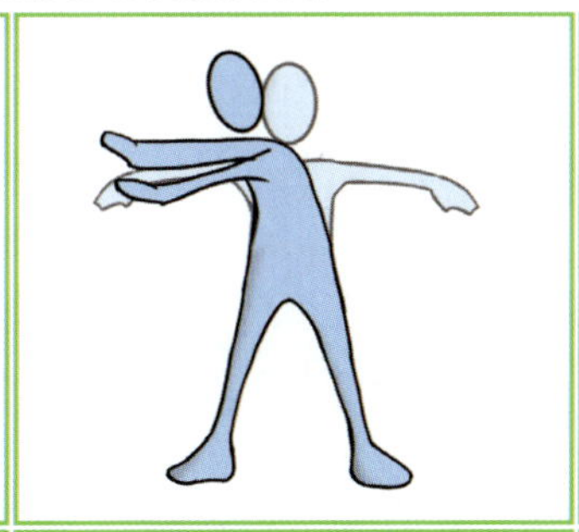
Giro de tronco

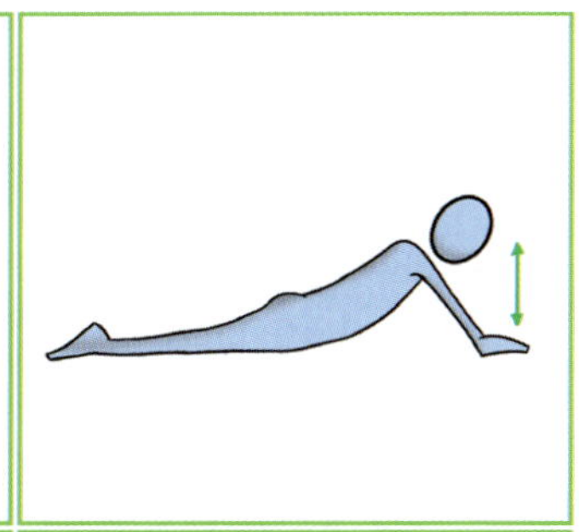
Lumbares

Ejercicios de fuerza

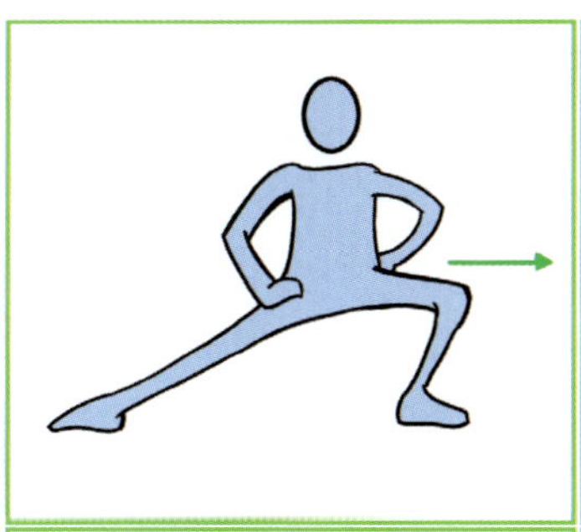
Fondo lateral

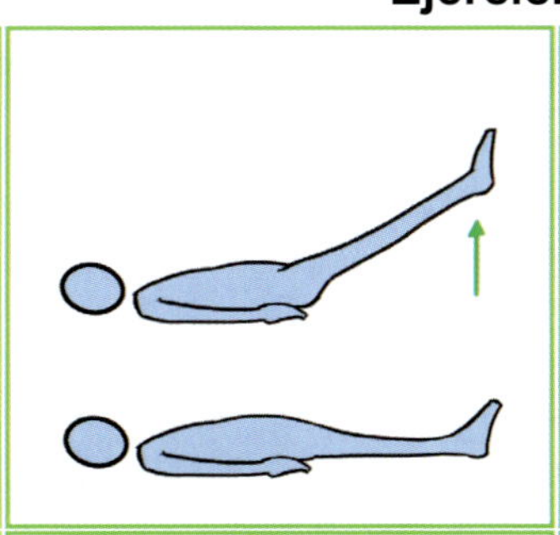
Abdominales inferiores

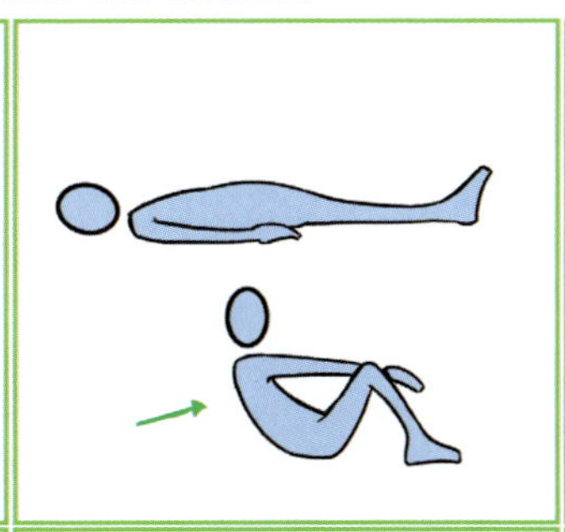
Abdominales superiores

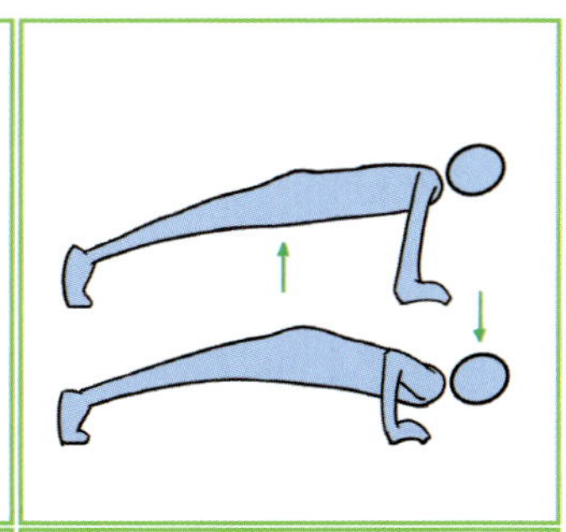
Planchas

EJERCICIOS

1 Explica los objetivos básicos que se persiguen con el calentamiento.

2 Establece las diferencias del sistema cardiovascular en reposo y tras el calentamiento.

3 Define el término **calentamiento**.

4 Explica qué se entiende por **adaptación respiratoria al esfuerzo**.

5 Cita cuatro normas a seguir para realizar un calentamiento adecuado.

6 Indica algunas situaciones en las que sea necesario realizar un calentamiento específico.

7 Describe los factores externos que influyen en el calentamiento.

8 Pon cinco ejemplos de ejercicios que se pueden realizar durante un calentamiento.

9 Explica la frase "los ejercicios más intensos se realizan al final".

10 Señala cómo influye psicológicamente el calentamiento en el deportista.

SI QUIERES SABER MÁS...

- **El calentamiento. Una vía para la autogestión de la actividad física**. Autor: Blázquez Sánchez, Domingo. Editorial: INDE. Barcelona, 2004.
- **El calentamiento. Juegos y ejercicios motivantes para empezar las clases y los entrenamientos**. Autor: Suárez Rivera, Rafael y Suárez Rivera, Francisco. Editorial: Gymnos. Madrid, 1999.

El calentamiento

SI NO LO LEO NO LO CREO

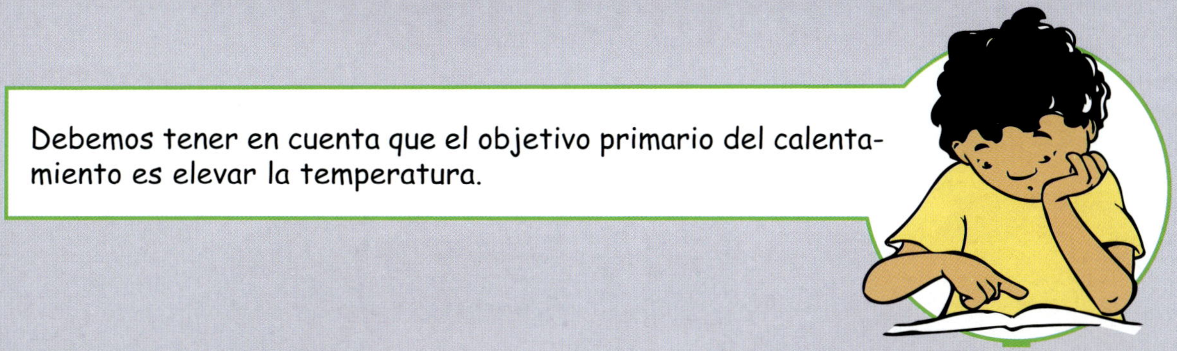

Los murciélagos pierden tanto calor por sus alas que, cuando duermen, se quedan completamente fríos, por lo que al despertarse, tienen que hacer unos ejercicios de calentamiento para poder emprender el vuelo.

Las libélulas necesitan calentarse antes de emprender su vuelo, ya sea poniéndose al sol o realizando ejercicios. Los ejemplares más grandes no pueden despegar hasta alcanzar los 20º C.

Alerta roja: la temperatura de la Tierra no deja de subir. El clima es consecuencia del vínculo que existe entre varios factores: la atmósfera, los océanos, las capas de hielo (criosfera), los organismos vivientes (biosfera) y los suelos, los sedimentos y las rocas (geosfera). Desde hace ya algunos años, los científicos han advertido a los gobiernos que este equilibrio se está desmoronando. ¿La causa?, las concentraciones de gases invernadero (dióxido de carbono, metano, óxidos nitrosos y clorofluocarbonos), que están provocando un aumento de la temperatura planetaria y una alteración de los patrones de precipitación global.

La temperatura más baja de la Tierra es de –89,2º C. Fue registrada en la **estación de Vostok** (la Antártida) el 21 de Julio de 1983.

El lugar más frío del Universo, la **nebulosa Bumerangue**. Es un auténtico congelador cósmico, con una temperatura de –272º C. Esta inmensa nube de gas y polvo está considerada como el lugar más frío del Universo.

La incidencia de la luz del sol a altos niveles puede incrementar en 2,5 veces el riesgo de sufrir cataratas en la corteza del cristalino e, incluso, cuadriplica las posibilidades de tener cataratas mixtas. Si quieres seguir conservando tu vista, no entrenes a las horas de más calor y protege tus ojos con gafas adecuadas.

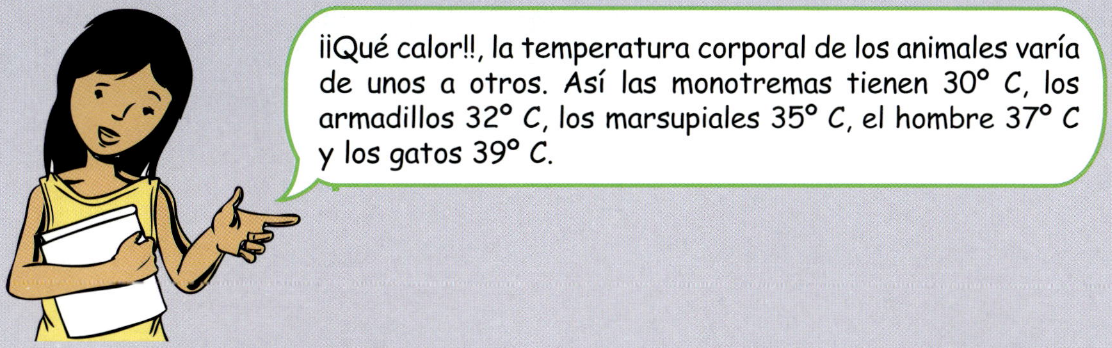

3 Los estiramientos

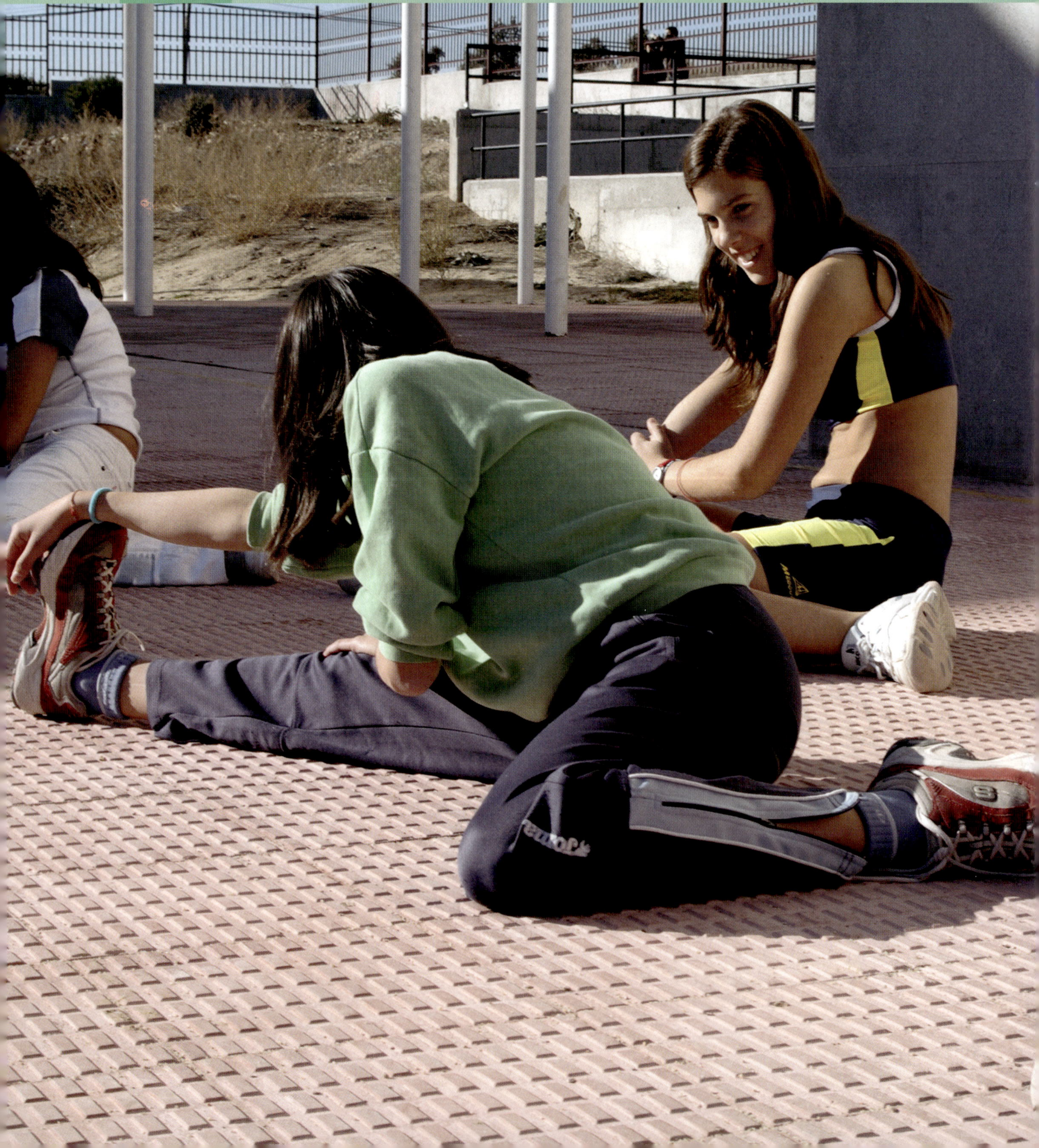

Seguramente, siempre hayas escuchado hablar de la gran importancia de los estiramientos, después de realizar cualquier tipo de actividad física.

La importancia de los estiramientos no sólo se fundamenta en una mejora del rendimiento físico, sino también en la salud del aparato locomotor.

Podemos definirlos como tensiones mantenidas de los músculos en el sentido contrario a su contracción. Su objetivo es lograr reducir la tensión muscular que se genera tanto con el deporte como en la vida diaria. A lo largo del día, adoptamos posturas que, a largo plazo, nos pueden provocar dolores o problemas musculares. Lo más adecuado, para evitar que esto ocurra, es adoptar una buena postura durante la ejecución de la actividad a realizar.

A pesar de lo anteriormente dicho, y debido al tiempo que la mayoría de las personas pasan en sedestación, al estrés y al poco movimiento que se realiza por lo general durante el día, tienden a padecerse problemas de espalda, de hombros cargados, de pesadez de piernas, etc. Haciendo estiramientos de forma regular, conseguiremos evitar lesiones comunes como torceduras, tendinitis o molestias articulares, reducir la tensión muscular y relajar el cuerpo, mejorar la coordinación de movimientos, conocer mejor nuestro propio cuerpo, así como agilizar la circulación, ya que los estiramientos favorecen, en cierta medida, la vasodilatación.

Los estiramientos son el puente entre la vida sedentaria y la activa. Gracias a ellos, se mantienen los músculos flexibles y se les prepara para el movimiento, ayudándoles a hacer el cambio diario de la inactividad a la actividad.

Aprender a estirarse es fácil, pero si estiramos de manera incorrecta, podemos dañar a nuestros músculos y a nuestros tendones más que favorecerlos.

¿Cómo debemos estirar? Debemos hacerlo mediante una tensión suave y mantenida, poniendo atención en los músculos que se estiran y adaptando los ejercicios a la estructura muscular, a la flexibilidad y a los grados de tensión de cada uno.

Cuando estiremos, no debemos realizar rebotes y nunca debemos estirar el músculo de forma excesiva hasta llegar al grado de dolor, ya que podemos provocarnos una contractura.

La respiración, a la hora de estirar, debería ser lenta, rítmica y controlada. Si una posición de estiramiento inhibe tu forma natural de respiración, es obvio que no se está relajado.

Siempre que realicemos ejercicio físico, debemos estirarnos a continuación. Lo mejor es que lo hagamos justo al terminar el trabajo, ya que el músculo está caliente y se logran mayores amplitudes, sin molestias y con un mínimo riesgo de lesiones.

En cuanto a los estiramientos previos al ejercicio, hay que ser cautos, de hecho existe gran controversia entre los autores, recomendando muchos de ellos estirar únicamente al terminar la actividad. Por otro lado, aconsejan comenzar la sesión de trabajo con carrera suave, con desplazamientos laterales, con pequeños saltos y con movilizaciones, para, posteriormente, estirar el músculo que ya no estará frío.

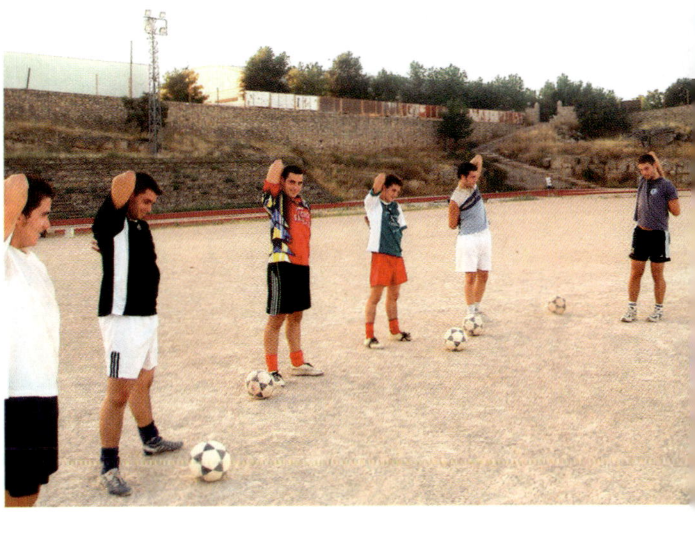

Si nos planteamos, ¿quién debe realizar estiramientos?, diremos que todo el mundo puede y debe realizarlos, sin condicionantes de edad, de sexo o de flexibilidad. No se necesita tener una excelente forma física ni unas cualidades determinadas, y su práctica diaria favorecerá nuestra calidad de vida.

Podemos estirar por la mañana antes de empezar el día, en el trabajo como medio para relajarnos, después de haber estado sentado o de pie durante un largo periodo de tiempo, cuando sintamos nuestro cuerpo en tensión, etc.

Hemos de tener en cuenta que podemos llegar a lesionarnos, practicando estiramientos, si se practican con demasiada rapidez, si se fuerza demasiado la musculatura o si no se presta atención a la sensación de estiramiento.

1 INTRODUCCIÓN

Estirarse es un impulso natural que todos realizamos en numerosas ocasiones de manera inconsciente, por ejemplo, cuando nos desperezamos tras levantarnos de la cama.

Aunque tiende a considerarse al americano Bob Anderson como el introductor de los estiramientos *(stretching)* en la práctica deportiva, lo cierto es que ya en la Antigüedad se realizaban en diversas culturas orientales, como en la china o en la hindú.

En el deporte de alto rendimiento, los estiramientos son habituales desde hace años. No sucede lo mismo con los deportistas aficionados, ni tampoco con las personas que realizan una actividad física para estar en forma o como parte de su tiempo de ocio, pues en la mayoría de los casos no realizan ningún tipo de estiramientos.

Este "olvido" tiene su origen, básicamente, en una falta de información sobre los efectos del trabajo de elasticidad muscular, pues no se aprecia una mejora visible con su entrenamiento, a diferencia de lo que sucede cuando se entrenan las cualidades físicas básicas, en especial, la resistencia y la fuerza.

Sin embargo, la elasticidad muscular debe ser mejorada a través de los estiramientos si se quiere lograr el máximo potencial físico, pues si no se trabajan, el rendimiento deportivo se reduce.

2 CONCEPTO DE ESTIRAMIENTO

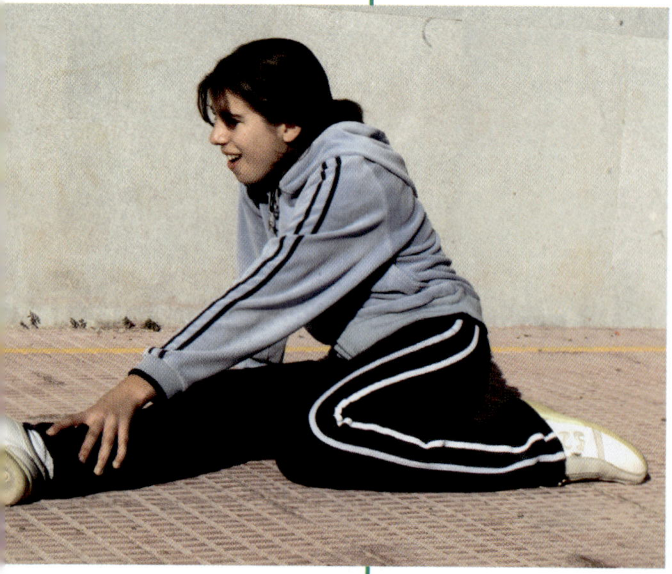

Un estiramiento es una tensión muscular mantenida en el sentido contrario al de contracción del músculo. Pretende elongar las estructuras musculares y el tejido conjuntivo para mejorar la extensibilidad del músculo. Su finalidad consiste en conseguir una menor tensión muscular cuando se realiza una actividad física, lo que produce un aumento de la elasticidad de los músculos al tiempo que se previenen lesiones.

Los estiramientos deben ser realizados tanto antes como después del ejercicio. Los estiramientos no son una práctica deportiva en sí mismos, sino que son, como el calentamiento, una parte de la actividad física a realizar.

Resulta importante tener en cuenta que cada persona es diferente y que, por ello, los estiramientos deben amoldarse al nivel de flexibilidad y a la estructura corporal y muscular del deportista que los va a realizar.

3 FACTORES LIMITANTES DE LA ELASTICIDAD

Aunque los músculos tienen una gran capacidad para elongarse y contraerse, la elasticidad de los mismos está limitada por diversos factores:

- **La tensión muscular:** el grado de tensión del músculo influye en su capacidad para estirarse, cuanto mayor sea, más difícil será estirarlo. Por ello, para facilitar el estiramiento de un músculo, se necesita reducir al máximo la tensión del mismo.
- **El tejido conjuntivo elástico:** existen dos tipos de tejido conjuntivo, el fibroso y el elástico. Éste es muy abundante en las fibras musculares y su cantidad determina el grado de extensibilidad de las células musculares.
- **La resistencia del tejido conjuntivo fibroso:** el tejido conjuntivo fibroso está formado por fibras colágenas que se caracterizan por ser muy resistentes y muy poco extensibles, por lo que ofrecen una gran oposición al estiramiento. Es el tejido predominante en las fascias, en los ligamentos y en los tendones.
- **El envejecimiento de las fibras:** tanto las fibras de colágeno como las fibras elásticas sufren con el envejecimiento cambios físicos y biomecánicos. Tienen lugar en ellas distintos procesos de deshidratación, de mineralización, de fragmentación... que suponen una progresiva pérdida de elasticidad.

4 ¿QUÉ OCURRE AL ESTIRAR?

El estiramiento de una fibra muscular comienza en el sarcómero, que es el componente más básico de la contracción de las fibras del músculo (ver "Tema 12"). Al contraerse el sarcómero, el área de contacto entre los filamentos de actina y miosina aumenta. Y cuando se estira el área de contacto entre ambos filamentos, ésta disminuye, lo que permite que las fibras musculares se alarguen.

Cuando la fibra muscular alcanza su máxima longitud, es decir, cuando todos los sarcómeros están estirados totalmente, aún se puede conseguir un estiramiento adicional forzando el tejido conjuntivo circundante. Al aumentar la tensión, las fibras de colágeno del tejido conjuntivo se alinean en la misma dirección en la que se ejerce la fuerza de la tensión, con lo que se logra un incremento de espacio que permite estirar un poco más.

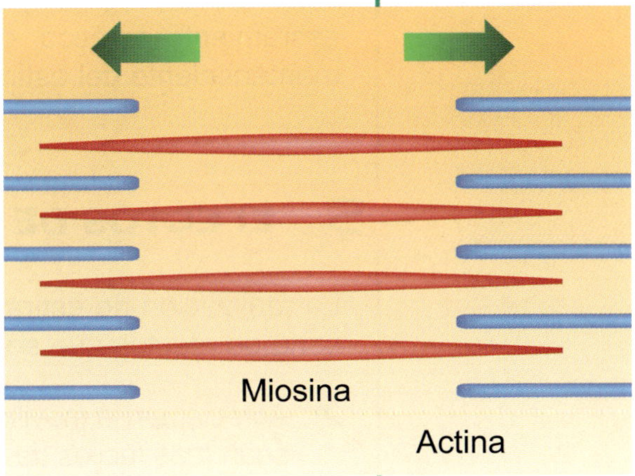

Cuando un músculo se estira, no todas las fibras se alargan, algunas permanecen en reposo. La longitud del músculo depende del número de fibras estiradas (al igual que sucede con la fuerza muscular, que depende del número total de fibras activadas que se contraen), de forma que cuanto mayor es el número de fibras que se estiran, mayor es la longitud desarrollada por el músculo estirado.

Existen dos tipos de fibras musculares, las fibras rojas (también denominadas fibras de tipo I o fibras de contracción lenta) y las fibras blancas (de tipo II o de contracción rápida). Al realizar un estiramiento cada una de ellas tiene una función diferente:

- **Las fibras rojas** son las únicas que contienen miofibrillas con filamentos de actina y miosina, y las que realizan realmente el estiramiento.
- **Las fibras blancas,** situadas en paralelo a las rojas, contienen diversas terminaciones nerviosas que son sensibles al cambio de longitud del músculo y a la magnitud y a la rapidez de ese cambio, y transmiten al sistema nervioso toda la información sobre las variaciones producidas.

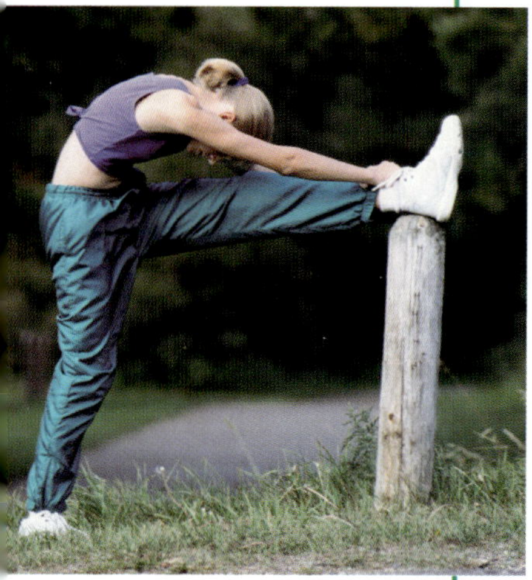

Al estirarse las fibras rojas también lo hacen las blancas, que registran el cambio en la longitud y transmiten rápidamente la información al cerebro a través del sistema nervioso. Esto activa el **reflejo de estiramiento**, también llamado reflejo miostático, que consiste simplemente en un intento de resistirse al cambio de longitud muscular, obligando al músculo estirado a contraerse.

Cuanto más rápido es el cambio en la longitud del músculo, más fuerte será la contracción del mismo (en este hecho se basa el trabajo de pliometría comentado en el "Tema 5", apartado "Sistemas de entrenamiento de la fuerza").

El reflejo de estiramiento es un mecanismo de defensa para proteger el músculo, evitando una posible rotura muscular cuando se produce un estiramiento excesivo, y se activa básicamente por tres motivos:

- Cuando se fuerza demasiado al realizar un estiramiento.
- Cuando se mantiene la tensión demasiado tiempo.
- Cuando se realizan rebotes bruscos.

Al mantener el músculo en una posición estirada, las fibras blancas se habitúan a la nueva longitud y se reduce el envío de señales al sistema nervioso. El estiramiento estático, que se verá más adelante, se basa precisamente en el mantenimiento del estiramiento durante un periodo de tiempo no muy largo.

5 EFECTOS DE LOS ESTIRAMIENTOS

La realización de estiramientos, como sucede en toda actividad física, tiene una serie de efectos que se detallan a continuación:

- Acrecientan la movilidad de las articulaciones, lo que permite que los movimientos sean más fáciles de realizar y se necesite menos fuerza para ejecutarlos.

➤ Posibilitan una mayor contracción del músculo antagonista, por ejemplo, el estiramiento completo del bíceps braquial permite la máxima contracción de su músculo antagonista, el tríceps.

➤ Provocan un mayor aporte sanguíneo a la zona, lo que produce una mejor circulación sanguínea en el interior del músculo y un aumento del metabolismo celular.

➤ Mejoran la elasticidad de los tejidos al facilitar el deslizamiento de las fibras y los haces musculares.

➤ Contrarrestan la pérdida de elasticidad tras una lesión.

➤ Optimizan la recuperación tras la fatiga provocada por el ejercicio, al favorecer la eliminación de las sustancias de desecho y la reposición de sustancias energéticas.

➤ Aumentan la capacidad de rendimiento deportivo, ya que mejoran el estado del deportista de cara a la actividad física posterior.

➤ Reducen el riesgo de lesiones, pues los músculos son capaces de reaccionar de forma rápida, enérgica y coordinada.

Aunque los estiramientos, en líneas generales, son beneficiosos, también pueden resultar contraproducentes en determinados casos.

Contraindicaciones
Lesiones musculares no curadas completamente.
Traumatismos óseos recientes: fracturas, fisuras, luxaciones...
Inflamaciones: tendinitis, bursitis, artritis...
Hipotonía muscular.
Inestabilidad articular aguda o crónica.

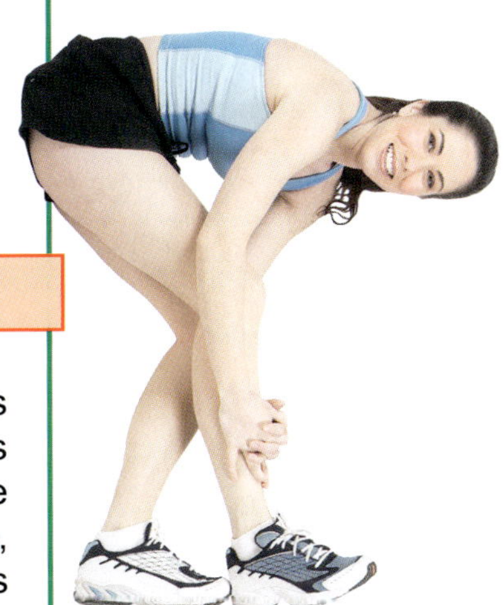

6 TIPOS DE ESTIRAMIENTOS

Los estiramientos pueden clasificarse, básicamente, en dos grupos, los dinámicos y los estáticos, y estos últimos se dividen a su vez en activos y en pasivos (ver "Esquema 1"). Conviene resaltar que hay bastante confusión a la hora de clasificarlos, varía la clasificación según la fuente que se consulte, y produce, en algunos casos, errores como, por ejemplo, dar entender que estiramientos dinámicos y activos son lo mismo.

Se denominan estiramientos **dinámicos** a aquéllos en los que se produce una alternancia de contracción y de relajación del músculo. Se caracterizan por movilizar una parte del cuerpo a una velocidad suave y controlada, hasta llegar al tope de la articulación implicada. Nunca deben hacerse cuando exista fatiga muscular, pues el cansancio impedirá al músculo alcanzar la máxima amplitud de movimiento.

Esquema 1: tipos de estiramientos

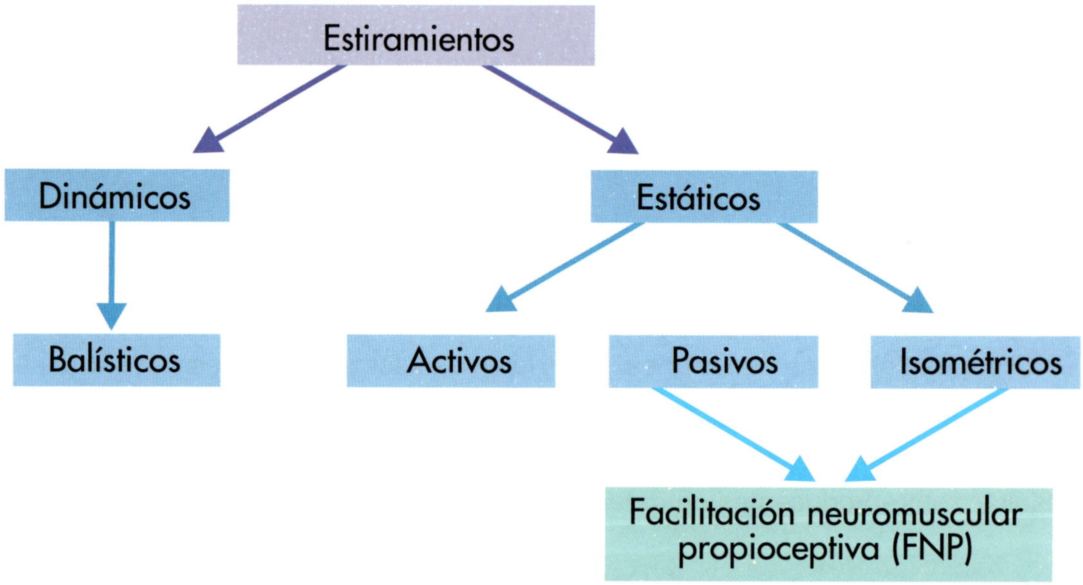

- Estiramientos **balísticos**: son una variante de los estiramientos dinámicos en la que se utiliza la inercia de una parte del cuerpo para forzar una articulación **más allá** de su límite de movimiento normal, mediante rebotes repetidos. Un ejemplo sería: hacer rebotar el cuerpo hacia abajo para tocar con la palma de la mano el suelo. Este tipo de estiramientos **está desaconsejado** porque, pese a ser efectivo, es peligroso y puede llevar a una lesión.

Se denominan estiramientos **estáticos** a aquéllos en los que la elongación del músculo no se interrumpe durante el estiramiento. Se trata de llevar el cuerpo de forma gradual a la posición de estiramiento, hasta llegar a un punto donde se siente la tensión, y entonces mantener esa posición.

- Estiramientos **activos**: consisten en asumir una posición y mantenerla sin otra ayuda que la de la musculatura agonista. Un ejemplo sería: levantar una pierna al frente y mantenerla extendida, sin ningún tipo de ayuda, sólo gracias a la fuerza de los músculos agonistas. Se utilizan mucho en deportes porque desarrollan la flexibilidad y la fuerza a la vez, pues la tensión de los agonistas favorece la relajación de los antagonistas, y con ello se consigue un aumento de la elasticidad de los músculos antagonistas al tiempo que se fortalecen los músculos agonistas.

- Estiramientos **pasivos**: consisten en asumir una posición y mantenerla con la ayuda de otra parte del cuerpo, de un compañero o de un aparato. Un ejemplo sería: elevar la pierna al frente y mantenerla extendida sujetándola con las manos. Son los más adecuados para reducir la fatiga muscular después de una actividad física.

- Estiramientos **isométricos**: son un tipo de estiramientos estáticos en los que la resistencia de los grupos musculares se logra a través de contracciones isométricas (sin movimiento) de los músculos estirados. El empleo de estiramientos isométricos es una de las maneras más rápidas de mejorar la flexibilidad y se estudiará con más detenimiento en el tema 8.

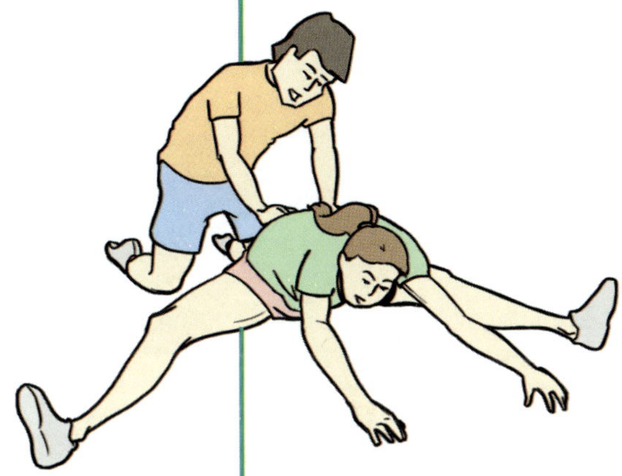

- Facilitación Neuromuscular Propioceptiva (**FNP**): es una técnica que combina los estiramientos pasivos con los estiramientos isométricos. Es un método adaptado a partir de un sistema de rehabilitación y está considerado como la mejor manera para aumentar la flexibilidad. También se estudiará en el tema 8 con más profundidad.

7 METODOLOGÍA DEL ESTIRAMIENTO

A la vista de los efectos positivos de los estiramientos descritos en el apartado cinco, parece claro que un músculo elástico permite una mejor coordinación y una mayor facilidad de movimientos, lo que es esencial en cualquier práctica deportiva.

Nunca deben hacerse estiramientos sin haber realizado primero un calentamiento previo.

¿Cuándo estirar?

Los estiramientos deben ser una parte de la práctica física que se realice, ya sea una clase, un entrenamiento o una competición.

Pueden incluirse estiramientos en distintos momentos, lo más habitual es que se realicen al final del calentamiento y al terminar la actividad física. En cada caso, el objetivo es distinto y la intensidad con la que deben realizarse es diferente.

Resulta importante, en este punto, recalcar dos cosas:

- Siempre que se haga ejercicio deben hacerse estiramientos, al menos los de la parte final nada más acabar la actividad.

- Los estiramientos sólo deben realizarse cuando la zona a estirar tenga un aporte sanguíneo suficiente, es decir, que ha de estar caliente.

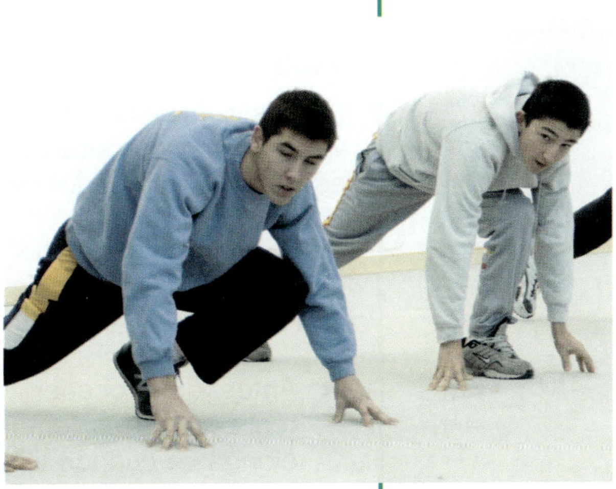

Estiramientos durante el calentamiento

El objetivo de los mismos es proporcionar al músculo la elasticidad suficiente para poder desarrollar sin problemas la actividad posterior. No se trata de incrementar la elasticidad del músculo, sino de prepararlo para que alcance la que ya tiene gracias al trabajo previo realizado.

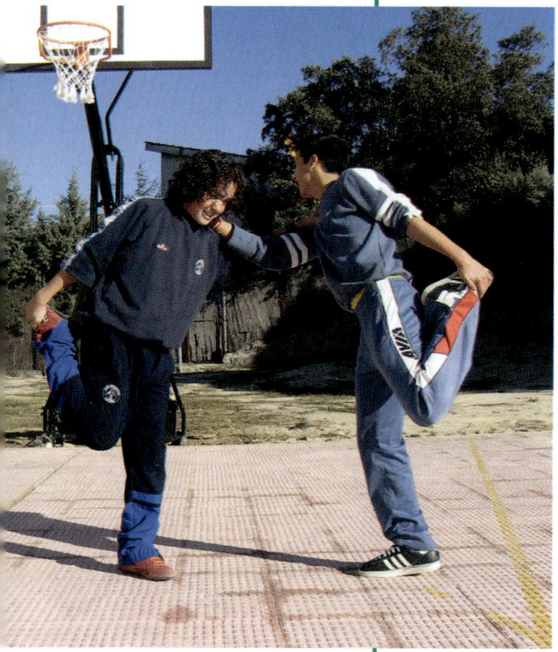

Los estiramientos se realizarán siempre al final del calentamiento, pues en ese momento los músculos están más calientes y elásticos. La intensidad de los mismos no debe ser grande, tan sólo la necesaria para lograr la elasticidad ya ganada anteriormente. Además, se limitarán a los músculos directamente implicados en la actividad física posterior.

Es un error plantear el calentamiento a base sólo de estiramientos, ya que éstos, por sí mismos, no elevan la temperatura corporal de los músculos lo suficiente como para prepararlos para las exigencias de la actividad física posterior. Por otra parte, estirar un músculo que está frío puede provocar una lesión.

Tras finalizar los estiramientos, resulta aconsejable comenzar la actividad física que se vaya a realizar inmediatamente o, como muy tarde, antes de transcurridos 5 minutos.

Estiramientos después de la actividad física

Los estiramientos están especialmente aconsejados para después de la realización de una actividad física. Lo que se pretende, en este caso, es lograr una disminución de la fatiga de los músculos y favorecer el riego sanguíneo para mejorar la eliminación de los productos de desecho. Con todo ello, se consigue facilitar la recuperación muscular posterior al esfuerzo.

Los estiramientos a realizar después de la actividad física se efectuarán de forma suave y su intensidad será media. Hay que tener presente que los músculos están fatigados, por ello, tras esfuerzos intensos no conviene estirar el músculo hasta límites extremos, ya que su capacidad de elongación está reducida.

Forma de realizar los estiramientos activos

Los estiramientos activos son los más utilizados, porque tienen dos grandes ventajas: no es necesaria la ayuda de ningún compañero y, al ser un método estático, resulta seguro y eficaz para mejorar la elasticidad muscular.

Para realizar este tipo de estiramientos, se necesitan seguir unas pautas determinadas, pues los estiramientos hay que realizarlos sin prisas y siempre con una buena respiración:

➤ Antes de proceder a realizar estiramientos siempre es obligatorio haber realizado un calentamiento previo. El músculo está más preparado para elongarse cuando tiene la temperatura adecuada.

- Para realizar el estiramiento correctamente, es preciso mantener la atención concentrada en el músculo que se está estirando.
- Al estirar, nunca hay que realizar movimientos de rebote, ni estirarse hasta sentir dolor. Tales métodos, en vez de ser beneficiosos, pueden causar lesiones musculares.
- El primer paso consiste en llevar el cuerpo progresivamente a la posición correcta y estirar el músculo hasta que se sienta una tensión suave.

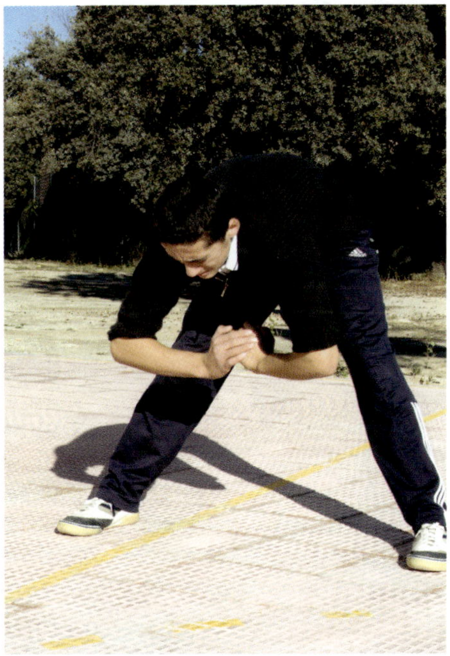

- Luego hay que sostener la posición por espacio de entre 10 y 15 segundos, y se procura relajar el músculo de forma que se sienta que la tensión disminuye, aunque se esté aguantando la postura. Si no se consigue dicha relajación, se debe disminuir un poco la tensión hasta que ésta sea cómoda.
- Finalmente, hay que forzar un poco más la posición, sin que llegue a sentirse dolor, y mantenerla de nuevo entre 10 y 15 segundos.
- Esta secuencia se puede repetir de 2 a 5 veces, con un descanso entre las repeticiones de entre 15 y 30 segundos.
- Una respiración adecuada ayuda a relajar el cuerpo y facilita la ejecución del estiramiento. Se debe respirar despacio, manteniendo un ritmo respiratorio constante, rítmico y controlado. Nunca se debe contener la respiración mientras se mantiene la tensión, pues se limitaría el aporte de oxígeno a los músculos.
- Si en una posición no se respira con naturalidad, resulta obvio que no se está relajado, por ello, lo mejor es disminuir un poco la tensión hasta que se pueda respirar con comodidad.
- Los estiramientos normalmente se realizan por partes del cuerpo (brazos, tronco, piernas) y de cada parte pueden hacerse entre 4 y 8 estiramientos distintos.

Cabe señalar, por último, que no hay un acuerdo total respecto al tiempo de duración de un estiramiento. Algunas fuentes sugieren que deben mantenerse hasta 30 segundos e, incluso, 1 minuto. Si parece haber más unanimidad en que el tiempo indicado antes, de 10 a 15 segundos, es el más apropiado para los niños y los jóvenes.

8 EJEMPLOS DE ESTIRAMIENTOS ACTIVOS ESTÁTICOS

Estiramientos de brazos

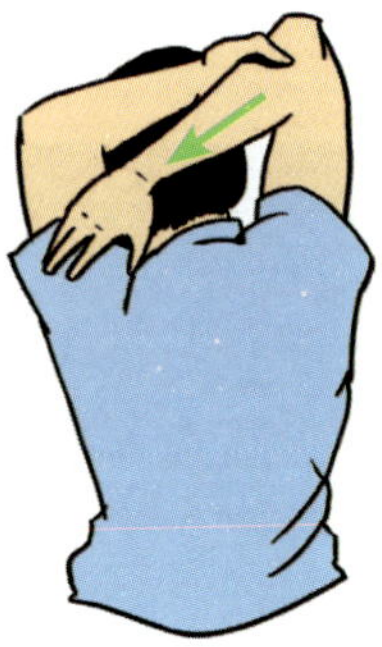

Estiramiento de: el tríceps y la parte superior del hombro.

Posición: se coloca el brazo doblado por detrás de la cabeza y se coge el codo con la otra mano.

Acción a realizar: se empuja el codo lentamente hacia la nuca y se mantiene la posición.

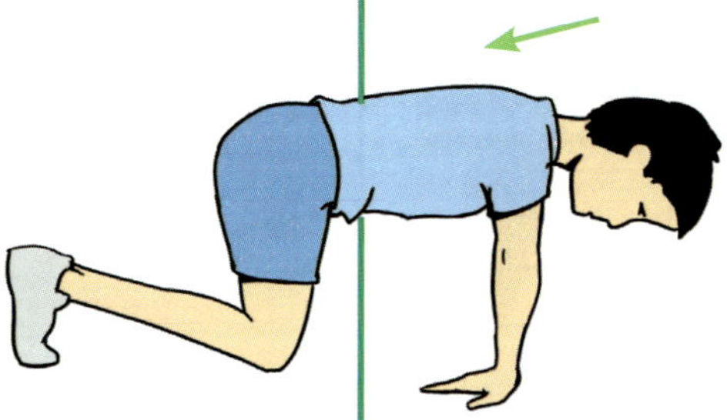

Estiramiento de: el antebrazo y la muñeca.

Posición: hay que colocarse apoyado sobre las rodillas y las manos, con los pulgares hacia fuera y el resto de los dedos mirando hacia las rodillas.

Acción a realizar: se lleva el cuerpo hacia atrás sin separar las palmas de las manos del suelo y se mantiene la posición.

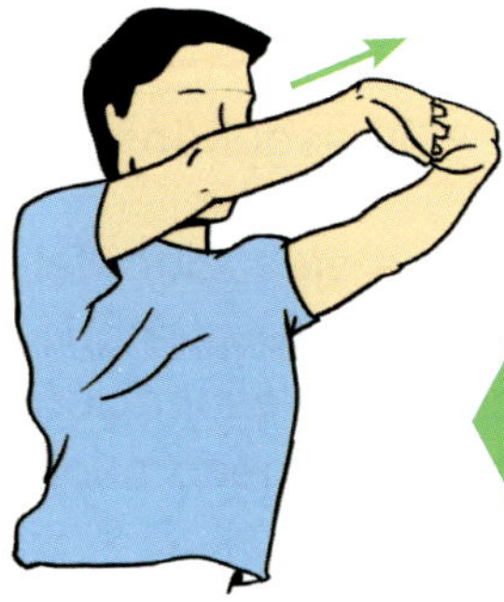

Estiramiento de: los hombros, los músculos exteriores de los brazos, las muñecas y los dedos.

Posición: se extienden los brazos hacia delante, a la altura de los hombros, con las palmas de las manos hacia fuera y los dedos entrelazados.

Acción a realizar: se estiran los brazos hacia delante y se mantiene la posición.

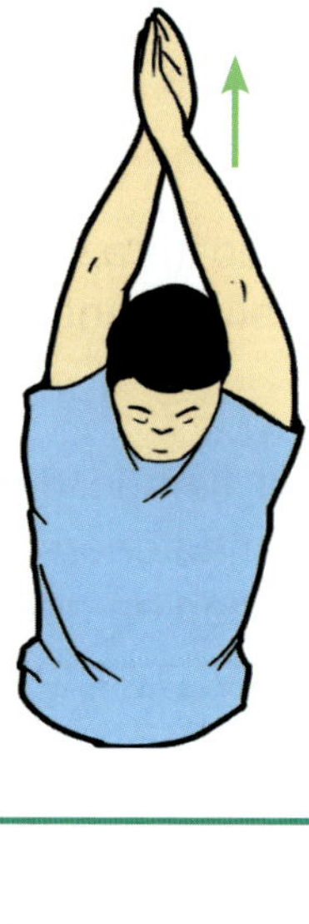

Estiramiento de: costados, hombros y músculos exteriores de los brazos.

Posición: se extienden los brazos por encima de la cabeza con las palmas de las manos unidas.

Acción a realizar: se estiran los brazos hacia arriba y un poco hacia atrás y se mantiene la posición.

Estiramiento de: tríceps, hombros y parte superior de la espalda.

Posición: se coloca el brazo doblado a la altura del hombro opuesto y la otra mano en el codo.

Acción a realizar: se empuja suavemente el codo con la mano hacia el hombro opuesto y se mantiene la posición.

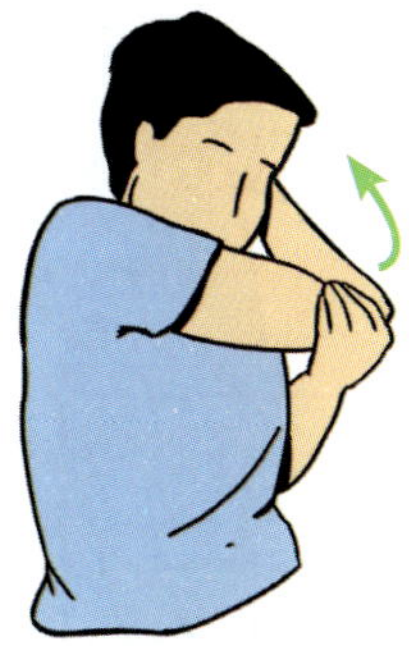

Estiramiento de: lateral del cuello y parte superior del hombro.

Posición: se agarra con una mano el brazo contrario por detrás de la espalda.

Acción a realizar: se tira del brazo hacia abajo y hacia fuera al tiempo que se lleva la cabeza hacia el hombro de ese lado y se mantiene la posición.

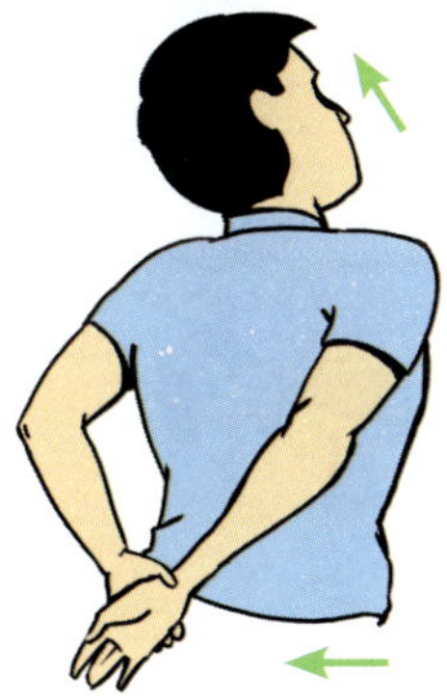

Estiramientos de tronco

Estiramiento de: hombros y parte central y superior del pecho.

Posición: se colocan los brazos por detrás de la espalda y se unen las manos.

Acción a realizar: se levantan los brazos por detrás hacia arriba, hasta notar el estiramiento, y se mantiene la posición.

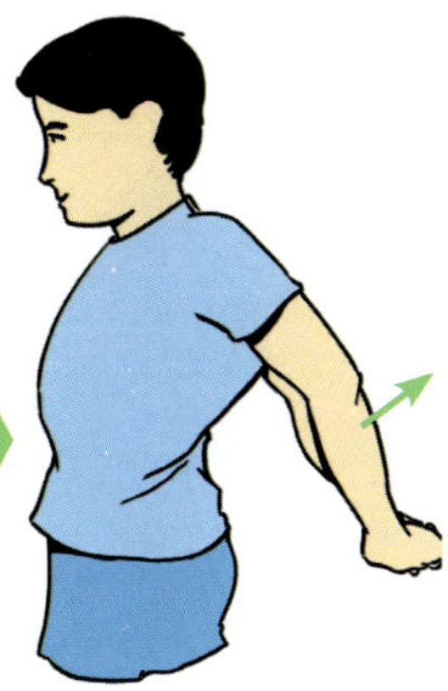

Estiramiento de: hombros y parte frontal del pecho.

Posición: hay que situarse frente a algún elemento fijo (una barra, un hierro...) y se agarra con la mano a la altura del hombro; se pone el otro brazo en la espalda.

Acción a realizar: se lleva el cuerpo hacia adelante y se mantiene la posición.

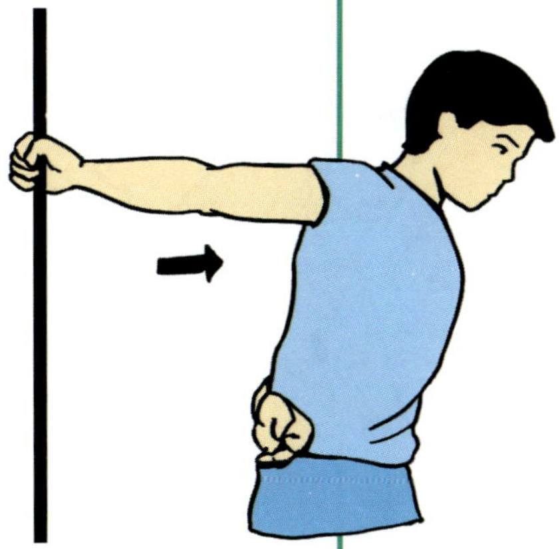

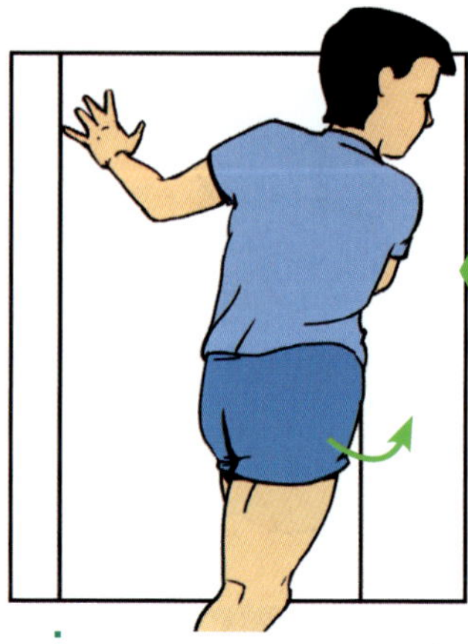

Estiramiento de: espalda.

Posición: hay que situarse de espaldas a medio metro de distancia, aproximadamente, de una pared, de una valla...

Acción a realizar: se gira el cuerpo hasta tocar la pared con ambas manos y se matiene la posición. Hay que hacerlo también para el otro lado.

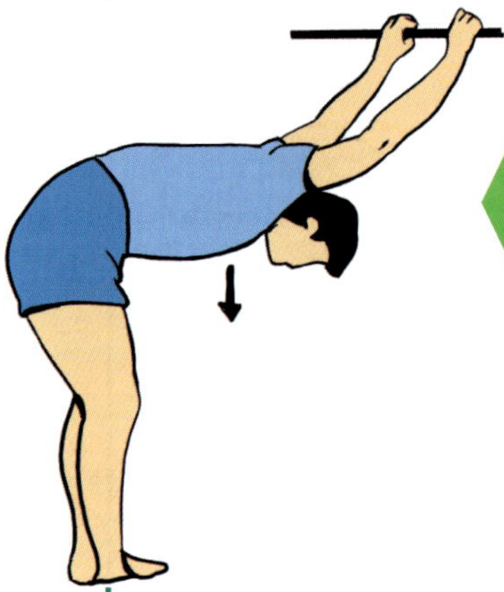

Estiramiento de: hombros y parte superior de la espalda.

Posición: se dobla el cuerpo hacia delante y se coge con las manos separadas la parte superior de una pared o de una valla, con las rodillas ligeramente flexionadas.

Acción a realizar: se deja caer la parte superior del cuerpo hacia abajo y se mantiene la posición.

Estiramientos de piernas

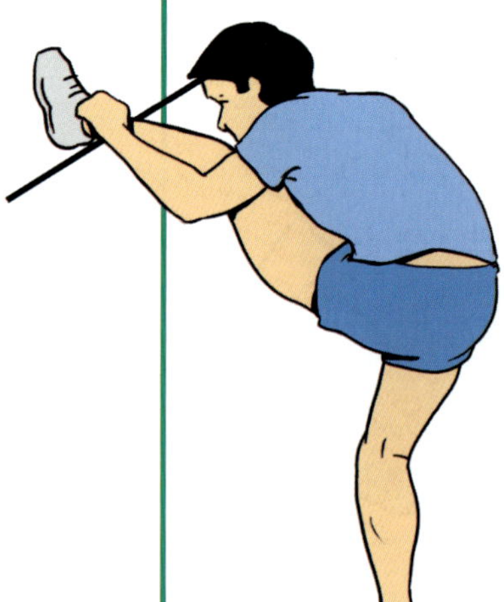

Estiramiento de: parte posterior de la pierna elevada.

Posición: se eleva una pierna a la altura del tronco, se coloca el talón sobre una barra o similar y se flexiona el cuerpo hacia delante con la cabeza mirando al frente.

Acción a realizar: se agarra la pierna lo más adelante posible con las dos manos, hasta notar el estiramiento, y se mantiene la posición.

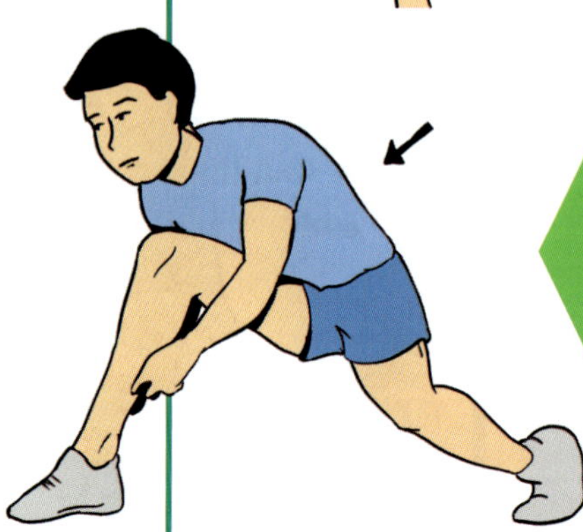

Estiramiento de: músculos de la parte frontal de la cadera: iliaco y psoas.

Posición: se lleva una pierna hacia delante, hasta que la rodilla esté encima del tobillo, se apoya la otra rodilla en el suelo y se colocan los brazos a los lados de la pierna adelantada tocando el suelo con los dedos.

Acción a realizar: se baja la cadera lo más posible y se mantiene la posición.

Estiramiento de: músculos de la parte inferior de la espalda y laterales de la cadera.

Posición: hay que sentarse con una pierna extendida y la otra flexionada, y con el pie de ésta en la parte exterior de la otra rodilla. Se dobla el brazo contrario a la pierna flexionada, con el codo en la rodilla; el otro brazo se apoya en el suelo detrás del cuerpo.

Acción a realizar: se empuja sobre la rodilla con el codo, se gira el cuerpo en sentido contrario y se mantiene la posición. Hay que hacerlo también hacia el otro lado.

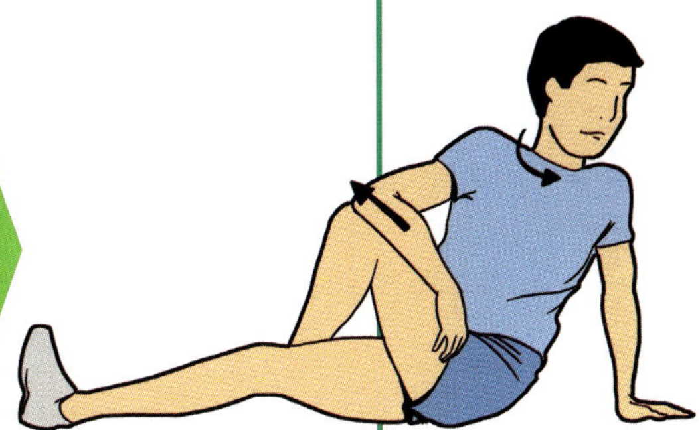

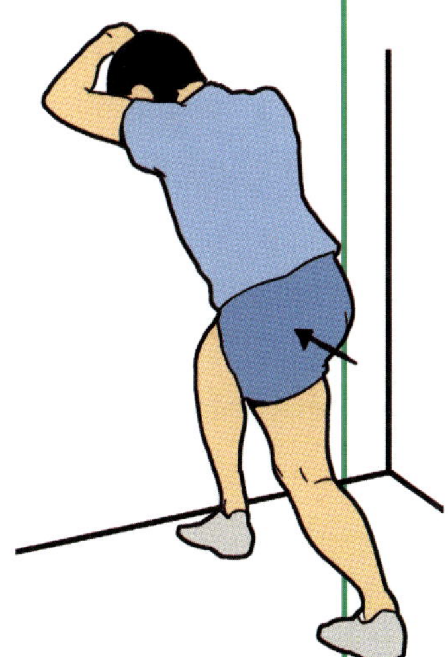

Estiramiento de: músculos de la pantorrilla y del tobillo.

Posición: de pie junto a una pared, se apoyan los antebrazos y, sobre éstos, la cabeza. Se adelanta una pierna, se flexiona y se mantiene la otra estirada.

Acción a realizar: se lleva la cadera hacia adelante manteniendo recta la espalda, y sin llegar a levantar el talón del suelo, y se mantiene la posición. Hay que hacerlo también con la pierna contraria.

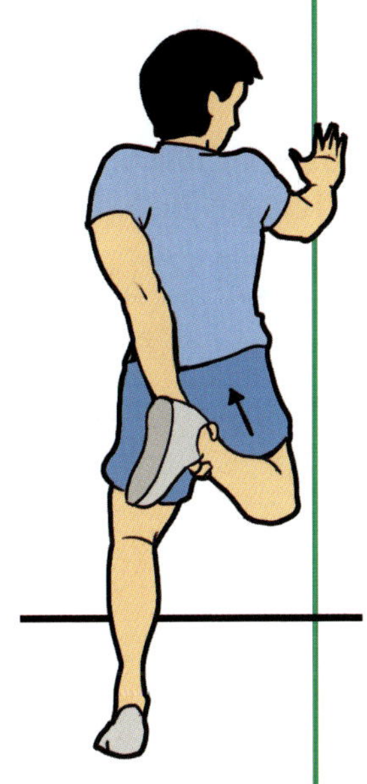

Estiramiento de: cuádriceps, músculos de la rodilla y de la parte anterior de la pierna.

Posición: de pie, se dobla una pierna hacia atrás y se agarra el pie con la mano contraria. Hay que sujetarse con la otra mano a una pared, a una barra o similar.

Acción a realizar: se tira lentamente de la pierna hacia las nalgas y se mantiene la posición. Hay que hacerlo también con la otra pierna.

EJERCICIOS

1 Señala en qué situaciones deben realizarse estiramientos.

2 Identifica los factores que limitan la elasticidad de los músculos.

3 Explica en qué consiste el **reflejo de estiramiento**.

4 Indica tres efectos de los estiramientos.

5 Comenta las diferencias entre estiramientos dinámicos y estáticos.

6 Explica la frase "los estiramientos balísticos están desaconsejados porque, pese a ser efectivos, pueden provocar lesiones".

7 Describe en qué condiciones deben realizarse los estiramientos.

8 Pon dos ejemplos de estiramientos de brazos.

9 Relata las ventajas de la realización de estiramientos tras la actividad física.

10 Realiza un gráfico que represente la forma de realizar los estiramientos estáticos.

SI QUIERES SABER MÁS...

Estirándose: guía completa de estiramientos para tonificar, flexibilizar y relajar el cuerpo. Autor: Anderson, Bob. Editorial: Integral. Barcelona, 2004.

Los estiramientos. Autor: Blum, Bruno. Editorial: Hispano Europea. Barcelona, 1998.

Enciclopedia de Ejercicios de Estiramientos. Autor: Óscar Morán. Editorial Pila Teleña. Madrid, 2009

La estiramientos

SI NO LO LEO NO LO CREO

Debemos saber que los **estiramientos** son tensiones mantenidas de los músculos en el sentido contrario a su contracción, y sirven para lograr reducir la tensión muscular que se genera con el deporte.

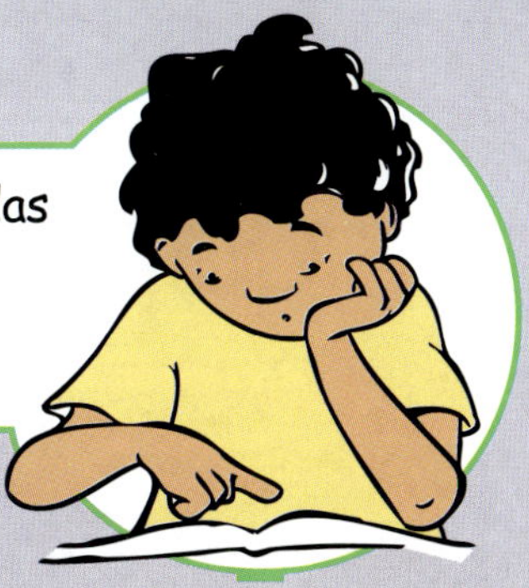

Los estiramientos, normalmente, se incluyen en muchos calentamientos en forma de rutina, como medio para prevenir lesiones. Pues un reciente estudio demuestra que estirar intensamente antes de entrenar puede llegar a tener una notable influencia negativa en entrenamientos de fuerza-resistencia sobre los músculos encargados de flexionar las rodillas.

Si hay una materia que se estira y que todos conocemos y hemos consumido alguna vez, es la **goma de mascar**. Hace poco se descubrió en Suecia un pedazo de **goma de mascar** con 9.000 años de antigüedad, en la cual aún se observaba la marca de los dientes de un adolescente de la Edad de Piedra. La "golosina" era un trozo de resina de abedul.

La lengua de los camaleones es prodigiosa, puede llegar a alcanzar una longitud de 25 centímetros, mientras que en reposo, está plegada como un acordeón. Para cazar, el camaleón lanza su lengua en tan sólo 4 centésimas, y la recoge en medio segundo.

Los alimentos, después de ser masticados en la boca, descienden por el tubo digestivo hasta llegar al estómago. Pero, sin embargo, no lo hacen aprovechando la cuesta abajo, sino gracias a las paredes del tubo digestivo, que se contraen y se estiran y empujan el bolo alimenticio hacia el estómago. Este movimiento es el denominado **movimiento peristáltico**.

Cuando un ganso ve un huevo fuera del nido, lo mira fijamente y estira el cuello hasta que su pico está justo al otro lado del huevo y, suavemente, lo devuelve al nido. A primera vista, esto parecería un comportamiento normal e inteligente, pero, en realidad, es un patrón mecánico de conducta. Casi cualquier objeto suavemente redondeado provoca la misma respuesta en estos animales. Es más, si se le quita el huevo al ganso una vez que el patrón de respuesta ha comenzado, éste sigue estirando su cuello y llevará cuidadosamente un objeto inexistente hasta el nido.

Robert Hooke fue quien formuló la **ley de la elasticidad**, la cual lleva su nombre. Esta ley establece la relación de proporcionalidad directa entre el estiramiento sufrido por un cuerpo sólido y la fuerza aplicada para producir ese estiramiento.

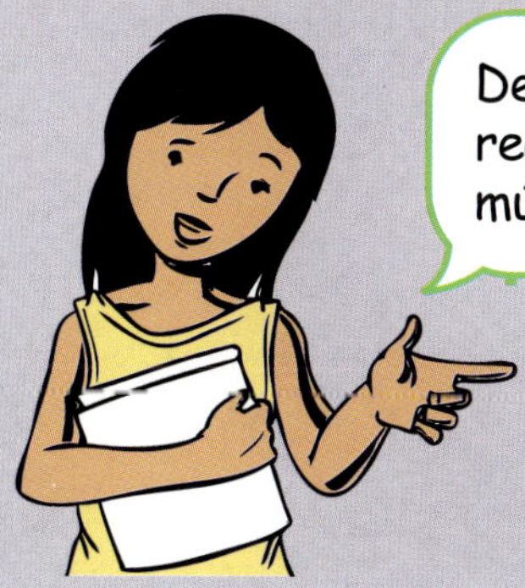

Debemos recordar que los estiramientos se tienen que realizar de una forma sostenida y concentrada en el músculo o grupo muscular que se quiere relajar.

4 Condición física y capacidades físicas básicas

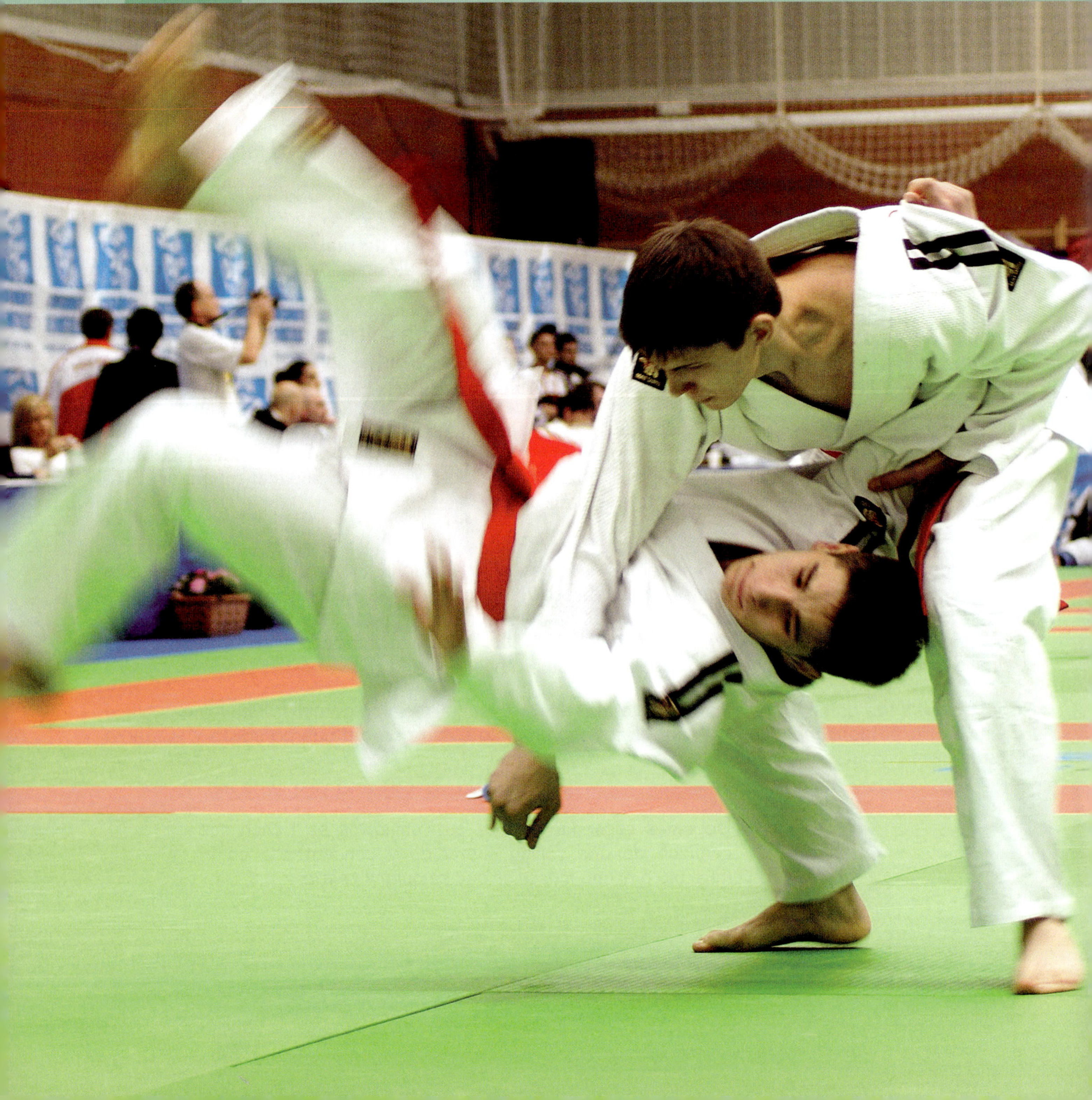

Las capacidades físicas son componentes básicos de la condición física y, por tanto, elementos esenciales de la prestación motriz y deportiva, por lo que para mejorar el rendimiento físico, el trabajo a desarrollar debe basarse en el entrenamiento de las diversas capacidades.

La mejora de la forma física se deberá al trabajo de preparación física o al acondicionamiento físico general que se basa en el desarrollo de las diferentes capacidades físicas y de sus diversos componentes. El éxito del entrenamiento se verá fundamentado en una óptima combinación de estos componentes, en función de las características particulares de cada individuo (edad, sexo, nivel de entrenamiento, etc.) así como de los objetivos y requisitos que exija cada deporte o actividad.

Es muy complejo trabajar de forma específica una única capacidad, ya que en la mayoría de las tareas que realicemos intervendrán todas o la mayoría de ellas, aunque alguna predomine por encima del resto.

Aunque se conocen multitud de clasificaciones para determinar las capacidades físicas básicas, la manera más genérica por la que lo hacemos englobaría la resistencia, la fuerza, la velocidad y la flexibilidad. De este modo tenemos que:

Fuerza: es el grado de tensión que los músculos desarrollan durante el trabajo para vencer una resistencia u oponerse a ella.

Velocidad: resulta una capacidad determinante para el desarrollo del rendimiento deportivo. Está presente en todas las manifestaciones deportivas. Es la capacidad de realizar uno o varios movimientos en el menor tiempo posible.

Resistencia: es la capacidad física que nos permite soportar el esfuerzo el máximo tiempo posible.

Flexibilidad: es la capacidad de extensión máxima de un movimiento en una articulación determinada.

El estado individual de estas capacidades determinará el nivel personal de condición física. Este término se conoce de manera coloquial como **estar en forma**.

Todas las capacidades pueden mejorar a través del entrenamiento. Cuando entrenamos de manera razonable y sistemática, podemos mejorar nuestras debilidades físicas llevando a la condición física a un estado de armonía, para lograr así una disminución del tiempo necesario para la recuperación tras el desgaste físico.

La condición física ha sido siempre entendida y analizada desde el punto de vista deportivo y del rendimiento. Sin embargo, a partir de los años 60, se le dio un nuevo enfoque y empezó a ser tenida en cuenta desde el área de la salud y de la calidad de vida.

Según un reciente informe de la Organización Internacional del Trabajo (OIT), se revela que uno de cada diez adultos padece estrés, depresión o agotamiento, provocado, todo ello, por el imperante y el exigente estilo de vida actual, que hace relegar a un segundo plano todas aficiones personales.

El cuerpo humano, en los aspectos físicos y psicológicos, está preparado para afrontar la presión y el estrés, pero hay que adecuar el ritmo de vida a sistemas proporcionales, y nunca hacer más de lo que se pueda soportar. Para ello, se necesita buscar mecanismos de compensación, como es el caso del ejercicio físico, lo que lleva a que cada día existan más personas que, para liberarse un poco del ajetreo diario, busquen actividades organizadas en centros especializados, como son los gimnasios, que les proporcionen liberación a sus cuerpos y a sus mentes.

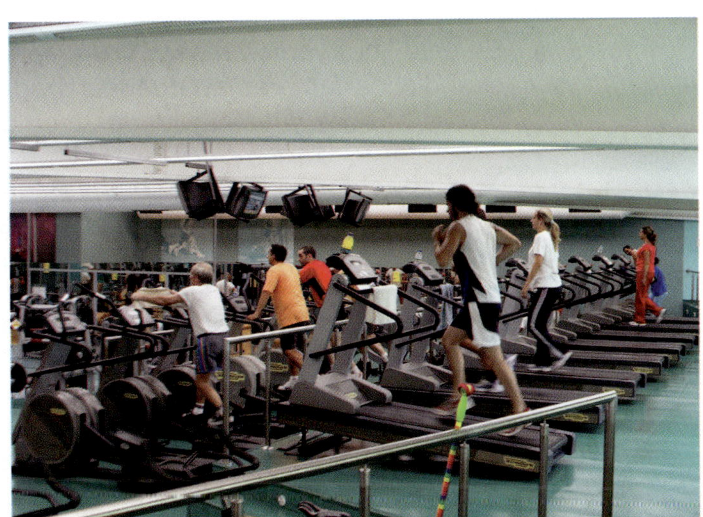

La moda actual marca pautas de vida. Llevar un ritmo de vida acelerado no debe ser considerado como ejercicio. La actividad física debería estar recetada, igual que los medicamentos.

1 INTRODUCCIÓN

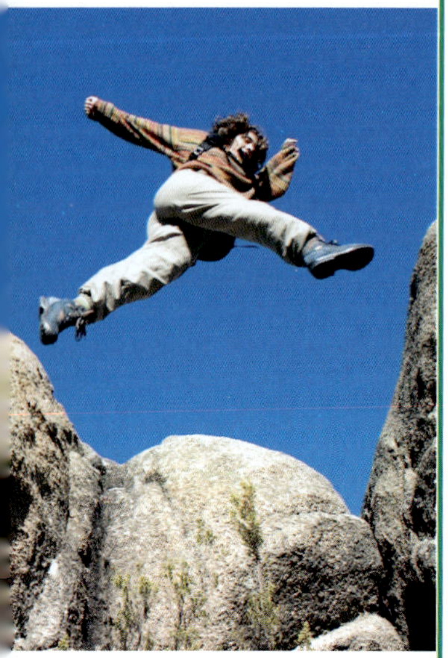

La condición física es una competencia que el ser humano tiene para realizar trabajos físicos tales como andar, correr, saltar, levantarse, agacharse..., con la máxima eficacia.

Toda persona posee una serie de capacidades físicas que le permiten ejecutar los diferentes movimientos que debe realizar tanto en las acciones cotidianas como en su actividad deportiva.

Esas capacidades son las responsables del movimiento humano y cada sujeto tiene un grado de desarrollo diferente de las mismas. Al estado individual de las mismas es a lo que se denomina **condición física**.

La condición física viene determinada por las capacidades físicas y éstas varían dependiendo de la edad de la persona y del tipo y de la cantidad de ejercicio físico que realice.

Mediante el entrenamiento diario o constante de las capacidades físicas, resulta posible mejorar la condición física. Lo que coloquialmente se denomina "estar en forma" no es más que una manera de decir que el grado de condición física es bueno y que el nivel de las capacidades que se necesitan para poder realizar esfuerzos físicos resulta adecuado.

2 FACTORES DE LA MOTRICIDAD

El movimiento depende de diferentes factores que intervienen en su ejecución y condicionan el resultado del mismo. Son muchos los puntos de vista desde los que se aborda este tema y muy dispares las opiniones de los distintos autores al respecto. Existen, en consecuencia, diversas denominaciones y clasificaciones similares.

En este libro vamos a seguir el criterio más extendido en la actualidad, según el cual dichos factores se pueden dividir en dos grandes grupos: las capacidades físicas básicas y las cualidades motrices (ver "Gráfico 1").

- **Capacidades físicas básicas:** son aquellas capacidades que generan y facilitan el movimiento. Su participación es indispensable en la mayoría de las actividades físicas e inciden directamente en el resultado de las mismas.

  Tienen un carácter cuantitativo, es decir, es factible su medida. Todas las personas las tienen y se pueden mejorar en mayor o menor grado con un entrenamiento adecuado.

  Dentro de este grupo se encuentran la fuerza, la resistencia, la velocidad y la flexibilidad (algunos autores no consideran ésta última como una capacidad física básica). Se van a estudiar en los **temas 5, 6, 7 y 8**.

- **Cualidades motrices:** también están presentes en cualquier actividad física, pero no de manera indispensable. Son las responsables de los procesos de dirección y de regulación de los movimientos, y dependen del sistema nervioso central. Aquí se incluyen el equilibrio y la coordinación. Tienen un carácter cualitativo y no son medibles directamente. Se estudiarán en los **temas 9, 10 y 11**.

Como consecuencia de la combinación de algunas de las capacidades físicas básicas y de las cualidades motrices anteriores, se obtienen las denominadas **cualidades derivadas**, como son la potencia y la agilidad.

Gráfico 1

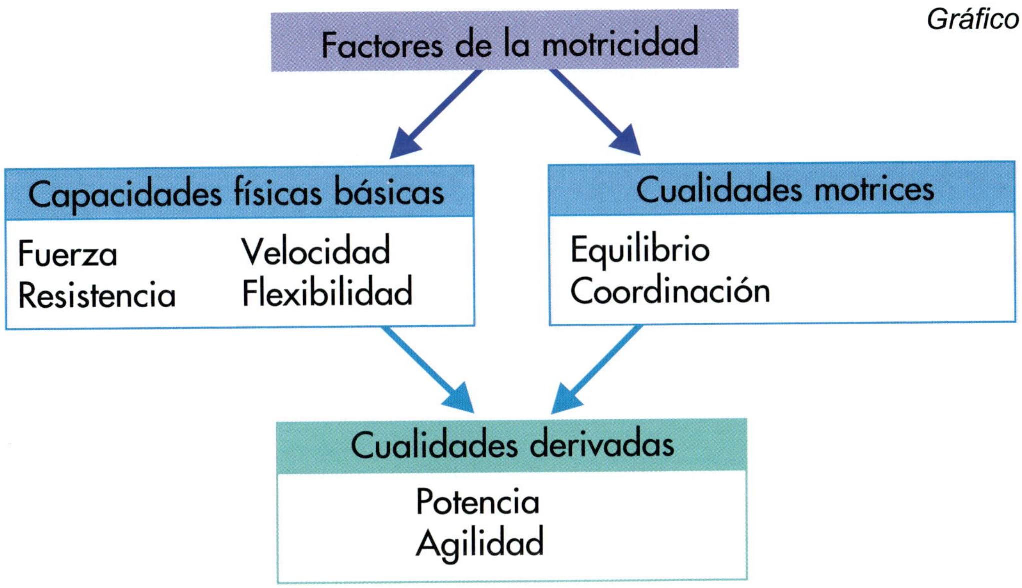

3 CAPACIDADES FÍSICAS BÁSICAS

Las capacidades físicas básicas, también denominadas por algunos autores como cualidades físicas básicas, son los elementos esenciales de la condición física, pues mediante el entrenamiento de las mismas se puede mejorar el rendimiento físico.

Estas capacidades no se presentan en forma pura, sino que existe una interdependencia entre ellas. En cualquier actividad física que se realice intervienen varias de ellas, e incluso todas, aunque normalmente siempre habrá alguna que predomine sobre las demás. Por ejemplo, en un trabajo de carrera continua durante 45 minutos será la resistencia la capacidad física destacada, mientras que cuando realizamos acciones con alta frecuencia de movimientos será la velocidad el componente principal.

Fuerza

La fuerza es una capacidad básica para el ser humano, tanto desde el punto de vista de la salud como desde la perspectiva del rendimiento físico en las

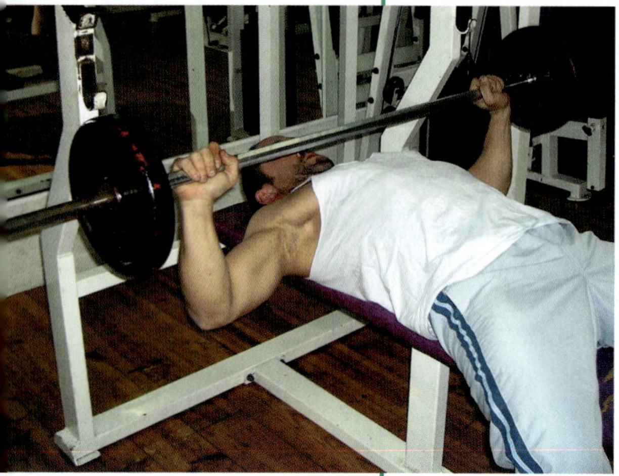

actividades físicas. De todas las capacidades físicas, la fuerza está considerada como la base que sustenta al resto, no en vano todos los gestos deportivos necesitan de ella para su efectividad.

La fuerza es la capacidad que nos permite superar una resistencia u oponerse a ella por la acción de la tensión de los músculos (contracciones musculares), entendida como una cualidad funcional del ser humano.

En las actividades deportivas, la fuerza aparece normalmente asociada con otras dos capacidades físicas básicas, en concreto con la velocidad y la resistencia. Ello da lugar a que se pueda realizar una clasificación de la fuerza según tres manifestaciones diferentes: fuerza máxima, fuerza-velocidad y fuerza-resistencia.

- **Fuerza máxima:** es la capacidad de los músculos para desarrollar la máxima tensión potencial y realizar la mayor cantidad de fuerza posible, para ello, se movilizan grandes cargas sin importar el tiempo. También se llama fuerza lenta o fuerza absoluta. Es la clase de fuerza utilizada en actividades como la halterofilia o la lucha.

- **Fuerza-velocidad:** pone en relación la fuerza y la velocidad. Es la capacidad que tienen los músculos para realizar movimientos de fuerza a la máxima velocidad posible. También se la denomina fuerza explosiva y potencia muscular. Este tipo de fuerza se emplea en gestos deportivos como el saque en tenis, una estocada en esgrima, una patada en taekwondo, un bloqueo en voleibol, un penalti en balonmano...

- **Fuerza-resistencia:** pone en relación la fuerza y la resistencia. Es la capacidad muscular que permite hacer un movimiento que exije fuerza durante un tiempo prolongado. Ni la carga ni la velocidad de ejecución son muy grandes, por ello, se pueden hacer muchas repeticiones. Este tipo de fuerza se necesita en actividades físicas que requieren un esfuerzo largo y continuado, tales como las carreras de medio fondo en atletismo, las pruebas de remo, el esquí de fondo, el piragüismo, el ciclocrós, la natación...

Estos dos últimos tipos de fuerza son los más necesarios en la mayoría de las actividades deportivas.

La fuerza es una capacidad que se va adquiriendo poco a poco, y no sufre grandes altibajos, como sucede con la resistencia.

Existen muchos sistemas de entrenamiento de la fuerza (ver “Tema 5”). Se clasifican en función del tipo de fuerza que se quiere trabajar. Existen, entre otros, el *body building*, la pliometría, la musculación, la isometría, la halterofilia, los circuitos...

Resistencia

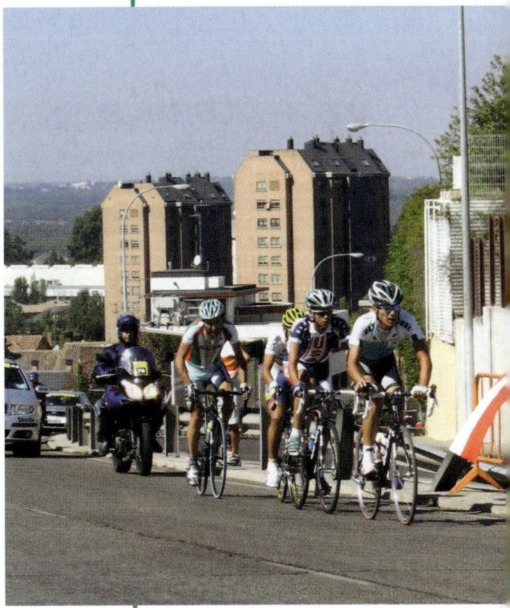

La resistencia también es una capacidad básica para el ser humano, que le permite soportar esfuerzos prolongados y oponerse al cansancio. Su desarrollo ayuda a demorar la aparición de la fatiga y a mantener la sensación de cansancio lo más baja posible.

La resistencia es la capacidad de realizar un esfuerzo durante el mayor tiempo posible, de soportar el estado de fatiga progresiva que dicho esfuerzo provoca y de recuperarse con rapidez del mismo.

Desde el punto de vista del entrenamiento, la resistencia se puede clasificar en dos tipos diferentes, en base a la solicitud de oxígeno por parte de los músculos:

- **Resistencia aeróbica:** el aporte de oxígeno resulta suficiente y cubre las necesidades de nuestro organismo. Es la clase de resistencia necesaria en actividades como el *footing*, remar, patinar, jugar un partido de fútbol, bailar...
- **Resistencia anaeróbica:** el aporte de oxígeno resulta insuficiente ya que la demanda es superior a la que nuestro organismo puede proporcionar. Esto sucede cuando aumenta la intensidad del ejercicio. Se puede subdividir en aláctica y láctica (ver “Tema 6”). Esta clase de resistencia se necesita en actividades como las carreras de velocidad, el salto de longitud o el levantamiento de peso.

La resistencia es una capacidad que si no se entrena sufre un rápido descenso, pero que si se trabaja regularmente se aumenta la misma en poco tiempo.

Existen numerosos sistemas de entrenamiento para mejorar los dos tipos de resistencia vistos anteriormente (ver “Tema 6”). Se pueden dividir en dos grandes grupos:

- Sistemas continuos, en los que se realiza un trabajo de larga duración sin pausas: carrera continua, *fartlek*, entrenamiento total...
- Sistemas fraccionados, en los que se realizan pausas o descansos entre los distintos ejercicios: *interval-training*, carreras de ritmo, *circuit-training*...

Velocidad

La velocidad es una capacidad física determinante para el rendimiento deportivo. Está presente, de alguna forma, en muchas de las manifestaciones del deporte, como saltar, levantar, lanzar, golpear..., es decir, en acciones que normalmente son de corta duración, no producen fatiga y emplean resistencias o cargas de baja magnitud.

La velocidad resulta un factor determinante en los deportes explosivos, como, por ejemplo, el salto de longitud. En las disciplinas deportivas en las que predomina la resistencia, su importancia es menor.

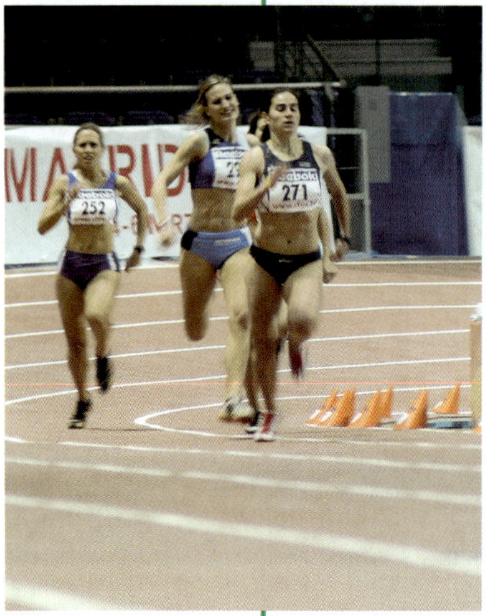

La velocidad se define como la capacidad de realizar acciones motrices en el menor tiempo posible.

Es una capacidad que depende mucho del sistema nervioso central y, por su rápida maduración, se puede iniciar su trabajo en edades tempranas. En el ámbito deportivo, la velocidad se suele clasificar en tres tipos:

- **Velocidad de reacción:** es la capacidad de responder en el menor tiempo posible tras la aparición de un estímulo, como sucede, por ejemplo, en la respuesta del pitcher al lanzamiento de una bola en béisbol, al disparo de salida en natación o en atletismo, a un intento de inmovilización en judo o a la entrega del testigo en una carrera de relevos. Es posible medirla por el tiempo de reacción.
- **Velocidad de desplazamiento:** es la capacidad de recorrer una distancia corta en el menor tiempo posible, como, por ejemplo, una carrera de 100 metros lisos en atletismo, en la prueba de 50 metros espalda en natación o en la carrera para ganar una base en béisbol.
- **Velocidad gestual:** es la capacidad de realizar un movimiento con una parte del cuerpo de forma rápida, como, por ejemplo, un golpe de revés con la raqueta en tenis, el bateo en béisbol o un remate en voleibol.

La velocidad es una capacidad que, al igual que la fuerza, no se pierde tan rápidamente como la resistencia. Su principal característica es la de aumentar poco a poco, hasta que llega un momento en el que la evolución se estanca y comienza a decrecer paulatinamente.

Existen distintos sistemas de entrenamiento para cada tipo de velocidad (ver "Tema 7"): el de reacciones simples o el parcial trabajan la velocidad de reacción; el de velocidad facilitada, las series progresivas o las series cortas se utilizan para mejorar la velocidad de desplazamiento; el del gesto facilitado y el de repetición del gesto ejercitan la velocidad gestual.

Flexibilidad

Para terminar con el estudio de las diferentes capacidades físicas básicas le llega el turno a la flexibilidad. Aunque no esté considerada como una capacidad física básica por algunos especialistas del deporte, sin embargo, todos coinciden en que tiene una gran importancia en el entrenamiento deportivo, ya que es un elemento que influye positivamente en el resto de capacidades físicas.

La flexibilidad es imprescindible en muchas actividades que requieren movimientos articulares amplios, como, por ejemplo, el taekwondo, la gimnasia rítmica y deportiva, el ballet o el salto de trampolín. También se necesita en deportes en los que se requiere fuerza explosiva, pues cuanta más flexibilidad se tenga mayor será el recorrido y el impulso logrado.

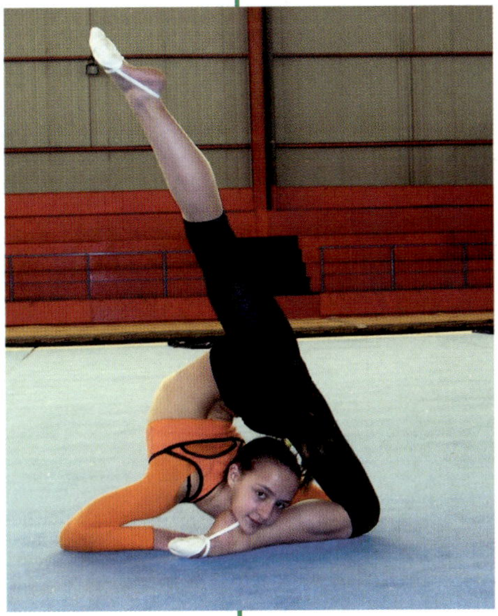

La flexibilidad se define como la capacidad de una articulación determinada, o de un grupo de articulaciones, para realizar movimientos con la máxima amplitud. La flexibilidad está condicionada por la movilidad articular y la elasticidad muscular.

Existen diversos sistemas de entrenamiento de la flexibilidad (ver "Tema 8"). Se agrupan en dos clases:

- **Sistema dinámico:** emplea ejercicios de movilidad articular.
- **Sistemas estáticos:** en ellos se debe realizar y mantener una posición con una amplitud máxima durante unos segundos, como es el caso de los estiramientos isométricos y la facilitación neuromuscular propioceptiva.

4 FACTORES QUE CONDICIONAN LAS C.F.B.

Existen una serie de factores que influyen directa o indirectamente en las capacidades físicas básicas. La mayoría de ellos son susceptibles de mejora y, en consecuencia, pueden ser entrenados para favorecer su desarrollo.

Los factores determinantes para las capacidades físicas básicas se pueden englobar en dos grupos: intrínsecos y extrínsecos.

Factores intrínsecos

Son los factores de tipo interno, es decir, su origen hay que buscarlo en el interior del organismo y están relacionados con los sistemas muscular, óseo, respiratorio, cardiovascular y nervioso.

En este grupo se encontrarían, entre otros, la estructura de los músculos, la disposición de las fibras musculares, la estructura ósea de la persona, los factores emocionales, el funcionamiento del sistema nervioso, la movilidad de cada articulación, la coordinación de los movimientos, la masa muscular, el tejido graso...

Factores extrínsecos

Son los factores de tipo externo, que proceden del exterior.

Algunos de los más importantes son la edad, el sexo, la herencia, la alimentación, el entrenamiento, la temperatura ambiental, los hábitos, la fatiga, el sedentarismo, la hora del día...

5 EVOLUCIÓN DE LA C.F.B. CON LA EDAD

A lo largo de la vida de cada persona varía su estado físico, pues las capacidades físicas no son algo estático ni permanente y sufren cambios con la edad.

Cada capacidad física evoluciona según sus propias características:

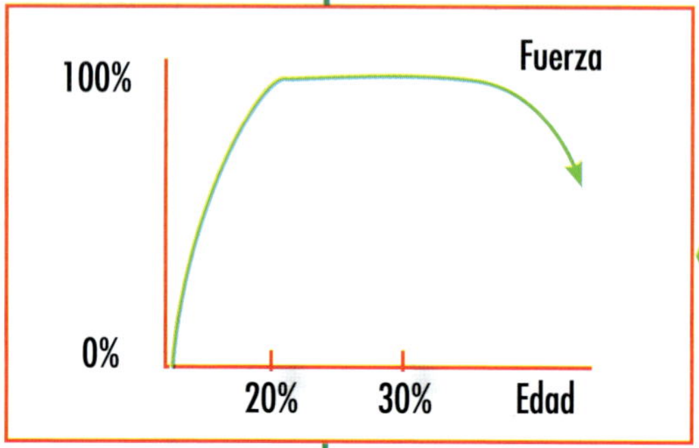

La fuerza: evoluciona de forma natural hasta los 10 años. A partir de los 11, se desarrolla con rapidez, y alcanza su máximo entre los 20 y los 25 años. A partir de los 30 años, se puede mantener con un entrenamiento adecuado, aunque en personas sedentarias, que no trabajen la fuerza, se produce un declive lento. Entre los 50 y los 60 años se empieza a perder mucha fuerza debido a la progresiva atrofia muscular.

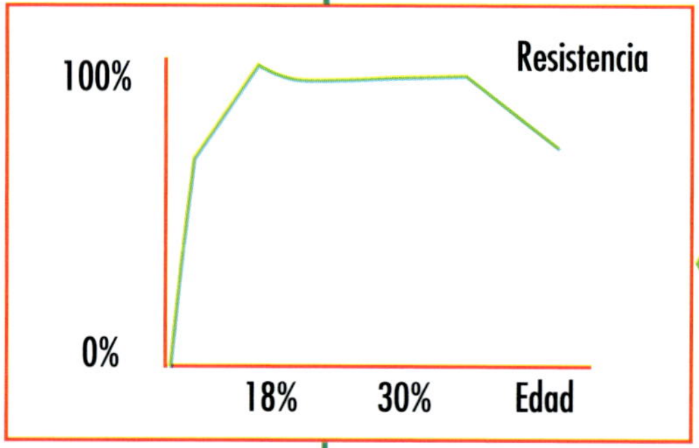

La resistencia: hasta los 12 años hay un crecimiento mantenido de la capacidad de resistir esfuerzos moderados y continuados. Entre los 18 y los 30 años es la edad idónea para desarrollar el nivel máximo de resistencia. A partir de los 30, esta capacidad desciende poco a poco.

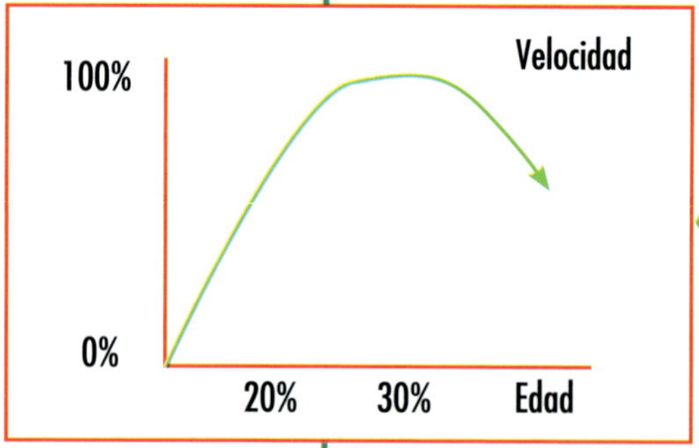

La velocidad: hasta los 12 años se produce una mejora paulatina en todos los tipos de velocidad. A partir de esa edad se incrementa, y se consigue alcanzar su punto máximo entre los 20 y 25 años, según el tipo de velocidad. Con un entrenamiento adecuado, se puede mantener un nivel alto, como mucho, hasta los 30 ó los 35 años.

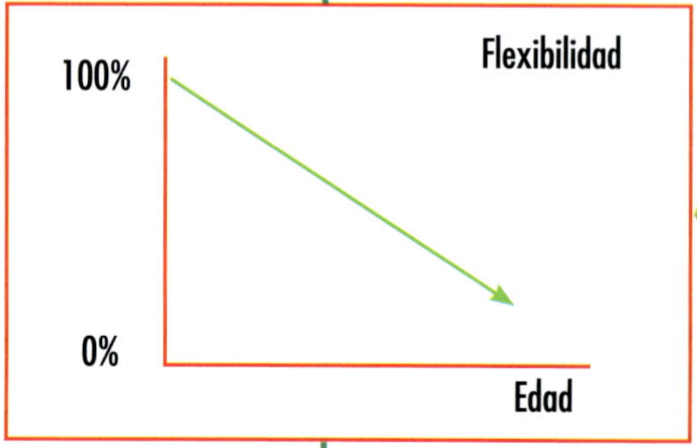

La flexibilidad: esta capacidad física, a diferencia de las anteriores, se pierde de un modo continuo desde el momento en que se nace, es decir, es una capacidad totalmente degenerativa. Durante la infancia los niños son muy flexibles, pero si no se ejercita regularmente se pierde flexibilidad de manera paulatina debido a la pérdida de elasticidad del músculo.

6 DIFERENCIAS DE LAS C.F.B. SEGÚN EL SEXO

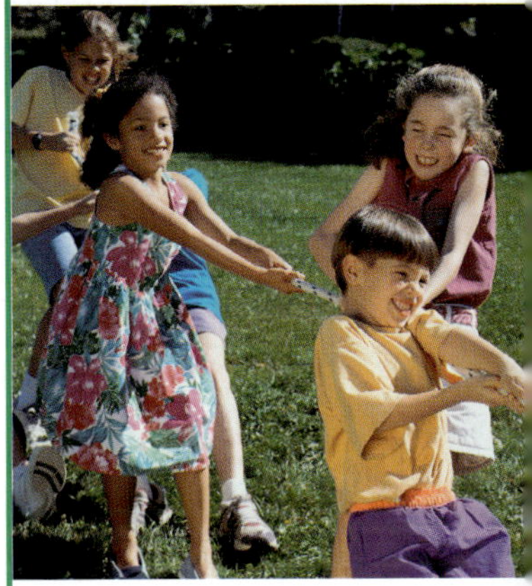

Existen diferencias entre el hombre y la mujer en lo referente a las capacidades físicas básicas, debido, fundamentalmente, a los aspectos biológicos, fisiológicos y genéticos que caracterizan a ambos sexos.

Durante la infancia, las diferencias entre niños y niñas son de escasa importancia, tan sólo cabe destacar dos aspectos:

- Los niños suelen tener algo más de fuerza, especialmente, en el tren superior.
- Los niños suelen tener un nivel de resistencia algo mayor, debido a que el VO_2 máximo (volumen máximo de oxígeno, es la máxima cantidad de oxígeno que nuestro organismo puede transportar en un minuto) de las niñas es entre un 15 y un 20 % menor.

En la adolescencia, las capacidades físicas alcanzan poco a poco su total desarrollo y ya se aprecian diferencias claras entre hombres y mujeres:

- La fuerza de los chicos aumenta rápidamente respecto a la de las chicas, debido a que el aumento de masa muscular en ellos es mayor.
- El nivel de resistencia de los chicos se incrementa más que el de las chicas, al producirse un aumento de la masa muscular en ellos y de la grasa corporal en ellas.
- Las chicas aumentan su velocidad más que los chicos en la primera parte de esta etapa porque maduran antes, pero en la segunda mitad son ellos los que tienen una mayor ganancia.
- Las chicas tienen mayor flexibilidad que los chicos, y se observan las mayores diferencias en los tobillos, en las rodillas, en la cadera y en el tronco.

En la etapa adulta, si no se realiza una actividad física regular, las capacidades físicas comienzan a sufrir un deterioro progresivo. Es una etapa crucial para el mantenimiento de las mismas mediante un estilo de vida activo y, en ella, sigue habiendo diferencias entre los dos sexos:

- Los hombres mantienen unos niveles de fuerza superiores a los de las mujeres porque ellas tienen una menor masa muscular y, en consecuencia, pueden aumentar menos dicha masa.
- Los niveles de resistencia de los hombres suelen ser mayores que los de las mujeres, debido a su mayor masa muscular y a su mejor capacidad aeróbica, cardiaca y pulmonar.
- Los hombres suelen tener una velocidad mayor que la de las mujeres, porque tienen más masa muscular y más fuerza.
- Las mujeres siguen teniendo la flexibilidad más desarrollada que los hombres, pues, por una parte, tienen un menor tono muscular y, por otra, sus articulaciones son más laxas, lo que en conjunto les permite una mayor amplitud de movimientos.

EJERCICIOS

1 Explica cómo el envejecimiento reduce la fuerza de una persona.

2 Establece la principal distinción entre la resistencia aeróbica y la anaeróbica.

3 Define el término **condición física**.

4 Pon tres ejemplos de actividades en las que la flexibilidad sea imprescindible.

5 Compara y establece las diferencias respecto a las capacidades físicas básicas entre chicos y chicas durante la adolescencia.

6 Dibuja un esquema que refleje la relación entre fuerza, resistencia y velocidad.

7 Identifica los tres tipos de velocidad que hay y explícalos.

8 Cita algunos sistemas de entrenamiento de la fuerza.

9 Explica la frase: "las capacidades físicas básicas tienen un carácter cuantitativo".

10 Señala las diferencias entre capacidades físicas básicas y cualidades motrices.

SI QUIERES SABER MÁS...

Cualidades físicas. Autores: González Barragán, Carlos y Sebastián i Obrador, Enric María. Editorial: INDE. Barcelona, 2000.

Preparación física. Autor: Los Santos i Poquet, Carles. Editorial: Wanceulen, S.L. Sevilla, 2004.

Condición física y capacidades físicas básicas

SI NO LO LEO NO LO CREO

Toda persona posee fuerza, resistencia, flexibilidad, coordinación y velocidad. El estado individual de estas cualidades es el que determina la condición física.

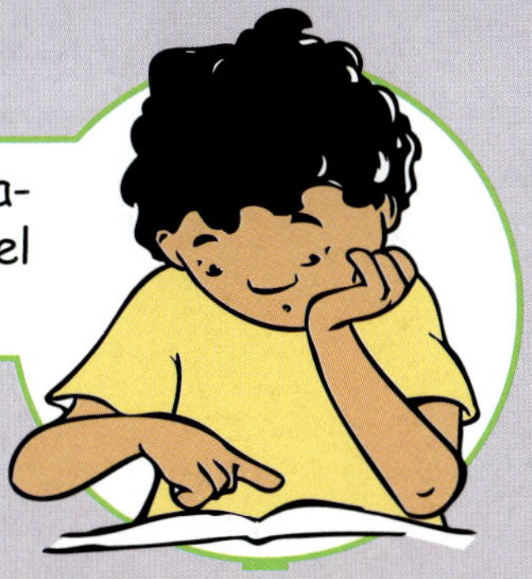

Récord de lentitud en una maratón. **Lloyd Scott**, de 41 años de edad, antiguo bombero que fue operado de médula ósea como consecuencia de una leucemia, recorrió los 42 kilómetros de la maratón de Edimburgo en 6 días 30 minutos y 56 segundos. Corría 9 horas al día, vistiendo una aparatosa escafandra de 60 kilogramos de peso. Su objetivo fue recaudar fondos para los niños/as con problemas de leucemia.

En el desierto del Sahara, se celebra un evento deportivo internacional de solidaridad, una maratón, que intenta sensibilizar al mundo de la situación que vive el pueblo saharaui. Este año ha llegado a su séptima edición.

Concurso de apnea entre animales. Los **leones marinos** se sumergen hasta los 1500 metros de profundidad, y pueden aguantar la respiración durante 10 minutos. Por su parte, el **pingüino emperador** puede sumergirse a 483 metros de profundidad y permanecer 18 minutos sin respirar. Por último, tenemos a la **serpiente de mar**, que puede permanecer sumergida hasta 60 minutos, gracias a los largos pulmones que recorren su cuerpo.

Según un estudio publicado en la revista *Annals of Internal Medicine*, los adultos mayores que practican ejercicio físico tres o más veces a la semana, tienen entre un 30 y un 40% menos de riesgo en desarrollar demencia que aquéllos que son sedentarios. Parece ser que el ejercicio retrasa la aparición de la demencia, al aumentar el flujo sanguíneo en las regiones cerebrales relacionadas con la memoria.

Claro está que para terminar hecho un *ironman* no hace falta ser de hierro, sino tener un espíritu de hierro, como es el caso de **Sarah Reinertsen**, la primera mujer con una discapacidad física capaz de conseguir completar el Ironman de Hawai con un registro de 15 horas y 5 minutos.

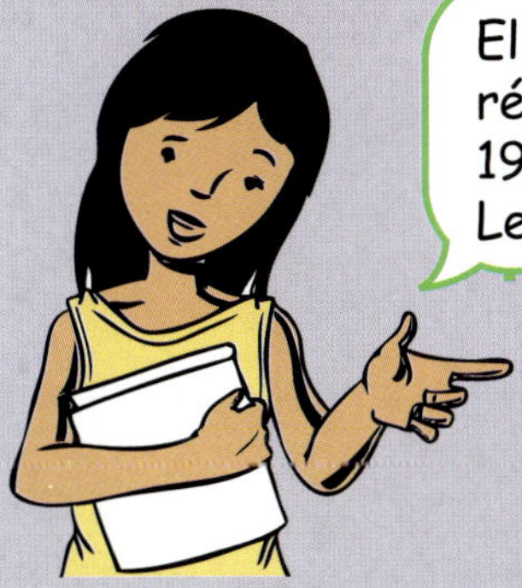

El récord de Step-Ups en una hora está en 4135. Dicho récord fue logrado por **Manjit Singh** el 4 de Abril de 1999, sobre un step de 38,1 centímetros de altura, en Leicester (Inglaterra).

5 La fuerza

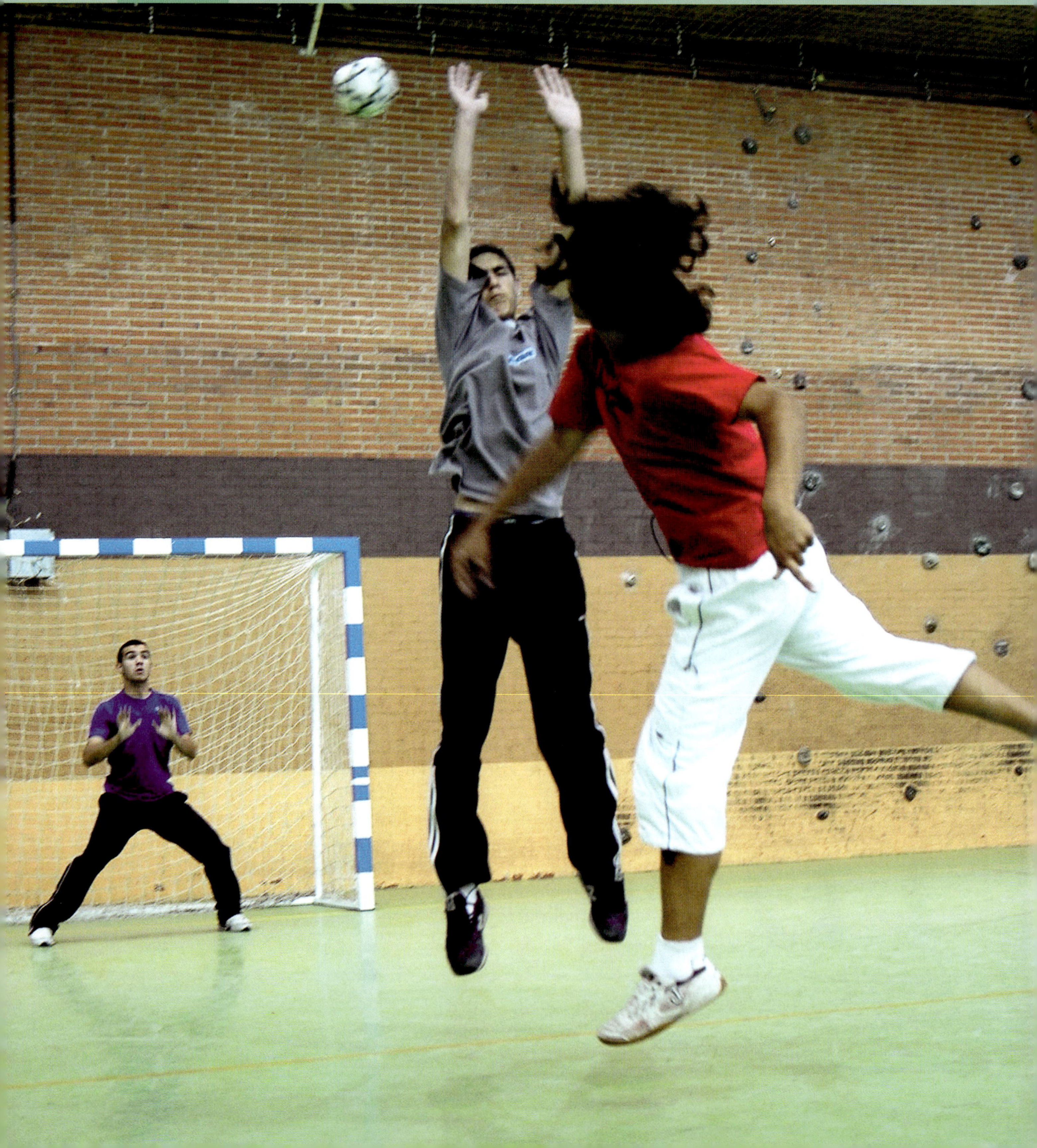

Se denomina **fuerza**, de manera genérica, a cualquier acción capaz de modificar el estado de reposo o de movimiento de un cuerpo, es decir, de imprimirle una aceleración.

Por otra parte, **la fuerza como capacidad física básica** se define como la capacidad de generar tensión intramuscular frente a una resistencia, independientemente de que se genere o no movimiento.

El entrenamiento periódico y sistemático de la fuerza permite obtener diversos beneficios físicos, tales como agrandamiento muscular (hipertrofia) o el aumento del consumo energético cuando no se realiza actividad física, lo cual facilita la reducción de grasa corporal. Además de esto, favorece el incremento del contenido mineral del hueso y lo hace más fuerte y resistente, aumenta la fuerza de las estructuras no contráctiles, como tendones y ligamentos, ayuda a prevenir malos hábitos posturales, posibilita importantes adaptaciones neuromusculares, mejora el rendimiento deportivo y es componente esencial de cualquier programa de rehabilitación.

Es importante trabajar y mejorar la fuerza. Tanto hombres como mujeres parecen tener la capacidad para aumentar su fuerza durante la pubertad y la adolescencia. Alcanza un nivel máximo entre los 20 y los 25 años, a partir de aquí disminuye de manera considerable. De este modo, a los 25 años, una persona pierde en torno al 1% de su fuerza máxima cada año, por lo que a los 65 años, una persona sólo tendrá el 60% de la fuerza que tenía a los 25 años, de manera aproximada. Esto supone que, si no trabajamos nuestra fuerza de forma adecuada, cuando tengamos unos 75 años de edad, nuestras piernas y brazos serán tan débiles que nos costará, incluso, levantarnos del sillón o de la cama, lo que supone que no podremos valernos por nosotros mismos.

La pérdida de fuerza muscular está relacionada con los niveles individuales de capacidad física y los hábitos personales. Las personas más activas o aquéllas que siguen realizando un entrenamiento de fuerza, tienen una tendencia menor a perder fuerza muscular. Debemos tener en cuenta que la fuerza de cada individuo está condicionada por un conjunto de diversos factores. Conocerlos y considerarlos nos ayudará a comprender mejor el entrenamiento de la misma, y nos ofrecerá la posibilidad de entender por qué en ocasiones somos capaces de generar mayor o menor fuerza.

Tenemos factores de tipo biomecánico que condicionan el desarrollo de la fuerza, relacionados con la constitución de la persona. Por otra parte, existen factores fisiológicos que también van a influir en el desarrollo de ésta, como la longitud del músculo, el tono muscular o la eficiencia neuromuscular. Otros dos factores condicionantes a tener en cuenta, y que ya anteriormente mencionábamos, son la edad y el sexo.

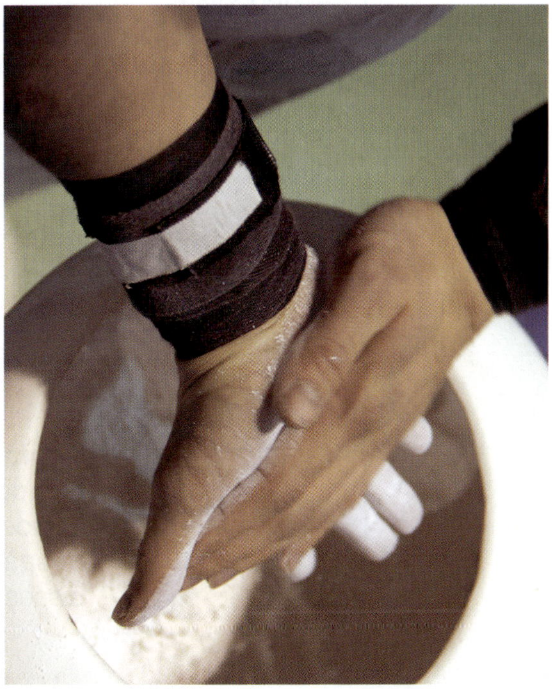

La fuerza es fundamental en la gimnasia artística. El gimnasta ruso Ditaytin logró medalla en todas las pruebas durante las Olimpiadas de Moscú de 1980. Estos Juegos Olímpicos fueron los primeros que se realizaron en un país de índole comunista. Estados Unidos, la República Federal Alemana y Japón no participaron en tal competición, como repulsa a la invasión soviética a Afganistán el año anterior a la celebración de estos Juegos, lo que sembró de incertidumbre el futuro del movimiento olímpico.

Otra nota negativa de estos Juegos fue el dopaje. Moscú vio cómo se incrementaba la utilización de productos estimulantes y anabolizantes por parte de muchos atletas. Entre los productos más utilizados estaba la testosterona, hormona masculina que regula el crecimiento muscular, así como otros productos que la Comisión Médica del COI tenía en su larga lista de sustancias prohibidas.

1 INTRODUCCIÓN

Desde que nacemos estamos obligados a vencer una fuerza, la de la gravedad, para poder movernos. La fuerza muscular es absolutamente imprescindible para el ser humano, pues además de ayudarnos a mantener la postura corporal nos permite realizar multitud de acciones cotidianas: levantar objetos, apretar, estirar, empujar, retorcer...

Existen otras razones, aparte de las expresadas en el párrafo anterior, para desarrollar la fuerza: nos facilita la práctica deportiva, nos permite desarrollar más fácilmente trabajos pesados, nos aporta belleza estética gracias al desarrollo muscular que se produce...

No es conveniente realizar entrenamientos de fuerza con pesas durante la época de crecimiento, pues ello influye negativamente en el normal crecimiento de los huesos.

Durante el crecimiento, la fuerza se va incrementando al mismo tiempo que crecen los huesos y los músculos. Pero cuando el crecimiento se detiene, la única manera de seguir desarrollando la fuerza es a través del ejercicio físico y del entrenamiento.

La fuerza es, junto con la resistencia, la capacidad física que más y mejor se puede desarrollar a través de un entrenamiento adecuado. El trabajo de la fuerza ha de ser específico, no se puede incrementar la fuerza mediante la repetición de los gestos técnicos de un deporte, ya que la intensidad de los estímulos es demasiado baja para que se produzca una mejora importante.

De todas las capacidades físicas básicas, la fuerza es la que mayor influencia tiene en las demás y, en consecuencia, en el rendimiento deportivo, ya que el aumento de la fuerza facilita el aprendizaje de nuevas habilidades motoras. No es cierta la creencia de que el desarrollo muscular resta velocidad y flexibilidad al deportista.

Para mejorar la fuerza muscular hay que someter a los músculos a un trabajo que movilice cargas mayores de las que soporta habitualmente. Se denomina carga al peso de una masa. La fuerza se puede trabajar con dos clases de **cargas** diferentes:

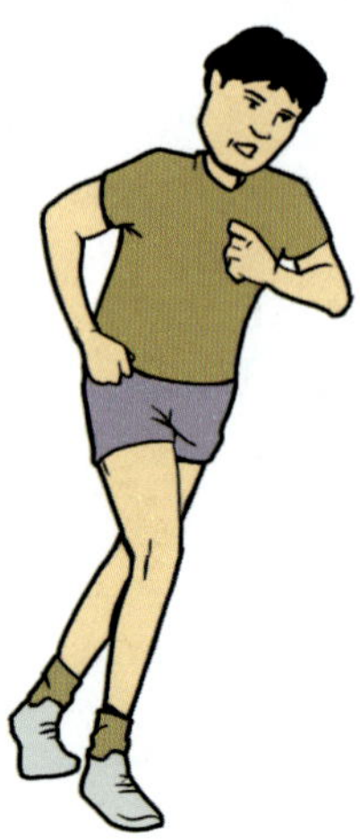

Carga natural: se refiere al peso del propio cuerpo.

Sobrecarga: puede ser el peso de otra persona, el peso de materiales ligeros (balón medicinal, lastres...), pesas (mancuernas, barras, discos...), máquinas, etc.

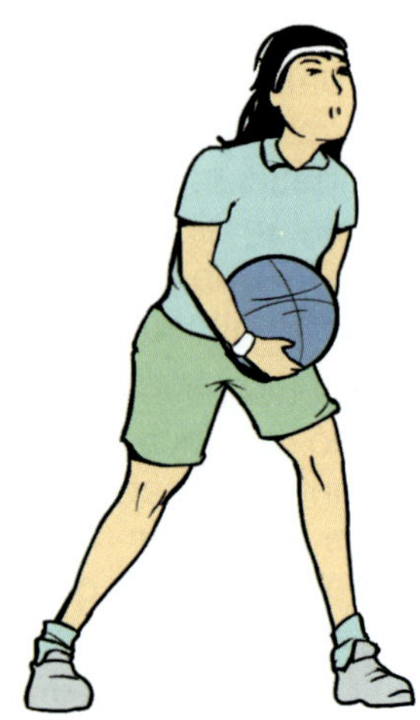

2 CONCEPTO DE FUERZA

El concepto de fuerza, entendida como una cualidad funcional del ser humano, se refiere a la "capacidad que nos permite vencer una resistencia u oponerse a ella mediante contracciones musculares".

Nuestros músculos tienen la capacidad de contraerse generando una tensión. Cuando esa tensión muscular se aplica contra una resistencia (una masa), se ejerce una fuerza, y caben dos posibilidades: que la supere (fuerza > resistencia) o que no pueda vencerla (fuerza ≤ resistencia).

Al hablar de fuerza, se emplea realmente una terminología que proviene de la Física, que la define como el producto de una masa por una aceleración:

$$F= m \times a.$$

Esto es importante para entender que, si se quiere conseguir un aumento de la fuerza muscular, sólo caben dos formas de trabajar:

- Aumentando la masa o resistencia a vencer.
- Aumentando la aceleración de la masa realizando el movimiento a más velocidad.

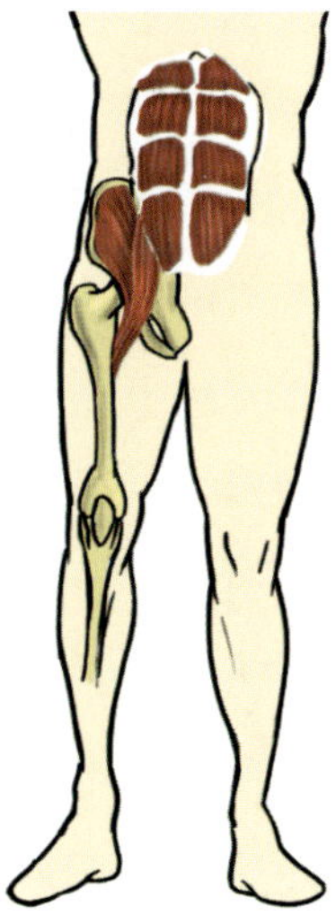

3 FACTORES DE LOS QUE DEPENDE LA FUERZA MUSCULAR

Dos son los tipos de factores que determinan la fuerza de los músculos y el grado de tensión muscular que es capaz de realizar una persona:

Factores intrínsecos

Son los factores de origen interno. Dentro de ellos se pueden diferenciar tres clases.

Factores neurofisiológicos

Son muchos los factores de este tipo que influyen en la capacidad de contracción del músculo y, en consecuencia, en el desarrollo de la fuerza. La sección transversal del músculo, la disposición de las fibras musculares, la clase de fibras predominante, la longitud del músculo, la cantidad de fibras utilizadas, la intensidad y la frecuencia del estímulo... son algunos de ellos.

Factores biomecánicos

Condicionan la fuerza efectiva del músculo y están relacionados básicamente con el sistema óseo de la persona. Los principales son la longitud de la palanca muscular, el ángulo de tracción de la articulación y el momento de inercia de la carga.

Factores emocionales

La fuerza muscular máxima que se desarrolla de forma voluntaria es del 60-70% de la capacidad máxima real. Los factores emocionales pueden elevar ese nivel de fuerza empleada al conseguir movilizar fibras musculares que, normalmente, no son estimuladas. Entre ellos se encuentran la motivación, la atención, el miedo, la capacidad de sacrificio, la concentración...

Factores extrínsecos

La fuerza también depende de diversos factores de tipo externo, entre los más importantes se encuentran la temperatura, la alimentación, el entrenamiento, el clima, la edad (ver "Cuadro 1") y el sexo (ver "Cuadro 2").

Evolución de la fuerza con la edad *Cuadro 1*

La fuerza se dobla entre los 11 y los 16 años.
A los 16 años la fuerza llega a un 80-85% de su máximo.
La fuerza máxima se alcanza entre los 20 y los 25 años, una vez que se ha completado el desarrollo muscular.
A partir de los 30 años, si no se trabaja específicamente esta cualidad, se produce un declive lento pero progresivo.
Entre los 50 y los 60 años se empieza a producir una paulatina atrofia de la masa muscular.

4 TIPOS DE CONTRACCIÓN MUSCULAR

En función de la resistencia que se oponga a la fuerza que se realiza, se pueden efectuar diferentes tipos de contracción muscular, según haya o no movimiento de los músculos.

Contracción isotónica

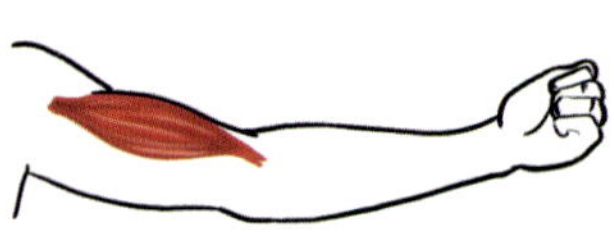

Se origina cuando el músculo se contrae y provoca un cambio de longitud en sus fibras musculares. Esto puede realizarse de dos formas:

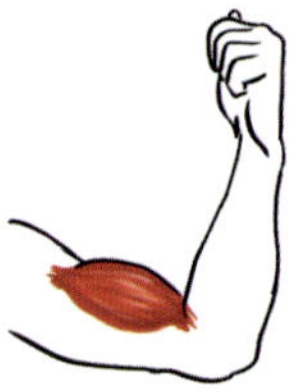

Contracción isotónica concéntrica

Se produce cuando disminuye la longitud del músculo y éste se acorta, por ejemplo, cuando se realiza una flexión del brazo con una mancuerna.

Contracción isotónica excéntrica

Se produce cuando aumenta la longitud del músculo y éste se alarga, por ejemplo, cuando se golpea un balón de fútbol con el pie.

Contracción isométrica

Se produce cuando la fuerza ejercida no puede vencer la resistencia y la longitud del músculo no sufre variación. Es una fuerza estática realizada contra una resistencia inamovible, como, por ejemplo, cuando se empuja una pared.

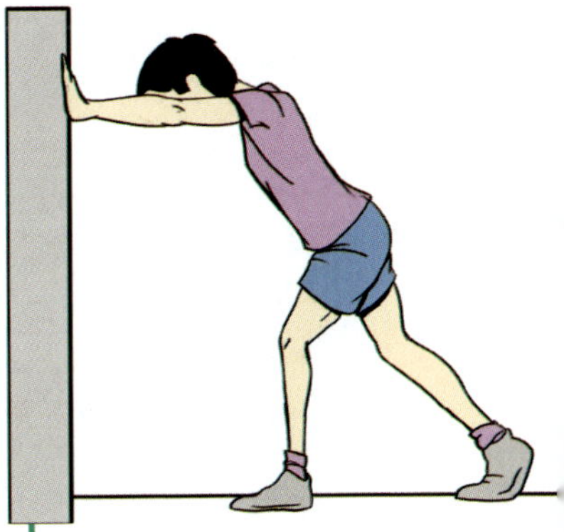

Contracción auxotónica

En este caso, se produce simultáneamente una contracción isotónica y una contracción isométrica. Al inicio del movimiento destaca la parte isotónica y, al final, se acentúa la parte isométrica, como sucede, por ejemplo, cuando se estira un extensor.

Contracción isocinética

Se produce cuando la fuerza se realiza a una velocidad constante, lo que obliga al músculo a trabajar con la misma intensidad a lo largo de todo el recorrido, como, por ejemplo, cuando se rema. Sólo puede trabajarse con máquinas específicas.

Diferencias de fuerza en función del sexo *Cuadro 2*

Las diferencias entre hombres y mujeres empiezan a apreciarse a partir de la adolescencia, hacia los 12-14 años, momento en que los chicos desarrollan la fuerza más rápidamente.
El hombre tiene más fuerza que la mujer porque tiene mayor cantidad de tejido muscular: 36-44% en el hombre frente al 25-29% en la mujer.
La capacidad del hombre para el desarrollo de la musculatura es doble que para la mujer.
Después de los 30 años la fuerza disminuye por igual en hombres y mujeres

5 CLASES DE FUERZA

Para diferenciar las distintas clases de fuerza hay que tener en cuenta las formas de manifestarse la misma. Desde el punto de vista del entrenamiento, se pueden distinguir tres tipos:

Fuerza máxima

También se la denomina fuerza lenta. Es la capacidad del músculo de desarrollar la máxima tensión posible, para ello, se movilizan grandes cargas sin importar la aceleración, como, por ejemplo, en la halterofilia. La velocidad del movimiento es mínima y las repeticiones que se realizan son pocas (ver "Tabla 1").

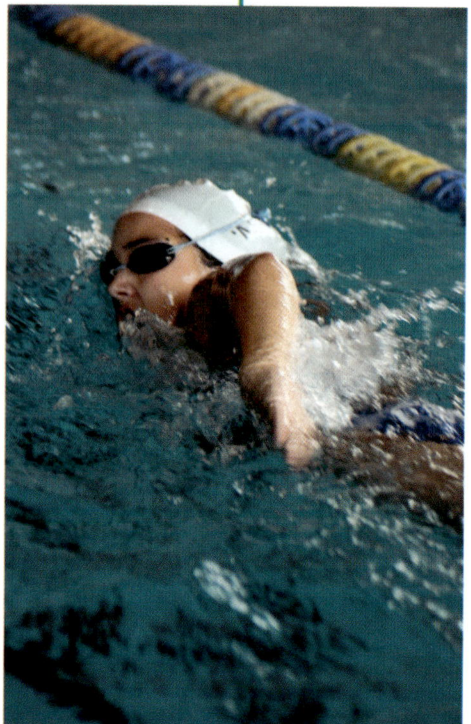

Fuerza-velocidad

También llamada fuerza explosiva, es la capacidad que tienen los músculos de dar a una carga la máxima aceleración posible. La velocidad del movimiento tiende a ser máxima (ver "Tabla 1"). Este tipo de fuerza determina el rendimiento en deportes que requieren una velocidad explosiva en sus movimientos: voleibol (saltar, rematar...), balonmano (lanzar a portería), atletismo (esprintar), fútbol (golpear el balón)...

Fuerza-resistencia

Es la capacidad muscular para soportar la fatiga provocada por un esfuerzo prolongado en el que se realizan muchas contracciones musculares repetidas. En este caso, como ni la carga ni la aceleración son máximas, la velocidad de ejecución no es muy grande y se puede hacer un alto número de repeticiones (ver "Tabla 1"). Es el tipo de fuerza necesario para deportes y actividades físicas que requieren un esfuerzo largo y continuado: carreras largas en atletismo, remo, natación, esquí de fondo...

	Fuerza máxima	Fuerza-velocidad	Fuerza-resistencia
Carga	Mucho peso	Moderada	Poco peso
Velocidad	Lenta	Alta	Media
Repeticiones	Pocas, 2-8	Medias, 8-12	Muchas, 15-30
Pausas	Largas, 3'-5'	Medias, 2'-4'	Cortas, 1'-3'

Tabla 1. Características básicas de trabajo para cada tipo de fuerza

	Fuerza máxima		Fuerza-velocidad		Fuerza-resistencia	
Carga	90%	80%	70%	60%	50%	30-50%
Repeticiones	2-4	4-6	6-8	8-10	10-12	15-30
Series	2-4	2-4	2-4	4-6	4-6	2-4
Descanso	3'-5'	3'-5'	3'-5'	2'-4'	2'-4'	1'-3'

Tabla 2. Trabajo de los distintos tipos de fuerza mediante la halterofilia

6 SISTEMAS DE ENTRENAMIENTO DE LA FUERZA

Hay muchos métodos para desarrollar la fuerza muscular (ver “Esquema 1”). Cuál se debe utilizar depende ante todo de la clase de fuerza que se quiere trabajar, pues cada deporte tiene unas exigencias de fuerza diferentes. Entre los sistemas de trabajo más utilizados para el desarrollo de la fuerza se encuentran los siguientes:

Antes de empezar a entrenar con cargas grandes es preciso trabajar bien los músculos de la espalda para fortalecerlos y así evitar lesiones.

- **Halterofilia:** este sistema es muy eficaz para el desarrollo de la fuerza. Va dirigido, básicamente, al trabajo de la fuerza máxima y moviliza grandes cargas, aunque también se puede utilizar para trabajar las otras dos clases de fuerza (ver “Tabla 2”).

- El porcentaje de carga se toma en función de la **máxima intensidad de carga** para cada ejercicio concreto. Ésta se halla realizando un test de fuerza máxima: se hace una sola repetición con un peso determinado. Si se puede con él, se pasa a otro peso mayor (se suben entre 2,5 y 5 kilos), con un descanso entre cada intento. Así, sucesivamente, hasta que ya no se pueda con una determinada carga. Se toma como carga máxima (100%) la última con la que se pudo.

- **Isometría:** sistema de entrenamiento para el trabajo de la fuerza máxima. Se basa en ejercicios de muy corta duración (4-12 segundos) que están estudiados para que el músculo realice una contracción isométrica contra una resistencia inamovible.

  Se trabaja con 10 ó 12 ejercicios, y cada uno de ellos hay que trabajarlo en tres angulaciones: 45°, 90° y 135°. Este sistema se utiliza mucho en la recuperación de personas que han estado durante un tiempo inactivas por lesión o enfermedad.

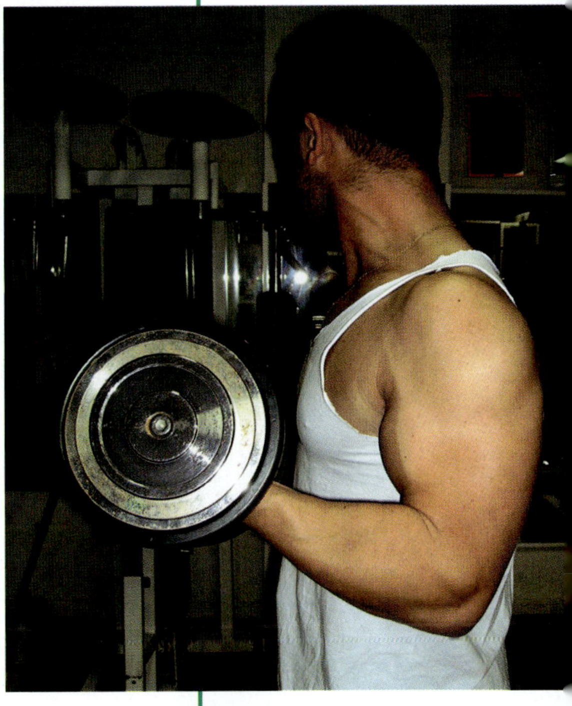

- **Musculación:** sistema de entrenamiento que permite desarrollar la fuerza máxima y la fuerza-velocidad mediante el empleo de pesas y de máquinas para el trabajo de la fuerza.

- **Método isocinético:** por sus características particulares, al trabajar contracciones isocinéticas, utiliza máquinas **especiales**. Este sistema de entrenamiento sirve para desarrollar conjuntamente la fuerza máxima y la fuerza-resistencia.

- ***Body building:*** es un sistema de entrenamiento de la fuerza-velocidad que se desarrolla en forma de circuito. Consta de 10 ó 12 ejercicios que se trabajan con unas cargas del 60%. Se realizan 6 ú 8 repeticiones de cada ejercicio y la recuperación entre ellos es de dos minutos. El circuito se hace de 2 a 4 veces, y la recuperación entre cada vuelta dura 5 minutos.

➤ **Pliometría:** es un sistema de entrenamiento específico para la mejora de la fuerza explosiva de las piernas. Se basa en el hecho de que un músculo que es sometido a una concentración excéntrica tiene después mayor capacidad para desarrollar su fuerza explosiva concéntrica.

Consiste en saltar repetidas veces (entre 4 y 8) desde distintas alturas, y tras la caída al suelo hay que saltar sin parar, hacia arriba, lo máximo que se pueda; es un salto en altura precedido de una caída (salto hacia abajo). La altura mínima suele ser de 40 ó 50 centímetros.

Los multisaltos son una forma de trabajo de pliometría más suave.

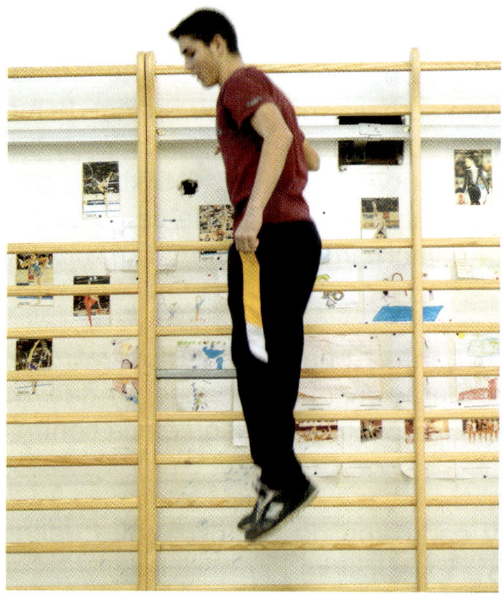

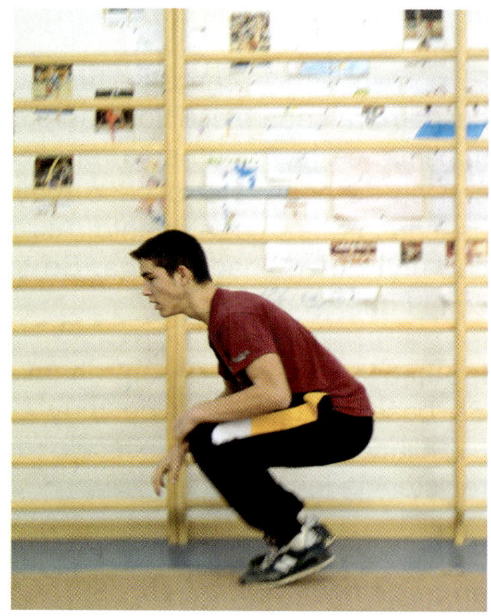

➤ **Circuitos:** se usan para el desarrollo de la fuerza-resistencia. Se realizan una serie de ejercicios localizados (brazos, tronco, piernas) en los que se emplean cargas pequeñas: el peso del propio cuerpo, el de otra persona o pesos ligeros.

El número de repeticiones oscila entre 10 y 15 y la velocidad de ejecución es moderada.

➤ **Sesiones de ejercicios:** se utilizan en el trabajo de fuerza-resistencia. Al igual que en el sistema anterior, se emplean cargas muy bajas tales como el peso del propio cuerpo o el de un compañero.

Su duración oscila entre 30 y 60 minutos. Se pueden realizar hasta 30 ejercicios y para cada uno de ellos se hace un número determinado de repeticiones, intercalando descansos.

La utilización de sistemas de entrenamiento de la fuerza produce unos efectos en el organismo (ver "Cuadro 3") y tiene una influencia directa en el desarrollo muscular del sujeto.

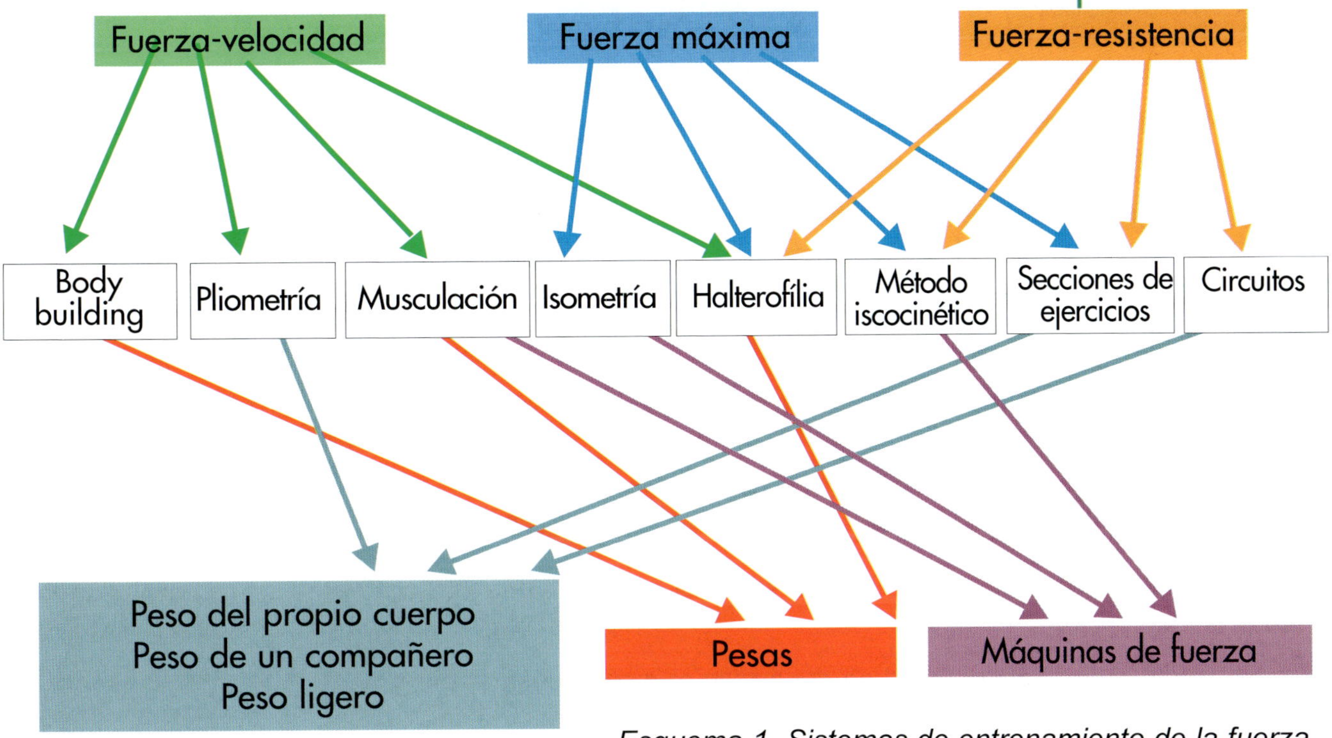

Esquema 1. Sistemas de entrenamiento de la fuerza

En función del número de entrenamientos semanales se puede conseguir:

- 1 entrenamiento por semana: se mantiene la fuerza.
- 2-3 entrenamientos por semana: se aumenta la fuerza.
- 4-5 entrenamientos por semana: se aumenta la fuerza y se desarrolla la masa muscular.

Efectos del entrenamiento de fuerza *Cuadro 3*

Hipertrofia muscular: se desarrolla la masa muscular y aumenta el volumen del músculo.
Mejora del metabolismo muscular: se produce un aumento de las reservas energéticas del músculo, lo que facilita la capacidad de trabajo del mismo.
Mejora de la coordinación neuromuscular: la excitabilidad y la velocidad de la conducción nerviosa aumentan, lo que permite trabajar con un menor esfuerzo.
Aumento de peso: al hipertrofiarse el músculo, su peso se incrementa y el hueso se hace más denso, lo que supone un aumento de la densidad y del peso del sujeto.

EJERCICIOS

1. Sabrías decir si es verdad que el desarrollo muscular resta velocidad y flexibilidad.

2. Define el término **fuerza**.

3. Explica en qué consiste una contracción isométrica y pon un ejemplo.

4. En los ejercicios isométricos la resistencia es...

5. Describe la evolución de la fuerza con la edad.

6. Si se utiliza una carga igual o superior al 70%, ¿qué tipo de fuerza se está trabajando?

7. Compara la capacidad de desarrollo muscular del hombre y de la mujer.

8. Explica a qué se denomina **carga**.

9. Comenta tres factores intrínsecos de los que dependa la fuerza.

10. Cita las dos formas de trabajo posibles si se quiere conseguir un aumento de la fuerza.

SI QUIERES SABER MÁS...

Manual de teoría y práctica del acondicionamiento físico. Autores: De la Reina Montero, Leopoldo y Martínez de Haro, Vicente. Libro on-line gratuito que puede imprimirse, está en formato PDF. Dirección de la página web. http://cdeporte.rediris.es/biblioteca/libroMTyPAF.pdf

Entrenamiento de la fuerza. Autor: Boeckh-Behrens, Wend-Uwe. Editorial: Paidotribo. Barcelona, 2004.

Enciclopedia de Ejercicios de Musculación. Autor: Óscar Morán. Editorial Pila Teleña 2008.

SI NO LO LEO NO LO CREO

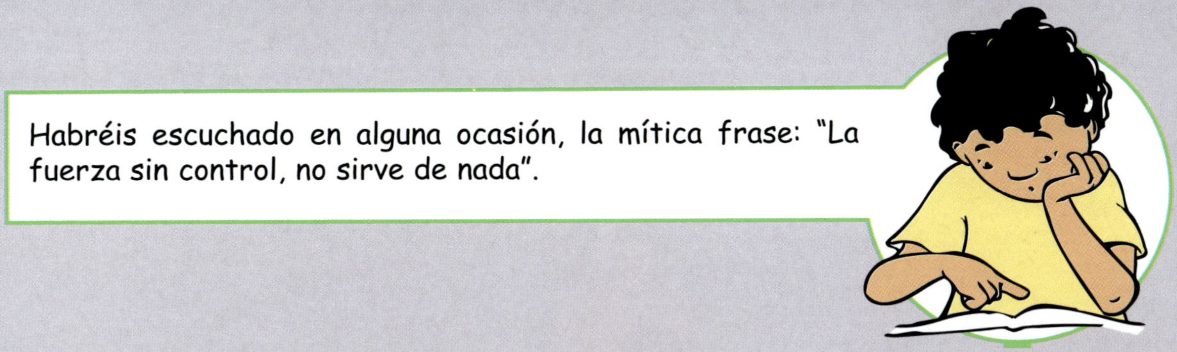

Mieltxo Saralegi es el poseedor del récord mundial de alzamiento de piedra, con 329 kilos. La piedra usada para esta práctica es de granito. Pueden ser cilíndricas, cúbicas, esféricas y rectangulares. Las que se utilizan para los intentos de récord absoluto. Las piedras son trabajadas de manera artesanal, para poder ser utilizadas por el levantador. Están totalmente equilibradas para que la relación peso–volumen sea la adecuada. Además, se le añaden unas muescas en los laterales para su perfecto agarre.

El 28 de abril de 1999, Frank Simon, de Cayo Hueso, Florida (EE. UU.), sostuvo en equilibrio una moto de 61,2 kilos de peso con sus dientes durante 14,5 segundos. ¡**Increíble**, pero cierto!

Deng Shaoqian es un camarero chino de 31 años de edad que ha conseguido hacer 140 flexiones en 1 minuto, y ha logrado así, después de tres meses de riguroso entrenamiento, el récord Guiness de la modalidad de fuerza, que estaba establecido en 133.

Si la noticia anterior os ha parecido sorprendente, atención a la siguiente. Un niño, llamado Lu Di, de 6 años de edad, puede realizar 30 flexiones en 10 segundos y más de 10.000 en unas 3 horas. El padre de Lu quiere que su hijo sea incluido en el *Libro Guiness* por estas hazañas.

En la especialidad practicada por los antiguos griegos en sus encuentros, y llamada entonces impulsión de la bala, lo que hoy conocemos como lanzamiento de peso, el récord del mundo masculino lo ostenta, desde el año 1990, el estadounidense Randy Barnes, con un lanzamiento de 23,12 metros.

En la misma especialidad, pero en categoría femenina, el récord del mundo lo tiene Natalya Lisovskaya (URSS), con la nada despreciable distancia de 22,63 metros.

Aunque la mayoría de la gente piensa que el animal más fuerte sobre la tierra es el elefante, no es cierto, es un pequeño insecto llamado **escarabajo rinoceronte**. Mide unos 4,5 centímetros de longitud, y puede soportar en su dorso una carga treinta veces mayor que su propio peso durante una hora.

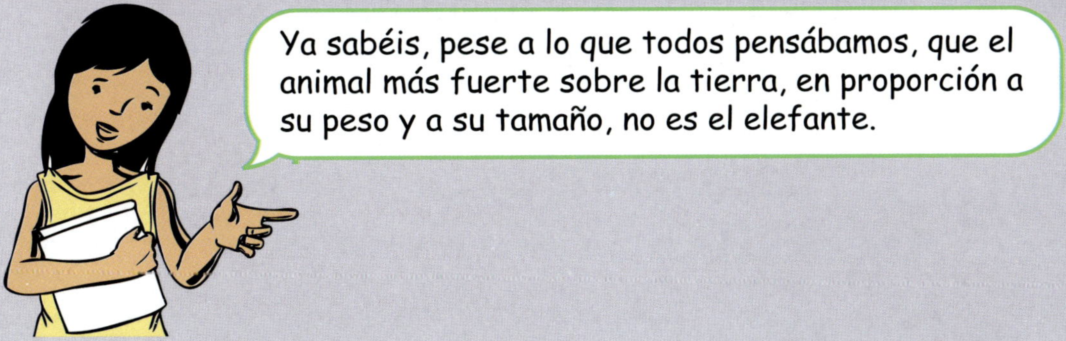

6 La resistencia

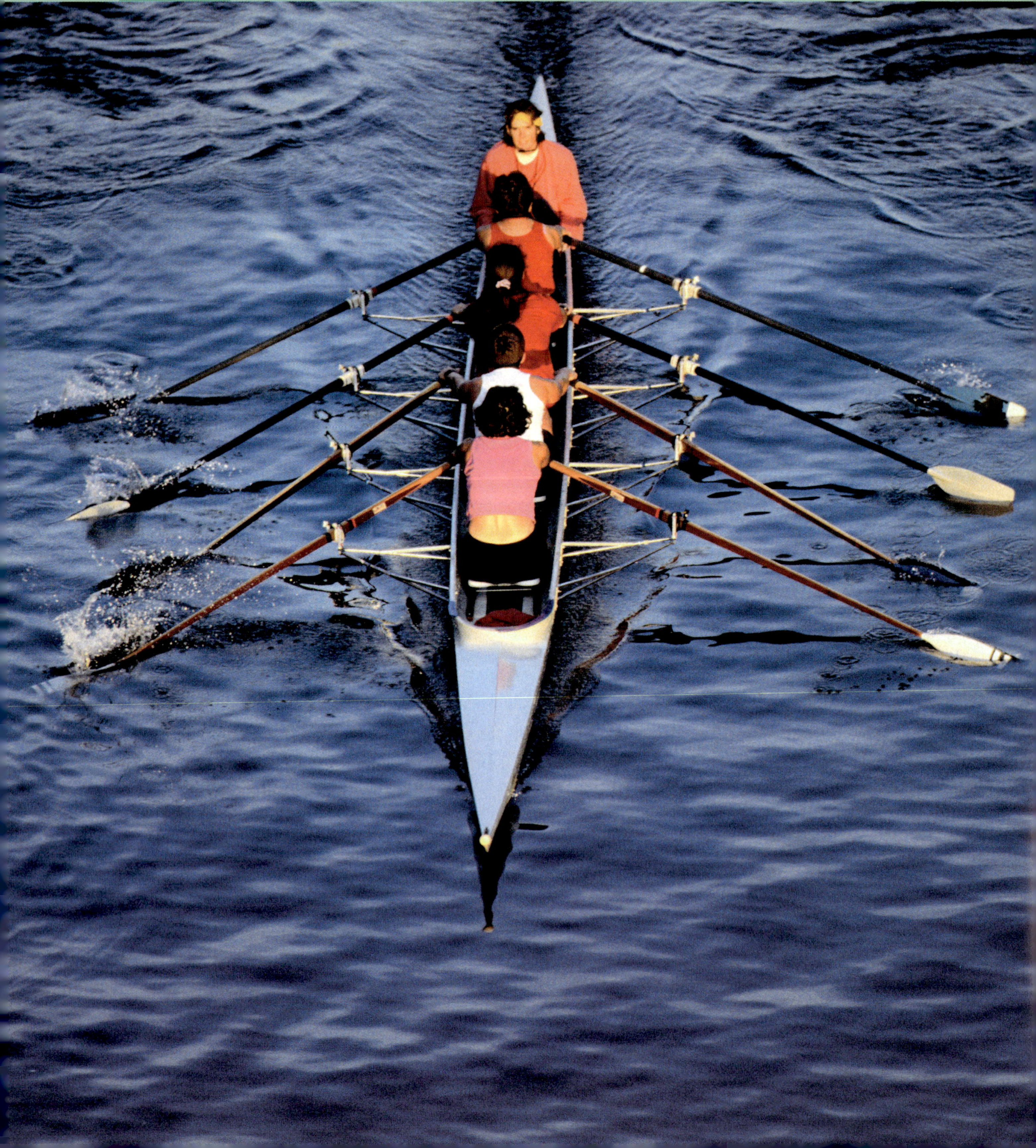

La foto

Definimos resistencia como la capacidad psicofísica de la persona para resistir a la fatiga. En otros términos, entendemos por resistencia la capacidad de mantener un esfuerzo de forma eficaz durante el mayor tiempo posible. Existen dos tipos de resistencia, la resistencia aeróbica y la resistencia anaeróbica. La resistencia aeróbica sería aquélla que tiene por objeto aguantar y resistir la exigencia física para ganar oxígeno, mientras que la resistencia anaeróbica está condicionada por un aporte insuficiente de oxígeno a los músculos. Ésta última se da en los ejercicios donde la frecuencia de movimientos es muy elevada, o en ejercicios que implican fuerza muscular. En la mayoría de los esfuerzos realizados, se produce una mezcla de ambas vías, de la aeróbica y de la anaeróbica, cuya proporción varía dependiendo del tipo, de la duración y de la intensidad de la carga del entrenamiento y del nivel individual de la persona. Cualquiera que sea la actividad elegida, el entrenamiento aeróbico requerirá aumentar la demanda de oxígeno y mantener esa intensidad por un tiempo determinado.

El estado de forma cardiovascular se mide en términos de capacidad aeróbica, y viene representado por la capacidad para realizar ejercicio físico, a una intensidad de moderada a alta, durante periodos de tiempo prolongados.

Durante el tiempo de duración de la actividad, el sistema cardiovascular debe ser capaz de mantener un aporte adecuado de oxígeno y nutrientes, tanto a la musculatura en activo como al resto de los órganos de nuestro cuerpo. Este aspecto de la actividad física es el que parece proporcionar la mayoría de los beneficios para la salud derivados de la práctica de ejercicio.

Observamos en la foto la llegada a meta, tras correr la maratón, del italiano **Dorando Pietri**, durante los Juegos Olímpicos de Londres en 1908. La distancia definitiva de la maratón, prueba de resistencia por excelencia, no se estableció hasta los Juegos Olímpicos de Londres. La prueba iba a disputarse sobre 38 kilómetros, pero según cuenta la historia, el Príncipe de Gales, Jorge V, decidió que la salida se tomase desde el Castillo de Windsor para evitar que la reina Alejandra se mojase a consecuencia de la lluvia. De este modo, el recorrido actual de 42 kilómetros y 195 metros, se corresponde con el recorrido exacto entre el palacio real y el estadio de White City, donde se ubicó la meta. Esta distancia quedaría instaurada como reglamentaria para esta modalidad deportiva en los Juegos de París en 1924.

La maratón de los Juegos Olímpicos de Londres no sólo pasó a la historia por el establecimiento de la distancia oficial de esta prueba atlética, sino también por una hazaña que contribuyó a cimentar el mito de esta modalidad deportiva. El italiano Dorando Pietri entró en el recinto olímpico de Londres al borde del colapso. Tras una increíble remontada donde superó a numerosos atletas, se desplomó al suelo. En los últimos 70 metros sufrió cinco caídas, y en la última y tras no poderse incorporar por la falta de fuerzas, pudo ver cómo entraba en meta el norteamericano John Hayes y se alzaba así con la victoria. Con el auxilio de un juez, el corredor italiano logró cruzar la línea de meta, aunque fue descalificado por haber recibido ayuda en la recta final.

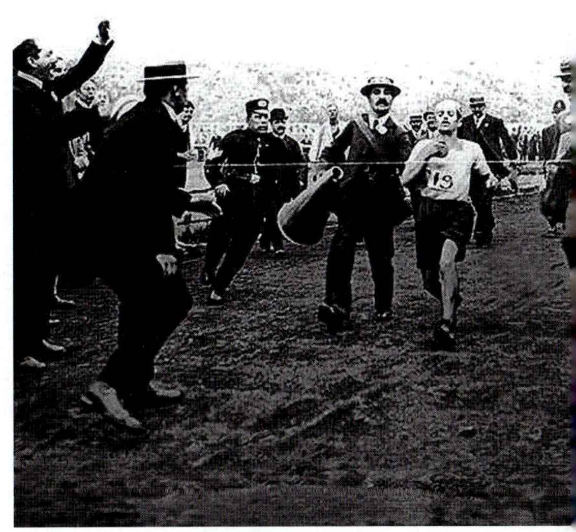

Dorando Pietri fue trasladado a un hospital. Pero su tesón no quedó sin recompensa. Al día siguiente, la reina de Inglaterra le entregó una copa de oro, y el maratoniano italiano dio una vuelta de honor al estadio olímpico con el trofeo entre las manos mientras recibía los aplausos del público. Inicialmente, todas las maratones eran masculinas. Las carreras femeninas comenzaron en la década de 1970. La maratón femenina fue introducida en el calendario olímpico por primera vez en los Juegos de Los Ángeles, en 1984.

1 INTRODUCCIÓN

La resistencia es una capacidad compleja que tiene una gran importancia en el desarrollo y en el rendimiento de los deportistas (ver "Cuadro 1"), tanto si participan en actividades deportivas de índole individual como de conjunto. En comparación con otras capacidades, la resistencia puede mejorarse mucho con el entrenamiento.

Se considera que una persona tiene resistencia cuando es capaz de realizar un esfuerzo de una determinada intensidad durante un tiempo relativamente largo sin acusar los síntomas de la fatiga, y además está capacitada para continuar con el esfuerzo en buenas condiciones una vez hayan aparecido dichos síntomas.

Según Álvarez del Villar (1987), en sus inicios, el trabajo de resistencia se realizaba de dos formas, mediante la repetición continuada de un gesto y empleando un menor número de repeticiones, pero con mayor intensidad, e intercalando pausas para la recuperación. De esta forma de trabajo nacería el principio de sobrecarga, base de todo entrenamiento moderno.

2 CONCEPTO DE RESISTENCIA

En sentido general, se considera la resistencia como la capacidad de realizar un esfuerzo durante el mayor tiempo posible, de soportar la fatiga que dicho esfuerzo conlleva y de recuperarse rápidamente del mismo.

Así pues, de este concepto se deduce que la resistencia es una capacidad fisiológica múltiple en la que destacan tres aspectos esenciales:

- La capacidad de soportar esfuerzos de larga duración.
- La capacidad de resistir la fatiga.
- La capacidad de tener una recuperación rápida.

La resistencia no es más que un sistema de adaptación del organismo para combatir la fatiga que trata de que la misma no aparezca o lo haga lo más tarde posible, lo que puede lograrse mediante un entrenamiento adecuado.

Efectos del entrenamiento de resistencia *Cuadro 1*

Aumento del volumen cardiaco: permite al corazón recibir más sangre y, en consecuencia, expulsar mayor cantidad de sangre en cada contracción.
Fortalece el corazón: aumenta el grosor de las paredes del corazón, así como el tamaño de las aurículas y de los ventrículos.
Disminuye la frecuencia cardiaca: ello permite al corazón realizar un trabajo más eficiente, bombea más sangre con menos esfuerzo.

Incrementa la capilarización: aumenta el número de capilares y de alvéolos, lo que mejora el intercambio de oxígeno.

Mejora el sistema respiratorio: la capacidad pulmonar aumenta.

Optimiza la eliminación de sustancias de desecho: se activa el funcionamiento de los órganos de desintoxicación: hígado, riñones, etc.

Activa el metabolismo en general: entre otros efectos, disminuye la grasa y el colesterol.

Fortalece el sistema muscular.

Mejora la voluntad y la capacidad de esfuerzo.

3 FACTORES QUE CONDICIONAN LA RESISTENCIA

Varios son los factores que hay que tener en cuenta a la hora de estudiar la resistencia:

Las fuentes de energía

A partir de los alimentos que consumimos se obtiene ATP (adenosín trifosfato) que se almacena en los músculos. El ATP es una molécula que produce la energía necesaria para que se realicen las contracciones musculares, la conducción nerviosa, etc.

Ese ATP necesario para el trabajo muscular también puede conseguirse de otras maneras. Existen tres vías diferentes y sucesivas para obtenerlo. En función de la actividad a desarrollar, interviene una u otra vía:

- **Vía anaeróbica aláctica:** utiliza de modo inmediato el ATP y también el CP (fosfato de creatina, a partir de él se obtiene ATP) almacenado en los músculos, y no requiere oxígeno para su aprovechamiento.

  Sus reservas son muy limitadas. Permite realizar esfuerzos de máxima intensidad durante un corto periodo de tiempo (10-15 segundos), sin producción de ácido láctico.

- **Vía anaeróbica láctica:** utiliza el ATP procedente de la descomposición del glucógeno existente en los depósitos de los músculos y del hígado. Esto se produce en ausencia de oxígeno y genera como desecho ácido láctico.

  Las reservas, en este caso, son limitadas y permiten usar esta vía en esfuerzos de gran intensidad hasta un máximo aproximado de entre 1 y 2 minutos.

- **Vía aeróbica**: en ejercicios de duración superior a los dos minutos, el organismo recurre a la oxidación del glucógeno para obtener ATP, es decir, se produce una reacción química a nivel celular en la que se utiliza oxígeno para provocar la combustión del glucógeno.

  Esta vía interviene en esfuerzos prolongados de intensidad relativamente baja o media.

Es importante tener en cuenta que, si se trabaja de forma aeróbica durante mucho tiempo y/o se aumenta de forma importante la intensidad del ejercicio físico, se entra de nuevo en la vía anaeróbica láctica, en la que se produce ácido láctico.

El consumo de oxígeno

Al realizar un esfuerzo, el organismo consume oxígeno. La necesidad de oxígeno en los tejidos que trabajan o en las células musculares implicadas en una actividad física depende de la intensidad y de la duración de la misma, y del número de grupos musculares implicados en ella.

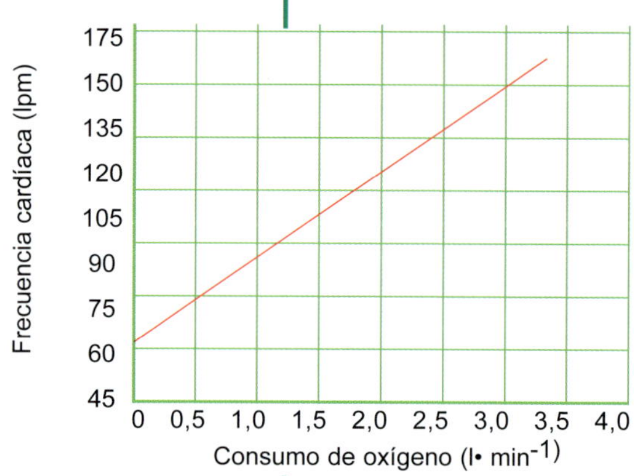

Gráfico 1

Existe una relación lineal entre la frecuencia cardiaca y la intensidad del esfuerzo desarrollado (ver “Gráfico 1”), de tal forma que a mayor intensidad mayor frecuencia cardiaca.

Cuando el esfuerzo es intenso y/o inmediato, el organismo no puede suministrar la cantidad de oxígeno suficiente. Recurre, entonces, a la vía anaeróbica para obtener energía, y se produce un déficit del mismo que genera la llamada deuda de oxígeno, que es la diferencia entre la cantidad de O_2 aportada mediante la respiración y la que realmente se hubiera necesitado a nivel celular. La deuda de oxígeno se compensa una vez terminada la actividad, durante el periodo de recuperación.

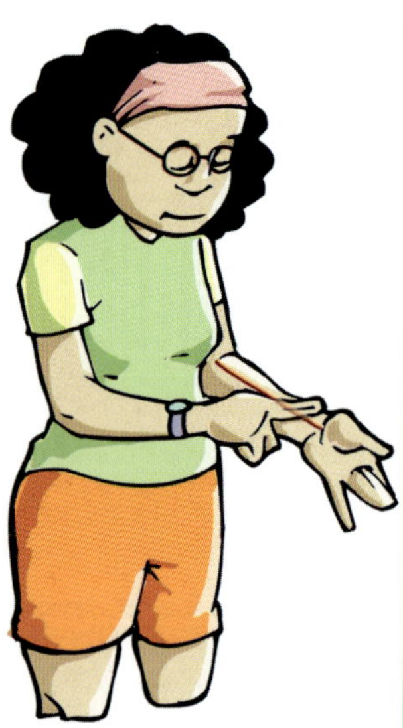

El umbral anaeróbico

El umbral anaeróbico es el momento en que el cuerpo comienza a producir ácido láctico. Representa una variable individual, diferente para cada persona, y suele estar alrededor de las 170 pulsaciones por minuto.

Una forma de conocer el umbral anaeróbico consiste en tomar dos veces en un minuto las pulsaciones tras una carrera continua. A mayor diferencia, se tiene una mejor recuperación y un mayor umbral anaeróbico. Es decir, es mejor si se pasa de las 170 a las 110 pulsaciones en un minuto que si el cambio va de las 170 a las 140.

La fatiga

La fatiga es una disminución transitoria y reversible de la capacidad de rendimiento. Se debe, básicamente, a una disminución de las reservas energéticas y a una progresiva intoxicación del organismo por la acumulación de sustancias de desecho producidas por el metabolismo celular, al ser dificultosa su eliminación.

Los principales productos de desecho originados por el ejercicio físico son la urea, el ácido láctico, el dióxido de carbono, el agua y los metabolitos distintos al lactato. La urea y el agua son filtrados por los riñones, el CO_2 es eliminado a través de los pulmones y los metabolitos distintos al lactato y el ácido láctico se eliminan por oxidación.

Todos estos procesos contribuyen a entorpecer las diferentes funciones fisiológicas y a la aparición de la sensación generalizada de fatiga, propiciada por la circulación, a través de todo el organismo, de las distintas sustancias.

¿Sabías que...

... las pulsaciones nunca deben tomarse con el dedo pulgar porque tiene pulsaciones propias?

4 CLASES DE ACTIVIDAD FÍSICA SEGÚN EL ESFUERZO

Se entiende por esfuerzo la utilización continuada o intensa de las cualidades físicas para la realización de algún ejercicio físico. En función del tipo de esfuerzo realizado, la forma de obtención de la energía difiere. Se puede clasificar en tres clases según su intensidad sea máxima, submáxima o media.

Esfuerzos de intensidad máxima

Son aquéllos en los que la frecuencia cardiaca supera las 180 pulsaciones por minuto. La duración de este tipo de esfuerzos puede oscilar, según distintos autores, entre los 3 y los 5 segundos y los 10 y los 15 segundos.

La recuperación de este tipo de esfuerzo se produce al cabo de 1 ó 2 minutos, cuando la frecuencia cardiaca baja hasta las 120 pulsaciones por minuto.

La fuente de energía para la realización de estos esfuerzos proviene de los depósitos de ATP (adenosín trifosfato) y de CP (fosfato de creatina), y no requieren oxígeno para su aprovechamiento. La causa de la fatiga es el agotamiento de estas fuentes de energía.

Entre los esfuerzos considerados de intensidad máxima, se pueden citar las carreras de velocidad y todas aquellas actividades que requieren esfuerzos explosivos de corta duración, como, por ejemplo, los saltos, los lanzamientos, los sprints, la halterofilia...

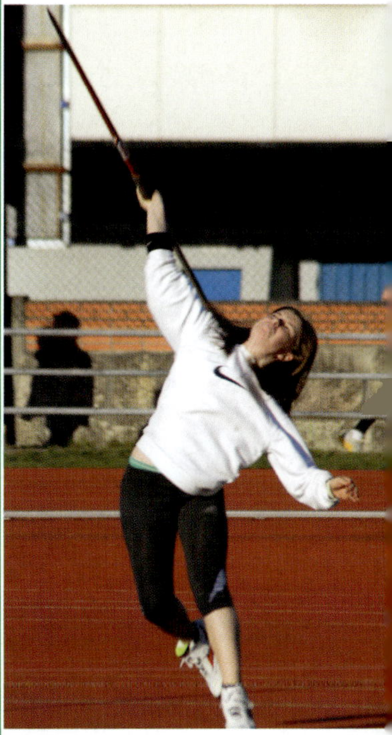

Esfuerzos de intensidad submáxima

Son aquéllos en los que la frecuencia cardiaca está por encima de las 140 pulsaciones por minuto. La duración de este tipo de esfuerzos suele oscilar entre 1 y 3 minutos. La recuperación, en este caso, se produce al cabo de 4 ó 5 minutos, cuando la frecuencia cardiaca desciende hasta las 90 pulsaciones.

La fuente de energía, una vez gastadas las reservas de ATP y CP, proviene de la degradación de azúcares, de glucosa y de grasa. Las causas de la fatiga son, por una parte, el insuficiente consumo de oxígeno, y por otra, la acumulación de ácido láctico.

Dentro de este tipo de esfuerzos se encuentran las carreras de 200 y 400 metros en atletismo, los deportes de equipo como el balonmano o el fútbol, etc.

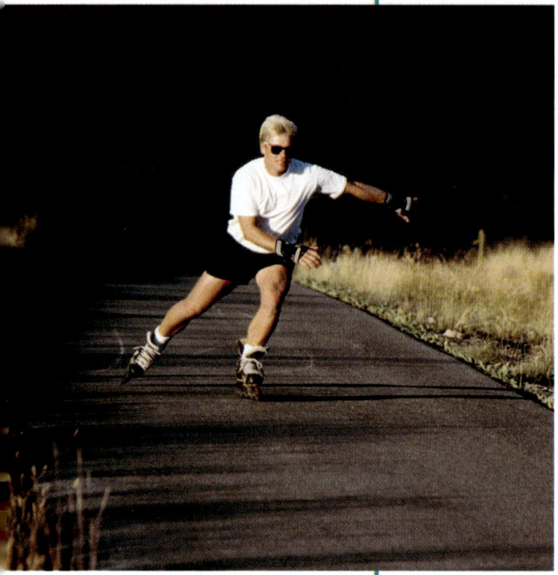

Esfuerzos de intensidad media

Son todos aquéllos en los que la frecuencia cardiaca oscila entre las 120 y las 140 pulsaciones por minuto. Los esfuerzos de intensidad media tienen una duración que va de los 3 a 5 minutos en adelante. La recuperación es mínima en esfuerzos de corta duración, y entre 3 y 5 minutos en el caso de esfuerzos mayores.

Al existir equilibrio entre el aporte y el gasto de oxígeno, en este tipo de esfuerzos las principales causas de la fatiga son la utilización de las reservas existentes, la disminución del azúcar en la sangre, la pérdida de sales orgánicas y el desequilibrio iónico.

Entran, dentro de este tipo de esfuerzos, todas aquellas actividades que requieren poca intensidad y larga duración, como, por ejemplo, las carreras de fondo, el ciclismo, las pruebas largas en natación, el remo, el patinaje...

5 TIPOS DE RESISTENCIA

Una de las principales causas por las que surge la fatiga es por la necesidad que los músculos tienen de oxigeno, ya que cuando la demanda es superior a la cantidad que el organismo puede proporcionar, la energía se obtiene por vía anaeróbica y se producen desechos.

Existe una correlación absoluta entre las contracciones cardiacas y el consumo de oxígeno, de ahí que, controlando el ritmo del corazón (número de pulsaciones por minuto), el deportista pueda conocer el trabajo que desarrolla.

Sobre la base de la forma de obtención de la energía y de la solicitación de oxígeno por parte del músculo, y en función de los tipos de esfuerzos vistos anteriormente, se pueden diferenciar dos tipos de resistencia: la **aeróbica** y la **anaeróbica,** que a su vez se puede dividir en **aláctica** y **láctica**.

Toda actividad física tiene porcentajes de ambos tipos de resistencia: un esfuerzo de 10 segundos tiene, aproximadamente, un componente aeróbico del 15% y anaeróbico del 85%, mientras que en un ejercicio físico moderado de dos horas el componente aeróbico será de alrededor del 90% y el anaeróbico del 10%.

Resistencia aeróbica

También llamada orgánica, se define como la capacidad de realizar esfuerzos de larga duración y de poca intensidad, manteniendo el equilibrio entre el gasto y el aporte de oxígeno.

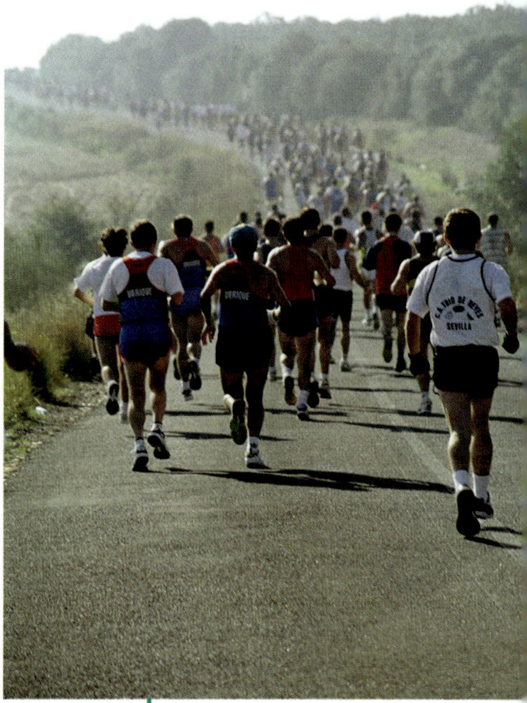

En este tipo de resistencia, el organismo obtiene la energía mediante la oxidación de glucógeno y de ácidos grasos. El oxígeno llega en una cantidad suficiente para realizar la actividad en cuestión, por eso se considera que existe un equilibrio entre el oxígeno aportado y el consumido.

Las actividades que desarrollan la resistencia aeróbica son siempre de una intensidad media o baja y, en ellas, el esfuerzo puede prolongarse durante bastante tiempo.

Una persona que en reposo tenga entre 60 y 70 pulsaciones por minuto puede mantener un trabajo aeróbico hasta las 140 e, incluso, las 160 pulsaciones por minuto. Una vez superados esos valores, el trabajo será fundamentalmente anaeróbico. Por tanto, para planificar un trabajo de resistencia aeróbica es fundamental tener en cuenta el ritmo cardiaco al que se va a trabajar.

Es posible realizar un cálculo aproximado del gasto energético que se produce en una actividad aeróbica. Por ejemplo, si se trabaja a 130 pulsaciones por minuto, pueden consumirse unos 2 litros de oxígeno cada minuto (ver "Gráfico 1"). Si la actividad dura una hora, la energía empleada será la siguiente:

$$60 \text{ minutos x } 2 \text{ litros de } O_2\text{/minuto x } 5 \text{ Kcal./litro de } O_2 = 600 \text{ Kcal.}$$

¿Sabías que...

... un litro de oxígeno consumido genera un gasto de energía de 5 kcal.?

Resistencia anaeróbica

Se define como la capacidad de soportar esfuerzos de gran intensidad y corta duración, retrasando el mayor tiempo posible la aparición de la fatiga, pese a la progresiva disminución de las reservas orgánicas.

En este tipo de resistencia no existe un equilibrio entre el oxígeno aportado y el consumido, ya que el aporte del mismo resulta insuficiente, es inferior al que realmente se necesita para realizar el esfuerzo. Las actividades que desarrollan la resistencia anaeróbica son de una intensidad elevada y, en ellas, el esfuerzo no puede ser muy prolongado.

Es importante tener en cuenta que sólo resulta aconsejable a partir de edades en las que el desarrollo del individuo sea grande. Aunque es normal que en determinados momentos de la práctica deportiva de niños y de jóvenes se produzcan fases de trabajo anaeróbico, no por ello debe favorecerse, ya que la resistencia a mejorar en esas edades ha de ser la aeróbica.

Resistencia anaeróbica aláctica

Se define como la capacidad de mantener esfuerzos de intensidad máxima el mayor tiempo posible. Se llama así porque el proceso de utilización del ATP de reserva en el músculo se lleva a cabo en ausencia de oxígeno y sin producción de ácido láctico como residuo.

Resistencia anaeróbica láctica

Se define como la capacidad de soportar y de retrasar la aparición de la fatiga en esfuerzos de intensidad alta.

En este tipo de resistencia, la obtención de energía se produce a partir de la producción de ATP gracias a diversas reacciones químicas que se realizan en ausencia de oxígeno y que generan como residuo ácido láctico que se acumula en el músculo.

6 SISTEMAS DE ENTRENAMIENTO DE LA RESISTENCIA

El desarrollo de la resistencia permite oponerse al cansancio, es decir, trata de impedir la aparición de la fatiga, posponer su aparición o mantenerla lo más baja posible.

Para mejorar la resistencia tenemos diferentes sistemas que permiten, según el caso, adaptar el organismo al esfuerzo y mejorar el nivel del deportista. Es importante tener en cuenta que en primer lugar debe mejorarse la resistencia general, y sólo posteriormente se podrá realizar un trabajo más específico. Además, hay que saber que esta capacidad va decreciendo con la edad (ver "Cuadro 2").

Los métodos de entrenamiento para el desarrollo de la resistencia son muy versátiles (ver "Cuadro 3"), tanto por las diferentes posibilidades de uso que presentan como por su aplicabilidad a las distintas disciplinas deportivas. En general, se puede hablar de dos grupos de sistemas básicos, los continuos y los fraccionados.

Evolución de la resistencia con la edad *Cuadro 2*

De los 8 a los 12 años hay un crecimiento mantenido de la capacidad de resistir los esfuerzos moderados y continuados.
Entre los 12 y los 18 años sólo debe desarrollarse la resistencia aeróbica.
Hacia los 18-20 años se alcanza el límite máximo de la resistencia.
De los 23 a los 30 años se consigue la máxima capacidad aeróbica y anaeróbica.
A partir de los 30 años se produce un lento descenso de la capacidad de resistencia, menor que el de la fuerza y que el de la velocidad.

Sistemas continuos

El entrenamiento continuo, también llamado de duración, es el más antiguo, y consiste en recorrer una distancia relativamente larga mediante un esfuerzo físico continuado (más de 30 minutos), sin interrupciones ni pausas, como, por ejemplo, correr, andar en bicicleta, remar...

Se utiliza para el desarrollo de la resistencia aeróbica y se puede realizar de dos formas: a velocidad constante, se trabaja siempre con la misma intensidad y se mantiene la frecuencia cardiaca al 50-70 por ciento del máximo durante todo el recorrido, y a velocidad variable, en donde el esfuerzo se realiza variando la intensidad y provocando continuos cambios en el ritmo de las pulsaciones.

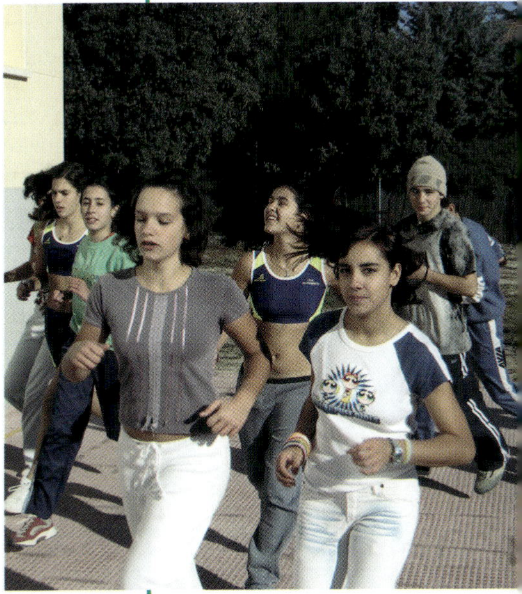

En función de todas las posibilidades antes descritas, existen diferentes sistemas continuos de entrenamiento de la resistencia:

- **Carrera continua** (escuela finlandesa): este método se utiliza para la mejora de la resistencia aeróbica. Consiste en correr a un ritmo uniforme y con una intensidad moderada por un terreno llano. La distancia depende de la condición física del sujeto: debe empezarse con distancias cortas y aumentar poco a poco la distancia de carrera, tendiendo a llegar hasta los 10-20 kilómetros cuando mayor es el volumen de trabajo.

  Su objetivo es aprovechar al máximo la absorción de oxígeno e incrementar la metabolización de las grasas. La intensidad del esfuerzo ha de ser constante, y se debe mantener la frecuencia cardiaca entre 140 y 150 pulsaciones por minuto, a una media aproximada de 5 minutos/kilómetro.

  Suele utilizarse en las pretemporadas para preparar al organismo para los esfuerzos de los entrenamientos habituales. También se suele utilizar en la fase de calentamiento, antes del inicio de una actividad física.

- ***Fartlek*** (escuela sueca): consiste en realizar una carrera intercalando continuos cambios de ritmo, de distancia, de intensidad de las zancadas, de frecuencia de las mismas... Es un juego de ritmos y de distancias. Cada distancia se corre con un ritmo prefijado; los tramos de carrera continua se consideran descansos y los tramos de aceleraciones son los de esfuerzo.

  Es el sistema más duro. Simula el campo a través y su objetivo principal es el aumento de la resistencia aeróbica y anaeróbica, según la intensidad de trabajo:

  - Para incidir sobre la capacidad aeróbica, se trabaja sobre 10-12 kilómetros intercalando distancias largas (1.000-2.000 metros) con periodos de mayor intensidad de 200-400 metros.

- Para trabajar la capacidad anaeróbica, se hacen menos kilómetros con distancias largas de 200-600 metros, periodos más intensos de 100-200 metros y aceleraciones de 50-100 metros.

Las pulsaciones deben rondar las 140 en los ritmos suaves y las 180 en los ritmos intensos. Se suelen hacer 2-3 series de 3-4 kilómetros, con un descanso activo de 5 minutos entre ellas.

➤ **Entrenamiento total** (basado en el método natural de Herbert): es una suma de carrera continua, fartlek y ejercicios gimnásticos. Se desarrolla en un medio natural, y se alternan diferentes terrenos, distancias, ritmos e intensidades.

Ejemplo:

— 10 minutos de carrera continua.

— 4 series de 20 metros.

— 10 minutos de carrera continua.

— 20 minutos de fuerza por parejas.

— 5 minutos de carrera continua.

— 15 minutos de flexibilidad.

— 10 minutos de carrera continua.

Es posible incluir ejercicios muy diversos: fuerza, saltos, flexibilidad, aceleraciones, trepa, transportes, lanzamientos, equilibrio...

Su objetivo es la mejora de la condición física general, por ello, suele utilizarse en las primeras fases del entrenamiento.

➤ **Cuestas:** es un sistema de carreras cortas que está enfocado tanto a la mejora de la resistencia aeróbica como anaeróbica (ver "Tabla 1").

Es un entrenamiento con sobrecarga que se suele trabajar 2 ó 3 veces a la semana durante 1 ó 2 meses. Es un medio natural de mejorar la resistencia cambiando el ritmo de carrera o la intensidad del esfuerzo.

➤ **Carrera polaca:** es un sistema de entrenamiento basado en la carrera continua con un trabajo largo a un ritmo variable y a una intensidad dosificada a criterio del sujeto.

Ejemplo:

— 10 minutos de carrera continua.

— 20 minutos de velocidad: entre 4 y 6 series de 400-500 metros, a un ritmo suave, seguidas de 50-100 metros de velocidad.

— 10 minutos de carrera continua.

— 20 minutos de carreras de ritmo: 4-5 series a un ritmo vivo sobre distancias cortas, entre 150 y 600 metros, seguidas de un tramo de 400-500 metros a un ritmo suave.

— 10 minutos de carrera continua..

— 10 minutos de vuelta a la calma.

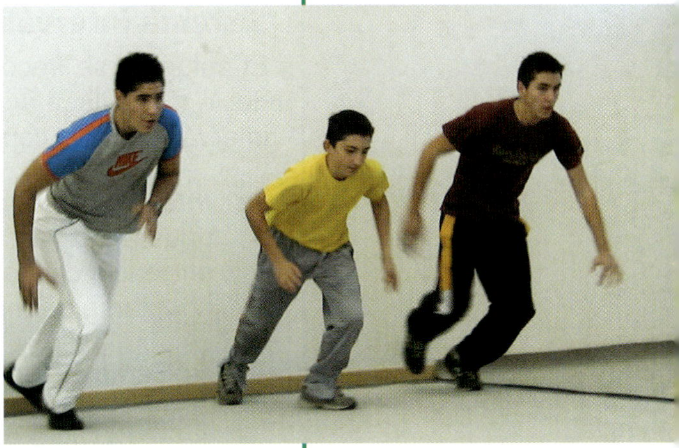

La anterior es la gran carrera polaca: calentamiento, velocidad, ritmo y vuelta a la calma. También existe la pequeña carrera polaca, que sólo tiene tres partes, se suprime el ritmo.

La respiración es el parámetro que identifica la intensidad de los esfuerzos. Este sistema permite asimilar un mayor esfuerzo y más volumen de trabajo, que queda ajustado a las ganas de correr del deportista.

	Resistencia aeróbica	Resistencia anaeróbica
Distancia	Sobre 100 metros	20-60 metros
Desnivel	Pequeño, 5-10 grados	Mediano, 15-20 grados
Ritmo de subida	Suave	Fuerte
Repeticiones	10-15	6-10
Descanso	Bajada hasta la salida, 30-45 segundos	Hasta bajar a las 140 pulsaciones por minuto

Tabla 1: Entrenamiento de resistencia en cuestas

Sistemas fraccionados

El entrenamiento fraccionado comenzó a ser utilizado a fines del siglo XIX por entrenadores norteamericanos para el entrenamiento de los corredores de atletismo y en la actualidad es uno de los sistemas más utilizados en las diferentes disciplinas deportivas para el entrenamiento de la resistencia.

Se caracteriza por la interrupción del trabajo, al contrario que en los sistemas continuos. Divide el esfuerzo en varias partes de intensidad submáxima que se alternan con intervalos de tiempo llamados pausas de recuperación, que ayudan a la adaptación del organismo. Por ejemplo, se plantea correr tres series de diez minutos con un descanso de 5 minutos entre ellas. La duración del descanso es variable y durante el mismo se camina, se estira, etc.

Este tipo de entrenamiento, al poder ser realizado con distintas variantes técnicas, es un método muy rico, con múltiples posibilidades, que ha dado lugar a diversos sistemas de entrenamiento de la resistencia.

Con el fraccionamiento del esfuerzo se consigue un mayor volumen de entrenamiento a un ritmo más rápido con un menor cansancio. Este sistema permite trabajar a gran intensidad y se puede realizar de dos formas, en función del número de pulsaciones por minuto al que se quiera bajar en las pausas.

Sistema interválico

El esfuerzo se fracciona y se incluyen pausas de recuperación incompletas, es decir, no se llega a una recuperación total durante las mismas. Los dos sistemas interválicos más conocidos son los siguientes:

➤ ***Interval-training:*** es un entrenamiento de intervalos que alterna esfuerzos y pausas activas: caminar, trote suave... Su finalidad consiste en aumentar la eficiencia cardiovascular y la resistencia anaeróbica, aunque también puede adaptarse para mejorar la resistencia aeróbica.

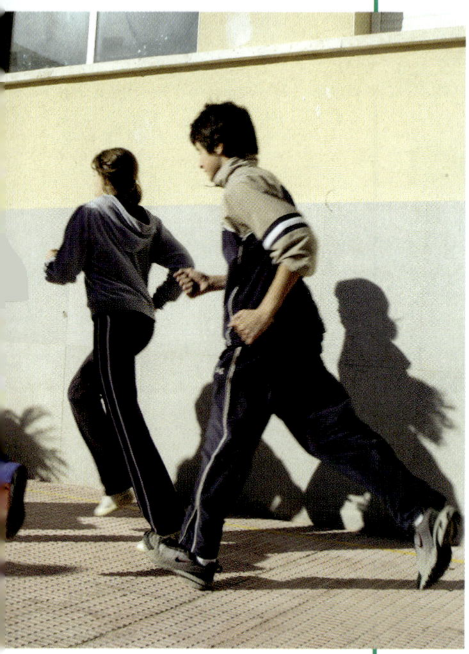

Características:

— Durante el entrenamiento no deben sobrepasarse las 180 pulsaciones por minuto.

— Las pulsaciones han de descender hasta las 120-130 durante la pausa activa.

— Las distancias a recorrer oscilan entre 60 y 400 metros, según el tipo de resistencia al que se oriente.

— Se realizan entre 10 y 20 repeticiones.

Con este sistema se consiguen adaptaciones más rápidas que por el procedimiento de carrera continua, aunque sus efectos son menos duraderos.

➤ **Carreras de ritmo** (escuela alemana): también llamado ritmo-resistencia, es una variante del anterior pero con las distancias adaptadas a 1/3 de las que recorre el deportista en su especialidad.

Para conseguir una mejora de la resistencia aeróbica se realizan de 3 a 10 repeticiones al ritmo de la prueba, sobre una distancia de 400-1000 metros, y se recupera hasta bajar a las 90 pulsaciones por minuto.

Para realizar un trabajo anaeróbico las distancias oscilan entre 60 y 300 metros, a mayor velocidad de la habitual, con 4-8 repeticiones y pausas largas de 3 a 6 minutos.

Sistema de repeticiones

El esfuerzo se fracciona igualmente, pero la pausa de recuperación permite que la misma sea completa. Son sistemas de repeticiones:

➤ ***Circuit-training:*** también se llama entrenamiento de circuito. Es el único sistema de trabajo de la resistencia que no utiliza básicamente la carrera, ya que en su origen se creó como una alternativa al trabajo de resistencia en lugares pequeños y cerrados, por necesidades climáticas.

Suele combinar el trabajo de resistencia con el de otra capacidad física, generalmente la fuerza. Consiste en disponer en un espacio determinado un conjunto variable de estaciones o ejercicios (entre 6 y 12) organizados en forma de circuito. Existe un orden determinado que cada individuo ha de seguir.

Los ejercicios alternan los grupos musculares a trabajar y se ejecutan de forma consecutiva, con un breve periodo de descanso entre ellos. Se realizan hasta 4 vueltas al circuito, y se incluye una pausa entre ellas de 1 a 3 minutos.

➤ **Entrenamiento de repeticiones:** su finalidad se centra en el aumento de la capacidad neuromuscular para acostumbrar al músculo a altas deudas de oxígeno.

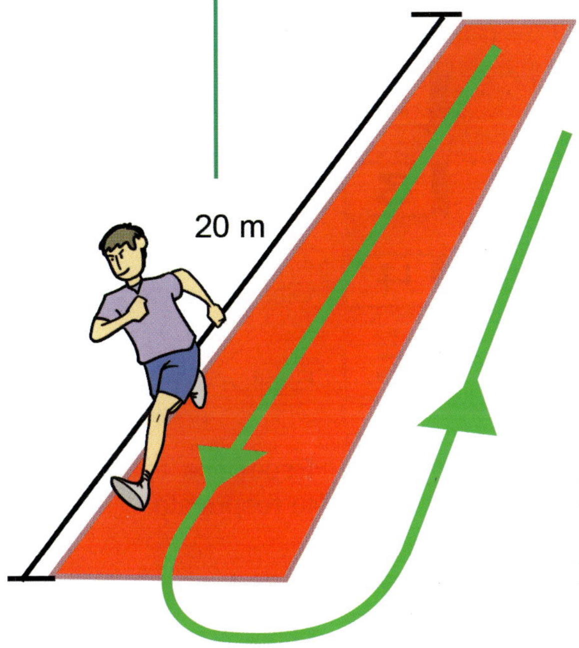

Se trabaja mediante series cuyas distancias varían entre los 20 y los 300 metros, a una velocidad máxima o submáxima, con un número de repeticiones no muy alto y con descansos completos para permitir la recuperación.

Las series se pueden realizar de diversas formas:

- Exactas: todos los factores que intervienen (distancia, ritmo, pausas...) se mantienen siempre igual.
- Progresivas: se realiza siempre la misma distancia, pero cada vez más rápido, sin variar el tiempo de descanso.
- Simuladoras: se recorre una distancia similar a la de la competición fraccionada en series cortas con distancias variables.
- Mixtas: varía la distancia y el tiempo de descanso.
- De sobrecarga: se recorre siempre la misma distancia y se incrementa la intensidad en un sector de la carrera.
- Rotas: la distancia es muy corta y se realiza a la máxima velocidad.

Resistencia aeróbica	Resistencia aeróbica/ anaeróbica	Resistencia anaeróbica
Carrera continua	Fartlek	Circuit-training
Entrenamiento total	Cuestas	Entrenamiento de repeticiones
	Carrera polaca	
	Interval-training	
	Carreras de ritmo	

Cuadro 3: Sistemas de entrenamiento de la resistencia

EJERCICIOS

1. Establece las diferencias entre resistencia aeróbica y anaeróbica.

2. Enumera los beneficios del entrenamiento de resistencia.

3. Señala los tres aspectos esenciales del concepto de resistencia.

4. Cita al menos tres efectos del entrenamiento de resistencia.

5. Explica el término **deuda de oxígeno.**

6. Especifica en qué clase de esfuerzos incluirías los deportes de equipo y justifica tu respuesta.

7. Indica en qué tipo de resistencia hay un equilibrio entre el aporte y el gasto de oxígeno.

8. Explica por qué las pulsaciones no deben tomarse con el pulgar.

9. Compara y establece las diferencias entre el *fartlek* y la carrera continua.

10. Aclara qué son **pausas de recuperación.**

SI QUIERES SABER MÁS...

Manual de teoría y práctica del acondicionamiento físico. Autores: De la Reina Montero, Leopoldo y Martínez de Haro, Vicente. Libro on-line gratuito que puede imprimirse, está en formato PDF. Dirección de la página web: http://cdeporte.rediris.es/biblioteca/libroMTyPAF.pdf

La resistencia. Autor: Navarro Valdivieso, Fernando. Editorial: Gymnos. Madrid, 1998.

La resistencia

SI NO LO LEO NO LO CREO

¡¡El coche de los "picapiedras", es un claro ejemplo de resistencia aerodinámica!!

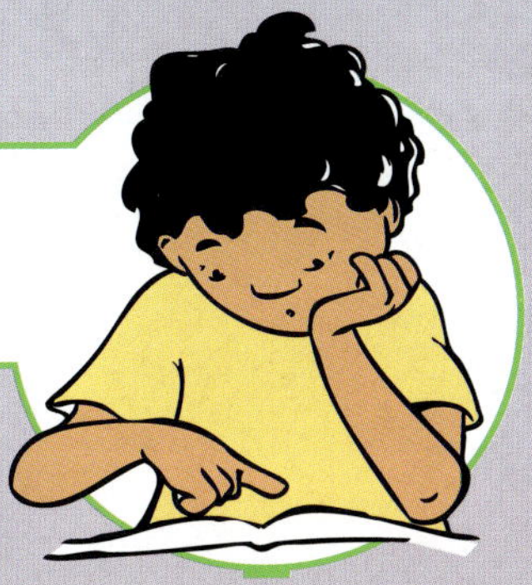

¿Conocéis a Paul Tergat? Pues os diré que es un formidable corredor de maratón que tiene la increíble marca de 2:04:54h en la prueba reina de resistencia en atletismo, lo que le acredita como el mejor atleta mundial de esta especialidad. Se alzó con el récord mundial en el maratón de Berlín en el año 2003.

Ese mismo año, y sobre esta misma distancia, la del maratón, la atleta Paula Radcliffe hizo historia con un tiempo de 2:15:25 horas. Conseguía, al igual que Tergat, el récord mundial femenino sobre los 42 kilómetros.

Tal vez hayáis escuchado hablar en alguna ocasión del Ironman. El deportista que resiste esta prueba puede con todo. Consiste en nadar 3,8 kilómetros, hacer otros 180 kilómetros en bicicleta y, para finalizar, correr 42 kilómetros. Ya, en 1997, Paula Newby-Fraser resumió esta prueba de la siguiente forma: "Tu carisma de hombre de hierro no estará completo sin haber hecho esta carrera". Pueden participar tanto chicos como chicas, ambos sexos ponen a prueba su carisma de "hierro" sobre las mismas distancias.

¡Atención a estas noticias porque os vais a quedar atónitos!:

El mejicano José Luis Macías, más conocido como "Luiggy", ha logrado una nueva marca atlética en la modalidad de resistencia, que consiste en 17 años de carrera continuada y 71.953 kilómetros recorridos.

Si el anterior récord os ha parecido increíble, tenemos otro que no se queda atrás, el récord de resistencia en montaña rusa, sí, como lo leéis. El estadounidense de 43 años, Richard Rodríguez, ha permanecido 147 horas montado en una montaña rusa del Holliday Park de Hassloch. Hemos de decir que aunque podría haber resistido aún más tiempo, tuvo que parar su viaje por las inclemencias del tiempo.

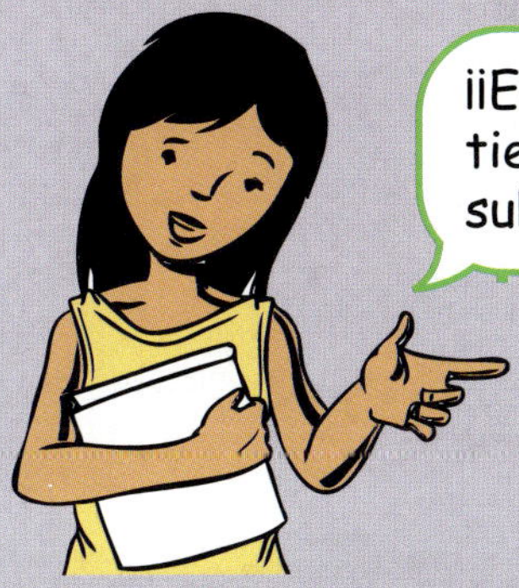

¡¡Estoy mareada de pensar en la cantidad de vueltas que tiene que haber dado este hombre, para estar 147 horas subido en una montaña rusa!!

7 La velocidad

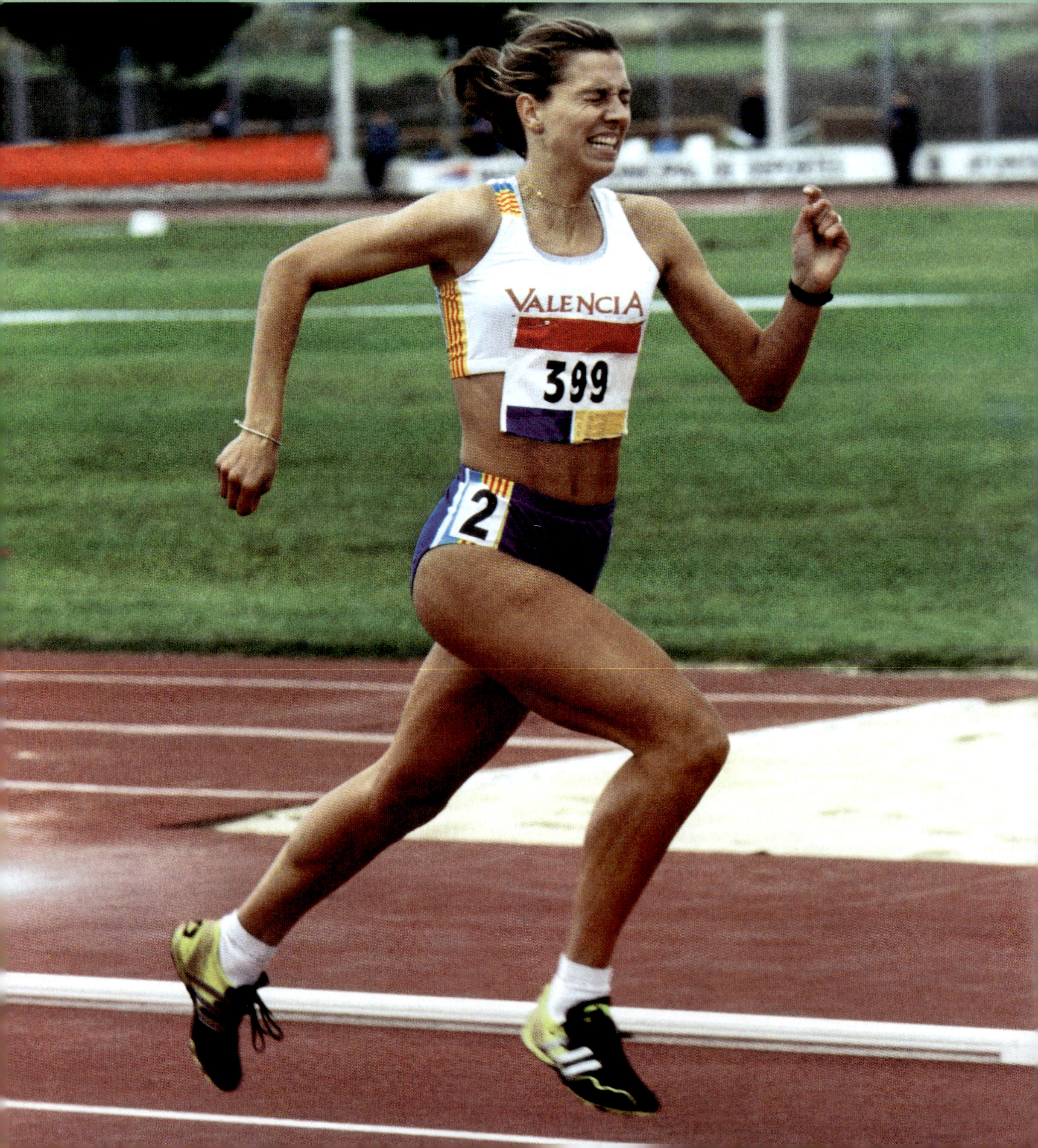

La foto

El hombre, desde la prehistoria, ha tenido necesidad de movimiento. La actividad física ha sido un modo de comportamiento prehistórico del hombre. Es un instinto animal primitivo lo que en principio mueve al hombre hacia el ejercicio físico.

Antaño, los motivos que movían al hombre a la práctica del ejercicio físico eran la búsqueda de la seguridad, la subsistencia y la potencia física. La supervivencia del grupo dependía de que sus miembros dispusieran de agilidad, de fuerza, de velocidad y de energía. En principio, la práctica física estaba relacionada con la caza y la religión, más tarde lo estaría con la recreación y la competición.

Galeno fue el primero en proponer ejercicios para el desarrollo de cada parte del cuerpo, ejercicios para potenciar el tono muscular (ejercicios de fuerza y resistencia), ejercicios para favorecer la rapidez (carreras de velocidad) y ejercicios violentos (trabajo de potencia).

La velocidad es una de las capacidades físicas más importantes en la práctica de cualquier deporte. La rapidez de movimientos en las acciones deportivas es primordial, ya que la efectividad en su ejecución depende, en gran medida, de la velocidad con la que se realice. Es la capacidad física que nos permite llevar a cabo acciones motrices en el menor tiempo posible.

De manera genérica, podemos decir, que la velocidad aumenta en función de la fuerza. A los 23 años de edad, aproximadamente, habremos alcanzado el 100% de nuestras posibilidades ante esta capacidad. La velocidad se desarrolla, como vemos, a muy temprana edad, pero hemos de decir que, tras la flexibilidad, es la capacidad que involuciona más deprisa, pues se produce una pérdida progresiva a partir de los 25 años de edad.

La velocidad, para su desarrollo, depende de varios factores, como son los musculares, los nerviosos, los genéticos, así como la temperatura del músculo.

Haciendo un recorrido por la historia, y en relación a la foto que mostramos, os contaremos que, tras una disputa entre Barcelona y Alemania por la celebración de los XI Juegos Olímpicos modernos en el año 1936, sería la capital alemana, Berlín, quien finalmente lograse su organización. En esa fecha se encontraba en el poder **Adolf Hitler**, lo que convirtió la celebración de aquellos Juegos en un auténtico escaparate propagandístico para el nazismo.

No estimaron en gastos y construyeron un estadio con capacidad para 110.000 espectadores. Contaron con la presencia de más de 4.000 deportistas, de los cuales, sólo una ínfima parte, 328, eran mujeres.

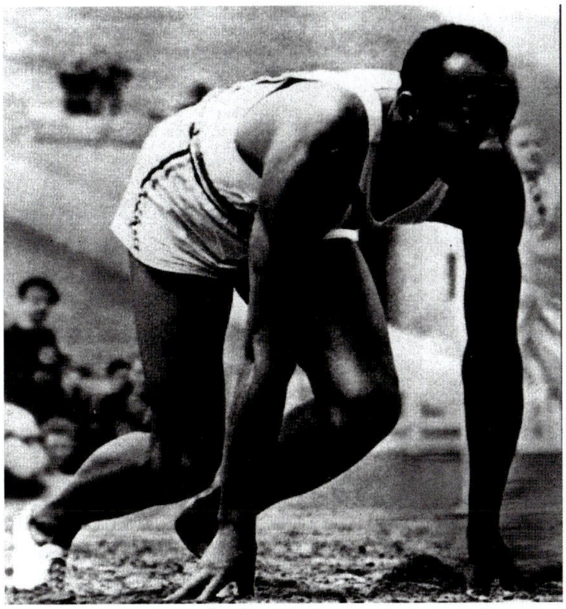

Por primera vez el pebetero fue encendido con la llama olímpica, traída mediante relevos por más de 3.000 atletas desde el templo de Zeus en Olimpia. El último relevista fue **Fritz Schilgen.**

Ante la indignación del líder nazi, en un fallido intento de mostrar la superioridad racial aria, un corredor afroamericano de la Universidad de Ohio, Estados Unidos, Jesse Owens, al cual vemos en la foto impresa en esta página, logró alzarse con la victoria en las pruebas de longitud y 100, 200, 4x100 metros. Owens pasó a la historia como uno de los mejores atletas de todos los tiempos. A la conclusión de estos Juegos había batido 8 récords mundiales.

Las victorias de un hombre de color no fueron bien recibidas. Hitler se negó a darle la mano a Owens durante la entrega de medallas, y el entonces presidente de Estados Unidos **Franklin Delano Roosevelt** se opuso a invitar al atleta a las celebraciones de la Casa Blanca.

1 INTRODUCCIÓN

La velocidad no es una capacidad pura, sino que es bastante compleja e inherente al sistema neuromuscular del hombre, mediante la cual se realiza algún tipo de desplazamiento de una parte o de todo el cuerpo en el menor tiempo posible. La rapidez con la que se realiza dicho desplazamiento depende de:

- La velocidad de contracción de los músculos implicados en el movimiento.
- La celeridad en la transmisión del impulso nervioso.
- Diversos factores físicos: amplitud de zancada, estatura...

La mayoría de estos aspectos dependen, en gran medida, de la herencia y son escasamente modificables mediante el entrenamiento. Pese a ello, la velocidad es una cualidad que se puede mejorar, aunque dentro de unos márgenes estrechos.

2 CONCEPTO DE VELOCIDAD

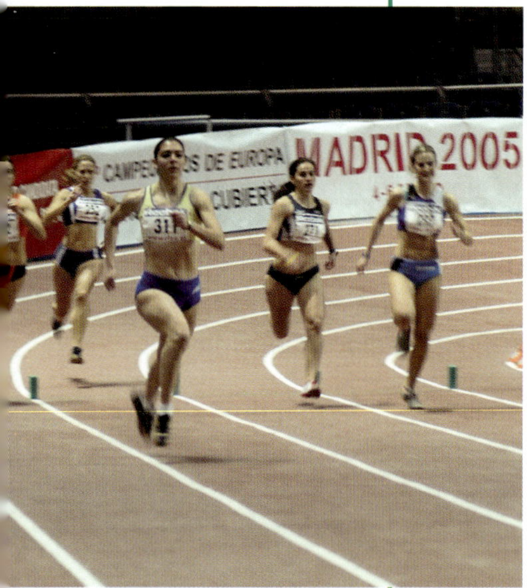

Es la capacidad física que permite realizar un movimiento en el mínimo tiempo posible.

La velocidad se puede manifestar de varias formas: como la distancia recorrida en un tiempo determinado (velocidad de desplazamiento), como la reacción ante un estímulo (velocidad de reacción) o como la realización de un gesto (velocidad gestual).

También debe tenerse en cuenta si el movimiento abarca a todo el cuerpo, como en la velocidad de desplazamiento, o sólo a una parte, como en la velocidad gestual. La velocidad de reacción puede implicar tanto a una parte como a todo el cuerpo.

La velocidad es un factor muy importante en los deportes explosivos: sprints, carreras cortas, saltos... Su importancia decae a medida que la distancia a recorrer aumenta y en los deportes de resistencia apenas cuenta.

En aquellas actividades en las que la velocidad es un factor determinante, puede serlo de forma directa o indirecta.

- Es un factor directo cuando se busca la velocidad máxima, como sucede en la reacción al disparo en una salida de 100 metros.
- Es un factor indirecto cuando se busca la velocidad óptima que permita la utilización de la máxima fuerza posible, como, por ejemplo, en el salto de longitud. En este caso, un aumento de la velocidad no conlleva necesariamente una mejora del rendimiento.

3 FACTORES QUE CONDICIONAN LA VELOCIDAD

Existen diversos factores de los cuales depende la velocidad y podrían dividirse en dos grandes grupos:

Factores fisiológicos

Desde el punto de vista fisiológico dos serían los factores fundamentales que determinarían el grado de velocidad:

Factor muscular

Está directamente relacionado con la velocidad de contracción del músculo, y queda determinado por:

- Los factores limitados constitucionalmente y que son no susceptibles de mejora, como:
  - La longitud de la fibra muscular y su resistencia.
  - La viscosidad del músculo.
  - La estructura de la fibra muscular: en todos los músculos existen dos tipos de fibras musculares, las rojas o de tipo I, capaces de mantenerse activas durante largos periodos de tiempo, y las blancas o de tipo II, que son rápidas y sólo soportan esfuerzos cortos. La mayor cantidad de éstas últimas caracteriza a los sujetos veloces.

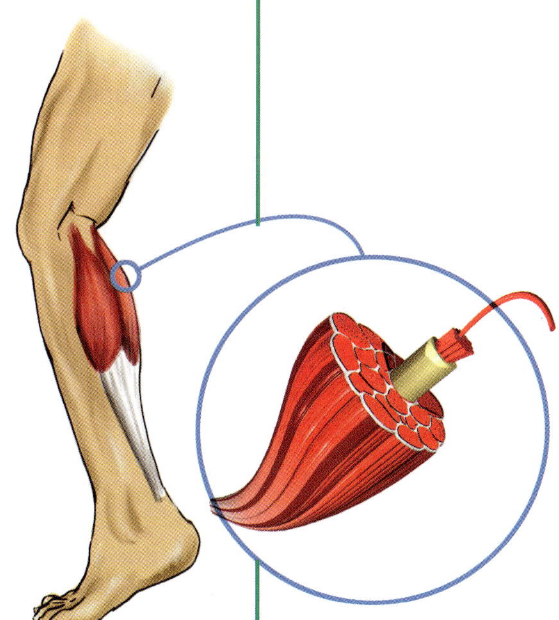

- Los factores no limitados constitucionalmente y que son susceptibles de mejora, como:
  - La tonicidad muscular.
  - La elongación del músculo.
  - La masa muscular: en los últimos años se ha convertido en un factor clave y cada vez más se tiende, en deportes de velocidad máxima, al atleta potente, fuerte y musculoso.

Factor nervioso

Para que se realice la contracción muscular, se necesita la participación del sistema nervioso para transmitir el impulso desde los receptores periféricos al cerebro y la respuesta de éste a las fibras musculares.

La transmisión del impulso a través del tejido muscular no es muy rápida y su velocidad viene determinada, sobre todo, por el tipo de neuronas motoras que lo inervan.

Factores físicos

Existen diversos factores de tipo físico que pueden condicionar la velocidad, entre ellos estarían:

- La amplitud de zancada: influye en aquellas actividades con predominio de la velocidad de desplazamiento y depende fundamentalmente del poder de impulsión o de detención y de la longitud de las palancas.
- La frecuencia o la velocidad de movimientos segmentarios: depende de la fuerza, de la flexibilidad y de la correcta ejecución de la técnica.
- La relajación y la coordinación neuromuscular: debe haber coordinación entre los músculos agonistas y antagonistas para evitar los movimientos innecesarios.
- La estatura: la estadística ha demostrado que los velocistas de 100 y 200 metros miden entre 1,65 metros y 1,90 metros, ya que el exceso de altura es un impedimento para desarrollar la máxima velocidad.
- El peso: el exceso de peso es negativo cuando se quiere lograr la máxima velocidad.
- La edad: (ver " cuadro en la parte inferior").
- La nutrición: los deportistas que realizan esfuerzos explosivos tienen mayores dificultades para eliminar grasas, ya que por las características de su actividad no queman casi esas reservas, y el principal gasto energético es el de los hidratos de carbono. El glucógeno muscular juega un papel fundamental ya que estos atletas trabajan especialmente el aspecto anaeróbico.

Evolución de la velocidad con la edad
Entre los 8 y los 12 años se produce una mejora paulatina de la velocidad de reacción, de desplazamiento y gestual.
De los 13-14 a los 19 años se incrementa la velocidad de desplazamiento y se mantiene la velocidad de reacción.
A partir de los 20 años la velocidad de reacción empieza a disminuir paulatinamente.
Entre 20 y 22-23 años la velocidad de desplazamiento se mantiene más o menos estable.
A partir de los 24-25 años se produce un descenso constante de la velocidad en sujetos no entrenados.
Hacia los 50 años la pérdida de velocidad afecta a todas las personas y es progresiva.

4 CLASES DE VELOCIDAD

Según Grosser (1992), existen dos tipos fundamentales de manifestaciones de la velocidad, las puras y las complejas.

Existen tres tipos diferentes de manifestaciones puras: la velocidad de reacción, la velocidad de desplazamiento y la velocidad gestual.

Respecto a las manifestaciones complejas, se distinguen la velocidad-fuerza o fuerza explosiva y la velocidad-resistencia o resistencia de velocidad.

Para entender mejor cómo se interrelacionan en la realidad las distintas manifestaciones de la velocidad vamos a analizar las distintas fases de una carrera de 100 metros (ver "Gráfico 1"):

Salida	Aceleración	Velocidad máxima	Resistencia
Al comienzo el atleta utiliza la velocidad de reacción para responder al disparo de salida.	A continuación tiene que emplear la velocidad-fuerza para aumentar su velocidad.	Entre los 30 y los 60-80 metros intentará mantener la máxima velocidad de carrera.	En los últimos metros ya no es posible seguir manteniendo la velocidad máxima y se explota la velocidad-resistencia para continuar a la velocidad más alta posible.

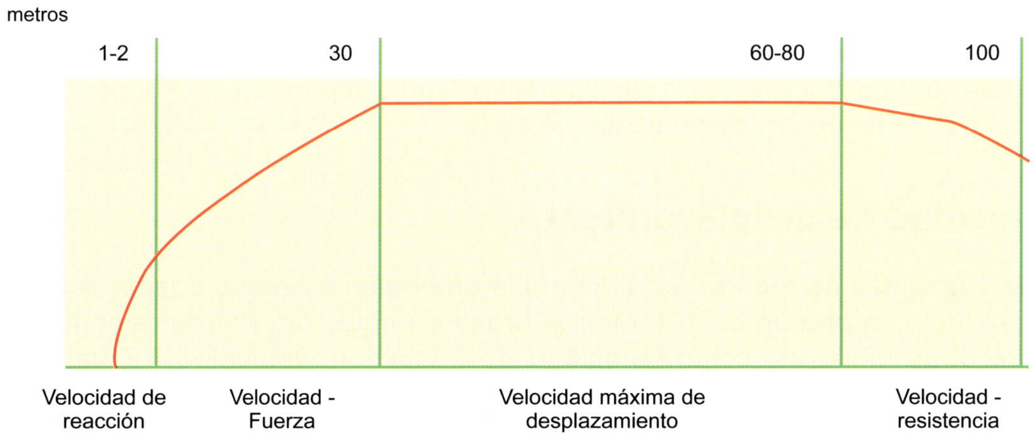

Gráfico 1. Desarrollo de una carrera de 100 metros

Velocidad de reacción

Es la capacidad de responder a un determinado estímulo en el menor tiempo posible, como, por ejemplo, en la parada de un portero o en el disparo de salida de una carrera de 100 metros.

También se denomina tiempo de reacción, ya que equivale al tiempo que el atleta tarda en reaccionar a un determinado estímulo, es decir, al intervalo que transcurre desde que recibe el estímulo hasta que aparece la respuesta. Es un lapso muy breve que suele durar entre 0,10 y 0,15 segundos.

Este tipo de velocidad está caracterizada por aspectos marcadamente hereditarios y es poco influenciable por el entrenamiento.

La velocidad de reacción depende de diversos factores entre los que cabe destacar los siguientes:

- El tipo de estímulo: visual, auditivo, táctil...
- La cantidad de órganos y receptores sensoriales estimulados.
- La intensidad y duración del estímulo.
- La velocidad de transmisión del impulso nervioso.
- La edad y el sexo.
- El nivel de concentración.
- El grado de entrenamiento.

Por último, cabe señalar que se distinguen dos tipos de velocidad de reacción, la simple y la compleja.

➤ **Velocidad de reacción simple:** a un estimulo preestablecido sólo le sucede una respuesta, como, por ejemplo, la salida de tacos en una carrera de velocidad.

➤ **Velocidad de reacción compleja:** el estímulo y la respuesta son inciertos, hay que dar una respuesta rápida a un estímulo imprevisto, como, por ejemplo, en la recepción de un saque de tenis.

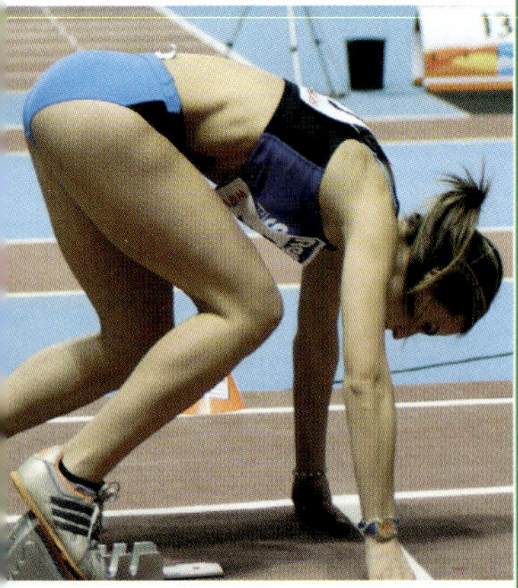

Velocidad de desplazamiento

Es la capacidad de recorrer una distancia en el menor tiempo posible, como, por ejemplo, la prueba de 100 metros braza en natación. Puede denominarse de otras maneras, como velocidad de traslación, velocidad frecuencial, velocidad cíclica...

En este tipo de velocidad, hay un desplazamiento de todo el cuerpo mediante la repetición continua de las acciones motrices que intervienen en los gestos técnicos (braceo y pateo de nadador).

Está determinada por varios factores, principalmente físicos:

- La amplitud de la zancada.
- La frecuencia de los movimientos segmentarios.

- La resistencia a la velocidad.
- La relajación y la coordinación neuromuscular.

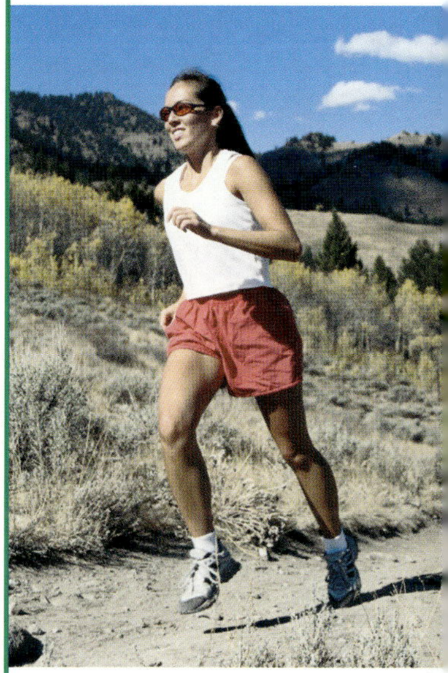

Normalmente, la velocidad de desplazamiento es la que durante más tiempo prolonga la acción, de ahí que otro factor importante a tener en cuenta sea el suministro energético.

Según la duración del esfuerzo, la velocidad de desplazamiento se divide en corta, media o larga.

➤ **Velocidad de desplazamiento corta:** cuando las acciones motoras tienen una duración menor a los 6 segundos.

➤ **Velocidad de desplazamiento media:** en esfuerzos cuya duración oscila entre los 6 y 12 segundos.

➤ **Velocidad de desplazamiento larga:** la duración es mayor de 12 segundos y se caracteriza por necesitar la resistencia de velocidad. Esto provoca algunas modificaciones en los patrones de movimiento, como la disminución de la frecuencia y de la amplitud de zancada.

Velocidad gestual

Es la capacidad de realizar un movimiento con una parte del cuerpo en el menor tiempo posible, como, por ejemplo, en un lanzamiento a portería en balonmano o en un golpe de revés en tenis. También se la denomina velocidad segmentaria, velocidad de ejecución, velocidad de acción...

Se caracteriza por ser un gesto aislado que sólo se realiza una vez. Los factores que influyen en la velocidad gestual son de origen tanto fisiológico como físico:

- La capacidad de coordinación muscular para efectuar el movimiento.
- El brazo de palanca.
- El nivel de aprendizaje del gesto.
- La localización y la orientación espacial.
- El miembro utilizado: superior o inferior, dominante o no dominante.
- El tiempo empleado en la toma de decisión.

5 SISTEMAS DE ENTRENAMIENTO DE LA VELOCIDAD

Aunque los diferentes tipos de velocidad anteriormente señalados raramente se dan por separado, a la hora de entrenar la velocidad se trabaja según las tres clases antes citadas: velocidad de reacción, de desplazamiento y gestual.

El entrenamiento de la velocidad se basa en varios principios generales:

- La única forma de trabajar la velocidad es con intensidades máximas.
- Las distancias a recorrer serán cortas, con lo que la duración de la tarea también será corta, de segundos.
- La recuperación será máxima para permitir una regeneración completa de las fuentes de energía empleadas.
- Se trabaja mediante repeticiones.
- Es necesario un buen calentamiento, para preparar al organismo para el máximo rendimiento y para evitar que los esfuerzos intensos puedan producir lesiones musculares.
- Para conseguir el 100% se necesita un gran nivel de concentración.

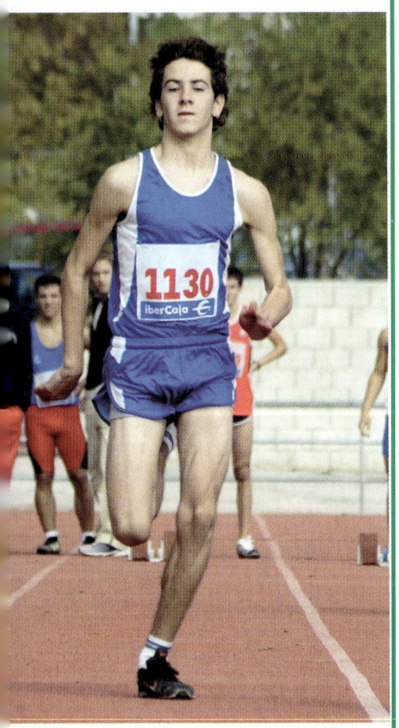

Desarrollo de la velocidad de reacción

El entrenamiento de la velocidad de reacción toma como base el hecho de que cuanto más mecanizado está un gesto, menor será el tiempo de reacción.

Lo que se busca es automatizar el gesto técnico mediante la repetición del mismo innumerables veces, partiendo de posiciones variadas y distintas y utilizando diferentes estímulos: visuales, auditivos, táctiles...

Para mejorar la velocidad de reacción hay varios sistemas de trabajo:

- **Reacciones simples o repeticiones:** se responde siempre de la misma forma ante un estímulo.
- **Sistema parcial o analítico:** se descompone el movimiento global y se trabajan las diferentes partes por separado.
- **Sistema sensorial:** se responde a un estímulo y se toma el tiempo, luego hay que repetirlo intentando bajar el tiempo anterior.
- **Reacciones complejas:** su objetivo es adquirir un amplio repertorio de movimientos para responder de diferentes formas a un determinado estímulo.
- **Acción repetida con variación del estímulo:** consiste en realizar un movimiento a la máxima velocidad pero ante diferentes estímulos.

Otras fórmulas específicas de trabajo, algunas pensadas especialmente para el trabajo con niños, son:

- Salidas y puestas en acción en distintas posiciones: de pie, agrupados, sentados de frente, sentados de espalda, tendidos supino, tendidos prono, con dos apoyos, con tres apoyos, con cuatro apoyos... La distancia será de 5-10 metros, con una recuperación total. Hay que evitar detenerse bruscamente.
- Juegos de reacción y de persecución.

- Situaciones deportivas reducidas.
- Potenciación muscular.
- Relevos.

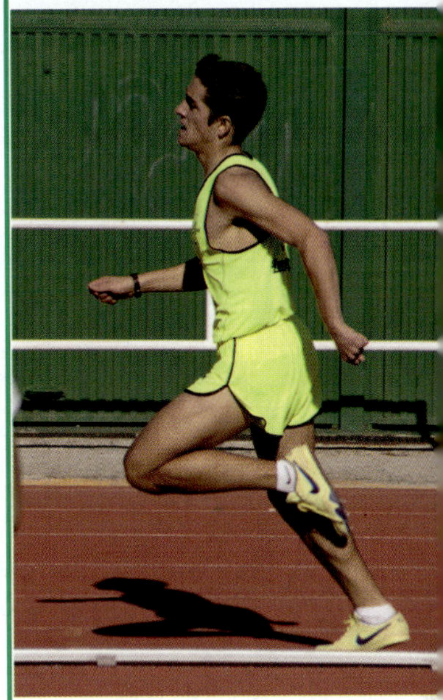

Desarrollo de la velocidad de desplazamiento

El objetivo básico es mejorar la coordinación de movimientos para conseguir superar la barrera de la velocidad. Los sistemas de trabajo para desarrollar la velocidad de desplazamiento son diversos:

- **Velocidad facilitada:** se busca una situación que aumente la frecuencia de zancada, como el correr cuesta abajo, correr arrastrado por una bicicleta... La velocidad resultante está por encima del 100%.
- **Correr contra una dificultad:** se puede correr cuesta arriba, con la oposición de un compañero...
- **Series cortas:** consiste en correr a la máxima velocidad una distancia determinada, normalmente entre 20 y 60 metros. Se realizan entre 3 y 7 series.
- **Descomposición de factores:** se trabajan de forma separada la frecuencia y la amplitud de zancada.
- **Series progresivas:** se realizan series de carreras en las que se va aumentando la velocidad de menos a más.
- **Series con máxima frecuencia:** se hacen sobre distancias cortas (10-15 metros), con ejercicios como skipping, elevación de talones a los glúteos...
- **Aceleraciones y deceleraciones:** se realizan cambios de amplitud y de frecuencia de la zancada durante el recorrido.
- **Multisaltos:** se efectúan para mejorar la capacidad de impulso.

Todos los sistemas de entrenamiento de la velocidad de desplazamiento trabajan mediante la repetición de series, con una recuperación total entre serie y serie. Es importante que esta pausa sea activa para mantener la tonicidad muscular.

Desarrollo de la velocidad gestual

Cualquier sistema de trabajo de la velocidad gestual ha de llevar asociado el gesto técnico, por ello, es necesario que éste se realice con la suficiente corrección técnica antes de pretender desarrollar la velocidad.

- **Sistema del gesto facilitado:** se facilita de alguna manera la realización del gesto, por ejemplo, utilizando pelotas de tenis para el lanzamiento en balonmano o empleando un peso menor en lanzamiento de peso.
- **Repetición del gesto:** se trabaja el gesto técnico de forma repetida dentro del entrenamiento habitual del deporte individual o colectivo que se practique.

EJERCICIOS

1. Cita algunos factores fisiológicos que incidan en el grado de velocidad.

2. Señala las distintas formas en que se manifiesta la velocidad.

3. Expresa brevemente lo que entiendes por velocidad de desplazamiento.

4. Describe la influencia que tiene la amplitud de zancada en la velocidad.

5. Compara y establece las diferencias entre velocidad de reacción simple y compleja.

6. Realiza un gráfico que represente la evolución de la velocidad con la edad.

7. Define el término **velocidad gestual.**

8. Indica tres principios generales en los que se base el entrenamiento de velocidad.

9. Explica en qué consiste la velocidad facilitada.

10. Pon un ejemplo de utilización del sistema parcial o analítico.

SI QUIERES SABER MÁS...

- **Manual de teoría y práctica del acondicionamiento físico.** Autores: De la Reina Montero, Leopoldo y Martínez de Haro, Vicente. Libro on-line gratuito que puede imprimirse, está en formato PDF. Dirección de la página web: http://cdeporte.rediris.es/biblioteca/libroMTyPAF.pdf

- **El entrenamiento de la velocidad.** Autor: Cometti, Gilles. Editorial: Paidotribo. Barcelona, 2002.

- **Preparación Física (Primer, Segundo, Tercer Nivel).** Autor: Augusto Pila Teleña. Editorial: Pila Teleña, 2014.

La velocidad

SI NO LO LEO NO LO CREO

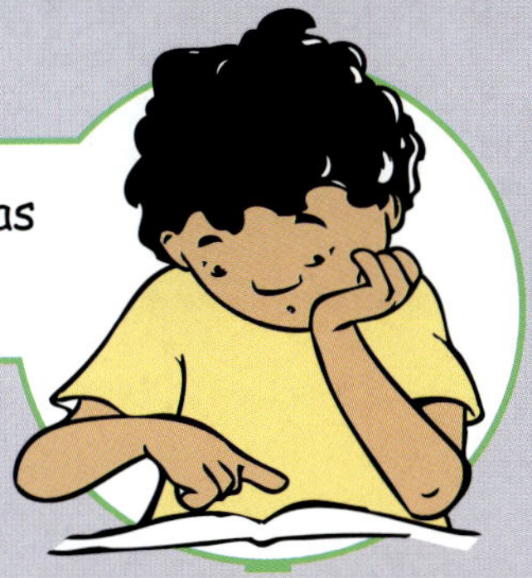
Aquí os presentamos un interesante recopilatorio de noticias sobre la velocidad, ¡¡no lo leáis demasiado deprisa!!, ¿eh?

Entre los años 2005 y 2007 Justin Gatlin y Asafa Powel se estuvieron quitando el uno al otro el récord del mundo de los 100 metros lisos. Pero en 2008 apareció el jamaicano Usain Bolt y en los Juegos Olímpicos de Pekín no sólo venció en la final, sino que además logró rebajar en tres décimas el anterior record mundial, dejándolo en 9:69. ¿Quién conseguirá romper esta barrera?

El esquiador Harry Egger ha establecido un nuevo récord mundial alcanzando la velocidad de 248 kilómetros/hora. Para conseguir este nuevo récord, Harry tuvo que lanzarse por una pista especialmente construida para él de **3,5 kilómetros** de largo.

En un intento de comparativa con el hombre, hemos encontrado al animal más rápido del mundo en tierra firme: el guepardo. Alcanza la velocidad de 120 kilómetros/hora. Le sigue la gacela de Mongolia con 100 kilómetros/hora. Sin embargo, el guepardo sólo puede mantener la velocidad en distancias cortas, mientras que la gacela es mejor corredora de fondo.

¡Esta noticia es de impresión! El récord del mundo de velocidad en moto "a ciegas" lo tiene el invidente británico Billy Baxter. Consiguió alcanzar la velocidad de 265,33 kilómetros/hora sobre una Kawasaki Ninja de 1.200 centímetros cúbicos, en la base aérea de Boscombe Down (Wiltshire), en agosto de 2003.

La máxima velocidad alcanzada por una mujer haciendo paracaidismo de velocidad fue de 432,12 kilómetros/hora, durante la celebración de la Copa del Mundo de esta especialidad en Bottens (Suiza), en el año 2002. Su autora fue la temeraria italiana Lucia Bottari.

En categoría masculina, este récord lo ostenta el francés Michael Brooke. Lo logró durante la celebración del Campeonato de Paracaidismo de Velocidad del Milenio en Gap (Francia), en el año 1999, con una velocidad de descenso de 524, 13 kilómetros/hora.

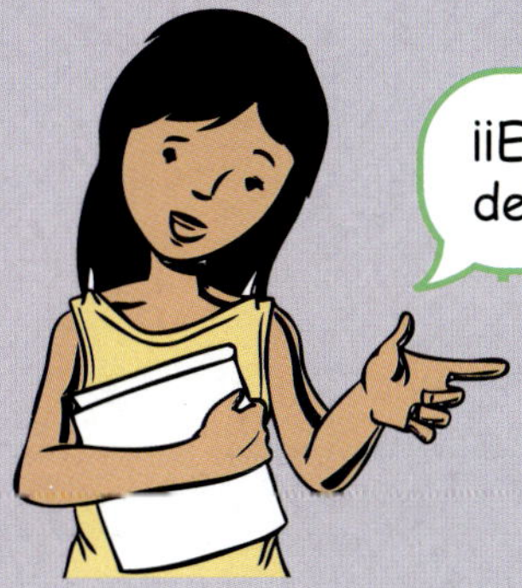
¡¡Estoy cansada sólo de leer!! Además soy fiel seguidora del refrán, "el que mucho corre, pronto para".

8 La flexibilidad

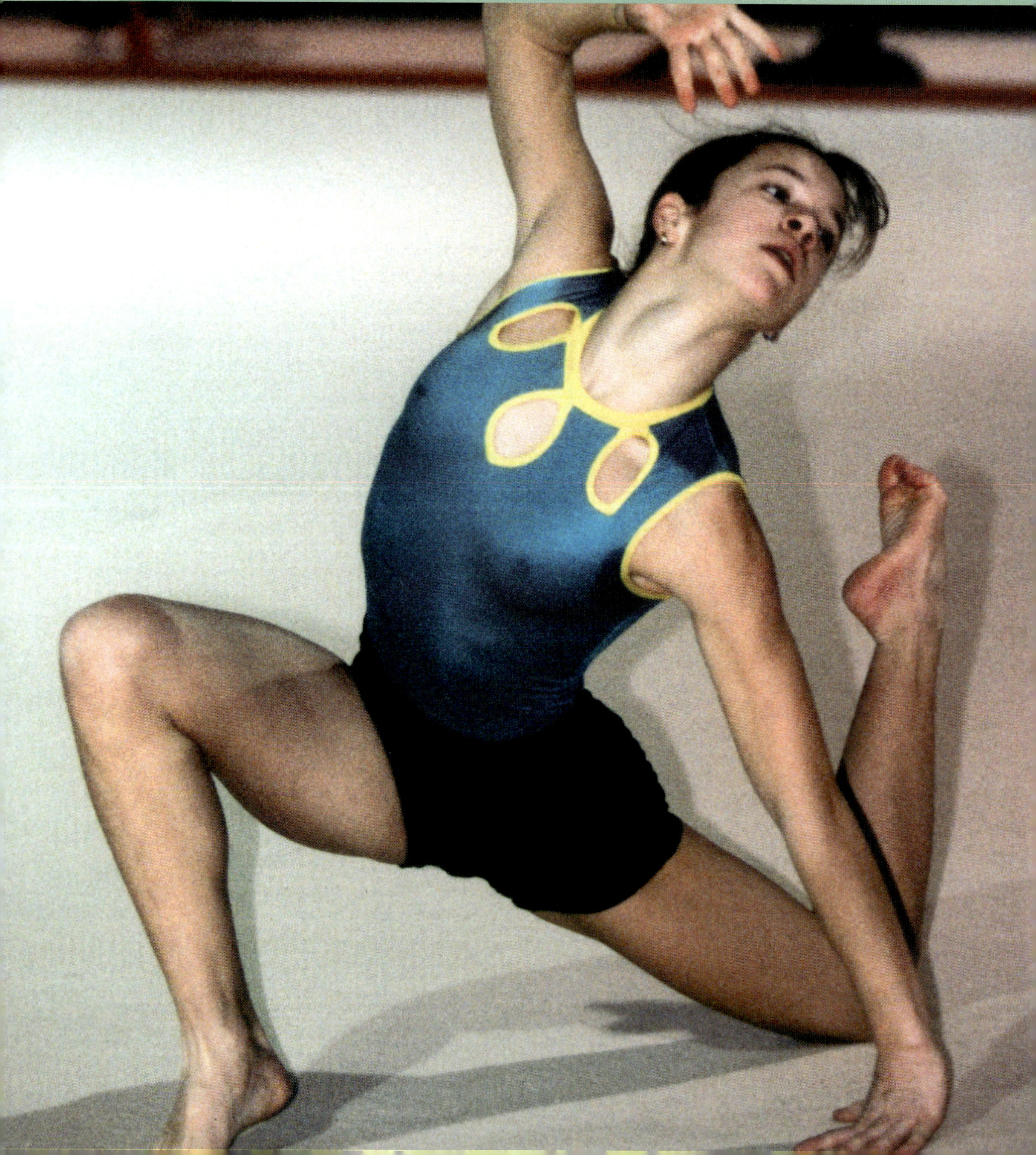

La foto

Entendemos por flexibilidad la capacidad que tienen las articulaciones para realizar movimientos con la mayor amplitud posible. Hemos de tener en cuenta que la flexibilidad no genera movimiento, sino que lo posibilita.

La amplitud estructural puede verse alterada o limitada por diversos factores: por factores internos, como la elasticidad muscular, la estructura ósea, el tipo de articulación o la masa muscular, y por factores externos como el sexo, la edad, el sedentarismo o incluso la hora del día en la que realicemos el trabajo.

Existen dos componentes de la flexibilidad, la flexibilidad estática, que es la amplitud de movimiento de la articulación y la flexibilidad dinámica, que es la movilidad que posee una articulación.

Las capacidades físicas, a nivel general, evolucionan positivamente hasta una determinada edad. Sin embargo, la flexibilidad, por el contrario, involuciona de manera rápida desde muy temprana edad.

Todo deportista tiene por objeto el desarrollo de la flexibilidad, aunque sea, en cierta medida, para el óptimo trabajo dentro de su disciplina deportiva. Pero, no sólo es necesario el trabajo de flexibilidad en los deportistas, sino que se hace necesario, también, en cualquier persona que quiera conservar su integridad física a largo plazo.

Debido a la involución que sufre esta capacidad, el paso del tiempo influye de manera negativa en ella. Hasta los 10 años nuestro nivel de flexibilidad es bastante alto. Desde aquí y hasta la pubertad, el desarrollo muscular y óseo limitan su evolución. A partir de los 20 años de edad, aproximadamente, esta capacidad se verá mermada en un 75% de su totalidad, si no ha sido trabajada, y a partir de los 30 años de edad, su pérdida se ve incrementada por otros factores como son la paulatina deshidratación de los tejidos conjuntivos y el gradual aumento de la grasa corporal.

Al igual que el trabajo paulatino de esta capacidad va a contribuir a un óptimo desarrollo de nuestra condición física, llevado al extremo puede cursar con importantes inconvenientes para nuestra salud, ya que estaremos favoreciendo la aparición de deformaciones óseas, así como la tendencia a sufrir luxaciones y esguinces.

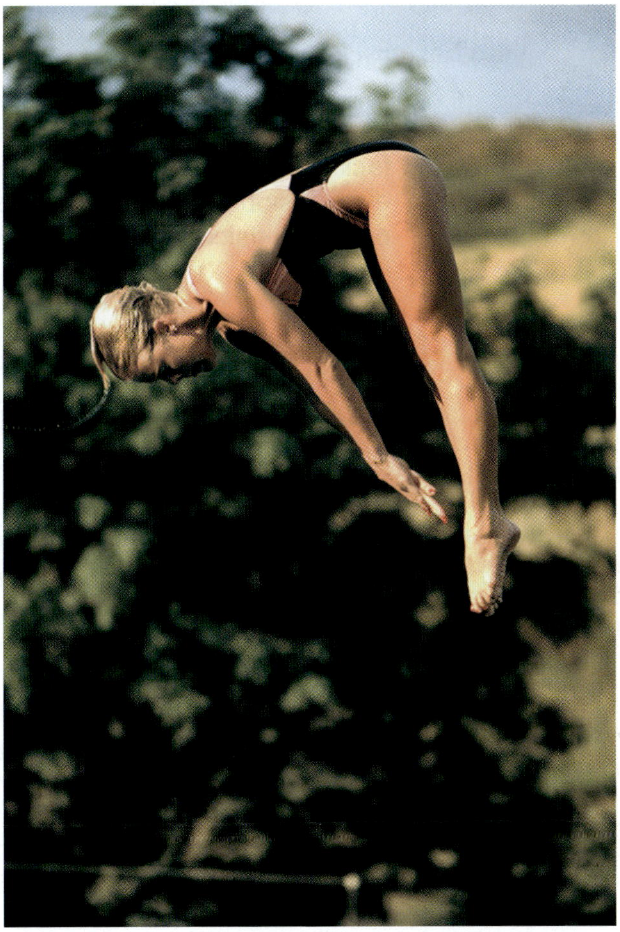

Para el trabajo de la flexibilidad, se recomienda realizar ejercicios genéricos para pasar posteriormente a los específicos del deporte o actividad a practicar. Hemos de recordar aquí que la ejecución de un estiramiento apropiado tiene muchos beneficios en el aumento de la flexibilidad, mejora el desempeño de la tarea y disminuye el riesgo de una lesión.

Hay prácticas deportivas, como es el caso del contorsionismo, que llevan al límite de las posibilidades físicas el trabajo de la flexibilidad. Como disciplina deportiva, el contorsionista debe mostrar su máximo grado de flexibilidad, de destreza y de desarrollo de cualidades motoras.

Debemos recordar que la flexibilidad trabajada de manera correcta disminuye considerablemente el riesgo de lesiones, aumenta las amplitudes de recorrido articular, alivia los dolores musculares y el estrés diario. Además, actúa de forma óptima sobre el trabajo de la velocidad y de la fuerza, nos ayuda a recuperar más rápido tras el esfuerzo, promueve la relajación y equilibra el tono muscular de las distintas zonas del cuerpo para evitar desequilibrios físicos, como los causantes de la escoliosis, la lordosis, los dolores cervicales, etc.

1 INTRODUCCIÓN

Todos realizamos de forma cotidiana movimientos tales como agacharse, girar, estirarse..., que requieren que nuestras articulaciones, ligamentos, tendones y músculos sean flexibles para poder moverse con desenvoltura. La flexibilidad es una de las actividades físicas que más beneficios aporta a la salud, pudiendo considerarse básica para mantener una condición física adecuada y para conseguir una vida más activa y saludable.

En el terreno deportivo, esta capacidad es aún más importante. Son muchos los deportes que por las características de sus gestos técnicos exigen una gran amplitud de movimientos, como, por ejemplo, la gimnasia rítmica, el salto de trampolín o el judo. Resulta fundamental para el rendimiento deportivo y, en algunos casos, la falta de flexibilidad llega a dificultar el aprendizaje de los movimientos, y da lugar a gestos deportivos que incluyen errores y vicios.

Pese a todo lo anterior, en ocasiones, cuando se habla de capacidades físicas básicas, la bibliografía sobre el tema se refiere a la fuerza, a la resistencia y a la velocidad, y deja de lado la flexibilidad. El motivo de esta marginación es que, a diferencia de las anteriores, la flexibilidad no genera movimiento sino que lo posibilita, y por ello no causa una mejoría en ninguno de los sistemas orgánicos en los que sí tienen un efecto directo el trabajo de las tres primeras capacidades físicas mencionadas.

En la actualidad, el papel de la flexibilidad ha ido adquiriendo gran importancia y, en este libro, la consideraremos como una capacidad física básica porque es un elemento que influye sobre el resto de capacidades físicas. Su entrenamiento facilita la realización correcta de movimientos, mejora la eficiencia muscular y evita lesiones. Resulta necesario trabajarla para lograr el pleno desarrollo del potencial físico y del rendimiento deportivo.

2 CONCEPTO DE FLEXIBILIDAD

Un chicle es flexible, se estira mucho fácilmente y tras soltarlo se encoge poco a poco.

Una goma del pelo es elástica, cuesta estirarla y al soltarla se encoge con rapidez.

El término flexibilidad se define como la capacidad de una articulación o de un grupo de articulaciones para realizar movimientos con la máxima amplitud posible sin brusquedad y sin provocar ningún daño.

Conseguir que al ejecutar los movimientos de una articulación determinada éstos alcancen su máxima amplitud, puede hacerse mediante ejercicios realizados por el propio sujeto sin ayudas externas (contracción del grupo muscular antagonista) o recurriendo a fuerzas externas tales como un compañero, sobrecargas, inercia, tracciones...

La definición dada de flexibilidad implica que esta capacidad no es algo general, sino que es específica de cada articulación, es decir, que una persona puede

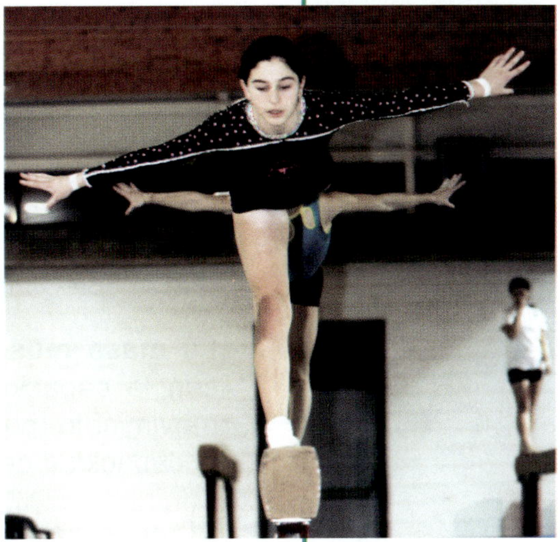

ser muy flexible en una articulación o en un grupo de articulaciones determinado y ello no implica necesariamente que lo sea también en otras. Incluso, dentro una misma articulación, la flexibilidad es específica para cada acción que puede realizarse con ella. Por ejemplo, una buena flexibilidad para hacer una flexión del tronco hacia adelante no implica buena flexibilidad para hacer una flexión lateral de tronco, a pesar de que ambas acciones ocurren en la articulación de la cadera.

El concepto de flexibilidad debe diferenciarse de otros dos términos que suelen emplearse como sinónimos de ella, como son movilidad articular y elasticidad muscular, y que, sin embargo, no deben confundirse:

- **Movilidad articular:** es la capacidad para desplazar una parte del cuerpo dentro de un recorrido lo más amplio posible, manteniendo la integridad de las estructuras anatómicas implicadas. Esta propiedad se atribuye a las articulaciones.

- **Elasticidad muscular:** es la capacidad de un músculo para elongarse sin sufrir daños estructurales y luego contraerse hasta recuperar su forma y posición originales. Esta propiedad también se atribuye en menor medida a los ligamentos y tendones.

Los movimientos están limitados por las características estructurales de la articulación y por el estiramiento de los músculos, de los ligamentos, etc. La flexibilidad es la capacidad resultante de la suma de estos dos componentes:

FIEXIBILIDAD= MOVILIDAD ARTICULAR + ELASTICIDAD MUSCULAR

3 FACTORES QUE CONDICIONAN LA FLEXIBILIDAD

La flexibilidad está influenciada por dos tipos de factores, los anatómicos o intrínsecos y los externos.

Factores intrínsecos

Son los factores internos que afectan a la flexibilidad:

- **El tipo de articulación:** cada tipo (de bisagra, pivotantes, esféricas) tiene una resistencia interna diferente y específica, y varía enormemente de una articulación a otra.

- **La estructura ósea:** los topes óseos de los dlstlntos huesos que forman parte de una articulación limitan de forma notable el movimiento de la misma.

- **La elasticidad del tejido muscular:** la resistencia a la elongación del tejido conectivo de los músculos que forman parte de una articulación influye directamente en la flexibilidad de la misma. Por otra parte, si el músculo está fatigado o el tejido muscular tiene cicatrices de una lesión anterior su elasticidad disminuye.
- **La elasticidad de los ligamentos y tendones:** no estiran mucho porque tienen un tejido poco elástico y, en consecuencia, restringen la flexibilidad de una articulación.
- **La masa muscular:** si un músculo está muy desarrollado puede interferir con la capacidad de una articulación para lograr la máxima amplitud de movimiento (por ejemplo, un bíceps femoral demasiado grande puede limitar la capacidad de doblar las rodillas por completo).
- **El tejido graso:** un exceso de tejido graso puede ser un factor limitante para la amplitud de algunos movimientos.
- **La capacidad de relajación y contracción del músculo:** permite al músculo alcanzar su máximo rango de movimiento.
- **La temperatura de la articulación:** la temperatura interior de la articulación y de sus estructuras asociadas también influye en su flexibilidad.

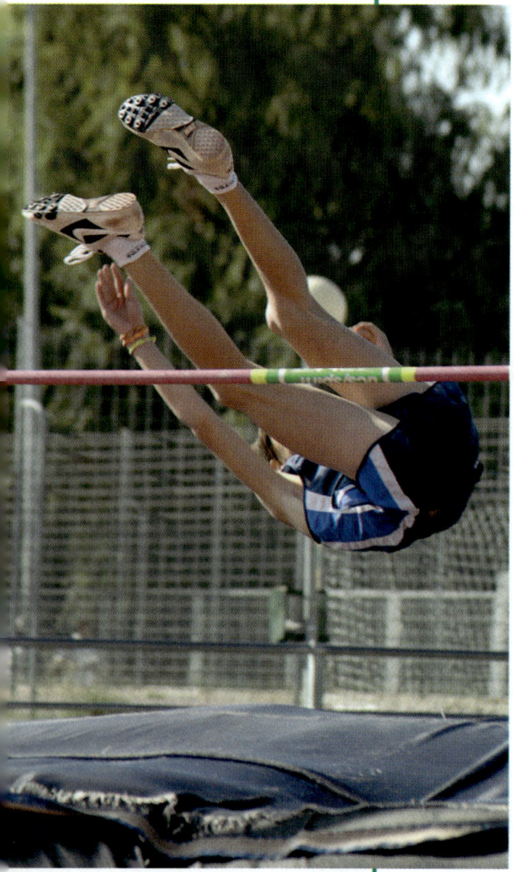

Factores extrínsecos

Entre los factores externos limitantes de la flexibilidad se encuentran:

- **Herencia:** hay una determinación hereditaria importante sobre el grado de flexibilidad que un sujeto tiene.
- **Sexo:** es un factor que condiciona el grado de flexibilidad, las mujeres son, generalmente, más flexibles que los hombres.
- **Edad:** la flexibilidad tiene una evolución natural decreciente, durante la infancia un niño puede ser muy flexible, pero esa capacidad disminuye de forma progresiva hasta la vejez.
- **Sedentarismo:** la falta de actividad física de forma habitual, ya sea por costumbre o por motivos laborales, resta movilidad a las articulaciones.
- **La hora del día**: la mayoría de los individuos son más flexibles por la tarde que por la mañana. La flexibilidad es menor a primera hora de la mañana y al anochecer.
- **La temperatura ambiental:** una temperatura cálida facilita la amplitud de movimientos, pues el calor permite que las reacciones químicas que se producen a nivel muscular se realicen con mayor celeridad.

➤ **La hidratación:** algunos autores sugieren que beber bastante agua contribuye a incrementar la flexibilidad del cuerpo.

4 DESARROLLO Y EVOLUCIÓN DE LA FLEXIBILIDAD

La flexibilidad es una capacidad involutiva, es decir, que se pierde paulatinamente y disminuye poco a poco desde la infancia hasta la senectud. El motivo principal por el que se es menos flexible con la edad reside en algunas transformaciones que tienen lugar en el cuerpo:

- Una progresiva deshidratación del organismo.
- Un aumento de los depósitos de calcio y de adherencias en los huesos.
- Cambios en la estructura química de los tejidos.
- La sustitución de fibras musculares y de colágeno por grasa.

El ejercicio puede retrasar la pérdida de la flexibilidad que se produce con el envejecimiento. Parece ser que los estiramientos estimulan la producción de lubricante entre las fibras del tejido muscular y previenen la deshidratación y la formación de adherencias.

Esta capacidad debe ser trabajada a todas las edades. No todas las personas desarrollan la flexibilidad de la misma manera con un entrenamiento adecuado, cuanto mayor es la edad del sujeto más tiempo necesita para alcanzar unos niveles apropiados de flexibilidad.

La pérdida de flexibilidad con la edad no es lineal:

- A partir de los 3-4 años comienza la regresión.
- Hasta los 10-11 años el descenso es poco significativo.
- Desde la pubertad hasta los 30 años se produce un deterioro importante.
- Hasta la vejez disminuye gradualmente.

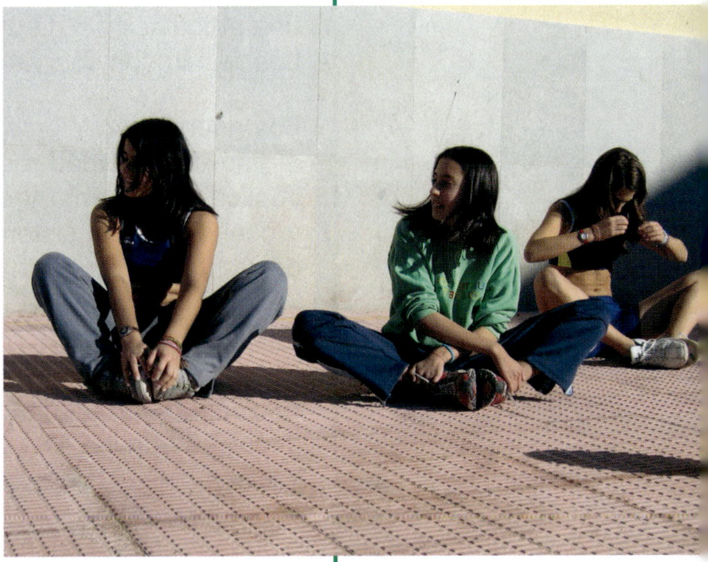

Las mujeres son, por lo general, más flexibles que los hombres en igualdad de edad. Por otra parte, la flexibilidad suele presentar características peculiares para cada deporte, según el tipo de movimientos que se realizan en cada uno de ellos. Son muy diferentes los gestos de los nadadores, de los jugadores de baloncesto o de los levantadores de peso, por ejemplo.

	Ventajas	Desventajas
Sistemas dinámicos	Es fácil de trabajar.	Su efectividad es menor.
	Suponen una mejora de la coordinación neuromuscular.	Los rebotes pueden propiciar lesiones musculares.
	Incide más en la movilidad articular.	
Sistemas estáticos	Son más efectivos.	Son menos motivadores.
	Implican un trabajo más localizado.	No mejoran la coordinación.
	Inciden más en la elasticidad muscular.	Exigen una alta concentración y un dominio corporal

Tabla 1. Ventajas y desventajas de los sistemas de entrenamiento de la flexibilidad

5 SISTEMAS DE ENTRENAMIENTO DE LA FLEXIBILIDAD

El entrenamiento habitual de esta capacidad permite mantener un nivel adecuado de flexibilidad, facilita la realización correcta de los movimientos habituales, mejora la actuación motora de los gestos deportivos (tales como el salto de altura en atletismo o la patada de kárate), favorece la adquisición de nuevas destrezas de movimiento y, además, ayuda a prevenir lesiones.

Para mantener la flexibilidad debe realizarse un programa de entrenamiento continuo, específico y sistemático, con ejercicios planificados de forma regular. Sólo así se puede aumentar de forma progresiva la amplitud del movimiento de una articulación o de un conjunto de articulaciones durante un periodo de tiempo. Los resultados son visibles de forma paulatina.

Los diferentes sistemas de trabajo de la flexibilidad se agrupan de acuerdo con el tipo de actividad muscular que se realiza durante su entrenamiento. Cuando implica movimiento y existe elongación muscular se habla de sistema dinámico y cuando no, de sistemas estáticos. Cada uno de ellos tiene sus ventajas y sus desventajas (ver “Tabla 1”).

Sistema dinámico

Se desarrolla mediante ejercicios de movilidad articular tradicionales de la gimnasia que llevan a un miembro a realizar el movimiento más completo posible en una articulación, como, por ejemplo, el lanzamiento al frente de la pierna extendida. Se caracterizan porque, continuamente, hay desplazamiento de alguna parte del cuerpo y se produce un estiramiento y un acortamiento repetido de las fibras musculares. Se realizan repeticiones de cada ejercicio sin pausa y sin mantenimiento de posiciones, y se aumenta gradualmente la amplitud del movimiento hasta alcanzar la máxima posible.

El objetivo de este sistema es lograr la movilidad general de las articulaciones mediante la ejecución de numerosos y de diversos ejercicios: flexiones profundas, giros, tracciones, lanzamientos utilizando la inercia, balanceos de miembros, rebotes en posición límite, presiones utilizando la fuerza adicional de un compañero... realizados con la máxima amplitud posible.

Los ejercicios se dividen en dos grupos: ejercicios que se realizan sin ayuda y los que se realizan con ella, como un compañero que colabora o con el empleo de un peso adicional: mancuernas, balones medicinales... (ver “Figura 1”).

Cuando se utilizan pesos, su finalidad es aumentar la amplitud del movimiento a través de la inercia del mismo. Aunque dan buen resultado, su empleo debe realizarse con cautela, sobre todo, cuando los ejercicios se ejecutan con rapidez.

Generalmente, se realizan series de 5 a 10 ejercicios, y entre 10 y 15 repeticiones rítmicas seguidas de cada uno de ellos. Las primeras repeticiones se hacen sin forzar demasiado, y se aumenta la amplitud gradualmente hasta alcanzar su punto máximo. Los ejercicios pueden realizarse de forma seguida, uno tras otro, aunque es preferible realizar pequeños descansos de 10 ó 15 segundos entre ellos.

Este sistema de trabajo debe emplearse con cuidado, pues cuando un músculo es sometido a una tracción violenta, como mecanismo de defensa, responde con una contracción refleja, y se acorta en vez de estirarse, lo que puede provocar lesiones.

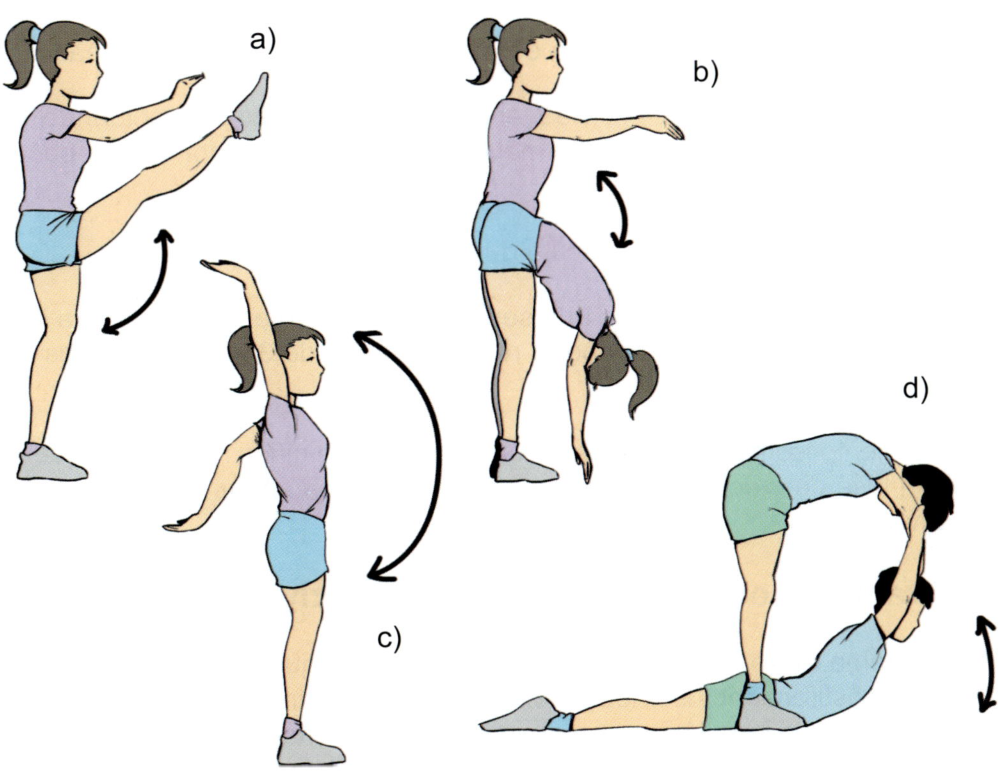

Figura 1: ejercicios de flexibilidad dinámica

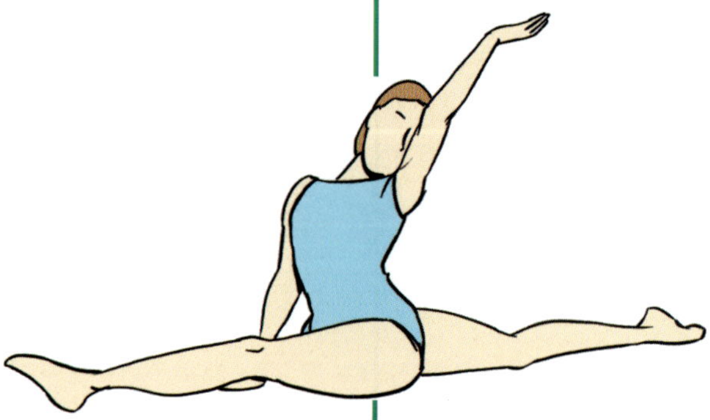

Sistemas estáticos

Utilizan ejercicios que exigen el mantenimiento de posiciones de estiramiento muscular durante cierto tiempo (ver "Tema 3: LOS ESTIRAMIENTOS"), como, por ejemplo, el spagat frontal. Pueden realizarse sin o con ayuda externa: un compañero, etc. En buena parte de la duración del trabajo, no hay movimiento aparente sino mantenimiento de una posición determinada durante unos segundos.

Estiramientos isométricos

Son estiramientos estáticos en los que la resistencia de los grupos musculares se logra a través de contracciones isométricas (sin movimiento) de los músculos estirados. Los estiramientos isométricos ayudan a desarrollar la fuerza de los músculos tensados al tiempo que disminuyen el dolor asociado con el estiramiento.

Para mantener la resistencia necesaria al realizar un estiramiento isométrico, existen varias posibilidades: aplicar el propio sujeto con sus manos la resistencia al miembro que se estira, aprovechar la ayuda de un compañero para aplicarla o utilizar un medio que proporcione una resistencia insalvable, como una pared o el suelo.

Para realizar un estiramiento isométrico se procede de la siguiente forma:

- Colocarse en la posición de estiramiento para el músculo deseado.
- Tensar el músculo estirado entre 10 y 15 segundos actuando contra alguna fuerza que impida el movimiento: la aplicada por un compañero, la pared, el suelo, etc.
- Relajar finalmente el músculo durante al menos 20 segundos.

Debido a la exigencia muscular, una sesión completa de entrenamiento a base de estiramientos isométricos no debería repetirse antes de 36 horas para los grupos musculares trabajados.

El estiramiento isométrico no está recomendado para niños ni adolescentes, pues están en fase de crecimiento y existe riesgo de lesión en los tendones y el tejido conectivo.

Facilitación Neuromuscular Propioceptiva (FNP)

Es un sistema mixto, creado por Sven A. Sölveborn, que combina el estiramiento pasivo y el estiramiento isométrico para lograr el máximo de flexibilidad estática. Inicialmente se desarrolló como un sistema de rehabilitación para tratar diferentes problemas neuromusculares. En la actualidad, está considerado como la mejor manera de aumentar la flexibilidad y su uso se ha generalizado.

La mayoría de los ejercicios realizados con este sistema están basados en la alternancia de estiramientos y técnicas de contracción y relajación isométrica del agonista, es decir, los músculos se estiran, después se contraen isométricamente y luego se relajan.

Las cuatro fases básicas de la FNP son las que siguen a continuación:

- Efectuar estiramiento pasivo del músculo o grupo muscular que se quiere trabajar durante 10 segundos.
- Realizar una contracción isométrica del mismo durante otros 10 segundos.
- Relajar brevemente el músculo o grupo muscular (2-3 segundos).
- Realizar un nuevo estiramiento pasivo que incremente la amplitud del movimiento inicial y que se mantendrá entre 10 y 15 segundos.

Antes de realizar otro ejercicio es conveniente relajar la musculatura durante 20 ó 30 segundos.

Lo que se pretende con este sistema es conseguir la inhibición de los reflejos del estiramiento. Su empleo precisa, habitualmente, de la ayuda de un compañero para proporcionar resistencia durante la contracción isométrica. Puede realizarse sin compañero, pero su eficacia es menor.

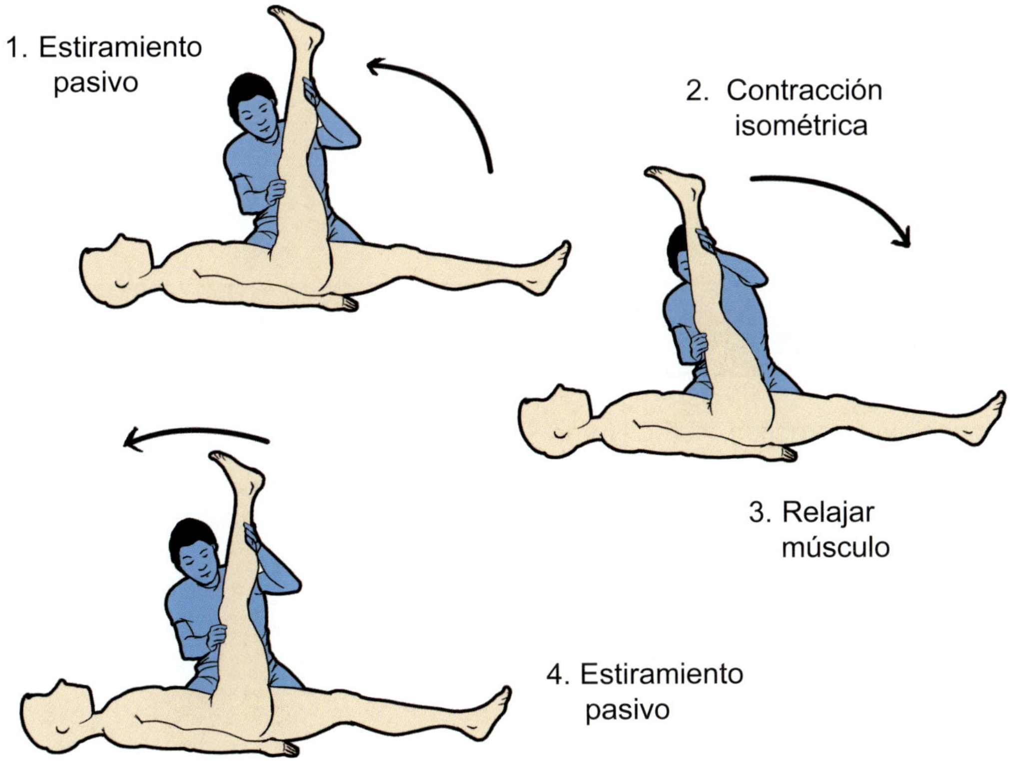

EJERCICIOS

1. Explica los dos componentes de la flexibilidad.
2. Cita tres factores intrínsecos que condicionen la flexibilidad.
3. Describe cómo se trabaja con el sistema dinámico.
4. Enumera algunos ejercicios de flexibilidad dinámica.
5. Define el término **flexibilidad**.
6. Explica cómo influye la edad en la flexibilidad.
7. Señala las diferencias entre el sistema dinámico y los sistemas estáticos.
8. Enumera las desventajas de los sistemas estáticos.
9. Describe cómo se realiza un estiramiento isométrico.
10. Comenta las cuatro fases básicas de la FNP.

SI QUIERES SABER MÁS...

La flexibilidad: principios y práctica. Autor: Norris, Christopher. Editorial: Paidotribo. Barcelona, 1996.

La flexibilidad

SI NO LO LEO NO LO CREO

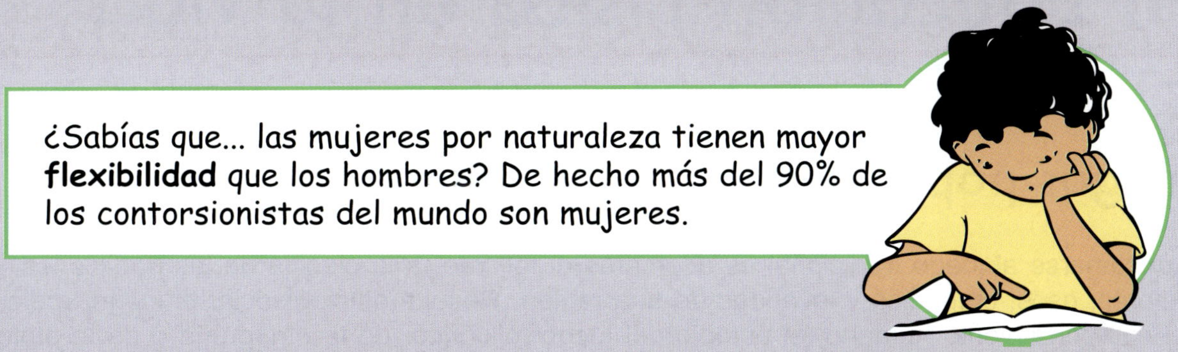

La joven rusa Karima Zaripova, conocida como “La niña sin huesos”, perteneciente a la 4ª generación de actrices de circo, es una de las más brillantes y talentosas contorsionistas. Ha obtenido la medalla de oro en el festival francés *Circus Demain*.

Las serpientes pitón y las anacondas tienen un ángulo de apertura en las mandíbulas de 130 grados, mientras que los seres humanos tan sólo podemos abrir la boca unos 30 grados.

Existe un teclado flexible para trabajar en cualquier parte. Seguramente, sean pocas las personas que se hayan planteado trabajar mientras se dan un baño, pero, de ser así, han de saber que existe un teclado que además de flexible y de adaptarse a cualquier situación, es irrompible y resistente al agua.

Si hay un animal que tenga un estómago flexible, ese es la estrella de mar, el único animal que puede darle la vuelta a su estómago de dentro hacia fuera.

Los miembros de la Junta de Procesadores de Leche de California (CMPB), creadores de un popular spot publicitario titulado “Contorsionista” de la campaña *Toma Leche*, han comenzado a investigar la manera en que los ganadores de este reciente concurso logran realizar estas complejas flexiones con sus cuerpos, y han descubierto que, para tener un cuerpo ágil, una dieta rica en alimentos que sustenten la musculatura, como es el caso de la leche, es esencial para afrontar este tipo de actividades.

Si te gusta la nieve, hemos encontrado una vestimenta al más puro estilo de los superhéroes, es un traje llamado *d3o*, fabricado por la compañía Spyder, es completamente flexible, salvo en el momento de recibir un impacto, entonces, se endurece para formar una pequeña protección sólida, similar a la de una rodillera.

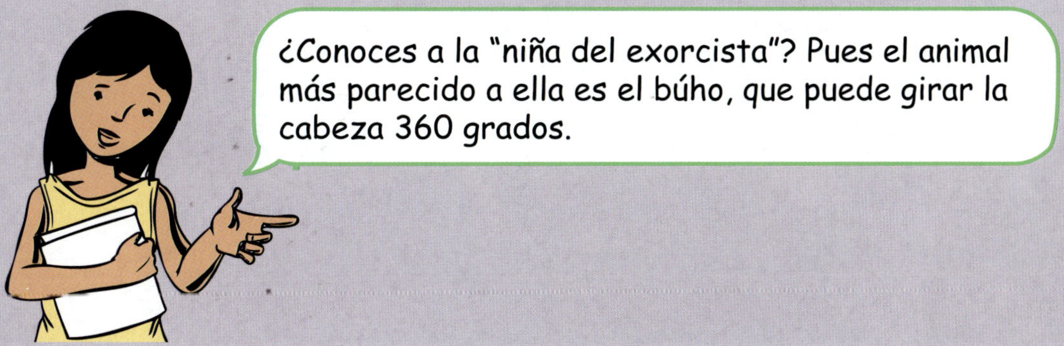

La Educación Física en tu vida

Juegos populares y tradicionales

"Aproximarse al juego tradicional es acercarse al folklore, a la ciencia de las tradiciones, costumbres, usos, creencias y leyendas de una región. Resulta difícil disociar el juego tradicional del comportamiento humano, el estudio del juego folklórico, de la etnografía o de la etología" (Lavega, 1995).

La mayoría de los juegos populares tienen origen rural y están asociados a tareas propias del campo y de la ganadería. En sus ratos de ocio, labradores, pastores y canteros competían en fuerza y habilidad, y cruzaban, en determinadas ocasiones, apuestas. El hombre emplea el juego como oportunidad de comparar sus actitudes con otros, para avanzar en su escalafón social de tener éxito.

El juego es una realidad que acompaña al hombre desde comienzos de su existencia. Cada pueblo, según su forma de vida, ha desarrollado un tipo de juego y de recreación específicos, pero cuando el juego se institucionaliza, se burocratiza, se universaliza y el fin es el resultado, éste se transforma en deporte, hecho sucedido fundamentalmente a partir de la revolución industrial.

El éxodo rural, la mecanización del campo y el aprovechamiento de la tierra, entre otras cosas, favorecieron la desaparición de ciertas tareas, y cayó en detrimento la valoración del cuerpo, la especialización laboral y la técnica de trabajo.

Los juegos populares son fruto de la sabiduría del pueblo, del deseo de la vida de muchos hombres, mujeres, niños y niñas que cada día fueron captando la belleza y la dureza de la vida, y lo atraparon en pequeños juegos símbolo de sus vivencias y de sus largas horas de convivencia. Es fácil encontrar en las letras de sus canciones elementos característicos de la época donde surgieron, muchos hablan de guerra, otros lo hacen del hambre o de la orfandad. Los juegos

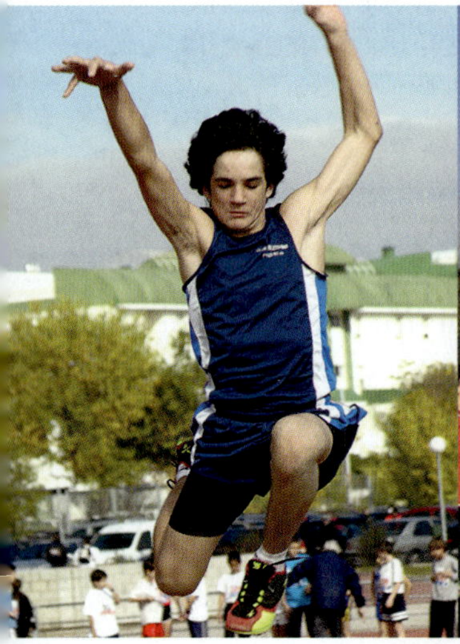
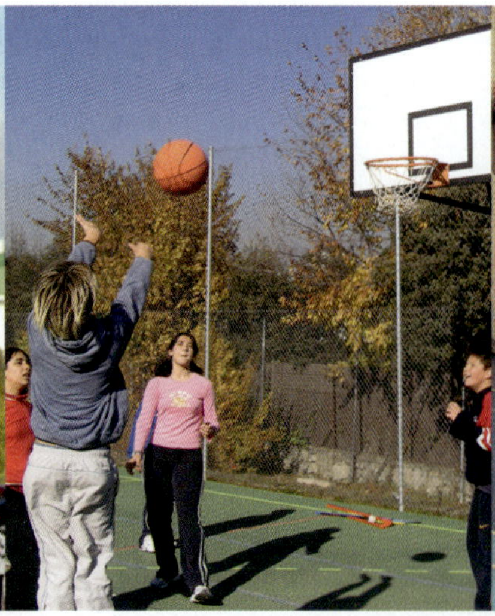
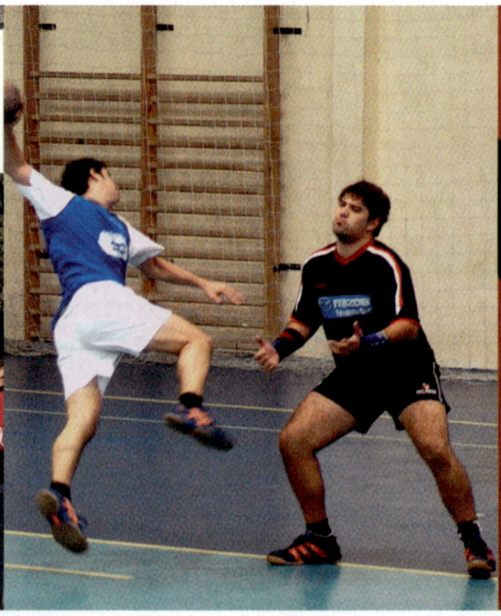
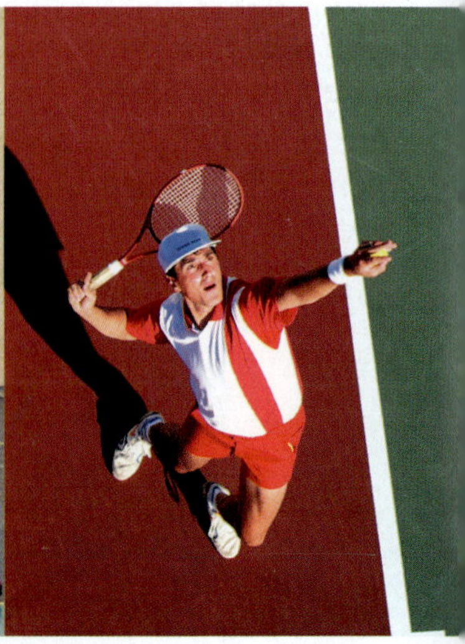

populares son típicos de cada país y, al mismo tiempo, patrimonio de la humanidad. Son juegos que han sobrevivido al tiempo, pasando de generación en generación hasta llegar a nuestros días. Forman parte de la manera de ser de todo un pueblo.

Los juegos tradicionales se pueden encontrar en cualquier parte del mundo. Quizás habrá algunas diferencias en la forma del juego, en el diseño, en la utilización o en algún otro aspecto, pero la esencia del mismo permanece. Y es curioso cómo todos estos juegos se repiten en los lugares más remotos, perdurando aún la marca característica de cada lugar y cultura.

“El origen de los juegos es contemporáneo al de las sociedades. En épocas lejanas, en lugar de ser propiedades de los niños, constituían el bien personal del mago, del chamán, que al utilizarlos con fines religiosos atribuían su invención y su primer uso a los dioses. Desechados por el sacerdote para sus prácticas, en lugar de extinguirse cambiaron de destino y emprendieron un nuevo rumbo. (...) Después quedaron relegados a juegos de los hombres, luego de las mujeres y finalmente de los niños” (**Plath**, 1998).

Contribuir a la conservación de la enorme diversidad de los juegos tradicionales existentes en todo el mundo es importante. Necesitan ser protegidos y merecen una promoción activa, de lo contrario, corren el riesgo de ser sustituidos completamente por un número restringido de deportes modernos y estereotipados.

Para protegerlos y conservarlos se creó la **Asociación Europea de Juegos y Deportes Tradicionales** (AEJDT). Ésta está constituida por federaciones, asociaciones deportivas y culturales, sociedades profesionales y también instituciones académicas. Sus propósitos principales se centran en la gestión, la promoción y la defensa de los juegos y de los deportes tradicionales.

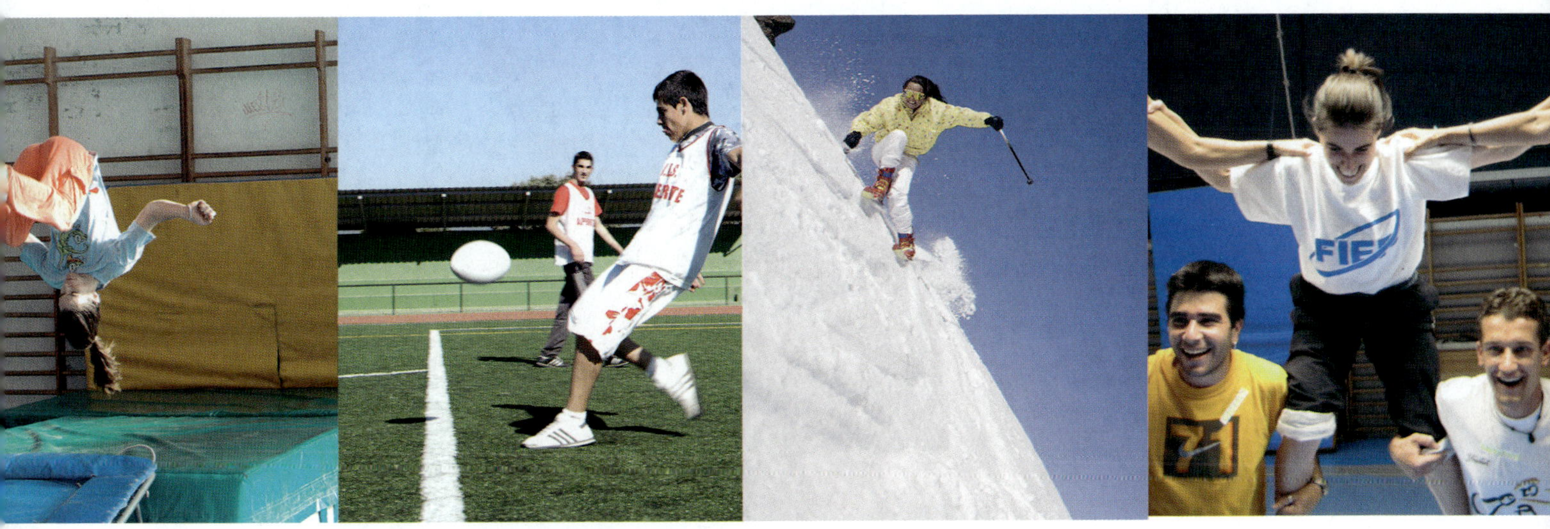

9 Cualidades motrices

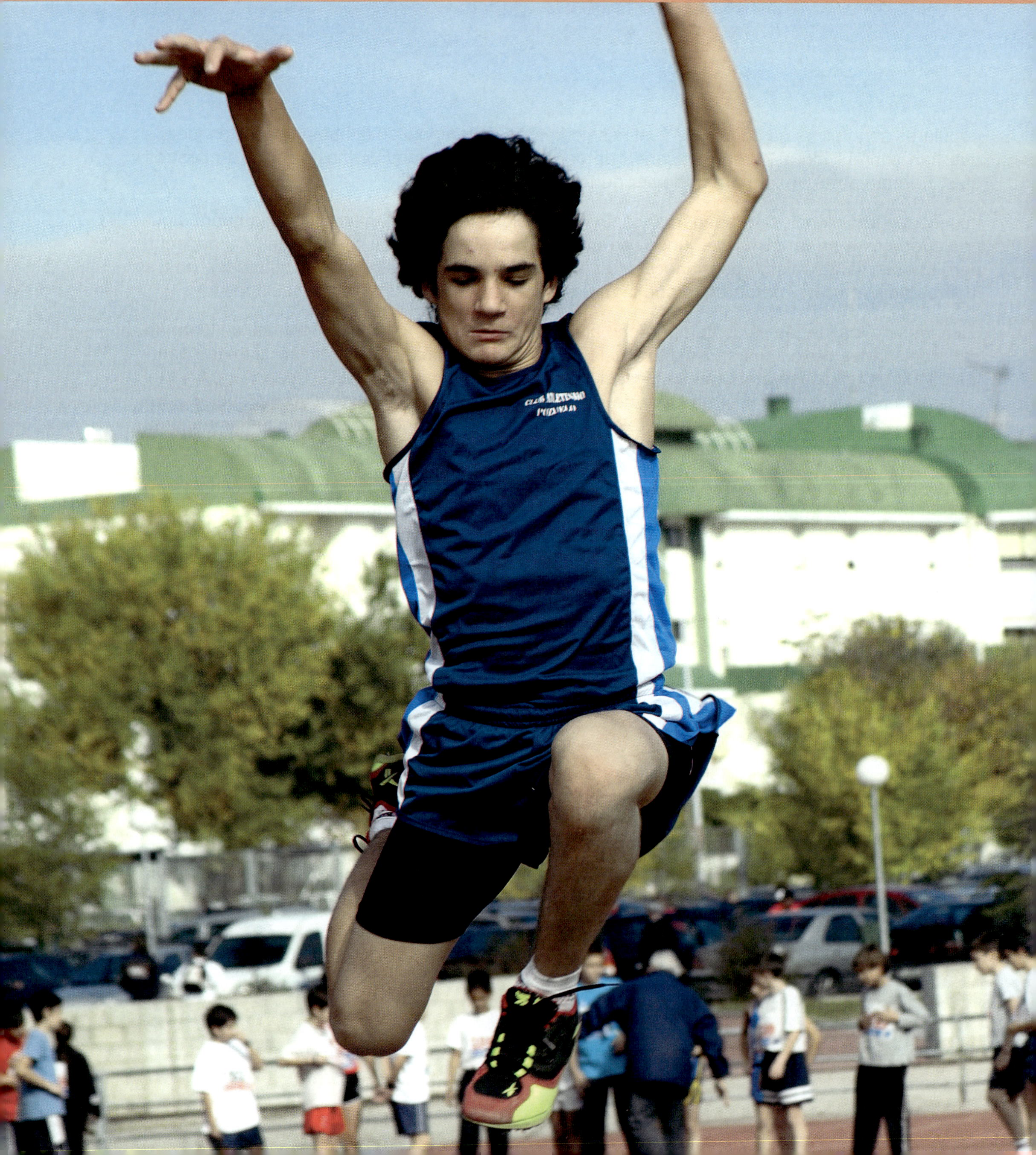

La foto

En la sociedad actual se siente, cada vez más, la necesidad de incorporar todo aquello que, relacionado con el cuerpo y la actividad motriz, contribuya al desarrollo personal y a una mejora en la calidad de vida.

Al hombre del siglo XXI, le resulta imprescindible la ejercitación del cuerpo si no quiere ver atrofiadas prematuramente muchas de sus funciones, de sus capacidades y de sus cualidades corporales. Es a través del cuerpo y del movimiento como la persona se relaciona con el entorno.

Todos los seres humanos tenemos movimiento. El organismo humano posee facultades fisiológicas y biomecánicas que, apoyándose en elementos anatómicos como los músculos, las articulaciones y los huesos, nos permiten realizar diversos movimientos. A estas facultades se las conoce con el nombre de cualidades motrices. Éstas, cuando funcionan a unos determinados niveles, ayudan a determinar el buen rendimiento de un deportista.

Las facultades de cada individuo están predeterminadas, en cierto modo, por la herencia, aunque lo verdaderamente importante es el trabajo que realicemos para su desarrollo.

Se consideran **cualidades motrices** del individuo a los aspectos cualitativos del movimiento, como su propio nombre indica. Responden a tal concepto el equilibrio y la coordinación. Las cualidades motrices de un deportista son, por lo general, superiores a las de un sujeto sedentario, debido principalmente a la realización de ejercicios metódicos.

El término **motricidad** se emplea, dentro del área de la salud, para referirse a la capacidad de un ser vivo de producir movimiento por sí mismo, ya sea con una parte de su cuerpo o en su totalidad. Es un conjunto de actos voluntarios e involuntarios coordinados y sincronizados por las diversas unidades motoras (músculos). Para su estudio, se sigue un amplio análisis del desarrollo del ser vivo, desde su fecundación hasta la vejez.

El **movimiento humano** es el componente externo, ambiental, expresado en cambios de posición del cuerpo humano o de sus partes. Por consiguiente, el **movimiento voluntario** es una unidad orgánica de funciones físicas y psíquicas surgidas en el proceso de la lucha por la vida.

El movimiento no es sólo un medio para divertirse, sudar o perder peso, sino que constituye un hecho básico de cualquier tipo de aprendizaje, tanto a nivel físico como intelectual. La necesidad biológica de movimiento es permanente. Si no optamos por ello, el ser humano debe afrontar graves efectos biológicos degenerativos, ya que la base biológica de la vida no tolera interferencias en su diseño de desarrollo.

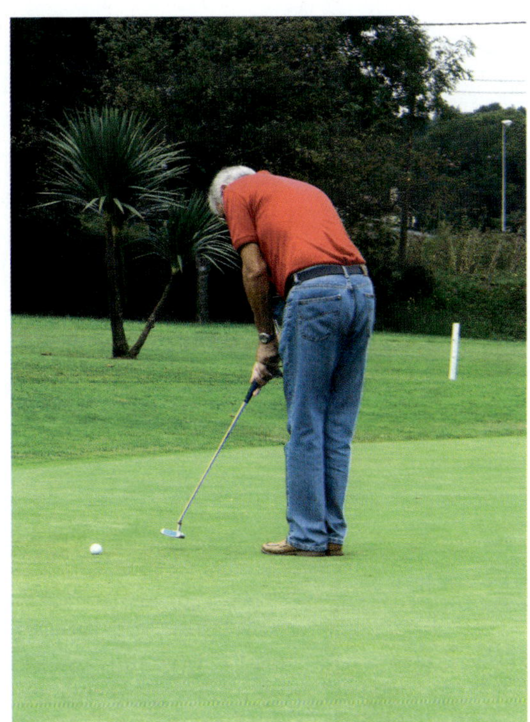

Después de analizar la intervención de las cualidades motrices para la realización de cualquier actividad, nos queda claro que la coordinación de movimientos es imprescindible para desempeñar cualquier tarea de la vida cotidiana, desde ser capaces de desvestirnos o vestirnos solos, realizar el aseo personal, ducharnos, peinarnos, comer adecuadamente, hacer distintas tareas del hogar como limpiar la cocina, el baño, planchar, salir a hacer la compra, planificar el gasto de nuestro dinero... y, así , hasta un sinfin de actividades.

La realización de una adecuada actividad física diaria nos servirá para hacer frente a problemas derivados de nuestro actual estilo de vida, donde el sedentarismo es el principal factor desencadenante de enfermedades degenerativas, niveles inadecuados de condición física, obesidad, trastornos nerviosos, toxicomanías y otras muchas enfermedades de tipo social.

1 INTRODUCCIÓN

Como ya se comentó en el tema 4, el movimiento depende de diferentes factores que intervienen en su ejecución y condicionan el resultado del mismo, y su clasificación y su denominación varía según el autor que se escoja: capacidades condicionales, capacidades coordinativas, cualidades perceptivo-motrices, capacidades de la condición física, capacidades físico-motoras, etc.

La mayoría los clasifica en dos grupos, los que facilitan el movimiento del cuerpo, es decir, los que hacen posible el movimiento, y los relacionados con el control corporal y la regulación del movimiento generado.

En este libro, la terminología empleada para denominar al primero de ellos es la de capacidades físicas básicas (C. F. B.) y, para el segundo, la de cualidades motrices.

La diferenciación entre capacidades físicas básicas y cualidades motrices reside en, fundamentalmente, una división didáctica, ya que no existe en la realidad una total separación entre ambas, sino que, en función del trabajo que se realice, se produce un predominio de uno u otro de los factores motrices.

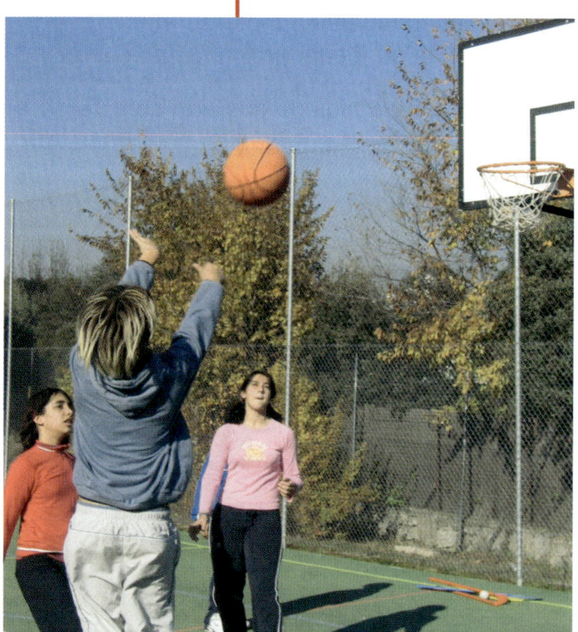

Por ejemplo, en la precisión de un lanzamiento a canasta en baloncesto, parece evidente que las cualidades motrices juegan un papel importante, pero, si se realiza un número muy elevado de lanzamientos, la resistencia e, incluso, la fuerza comienzan a tener un papel limitante cuya importancia crecerá a medida que se aumente el tiempo dedicado a los lanzamientos.

El desarrollo de las capacidades físicas básicas y de las cualidades motrices influye de manera determinante en que un deportista sea capaz de desarrollar las habilidades técnicas propias del deporte que practique. De hecho, de la mejora de las mismas se derivan progresos en las técnicas deportivas específicas.

Este tema va a servir de introducción al estudio de las cualidades motrices, que son comunes a todas las personas, aunque cada individuo las posee en diferente medida.

2 CUALIDADES MOTRICES

A diferencia de las capacidades físicas básicas, las cualidades motrices presuponen un proceso de elaboración sensorial muy complicado. Las cualidades motrices están muy interrelacionadas entre sí, y también con las capacidades físicas básicas y las cualidades derivadas.

Las cualidades motrices se encuentran presentes en cualquier actividad física, aunque no de manera indispensable. Son las responsables de los procesos relacionados con el control corporal y con la organización y regulación de los movimientos.

Las cualidades motrices dependen del sistema nervioso central. Están condicionadas por la capacidad de captación de estímulos procedentes del ambiente por parte de los distintos receptores del movimiento (ópticos, acústicos, táctiles, cenestésicos) y de la elaboración de la información enviada por ellos.

Las cualidades motrices tienen un desarrollo muy marcado durante la infancia y al inicio de la pubertad, fundamentalmente, desde los 6 hasta los 11-12 años.

Coordinación

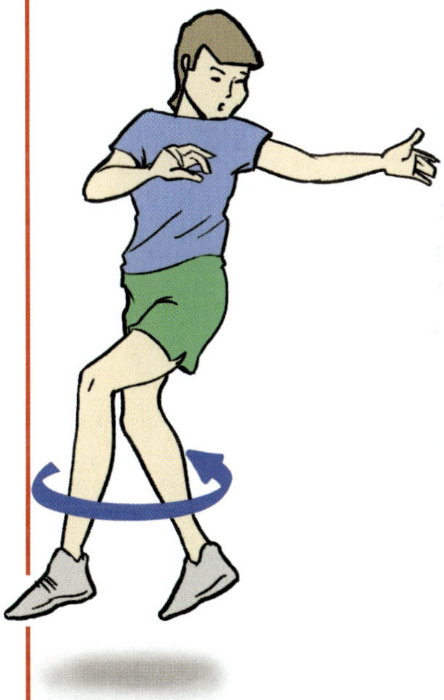

La coordinación es una cualidad psicomotriz tan amplia que permite una gran variedad de definiciones, de clasificaciones y de factores que influyen en la misma (ver "Tema 10").

Se puede definir como la organización y el control de cualquier movimiento del cuerpo, dirigido a la ejecución de un determinado gesto, mediante la sincronización precisa de los diferentes segmentos corporales.

La sincronización precisa de los movimientos de las diferentes partes del cuerpo en relación con el espacio y con el tiempo permite al deportista ajustar esos movimientos del cuerpo para ejecutar el gesto técnico concreto que está pensando.

Esa sincronización de movimientos da como resultado una mayor eficacia y precisión de la acción a realizar y un menor gasto energético.

La coordinación se puede dividir en:

- **Coordinación dinámica general:** es aquélla que afecta a movimientos amplios que implican una acción conjunta de muchas partes del cuerpo. En bastantes casos, se trata de actividades de locomoción.

  La coordinación dinámica general sirve de base a todos los movimientos e implica las denominadas actividades motrices básicas: desplazamientos, saltos y giros.

- **Coordinación segmentaria o específica:** es aquélla que atañe a la relación entre el sentido de la vista y alguno de los segmentos corporales. En muchos casos, implica la manipulación y/o el dominio de objetos. Según el segmento corporal con el que se relacione la vista, se subdivide a su vez en:

  - Coordinación óculo-manual: relaciona la vista con los miembros superiores, especialmente con las manos. Abarca distintos tipos de movimientos: botes, golpeos, conducciones, lanzamientos, pases, recepciones y recogidas.

- Coordinación óculo-pédica: relaciona la vista con los miembros inferiores, especialmente con los pies. Abarca varios tipos de movimientos ya citados en el párrafo anterior: golpeos, conducciones, lanzamientos, pases y recepciones.
- Coordinación dinámico-manual: es aquélla que relaciona la vista con el movimiento de las dos manos de forma sincronizada. Según el modo de ejecución puede ser simultánea, alterna o disociada.

En los deportes acíclicos, como la gimnasia rítmica o el baloncesto, la coordinación segmentaria se desarrolla en mayor grado que en los deportes cíclicos, como la natación o el remo.

Equilibrio

El equilibrio es fundamental para el ser humano y supone una compleja interacción entre el esquema corporal y el mundo exterior. Se parte de una continua aportación de datos al cerebro a través de las percepciones sensoriales y se obtiene como respuesta una correcta orientación del cuerpo en el espacio (ver “Tema 11”).

Se puede definir como la aptitud del ser humano para mantener el cuerpo en una postura estable en contra de la gravedad, tanto en situaciones estáticas como en movimiento.

El equilibrio es fundamental en todas las actividades deportivas, y resulta determinante en aquéllas que incluyen movimientos acrobáticos (gimnasia, patinaje), variaciones imprevistas (surf) y aceleraciones y cambios de posición bruscos (tenis).

El equilibrio se manifiesta de dos formas diferentes:

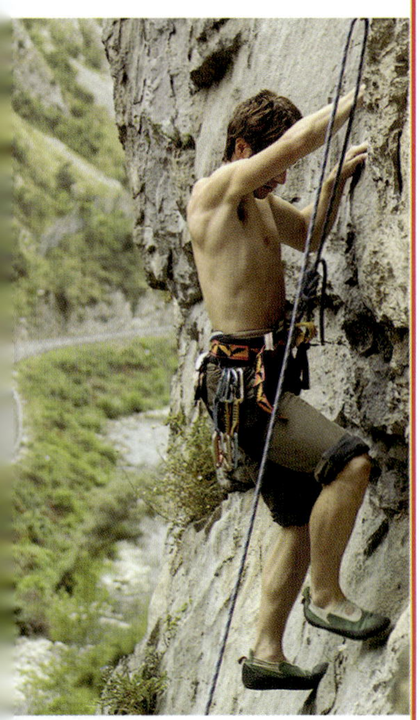

- **Equilibrio estático:** cuando se mantiene el cuerpo en una postura determinada sin desplazamiento del centro de gravedad, que cae dentro del área delimitada por la base de sustentación.
- **Equilibrio dinámico:** cuando se mantiene el cuerpo en una posición estable pese al continuo cambio del centro de gravedad del cuerpo respecto a un punto fijo en el espacio. En este caso, la proyección del centro de gravedad cae fuera del espacio delimitado por la base de sustentación, que también está variando repetidamente. El movimiento es el resultado de una sucesión de desequilibrios controlados.

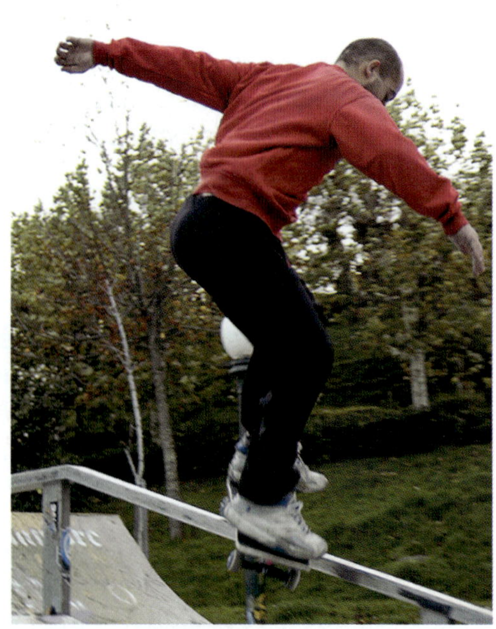

El desarrollo del equilibrio está relacionado con factores motrices tales como la coordinación, la fuerza o la flexibilidad, y con factores funcionales como la altura del centro de gravedad o la base de sustentación.

3 CUALIDADES DERIVADAS

También denominadas cualidades resultantes, no son cualidades en si mismas sino que son el resultado de la combinación de algunas de las capacidades físicas básicas y de las cualidades motrices, como es el caso de la potencia y la agilidad.

Si se revisa la bibliografía al respecto, no queda muy claro qué cualidades deben incluirse en este apartado. Algunos autores incluyen dentro de este grupo la velocidad de reacción, la habilidad, el ritmo, la orientación espacio-temporal..., e, incluso, la flexibilidad.

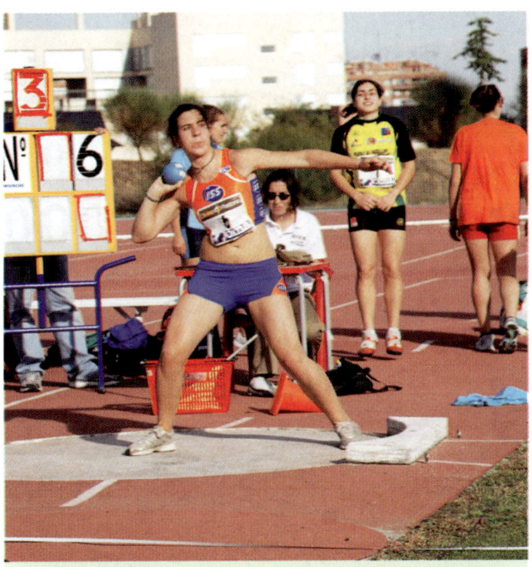

Potencia

Es aquella competencia motriz que permite vencer una resistencia a la mayor velocidad posible. En esta cualidad intervienen especialmente la fuerza y la velocidad, y en menor medida, la coordinación. La potencia puede aparecer en gestos deportivos de forma aislada, como, por ejemplo, en la aceleración en un sprint en fútbol o en la extensión del brazo en un lanzamiento de peso, o, de forma frecuente, tal como sucede en los deportes cíclicos como el remo o el ciclismo.

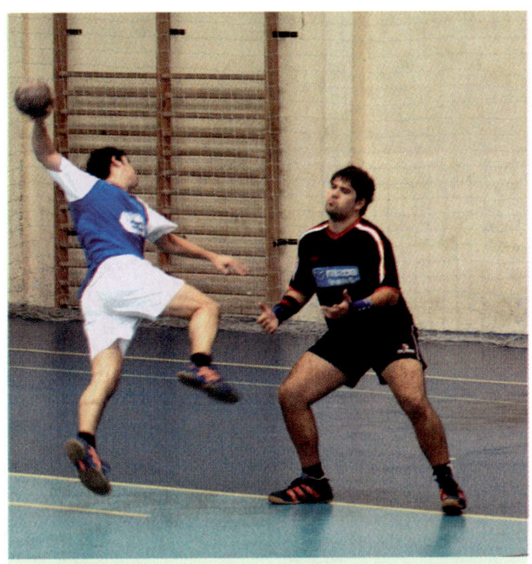

Agilidad

Es una competencia motriz que permite realizar una combinación de movimientos de la máxima eficacia en el menor tiempo posible. Es una cualidad compleja en la que intervienen, fundamentalmente, la coordinación y la velocidad, y en menor proporción la fuerza, e implica que la persona combine una serie de acciones, ya sean simultáneas o consecutivas, para realizar una acción o resolver una situación de la forma más eficiente poslble.

4 RECEPTORES DEL MOVIMIENTO

Como ya se ha comentando anteriormente, las cualidades motrices son las responsables de los procesos relacionados con el control corporal y la organización y regulación de los movimientos.

La capacidad de regulación del movimiento viene determinada por los estímulos captados por los receptores sensoriales, es decir, que el control del movimiento es una respuesta que se realiza a partir de las informaciones que llegan a través de diferentes receptores, en función del tipo de estímulo del que se trate, y que implica el uso eficiente de la musculatura y de distintos procesos que ocurren en el sistema nervioso central.

La importancia de estos receptores es muy grande en la práctica deportiva, pues los movimientos del deportista se adaptan continuamente a la situación cambiante de la actividad en base a la información que recibe a través de ellos.

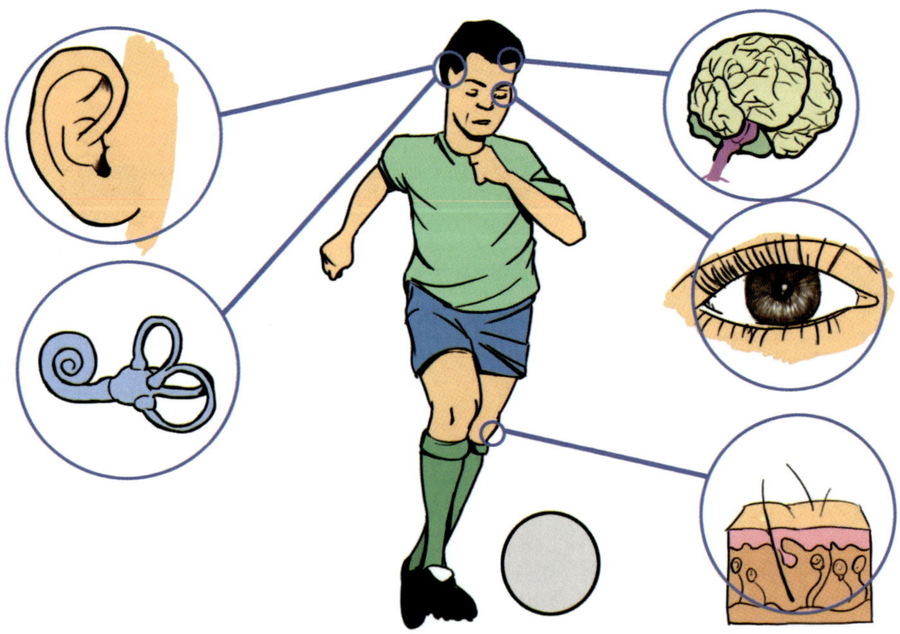

Receptor óptico

Facilita información tanto sobre los movimientos propios como sobre los de los demás participantes en una actividad física, hecho, éste último, que tiene una enorme importancia, especialmente en las actividades deportivas que se realizan en grupo: deportes de equipo, pruebas por parejas...

La información más clara y precisa se obtiene a través de la visión central o focal, tiene un papel principal y es la que se elabora fundamentalmente. También existe un campo visual periférico que aporta bastante información, aunque realmente es poca la que finalmente llega a procesarse.

La naturaleza del deporte influye en el desarrollo del campo visual: los deportistas que practican deportes con un terreno de juego grande (fútbol, béisbol, balonmano, rugby...) utilizan mucho el campo visual periférico, mientras en aquéllos en los que el espacio a controlar es limitado (tenis de mesa, judo, voleibol...) se emplea más la visión central.

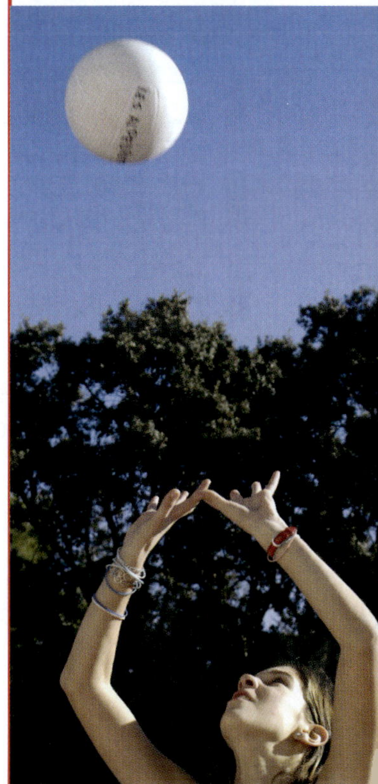

La información visual es determinante cuando la actividad deportiva conlleva algún objeto en movimiento, pues de la elaboración de la misma se deduce tanto su velocidad como su situación en el espacio.

Receptor acústico

Es el receptor que nos permite percibir los sonidos y los ruidos producidos tanto por los adversarios o compañeros como por los objetos que se empleen (bote del balón, golpeo de la pelota, deslizamiento del disco...) o el medio en el que se desarrolle la actividad deportiva (agua, pared...).

La información recibida por este medio se puede considerar como accesoria en la mayoría de las situaciones.

Receptores táctiles

Proporciona información sobre las presiones superficiales ejercidas en las distintas partes del cuerpo. Los receptores táctiles permiten que el cerebro identifique la naturaleza del estimulo (presión) y localice el lugar exacto donde se ha originado.

Receptores cenestésicos

A través de ellos se reciben las informaciones relativas a las tensiones de los músculos. La información que proporcionan es muy específica y permite al deportista adaptar los movimientos musculares a las necesidades de la situación.

La influencia de estos receptores es doble: por una parte el resto de los receptores trabaja de forma combinada con ellos pues resultan básicos para la organización espacial y temporal del movimiento y, por otra, la velocidad de transmisión de la información que aportan es mayor que la de los demás.

La naturaleza de la práctica deportiva también influye sobre la diferenciación cenestésica. Los atletas que realizan ejercicios privados de información visual (gimnasia, saltos de trampolín...) tienen un nivel más elevado de sensibilidad cenestésica.

Receptor vestibular

Tiene una importancia fundamental en el equilibrio, pues proporciona información sobre las aceleraciones y las rotaciones del cuerpo, y sobre la posición de la cabeza con respecto al cuerpo.

EJERCICIOS

1. Explica la función de las cualidades motrices.
2. Pon tres ejemplos de coordinación óculo-pédica.
3. Cita los factores motrices y funcionales con los que se relaciona el equilibrio.
4. Explica la frase "las cualidades motrices están presentes en cualquier actividad física, aunque no de manera indispensable".
5. Señala las ventajas que aporta la coordinación de movimientos.
6. Define el término cualidad derivada.
7. Precisa en qué actividades deportivas es fundamental el equilibrio y pon ejemplos.
8. Establece los factores motrices que intervienen en la potencia.
9. Compara y establece las diferencias entre los receptores táctiles y los cenestésicos.
10. Explica la importancia de la visión central y de la periférica en el deporte.

SI QUIERES SABER MÁS...

- **Cerebro y motricidad.** Autor: Massion, Jean. Editorial: INDE. Barcelona, 2000.
- **Manifestaciones de la motricidad.** Autor: Trigo, Eugenia y de la Piñera, Sofía. Editorial: INDE. Barcelona, 2000.

SI NO LO LEO NO LO CREO

A continuación os ponemos algunos ejemplos de deportes y de habilidades deportivas en las que las cualidades motrices son fundamentales para su ejecución.

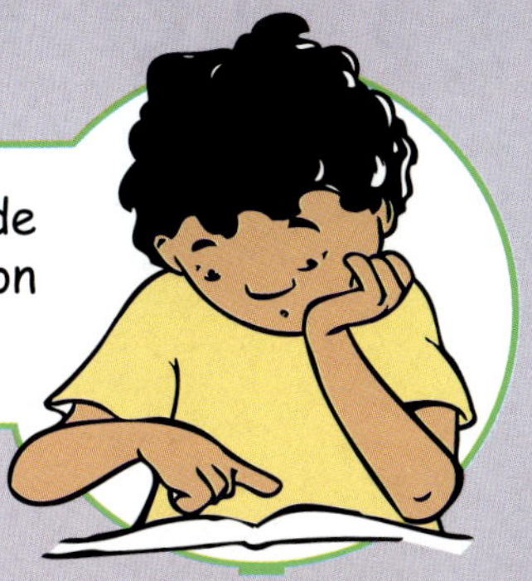

Dominic Swaffer tiene el récord Guiness del mundo de “baranis” en un minuto. Realizó 84 “baranis” utilizando un trampolín estándar. El récord fue conseguido el 23 de mayo de 1999, y superó así su propio récord que estaba en 80 “baranis”.

La campeona del mundo de salto desde plataforma más joven se llama Fu Mingxia. Nacida el 16 de agosto de 1978, ganó este título en Perth, Australia, el 4 de enero de 1991, a los 12 años y 141 días. Fu se inició en esta disciplina deportiva a los 7 años y se integró en el equipo junior de saltos de China a los 11 años.

El mayor número de saltos en una hora está en 5685. Este récord fue establecido por el Blue Falcons Gymnastic Display Team. El equipo, compuesto por diez miembros (todos de U. K.), estableció este récord en Chelmsford el 13 de septiembre de 2003.

El mayor número de oros conseguido en el patinaje artístico por parejas pertenece a Irina Rodmina (URSS), aunque los logró con parejas diferentes. En 1972, ganó el oro junto a Alexei Ulanov (URSS) y en 1976 y en 1980 ganó dos medallas de oro junto a Alexander Zaitsev.

La nota más alta asignada en patinaje sobre hielo fue de 29. Se otorgó a Jayne Torvill y Christopher Deam en el Campeonato del Mundo de patinaje sobre hielo celebrado en Canadá del 22 al 24 de marzo de 1984.

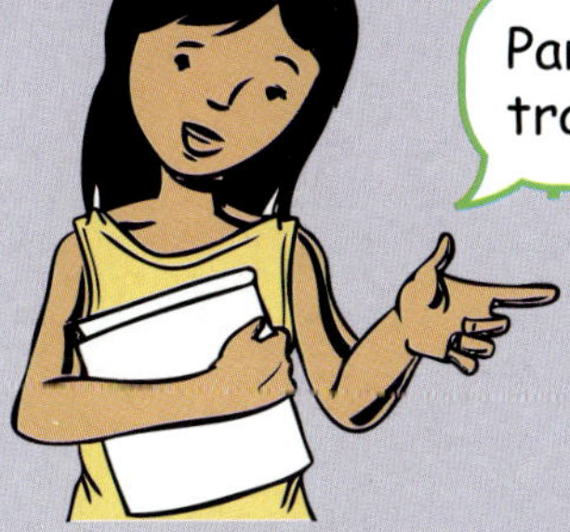

Para la realización de la mayoría de las tareas de nuestra vida diaria, es necesario coordinar movimientos.

10 La coordinación

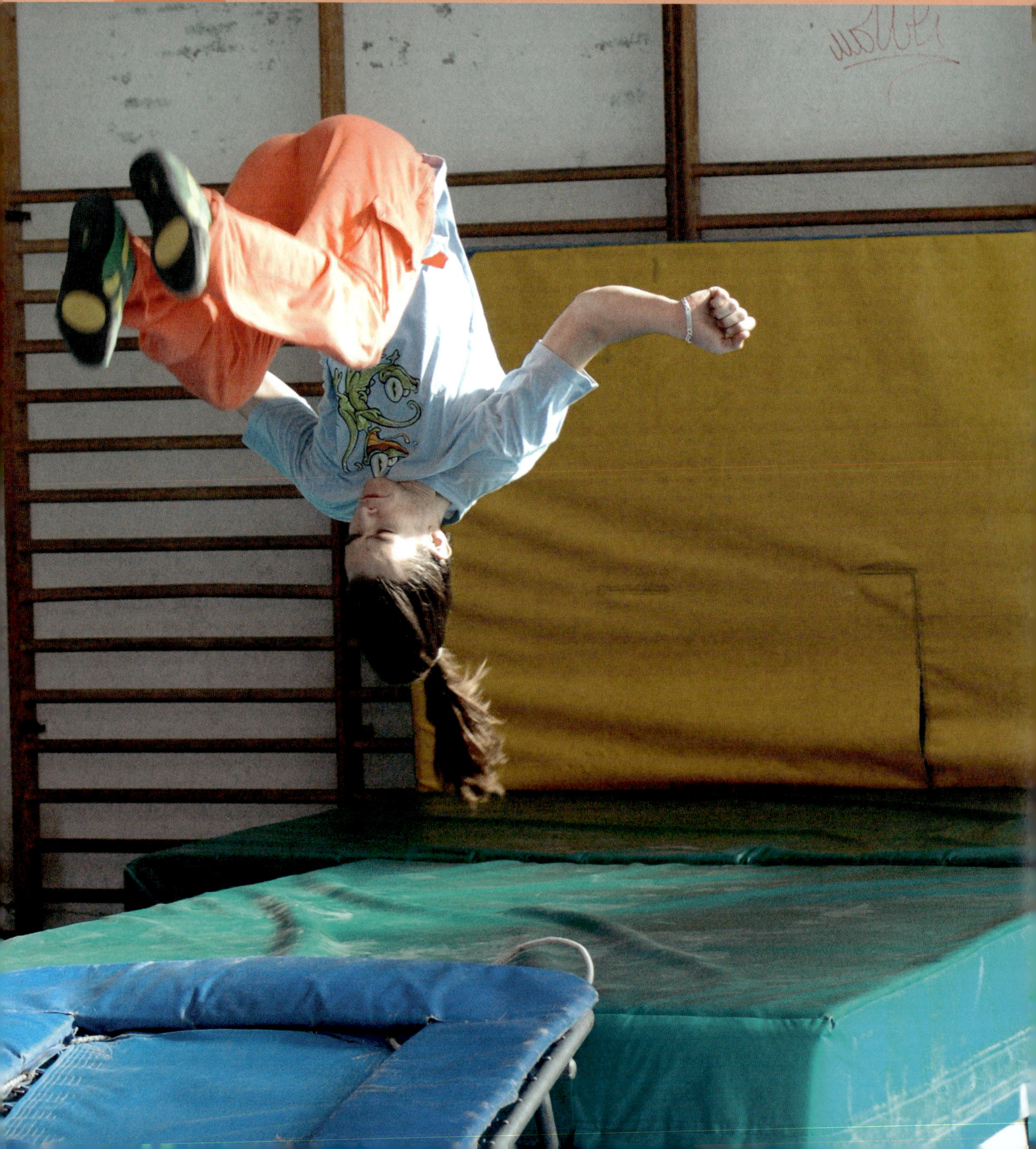

La foto

Podemos definir la coordinación motriz como la capacidad para utilizar los sentidos, especialmente la vista y el oído, junto al movimiento de las diferentes partes del cuerpo, para así desarrollar movimientos con precisión y suavidad. Además de esto, la coordinación utiliza, de forma conjunta, el sistema nervioso y el muscular, sin que uno interfiera con el otro.

Toda coordinación gestual supone la organización de diferentes acciones motrices para el logro de un objetivo preciso. La coordinación es un proceso cuyo resultado consigue la producción de un gesto estructurado en el espacio y en el tiempo, teniendo en cuenta todas las acciones musculares bien reguladas en esfuerzo, en duración y en velocidad, además de integrarse con otros elementos que participan en la realización de la acción motriz.

Con una buena coordinación, se logran respuestas más rápidas y precisas, además de economizar el esfuerzo, ya que obtenemos gestos más exactos. Mejora, además, la utilización de otras capacidades físicas como son la velocidad, la fuerza o la resistencia.

La coordinación es un requisito básico para el posterior desarrollo del rendimiento motor y deportivo, y depende, en gran medida, de la capacidad para organizar movimientos en el tiempo y en el espacio, como ya antes mencionábamos.

Una buena coordinación de movimientos tiene como cualidades la precisión y la economía en el movimiento, fluidez y elasticidad en el mismo, eliminación de sincinesias y una buena capacidad de adaptación.

Una mala coordinación supone una pequeña alteración de tipo cualitativo en los movimientos, lo cual conduce a una disminución leve del rendimiento motor, debido, posiblemente, a una lenta maduración del sistema nervioso o a trastornos cerebrales leves, que pueden ser corregidos a través de ejercicios especiales dentro de la clase de Educación Física.

La no coordinación de movimientos es consecuencia de una grave alteración patológica en la capacidad del movimiento, la cual cursa con un gran deterioro del rendimiento motor.

Actividades como correr, saltar, escalar o trepar no ejercitan únicamente la musculatura corpórea, sino que favorecen al unísono el trabajo de coordinación temporal, espacial y dinámica.

En la foto podemos ver a **Richard Douglas Fosbury**, comúnmente conocido como "Dick Fosbury", atleta estadounidense especialista en salto de altura. Este atleta fue campeón en los Juegos Olímpicos de México en el año 1968. Se hizo famoso por utilizar una nueva técnica de salto para sobrepasar el listón, que posteriormente sería aplicada por todos los saltadores del mundo. Dicha técnica fue bautizada con el nombre de *fosbury flop*.

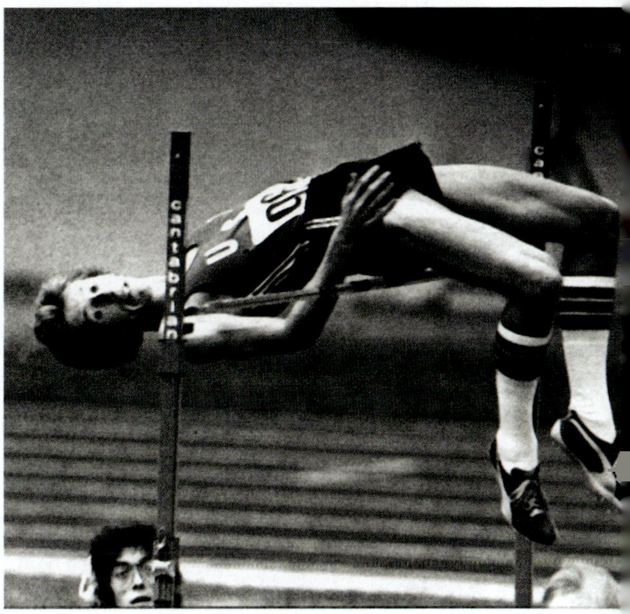

Fosbury, cansado de los complejos estilos que hasta entonces se habían utilizado, empezó a experimentar con una nueva técnica de salto a los 16 años de edad. Consistía en correr hacia el listón en dirección transversal, siguiendo una trayectoria curva y, una vez delante de él, saltar de espaldas al mismo, con el brazo más próximo extendido.

En la cita olímpica de México, consiguió sorprender a mucha gente con su técnica. Pero la sorpresa fue aún mayor cuando logró alzarse con la medalla de oro estableciendo un nuevo récord olímpico, al pasar la nada despreciable altura de 2,24 metros.

Hoy día, todos los saltadores de élite utilizan la técnica del *fosbury flop*, ya que es la forma de salto más efectiva desde el punto de vista biomecánico.

1 INTRODUCCIÓN

Coordinación es un término muy utilizado en el ámbito de la actividad física, se dice que una persona **es coordinada** y que otra **no tiene buena coordinación**, se habla de **movimientos coordinados**, etc. Cabe preguntarse qué es la coordinación realmente, si se puede medir la coordinación de una persona...

El término coordinación se refiere siempre a la ejecución de una tarea específica. Si analizamos un movimiento cualquiera, se puede observar que en él intervienen una serie de músculos que tienen funciones opuestas. Gracias a la coordinación, se consigue un empleo eficiente de la musculatura a través de unos movimientos precisos que ayudan a producir el gesto deseado.

La coordinación es una cualidad que permite utilizar, conjuntamente, el sistema nervioso y el sistema muscular para lograr un objetivo motriz, es decir, la realización de un movimiento concreto, sin que uno interfiera con el otro.

Las partes del cuerpo que intervienen en la ejecución de la acción lo hacen de forma conjunta y coordinada, moviéndose en el punto adecuado, en el momento justo y en la secuencia correcta, como, por ejemplo, al saltar un obstáculo, en que además de la acción propia del salto (sistema muscular) hay que calcular previamente la distancia, la velocidad... (sistema nervioso).

Cuanto más compleja es una acción tanta más coordinación se requiere. La coordinación necesaria para realizar un saque en tenis es muy diferente a la que interviene al tocar el piano o la que necesita un portero de fútbol para realizar una parada.

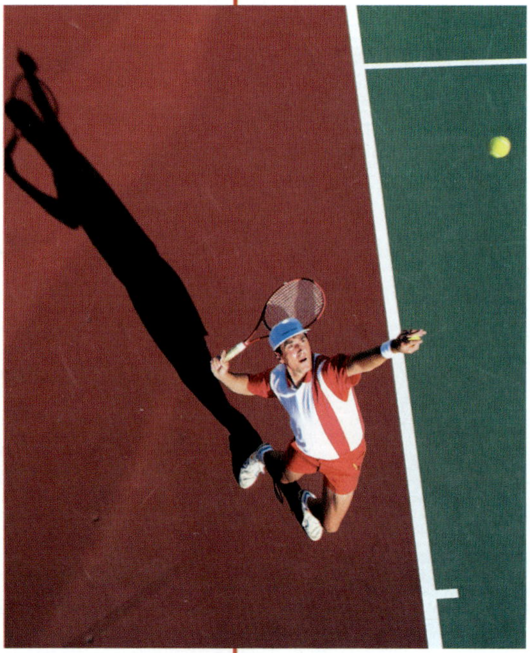

Paradójicamente, pese a que la coordinación es una cualidad fundamental en toda actividad física, ha sido poco estudiada debido a la gran dificultad que conlleva la investigación de la misma.

Para desarrollar la coordinación las posibilidades de trabajo son muy amplias: ejercitar las actividades motrices básicas (saltos, botes, desplazamientos, lanzamientos, recepciones...), realizar actividades empleando todo tipo de móviles (balones, pelotas, picas, indiacas, discos voladores...), a través de actividades de iniciación deportiva, etc.

Desde el punto de vista deportivo, tienen especial importancia tanto las habilidades deportivas como la intensidad y la velocidad con que intervienen los músculos implicados en las distintas acciones. La destreza en el deporte conlleva la coordinación de movimientos, es decir, que los movimientos estén bien organizados tanto espacial como temporalmente.

2 CONCEPTO DE EQUILIBRIO

Coordinar significa literalmente **ordenar**. La pregunta que surge rápidamente es: ¿ordenar qué? Pues todas las fases del movimiento que se producen en el proceso de interacción entre una persona y la situación ambiental al realizar una acción motora. La coordinación implica un orden determinado en la acción motora y la armonización de todas las fases de la misma.

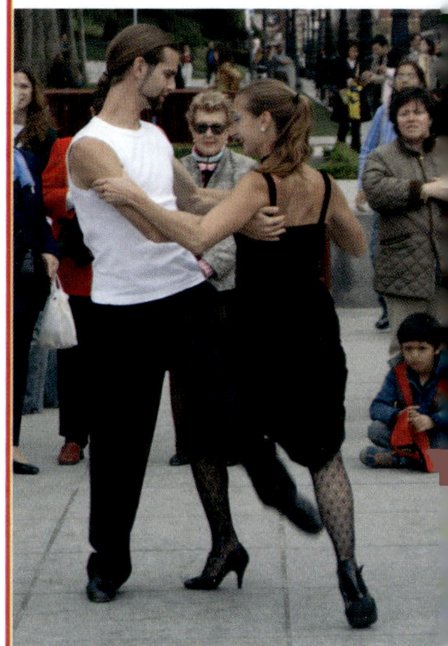

La coordinación es una cualidad tan amplia y compleja que admite una gran variedad de conceptos. Ha sido definida por algunos autores en los siguientes términos:

- Organización de sinergias musculares adaptadas a un fin y cuyo resultado es el ajuste progresivo a la tarea (Legido, 1972).
- Control nervioso de las contracciones musculares en la realización de los actos motores (Morehouse, 1981).
- Capacidad neuromuscular de ajustar con precisión lo querido y lo pensado, de acuerdo con la imagen fijada por la inteligencia motriz, a la necesidad del movimiento o gesto deportivo concreto (Álvarez del Villar, 1983).
- Es el efecto conjunto entre el sistema nervioso central y la musculatura esquelética dentro de un movimiento determinado, constituyendo la dirección de una secuencia de movimientos (Hahn, 1984).
- Es el conjunto de capacidades que permiten llevar valores reales lo más cerca posible de los valores nominales (Manno, 1985).

Lo que parece claro es que la coordinación se refiere al control neuromuscular del movimiento, por ello, se podría definir de una manera sencilla como:

“La organización y control de cualquier movimiento del cuerpo, dirigido a la ejecución de un determinado gesto, mediante la sincronización precisa de los diferentes segmentos corporales”.

3 CLASES DE COORDINACIÓN

La coordinación se clasifica en dos grandes categorías: la coordinación dinámica general y la coordinación segmentaria. La primera abarca las acciones motrices que exigen un ajuste recíproco de todas las partes del cuerpo y que, en muchos casos, llevan implícitas actividades de locomoción. La segunda categoría comprende acciones en las que se establece una relación entre un objetivo visual y el movimiento de una parte del cuerpo, con el fin de dirigir la acción motriz hacia dicho objetivo.

Coordinación dinámica general

Es aquélla que comprende movimientos que exigen una acción conjunta de todas las partes del cuerpo; en la mayoría de los casos implica locomoción. Son movimientos en los que intervienen gran cantidad de segmentos corporales y músculos: hacer una voltereta, subirse a una espaldera, gatear...

La coordinación dinámica general sirve de base a todos los movimientos e implica las denominadas actividades motrices básicas:

➤ **Desplazamientos:** un desplazamiento es toda progresión de un punto a otro del espacio que emplee como medio el movimiento corporal, ya sea total o parcial. Las dos manifestaciones mas importantes del desplazamiento son la marcha y la carrera, aunque existen otras formas de desplazarse: la cuadrupedia, a la pata coja, la reptación, la trepa, etc.

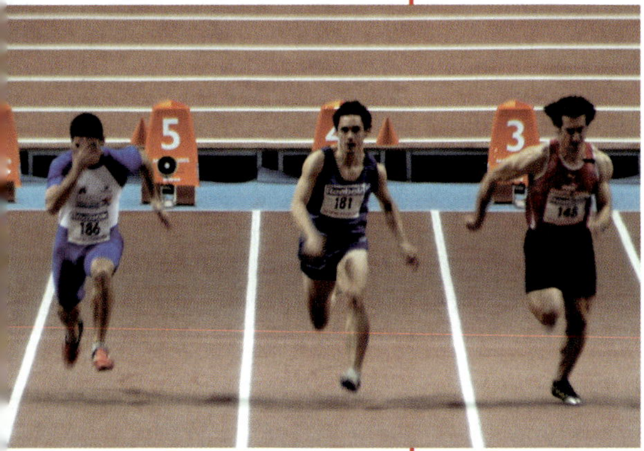

- **La marcha:** además de coordinación neuromuscular implica equilibrio. Se realiza en posición bípeda y se caracteriza por llevar el tronco recto y los brazos en oposición a las piernas, con un movimiento rítmico de la zancada, y por seguir una línea de marcha.

- **La carrera:** su estructura es similar a la marcha. Se diferencia de ella por contar con una fase aérea y por ser necesaria una mayor fuerza para soportar el peso del cuerpo durante la misma. Se caracteriza por llevar el tronco ligeramente inclinado hacia delante, los brazos con un balanceo libre en el plano sagital y por la elevación de las rodillas.

➤ **Saltos:** el salto se basa en modificaciones de la carrera o de la marcha caracterizadas por el despegue del suelo como consecuencia de la extensión violenta de una o ambas piernas. Todo salto tiene cuatro fases: la fase previa o de preparación al salto, la fase de impulso, la fase de vuelo y la fase de caída. Su realización implica fuerza y equilibrio, además de coordinación. El salto puede ser muy variado: vertical u horizontal, con desplazamiento o sin él, con uno o dos pies…

➤ **Giros:** son movimientos corporales que implican una rotación en alguno de los ejes imaginarios que atraviesan al ser humano de forma sagital, formal y transversal (Ver tema 12). Los giros intervienen en habilidades de percepción espacial y temporal, tales como la orientación del cuerpo en la dirección deseada o el control postural. Los tipos de giros que se producirían al rotar sobre los tres ejes corporales antes citados serían las rotaciones, las volteretas y las ruedas.

Coordinación segmentaria

Se refiere a movimientos analíticos o sintéticos, por eso se denomina también coordinación específica.

La coordinación segmentaria es aquélla que comprende movimientos que relacionan el sentido de la vista con algunos segmentos corporales.

Atendiendo a las partes del cuerpo que intervienen en el movimiento, podemos distinguir tres tipos: coordinación óculo-manual, coordinación óculo-pédica y coordinación dinámico-manual.

Coordinación óculo-manual

Es aquélla que engloba movimientos en los que se establece una relación entre la vista y nuestros miembros superiores, como, por ejemplo, al jugar al golf, al golpear una pelota con un bate de béisbol, al hacer malabares...

La coordinación óculo-manual ajusta movimientos que relacionan el brazo y la mano con un objeto. La mayoría de las veces son movimientos específicos de las manos con los que se intenta conseguir la máxima precisión. Este tipo de coordinación es muy variada y se puede agrupar en movimientos relacionados con:

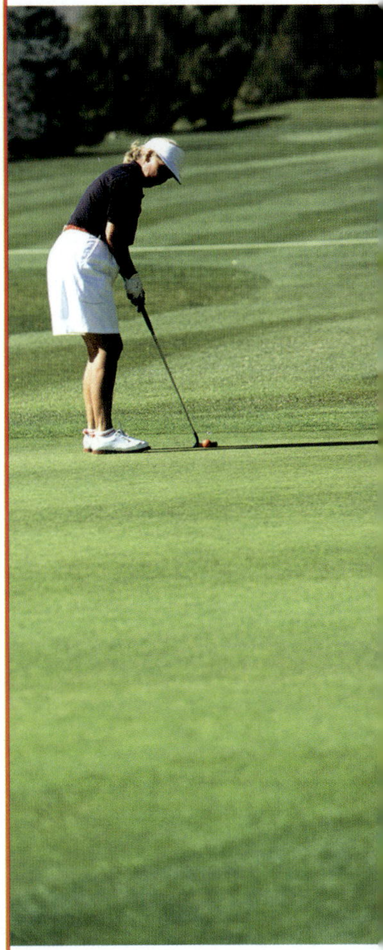

- **Botes:** se basan en el impulso con la mano de un móvil elástico para que choque contra una superficie, por lo general el suelo. El bote puede ser con una mano, alterno, etc.

- **Golpeos:** un golpeo es una interacción con un móvil, sin llegar a adaptarlo, mediante la cual se le trasmite un impulso que va a modificar su posición (móvil parado) o su trayectoria (móvil en movimiento). En muchas ocasiones se utiliza algún elemento para el golpeo: un palo de golf, una raqueta de tenis, un bate de béisbol...

- **Conducciones:** son el producto de aplicar a un móvil suaves impactos o golpeos para llevarlo de un lugar a otro.

- **Lanzamientos:** suponen desprenderse de un móvil después de impulsarlo para que recorra una trayectoria prefijada en el espacio, por ejemplo, un lanzamiento a porteria en balonmano. Implican un proceso cognitivo en el que intervienen como factores fundamentales la fuerza, la velocidad, la distancia y la precisión.

- **Pases:** también suponen desprenderse de un móvil después de impulsarlo, como en los lanzamientos, aunque en este caso la trayectoria del mismo se dirige hacia un compañero.

- **Recepciones:** consisten en atrapar y controlar con las manos un móvil que se desplaza en el espacio, y disponer de él para una utilización posterior. Implican procesos parecidos a los que intervienen en los lanzamientos, aunque necesitan un mayor ajuste perceptivo-motor. Se distinguen tres tipos de recepciones propiamente dichas: las paradas, los controles y los despejes.

- **Recogidas:** son similares a las recepciones, aunque en este caso el objeto a recepcionar se encuentra parado.

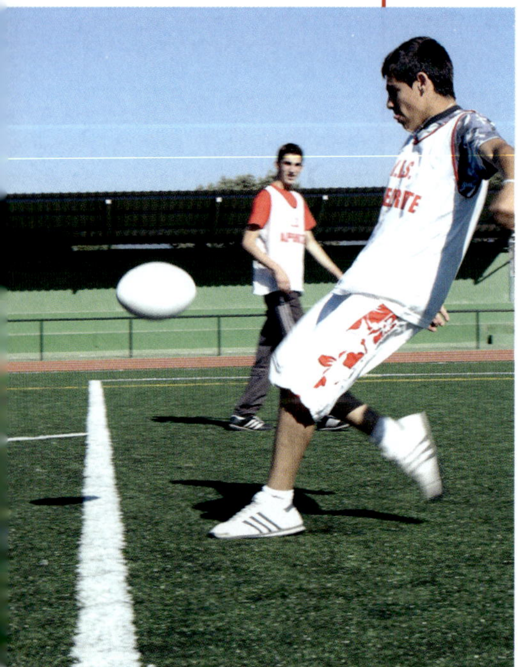

Coordinación óculo-pédica

Es aquélla que abarca movimientos en los que se establece una relación entre la vista y los miembros inferiores, como, por ejemplo, al lanzar una falta en fútbol, al saltar una valla en atletismo…

La coordinación óculo-pédica supone movimientos específicos con los pies, con los que, al igual que en el caso de la óculo-manual, se intenta conseguir la máxima precisión.

Esta clase de coordinación se puede dividir en varios tipos, ya vistos en el apartado anterior: los golpeos, las conducciones, los pases, los lanzamientos y las recepciones.

Coordinación dinámico-manual

Es aquélla que se corresponde con el movimiento bimanual, aquél en el que la vista ajusta la relación de ambas manos con un elemento determinado. Lo que se busca es la precisión gracias a la sincronización en la ejecución conjunta con las dos manos. Según el modo de ejecución, se distinguen tres tipos de coordinación dinámico-manual:

- **Simultánea:** son movimientos que se caracterizan por su simetría, como tocar el piano, hacer un bloqueo en voleibol o escribir a máquina.
- **Alterna:** son movimientos de gran riqueza motriz que requieren una coordinación muy fina, como tocar la batería o botar alternativamente dos balones.
- **Disociada:** se consigue cuando una mano realiza una actividad mientras la otra realiza una acción totalmente distinta, como en el tiro a canasta en baloncesto.

4 EVOLUCIÓN DE LA COORDINACIÓN

La evolución de la coordinación está condicionada por el proceso de maduración del sistema nervioso.

Hasta los 4 ó 5 años	El desarrollo de la percepción es fundamental para el progreso motriz y la mayoría de los problemas de coordinación en la etapa adulta se inician en esta fase al no recibir los estímulos oportunos.
En la etapa escolar, hasta los 12	La coordinación experimenta un gran desarrollo y el niño va aprendiendo habilidades y tareas complejas y específicas.
Después de los 13 años	Los jóvenes dominan y perfeccionan las actividades motrices básicas: caminar, correr, saltar, lanzar, botar, golpear, etc.

El llegar a alcanzar un buen nivel de coordinación en la etapa adulta depende de tres factores:

- Del grado de desarrollo del sistema nervioso central.
- De la práctica realizada en diferentes actividades motrices.
- De la asimilación de esas vivencias motrices anteriores.

5 CARACTERÍSTICAS DEL MOVIMIENTO COORDINADO

La ejecución de un movimiento necesita, como ya se comentó anteriormente, la colaboración del sistema muscular y del sistema nervioso, de forma que la acción motriz se distribuya adecuadamente en el tiempo y en el espacio, y los músculos agonistas y antagonistas intervengan en el momento apropiado.

Un movimiento así ejecutado se denomina movimiento coordinado y posee una serie de características propias.

1) Eficacia: se realiza con el mínimo gasto de energía.
2) Eficiencia: el objetivo final debe ser alcanzado.
3) Precisión: la ejecución de los movimientos ha de ser exacta.
4) Sencillez: se percibe la impresión subjetiva de simplicidad en la ejecución.
5) Automatismo: se consigue la repetición del movimiento con naturalidad.
6) Seguridad: la acción se realiza con facilidad.
7) Ritmo: se ejecuta con fluidez en los movimientos, con la velocidad necesaria, con la aceleración y la dirección correctas, con una posición precisa...

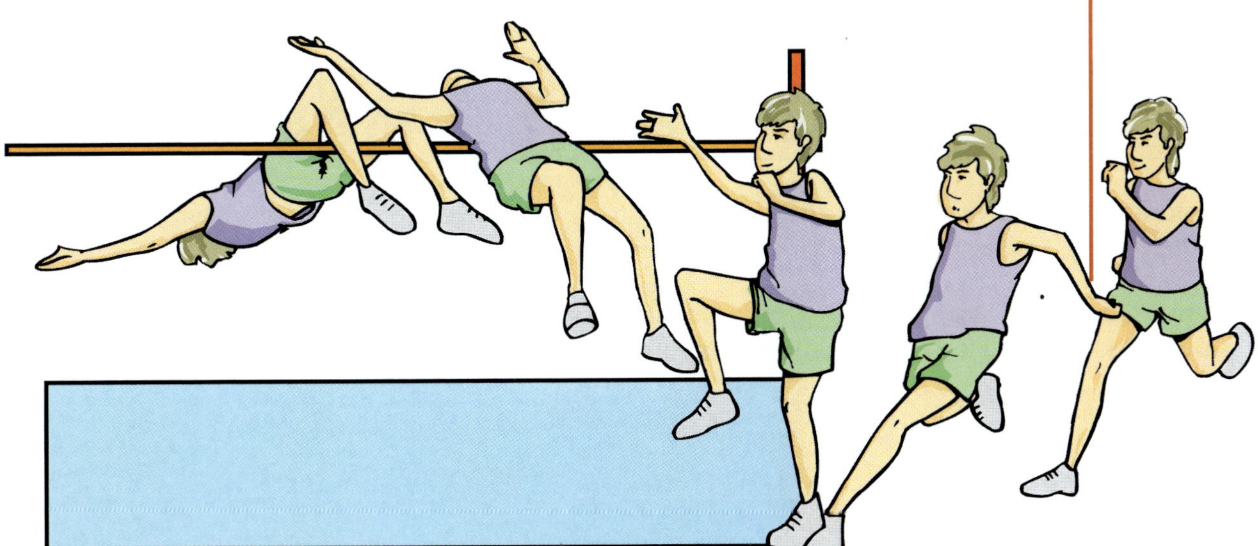

EJERCICIOS

1. Indica dos situaciones en las que esté implicada la coordinación óculo-manual.

2. Dibuja un diagrama que ilustre las distintas clases de coordinación.

3. Explica la frase "la coordinación utiliza conjuntamente los sistemas nervioso y muscular".

4. Describe las diferencias entre marcha y carrera.

5. Identifica las cuatro fases de un salto.

6. Establece las diferencias entre los tres tipos de coordinación dinámico-manual.

7. Explica esta afirmación: "cuanto más compleja es una acción tanta más coordinación se requiere".

8. Define el término **coordinación**.

9. Compara y establece las diferencias entre coordinación dinámica general y coordinación segmentaria.

10. Cita las distintas acciones en las que interviene la coordinación óculo-manual.

SI QUIERES SABER MÁS...

Fundamentos de la motricidad humana. Autora: Trigo, Eugenia. Editorial: Gymnos. Madrid, 2000.

Fundamentación conceptual para una intervención psicomotriz en Educación Física. Autor: Pastor Pradillo, José Luis. Editorial: Inde. Barcelona, 2002.

La coordinación

SI NO LO LEO NO LO CREO

La capacidad para resolver rápida y adecuadamente las tareas motoras es la **coordinación.**

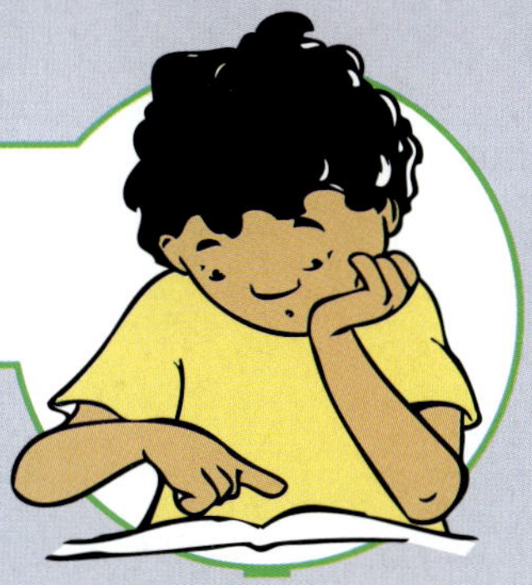

¿Imaginas estar toda una tarde apilando vasos de plástico? Si no te parece divertido, es porque aún no has practicado el sport stacking. Este singular deporte forma parte de las clases de Educación Física en las escuelas inglesas desde hace más de 10 años. Actualmente, es un deporte de competición. Los expertos consideran que su práctica mejora la coordinación óculo–manual. Además, es una actividad que puede practicar cualquier persona.

En enero de 2006, Ashrita Furman intentó sin éxito establecer un nuevo récord Guiness del mundo de ejercicios malabares bajo el agua. Se sumergió en un estanque de peces y tiburones, en un acuario en Malasia, y realizó los ejercicios con pelotas de colores. Hizo un tiempo de 37 minutos y 45 segundos, pero no logró sobrepasar el actual récord que se encuentra en 48 minutos y 36 segundos.

El equipo de gimnasia rítmica de Bulgaria tiene el récord Guiness en esta especialidad al haber logrado nueve títulos. Éstos fueron conseguidos durante los años 1969, 1971, 1981, 1983, 1985, 1987, 1989, 1993 y 1995.

El marcador más alto obtenido por una mujer en patinaje artístico de competición ha sido de 6 exacto. Fue conseguido por **Midori Ito**, de Japón, en el Campeonato Mundial de patinaje artístico, celebrado en Paris, Francia.

No hay nada más emocionante en el béisbol que un home run: es el momento en el que un bate de madera golpea a una pelota, que se aproxima a una velocidad vertiginosa, y la envía en apenas un instante a cientos de metros hacia arriba y hacia afuera, hasta que desaparece más allá del estadio. Llegar a conectar un home run es algo complicado (coordinación óculo-manual), sin embargo, **Barry Bonds** lo ha logrado 715 veces. Tan sólo un hombre en la historia ha bateado más: **Hank Aaron**, cuyo registro es de 755.

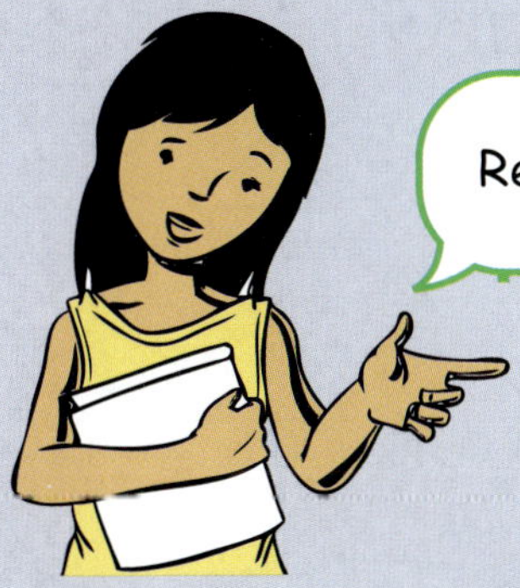

Recuerda que... **coordinar** significa literalmente **ordenar**.

11 El equilibrio

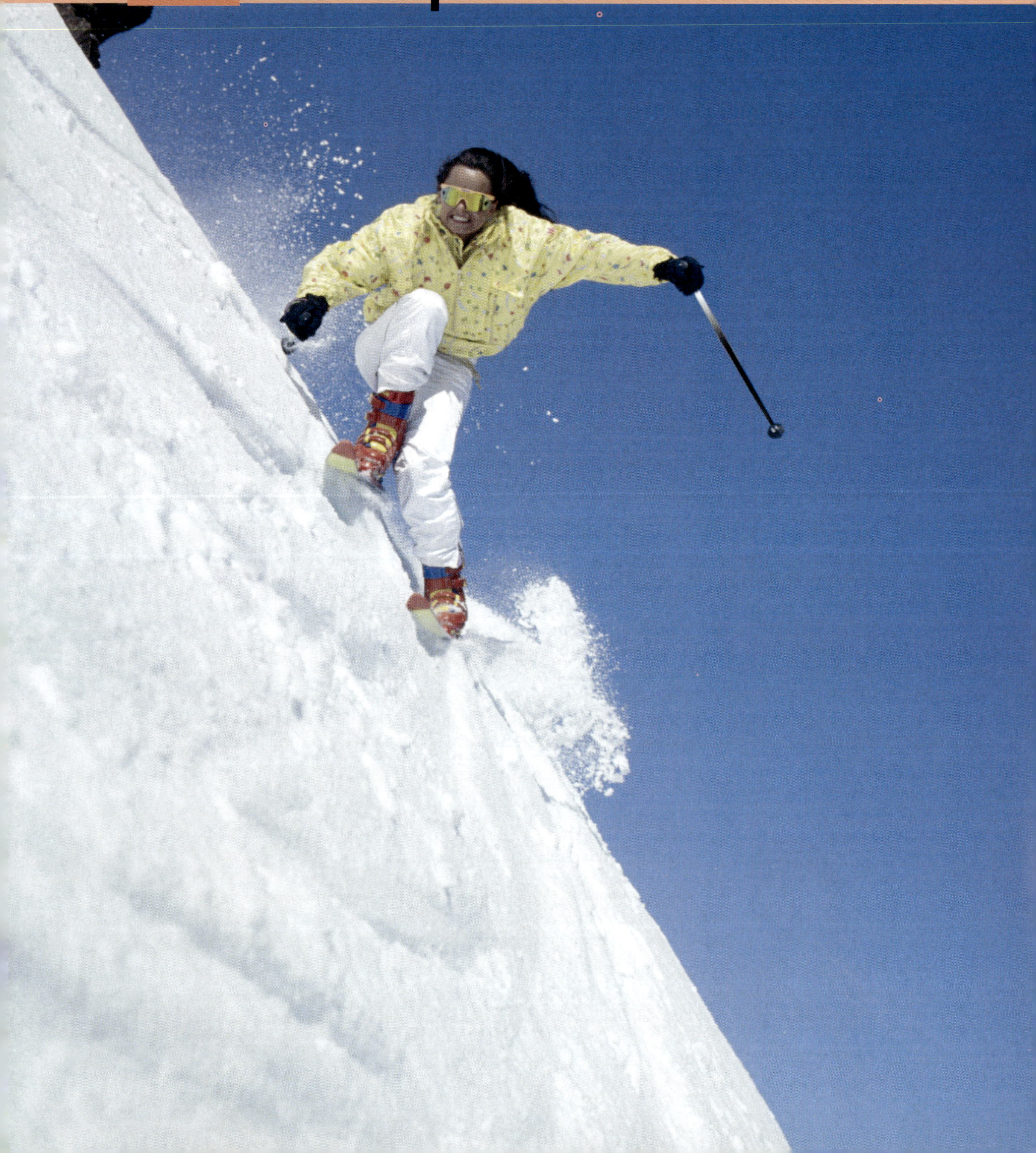

Hablar del equilibrio del ser humano, es hacerlo de las distintas integraciones sensoriales, perceptivas y motrices, las cuales conducen al aprendizaje.

Resulta obvio decir que el equilibrio se encuentra directamente vinculado a la postura corporal, la cual puede definirse como la actividad refleja del organismo respecto a su adaptación en el espacio.

Referirse a postura/equilibrio no debe conducirnos a la equívoca idea de inactividad, sino a todo lo contrario. La postura/equilibrio implica una dinámica compleja, en la que concurren, se procesan, se integran, se programan, se organizan y se ejecutan diferentes planos de acción.

El término **postura**, así como el término **equilibrio,** podrían ser equiparados conceptualmente con el de estabilidad. Del mismo modo, la postura/equilibrio puede entenderse como la trayectoria de un móvil, que necesariamente empieza y termina cualquier desplazamiento. Todo esto nos remite a otro importante concepto a tener en cuenta, el concepto de **centro de gravedad,** ubicado, según estudios recientes, en el 55% de la estatura del sujeto en bipedestación, esto viene a ser ligeramente por delante de la segunda vértebra sacra.

Desde el punto de vista biomecánico, un cuerpo está en equilibrio cuando su centro de gravedad cae dentro de su base de sustentación. Si la llamada línea de gravedad se sitúa fuera de esta base, el cuerpo aumenta su inestabilidad, y no volverá a ser estable hasta que dicha línea entre de nuevo dentro de la base de sustentación. El sentido del equilibrio, o capacidad de orientar de forma correcta el cuerpo en el espacio, se consigue a través de una ordenada relación entre el esquema corporal y el mundo exterior.

Los trastornos del equilibrio afectan al esquema corporal, que, como ya antes anunciábamos, están directamente vinculados. Dificultan la estructura espacial y temporal y, además, provocan inseguridad, ansiedad, imprecisión, escasa atención y, en algunos casos, inhibición. Cuando el sentido del equilibrio se ve alterado, la manifestación más evidente es la aparición del **vértigo**, el cual se define como una falsa sensación de giro o de desplazamiento de personas y de objetos. Suele presentar un cuadro de mareos.

Además de todo lo expuesto, el equilibrio es un estado a través del cual podemos realizar todo tipo de actividades utilizando la gravedad o resistiéndola.

Si hay una deportista que se nos viene a la cabeza cuando hablamos de equilibrio, esa es Nadia Elena Comaneci. Esta gimnasta, de origen rumano, consiguió a sus 14 años de edad, durante las Olimpiadas de Montreal en 1976, revolucionar la atención y percepción del público en general y de la gimnasia artística en particular. Fue la primera gimnasta en lograr arrancar a los jueces la máxima puntuación por unanimidad, de hecho, y como dato curioso, la pizarra electrónica no estaba preparada para tal puntuación, y en lugar de un 10 apareció un “1.0”.

A partir de este momento, a Nadia se la empezó a llamar “La niña 10”. Durante los Juegos de Montreal, ganó tres medallas de oro, general individual, barra de equilibrio y paralelas asimétricas, una de plata, general por equipos y otra de bronce, en suelo.

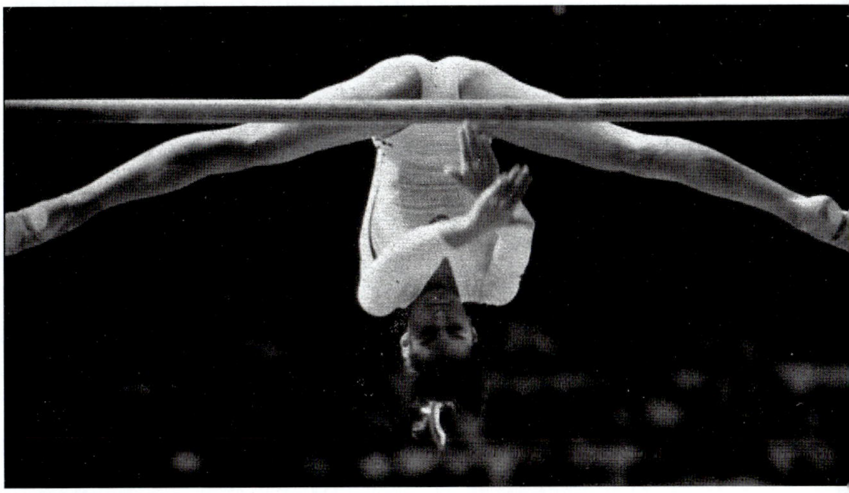

Sus éxitos la hicieron acreedora del reconocimiento de *Héroe Socialista del Trabajo*, y se convirtió en la persona más joven que jamás hubiera recibido este galardón. Después de Montreal, Nadia siguió demostrando su calidad deportiva hasta los Juegos de los Ángeles en 1984, donde la estrella rumana de la gimnasia decidió retirarse a sus 22 años de edad.

1 INTRODUCCIÓN

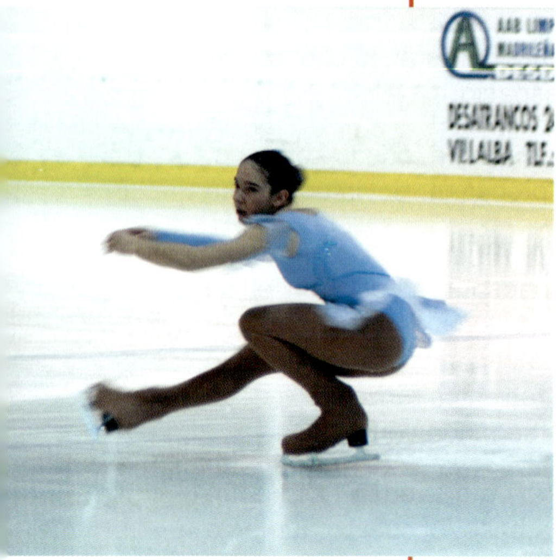

El mantenimiento de la postura erguida ha sido una de las grandes conquistas filogenéticas del hombre a lo largo de su evolución, pues le ha permitido desplazarse de pie, manteniendo la posición de la cabeza y de la mirada, y disponer libremente de sus extremidades anteriores. Para conseguirlo ha tenido que desarrollar el sistema del equilibrio.

El equilibrio es una cualidad que permite a las personas realizar una actividad o un gesto, mantener una posición, desplazarse de un lugar a otro, lanzar su cuerpo en el espacio..., y para lograrlo en unas ocasiones se aprovecha de la gravedad y en otras se resiste a ella.

El sistema del equilibrio es, pues, absolutamente fundamental para el ser humano, ya que le permite alcanzar una locomoción eficaz y eficiente, imprescindible para la vida diaria. El equilibrio postural supone una compleja interacción entre el esquema corporal y el mundo exterior y, básicamente, es el resultado de continuas aportaciones de datos al cerebro a través de las percepciones sensoriales que se traducen en respuestas motrices.

Este proceso conduce a una correcta orientación del cuerpo en el espacio y al dominio del equilibrio tanto a un nivel general propio de la especie humana (posición erguida...) como a niveles específicos, tal es el caso del aprendizaje de gestos deportivos.

En las actividades físicas y deportivas, suele ser imprescindible mantener una posición de equilibrio correcta, ya que continuamente se producen acciones de pérdida y de recuperación del mismo. Las acciones deportivas implican constantes cambios de equilibrio y es preciso recobrarlo rápidamente para no caerse.

La importancia del equilibrio en el aprendizaje de los gestos deportivos suele estar infravalorada, generalmente, por desconocimiento de este hecho. Resulta determinante en aquellos deportes que incluyen gestos acrobáticos (como la gimnasia rítmica, la gimnasia deportiva o el patinaje sobre hielo), variaciones imprevistas (como el surf o la lucha), o aceleraciones bruscas (como el tenis o hockey sobre hierba).

2 CONCEPTO DE EQUILIBRIO

Se entiende por equilibrio la aptitud del ser humano para mantener el cuerpo en una postura estable, contrarrestando la ley de la gravedad, tanto en situaciones estáticas (parado) como en movimiento.

Es una cualidad motriz básica, ya que resulta fundamental en todo tipo de coordinación, ya sea dinámica general o segmentaria. Gracias a ello, el hombre es capaz de realizar y de controlar la mayoría de los movimientos de su cuerpo en contra de la gravedad y con el mínimo gasto energético posible.

El equilibrio es una cualidad que depende del sistema nervioso central y permite, de manera inconsciente, conservar el centro de gravedad del cuerpo sobre el área formada por su base de sustentación para no caerse. El equilibrio requiere de la interacción de dos estructuras complejas:

- **El esquema corporal:** que se compone del propio cuerpo y de sus relaciones espaciales.
- **La estructura espacial y temporal:** que permite la relación con el mundo exterior y con los objetos que nos rodean.

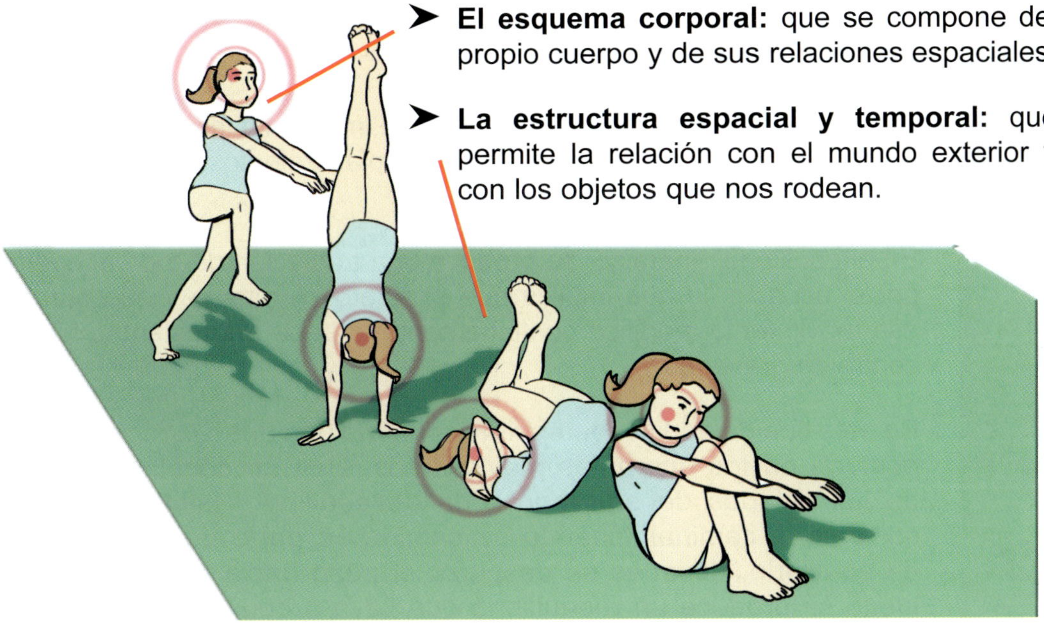

3 CLASES DE EQUILIBRIO

El equilibrio se manifiesta de dos formas diferentes y, en consecuencia, se puede dividir en dos clases, el equilibrio estático y el equilibrio dinámico.

La principal diferencia entre ambos reside en que, en éste último, los estados de equilibrio y desequilibrio están cambiando continuamente, mientras que en el estático no.

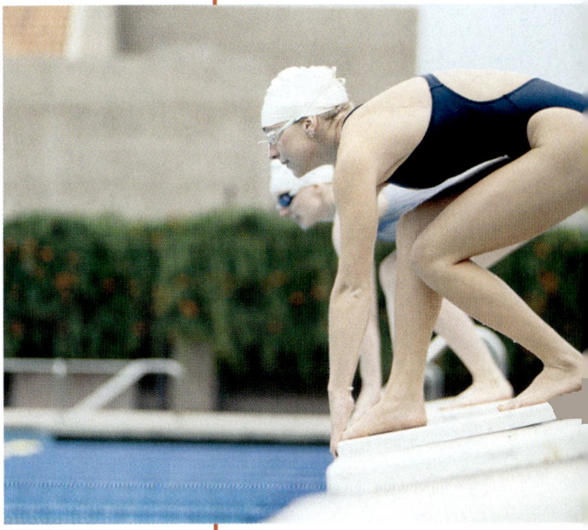

Equilibrio estático

Se puede definir como la capacidad de mantener el cuerpo en una posición determinada en contra de la ley de gravedad y sin desplazarse.

En el equilibrio estático, se mantiene una postura sin hacer desplazamientos del cuerpo, es decir, puede haber movimientos segmentarios pero no se produce una traslación del cuerpo por el espacio.

Suele tener poca importancia en el ámbito deportivo, tan sólo interviene en acciones técnicas muy concretas, como, por ejemplo, en la posición de partida de un salto de trampolín, en el apoyo con una sola pierna en la barra de equilibrio en gimnasia artística o en el lanzamiento de una flecha en tiro con arco.

En el equilibrio estático, el centro de gravedad se proyecta dentro del espacio delimitado por la base de sustentación.

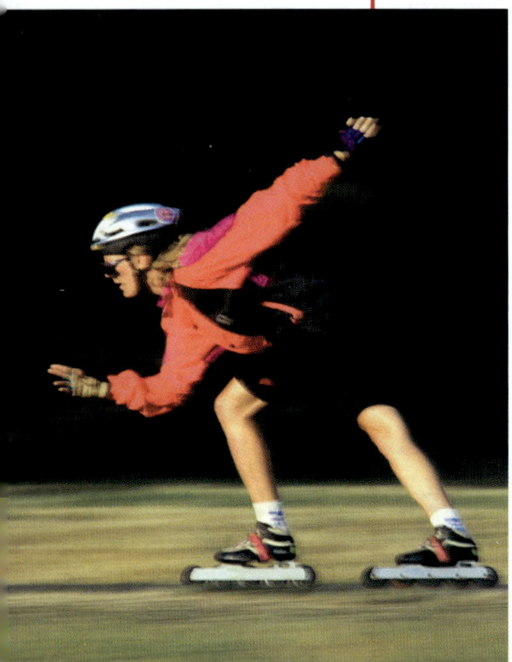

Equilibrio dinámico

Se puede definir como la capacidad de mantener el cuerpo en una posición estable cuando se realizan desplazamientos contrarrestando la ley de la gravedad.

En el equilibrio dinámico, se produce una traslación de todo el cuerpo por el espacio, lo que implica que el sujeto se mueve y que durante ese movimiento modifica continuamente la base de sustentación y el centro de gravedad.

En este tipo de equilibrio, resulta necesaria una adecuada regulación postural en los diferentes movimientos. Hay un constante control de los estados de equilibrio y de desequilibrio, como sucede al correr o al caminar: cuando se camina se parte de una posición de equilibrio, después se desplaza el peso hacia el desequilibrio, luego se produce un reequilibrio que lleva a equilibrarse de nuevo (pues de lo contrario nos caeríamos) y todo vuelve a empezar con el siguiente paso.

4 SISTEMAS SENSORIALES QUE INTERVIENEN

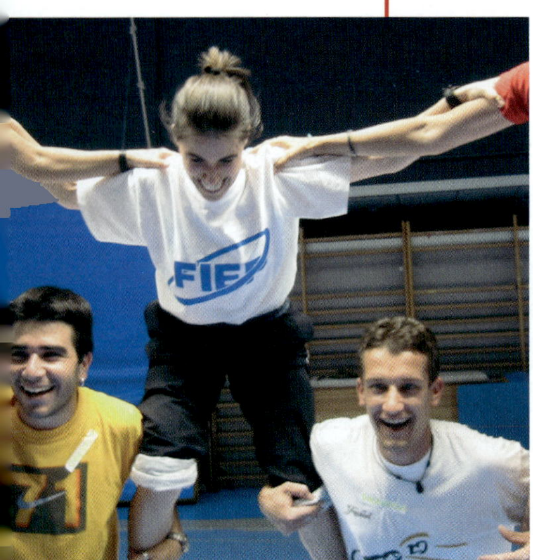

El equilibrio de nuestro cuerpo se mantiene gracias a la intervención coordinada de varios sistemas sensoriales. La información necesaria para el mantenimiento del equilibrio llega al cerebro proveniente de los sentidos de la vista, del oído y del tacto, y de las sensaciones del sistema propioceptivo.

Todos ellos proporcionan datos sobre cómo está situado el cuerpo en el espacio: el sistema vestibular del oído está en conexión con las terminaciones nerviosas procedentes de la vista y del sistema táctil, así como con las provenientes de los propioceptores de la musculatura periférica a través de la médula espinal.

Gracias a la información procedente de las interconexiones entre la vista, el oído, el tacto y los músculos se puede mantener el equilibrio tanto parado como en movimiento, recuperarlo después de tropezar, etc.

Vista

A través de la vista se perciben las distancias de los objetos y el sujeto puede establecer referencias, contrastes, seguir un objeto con la vista y fijarlo (aunque esté en movimiento), etc.

La vista tiende a dominar y sobreponerse a todos los otros sentidos. En ciertas situaciones, sin embargo, la información que recoge puede confundir al equilibrio a la hora de ejecutar algunos movimientos físicos complejos. Es por ello que algunos deportistas (gimnastas, saltadores de trampolín...) entrenan su sistema nervioso para no tener que depender de la vista para equilibrarse.

Oído

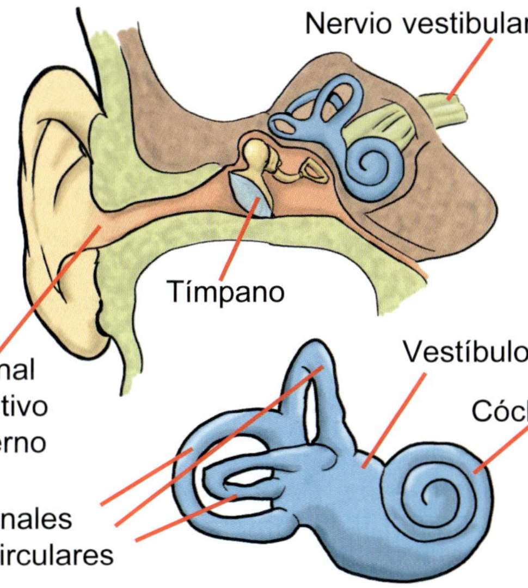

El oído no sólo es el órgano encargado de la audición, sino que también es el principal responsable del equilibrio.

En el oído reside el sistema vestibular, que está compuesto por el vestíbulo y los tres canales semicirculares. Estos tres canales se extienden desde el vestíbulo formando entre ellos ángulos más o menos rectos, lo cual posibilita que los órganos sensoriales registren los movimientos que la cabeza realiza.

La información que aporta este sistema se transmite a través de las conducciones nerviosas hasta el órgano del equilibrio situado en el tronco cerebral, que se encarga de avisar al cerebro de la posición en la que se encuentra el cuerpo.

Tacto

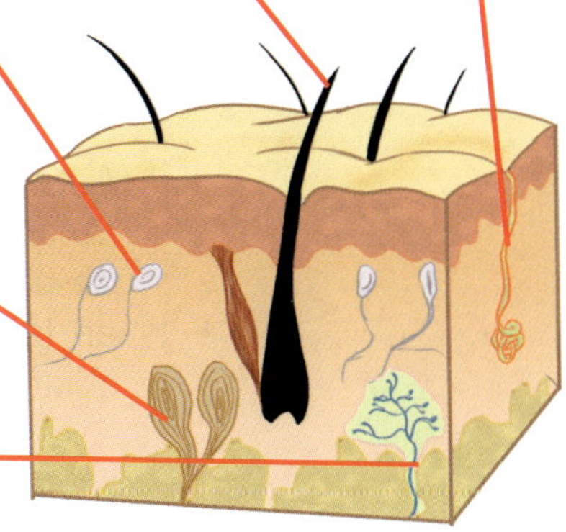

Mediante este sentido se recibe información sobre las diferentes posiciones que el cuerpo experimenta al sufrir distensiones, presiones, etc., así como del contacto del cuerpo con distintas sustancias (agua…) u objetos (balón...).

Los seres humanos presentan terminaciones nerviosas especializadas en la piel, que se llaman receptores del tacto. Estos receptores se encuentran en la epidermis -la capa más externa de la piel- y transportan las sensaciones hasta el cerebro a través de las fibras nerviosas.

El número de receptores varía según el lugar de la piel y se subdividen en varias categorías. Entre ellos, cabe destacar por su influencia sobre el equilibrio:

➤ **Los corpúsculos de Pacini:** se ubican en la zona profunda de la piel, sobre todo, en los dedos de las manos y de los pies, y en los tejidos que rodean las articulaciones. Son poco abundantes, detectan presiones y deformaciones de la piel y sus estímulos son poco duraderos.

➤ **Los corpúsculos de Meissner:** se encuentran en la zona superficial de la piel. Son abundantes en los extremos de los dedos y están especializados en el tacto fino.

Sistema propioceptivo

El sistema propioceptivo está formado por unos receptores nerviosos, los propioceptores, que se encuentran situados en los músculos, las articulaciones y los ligamentos. Los propioceptores detectan el grado de tensión de los músculos, el estiramiento muscular, la posición de las articulaciones y el movimiento de las partes del cuerpo entre sí y en relación a su base de sustentación.

El cerebro procesa la información enviada por estos receptores y envía a los músculos las órdenes precisas para que realicen los ajustes necesarios de tensión y estiramiento con el fin de conseguir el movimiento deseado. Todo esto se produce a través de un proceso subconsciente, reflejo y muy rápido.

Son especialmente importantes los impulsos que proceden del cuello, que indican la dirección en la que está girada la cabeza, y los impulsos que proceden de los tobillos, que informan sobre el movimiento del cuerpo cuando se está de pie y sobre la inclinación del mismo respecto al suelo.

5 FACTORES DE LOS QUE DEPENDE EL EQUILIBRIO

Fuerza de la gravedad

La Tierra atrae a todos los cuerpos que están dentro de su campo de acción y los sujeta a la superficie de la misma. A dicha atracción se la denomina fuerza de la gravedad. Evidentemente, los seres vivos también se encuentran sometidos a la fuerza constante de la gravedad.

A esta fuerza se debe el peso de los cuerpos, que no es más que el resultado de aplicar esa fuerza a la masa de los mismos (no hay que olvidar que la masa de un cuerpo no varía pero su peso sí, no se pesaría lo mismo en la Tierra que en la Luna). Cuanto más pesado es un cuerpo más estable es -si la base de sustentación es apropiada- y mayor equilibrio tiene.

La fuerza de la gravedad ha obligado a los animales a crear un sistema para luchar contra ella y poder mantener un equilibrio estático, así como para poder desplazarse manteniendo un equilibrio dinámico. Ese sistema es bastante complejo y en él entran en juego otros factores como la altura del centro de gravedad y la base de sustentación del cuerpo.

Centro de gravedad

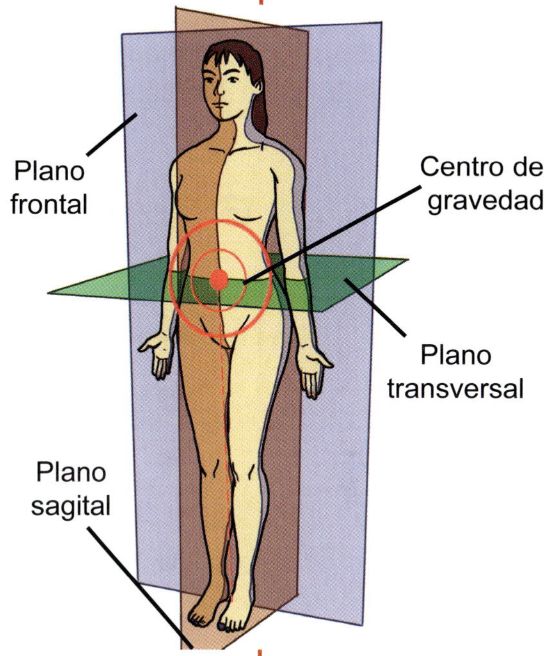

El equilibrio en los cuerpos está relacionado con su centro de gravedad, que es el punto donde se considera centrada la masa del cuerpo. Es la intersección de los planos sagital, frontal y transversal (ver "Tema 12").

En el hombre está situado un poco por debajo del ombligo y varía cuando se realizan movimientos que cambian la altura del mismo. Cuanto más bajo se encuentre el centro de gravedad, es decir, cuanto más cerca esté del suelo, mejor será el equilibrio, de hecho la posición de tumbado en el suelo es la más estable.

El centro de gravedad en el hombre, cuando está erguido, cae entre los dos pies, en la parte anterior del espacio que hay entre los mismos, por esa razón el cuerpo tiende a irse hacia delante. Para evitarlo, los músculos gemelos y los espinales se contraen isométricamente, por eso se los denomina músculos **antigravitatorios.**

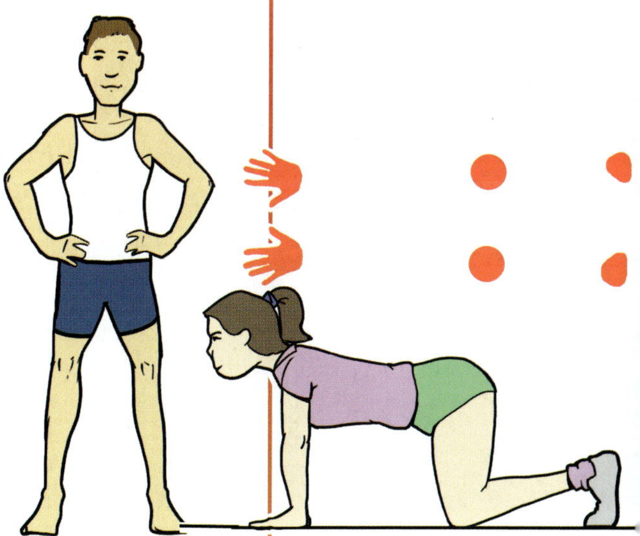

A esta dificultad que tiene el hombre cuando está erguido para mantener el centro de gravedad dentro de la pequeña base de sustentación que son los pies, hay que añadir otras fuerzas no gravitatorias que tienden a desequilibrarlo, como pueden ser la obesidad, el suelo irregular, la incidencia de fuerzas externas (como los acelerones y frenazos cuando se viaja en un autobús de pie), etc.

Base de sustentación

La base de sustentación está formada por las partes del cuerpo que están en contacto con la superficie de apoyo, es decir, que está determinada por el área de apoyo contra el suelo y que en el hombre, en posición erguida, es la superficie de la planta de los pies. Puede haber otras bases de sustentación en otras posiciones, como, por ejemplo, al desplazarse en cuadrupedia, en la que la base de sustentación estaría compuesta por las manos y por los pies.

Un cuerpo está en equilibrio cuando la proyección de su centro de gravedad cae dentro del área delimitada por la base de sustentación; por el contrario, cuando el centro de gravedad cae fuera de ella se pierde el equilibrio. Por otra parte, cuanto más grande sea la base de sustentación mayor será el equilibrio de cualquier cuerpo.

Para el ser humano es un problema el hecho de tener una base de sustentación muy pequeña (la planta de los pies) y un centro de gravedad tan alto respecto a la base de sustentación. Esa mala relación entre la base de sustentación y el centro de gravedad dificulta el mantenimiento del equilibrio estático y facilita las caídas, aunque, sin embargo, es apropiada para mantener el equilibrio dinámico, ya que facilita el movimiento.

6 EVOLUCIÓN DEL EQUILIBRIO CON LA EDAD

El equilibrio es una cualidad que, como todas, evoluciona con la edad. Su evolución está ligada a varios aspectos:

- La maduración del sistema nervioso central.
- La capacidad de integración de la información que proviene del oído interno, de la vista y del sistema propioceptivo.
- La capacidad de aprendizaje motor, proceso a través del cual se adquieren patrones, modelos y mecanismos para reajustar de forma automática y precisa la actividad muscular en cada momento.

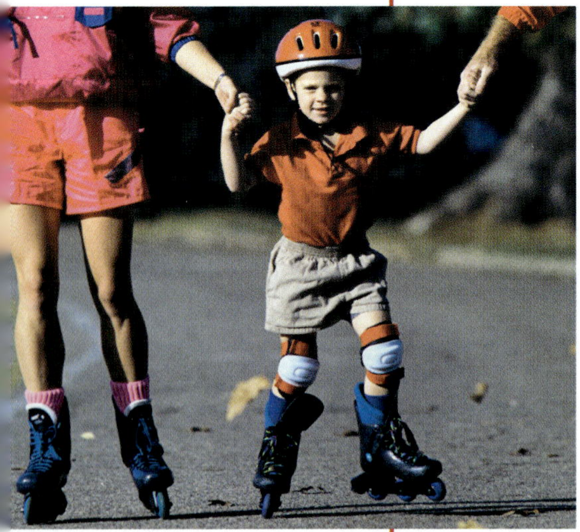

La influencia de todos estos factores da lugar a que el control del equilibrio varíe mucho de unas personas a otras.

Cuando el ser humano nace, su capacidad de equilibrio es nula. Poco a poco va desarrollándose y, hacia el año, el niño ya es capaz de caminar. Hacia los dos años consigue mantenerse sobre un apoyo brevemente y, en el tercer año, mantiene ese equilibrio durante más tiempo.

Hacia los siete años, muchos niños ya son capaces de mantener el equilibrio sobre un pie con los ojos cerrados durante diez segundos. A partir de esa edad el niño continúa desarrollando su equilibrio y logra realizar poco a poco movimientos complejos que implican desequilibrios y/o reequilibrios constantes: saltos, giros, volteretas, acrobacias...

7 TRASTORNOS DEL EQUILIBRIO

El equilibrio permite conservar la orientación del cuerpo y de sus partes en relación con el espacio exterior. Como ya se ha visto, depende de la llegada continua al cerebro de información aportada por la vista, el oído interno y el sistema propioceptivo.

Los trastornos del equilibrio se producen cuando la información de alguno de esos sistemas no llega, o no llega correctamente, debido a un mal funcionamiento del mismo (como ocurre en las lesiones vestibulares), o bien por una afectación de los núcleos centrales del cerebro debido a enfermedades neurológicas, vasculares, etc.

Un inapropiado control del equilibrio afecta a la construcción del esquema corporal y a la estructuración espacial y temporal del sujeto. Además, los trastornos del equilibrio conllevan imprecisión, un incremento superfluo del esfuerzo, dificultades en la capacidad de atención y de trabajo, y estados de inseguridad, ansiedad y angustia.

La sensación que se tiene en esas situaciones es de pérdida del equilibrio y de la orientación. Dos son los principales trastornos del equilibrio: el vértigo y la ataxia.

Vértigo

Es una de las manifestaciones más evidentes que se producen en el momento en que el equilibrio se altera. El vértigo es una ilusión falsa de giro o de movimiento del cuerpo o de los objetos. Suele presentarse como una impresión de **rotación** (todo da vueltas), aunque otras veces puede presentarse como una sensación de tambaleo, de caída hacia delante o hacia atrás, o de un movimiento de la tierra debajo de los pies (tipo temblor de un terremoto).

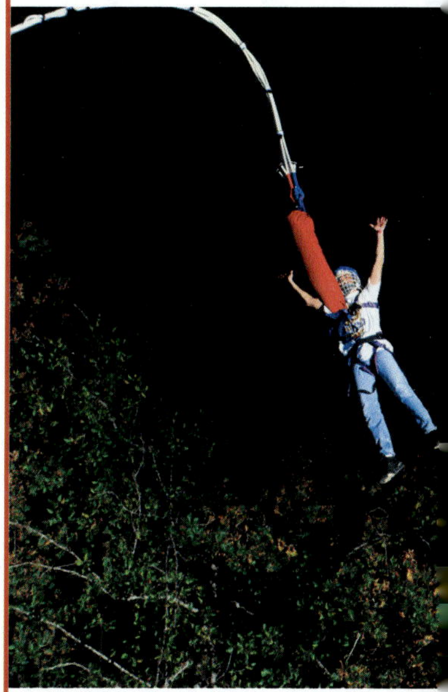

Con frecuencia, está acompañado de otros síntomas como pueden ser el impulso (sensación de que el cuerpo es arrojado en el espacio), náuseas, vómitos, sudoración fría, dolor de cabeza, alteraciones de la audición...

El vértigo debe distinguirse del **vahído**, que incluye sensaciones de mareo, desmayo o aturdimiento que no están relacionadas con una ilusión de movimiento y que suele tener su origen en distintos motivos, como la falta de sangre, de oxígeno o de glucosa en el cerebro, un bajón de la tensión arterial, una arritmia cardiaca, etc., que culminan con la perdida del conocimiento (síncope).

Ataxia

La ataxia se define como un movimiento muscular no coordinado, espasmódico o torpe que no es debido a un problema de debilidad muscular. La ataxia es una anomalía que se caracteriza por una disminución en la capacidad de coordinar los movimientos, es decir, por una falta de coordinación en los movimientos voluntarios.

El origen de la ataxia puede ser muy diverso: defectos congénitos, infecciones virales (varicela, encefalitis...), golpes en la cabeza, enfermedades que afectan al sistema nervioso central o a la médula espinal, trastornos vestibulares, lesiones en el cerebro o en el cerebelo, desórdenes sensitivos (propioceptivos)...

La ataxia supone incapacidad para coordinar los movimientos de una manera fina y puede afectar a los movimientos del ojo, al lenguaje, a las extremidades por separado, al tronco (vaivén) o la marcha (inestabilidad), etc.

EJERCICIOS

1 Indica los sistemas sensoriales que intervienen en el equilibrio.

2 Explica la frase: "para lograr el equilibrio en unas ocasiones se aprovecha la gravedad y en otras se resiste a ella".

3 Teniendo en cuenta los factores de los que depende el equilibrio, determina cuándo un cuerpo es más estable.

4 Define el concepto de equilibrio.

5 Señala la principal diferencia entre las dos clases de equilibrio.

6 Describe alguna situación deportiva en la que el equilibrio estático sea importante.

7 Identifica las funciones de los propioceptores.

8 Explica por qué el oído es el principal responsable del equilibrio.

9 Indica los aspectos a los que está ligada la evolución del equilibrio.

10 Señala las principales diferencias entre vértigo y ataxia.

SI QUIERES SABER MÁS...

- La página web **http://www.terra.es/personal/psicomot/equilibrio_pscm.html**
  Autor: Lázaro Lázaro, Alfonso.

- **El equilibrio corporal. Aproximación dinámica a los problemas de actitud y comportamiento.**
  Autor: Vayer, Pierre. Editorial: Científico-Médica. Barcelona, 1982.

SI NO LO LEO NO LO CREO

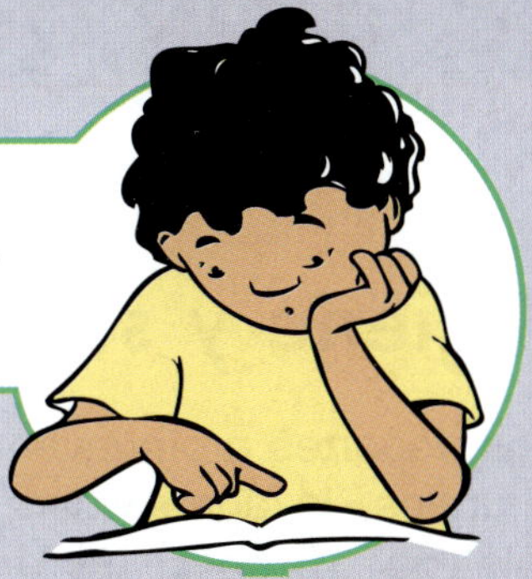
Un ejemplo de equilibrio, dentro del mundo animal, lo tenéis en los flamencos. Estos animales son capaces de dormir sobre una pata.

Un auténtico "rey" del equilibrio, pero con un balón, es Ricardo Silva Neves que ha establecido una nueva marca en su carrera, permaneciendo 21 horas, 8 minutos y 12 segundos pateando una pelota de fútbol sin dejar que toque el suelo y sin tocarla con las manos.

Ha conseguido así entrar en *Libro Guiness de los Récords.* El estadounidense David Kremer fue capaz de construir una torre con pesadas bolas de bolos, llegando a colocar 10 de ellas una encima de otra, todo un ejercicio de equilibrio, pulso y paciencia.

A **Tony Hawk** lo podemos considerar un prodigio del equilibrio sobre el skate. A los 16 años era un skater profesional al ser miembro de Bones Brigade. En el año 2004, Tony tenía en su haber 92 competiciones, además de haber inventado numerosas piruetas históricas. En 1985, aterrizó el primer "720" (720 grados, ó 2 vueltas completas), y en 1999 se convirtió en el primer skater en lograr completar un "900" (900 grados, 2,5 vueltas). Se le considera una leyenda en el mundo del skate.

Y si de prodigios hablamos, no podemos dejar a un lado a un mítico del equilibrio sobre las olas, Kelly Slater. Su aparición en el mundo del surf profesional causó una revolución sin precedentes en el deporte. Slater enseñó al mundo nuevas maniobras y nuevas olas y se convirtió así en un ídolo de masas. Tiene el récord de campeón del mundo más joven en 1992 y de campeón del mundo con más edad en el 2005. Atesora un total de 39 victorias en los circuitos profesionales desde su debut.

Nadia Elena Comaneci, ex gimnasta rumana ganadora de 5 medallas olímpicas, fue la primera gimnasta en lograr una puntuación de 10 en unos Juegos Olímpicos. Lo consiguió durante los Juegos de Montreal, en 1976. Por derecho propio, se halla entre las mejores gimnastas de todos los tiempos.

Ashley Brophy, de Australia, caminó 11,57 kilómetros sobre un cable de 45 metros de longitud y a 10 metros de altura durante 3 horas y media en el Grand Prix de Adelaida, el 1 de noviembre de 1985. El récord mundial de equilibrio sobre un pie lo posee el estadounidense Ted Martín, que realizó 51.155 saltos consecutivos.

La Educación Física en tu vida

Higiene y salud

"Los deportes promueven la salud mental, la paz del espíritu... pueden aliviar las hostilidades naturales, la agresividad y la competitividad. Reducen la delincuencia, la criminalidad y la violencia". (**Singer**, 1975).

Resulta evidente el extraordinario auge que ha cobrado el deporte en el último siglo, así como su universalización, característica peculiar de estos últimos treinta años. Si hiciésemos un análisis del deporte como fenómeno social de nuestra actualidad, nos llevaría a reflexionar sobre la importancia que éste ha ido adquiriendo en la forma de vida de la mayoría de la población, tanto en el ámbito de la recreación y del espectáculo como en el de la búsqueda de la salud.

La salud es un concepto muy amplio, que abarca básicamente a todas las funciones de nuestro organismo, tanto físicas como psíquicas. Es muy conocida la frase que define a la salud como la ausencia de enfermedades.

La salud es un derecho del individuo, reconocido y acordado por todos los organismos internacionales, pero la salud también es un deber, que nos obliga a seguir unas normas de prevención de enfermedades y de accidentes, así como a prestar ayuda a los demás, en caso de ser necesario.

Existen cada vez mayores evidencias de la relación existente entre actividad física y salud, hasta el punto de considerar la inactividad física como un factor de riesgo para las enfermedades modernas. Este hecho queda patente en un estudio realizado a principios de esta década en Estados Unidos, donde se pone de manifiesto que siete de cada diez muertes en este país están causadas por la falta de ejercicio físico, junto a otros hábitos de tipo tóxico o insanos.

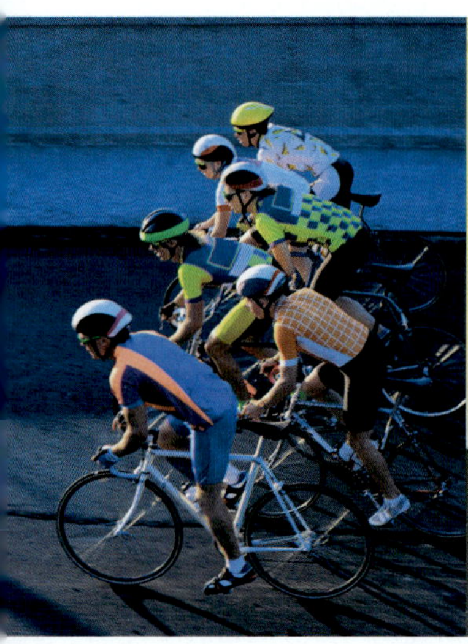
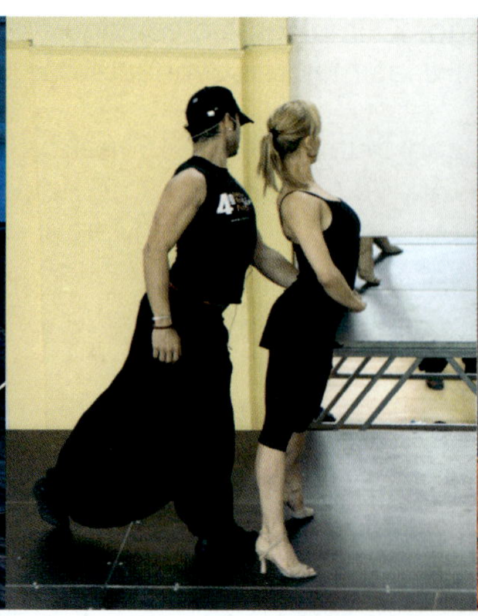
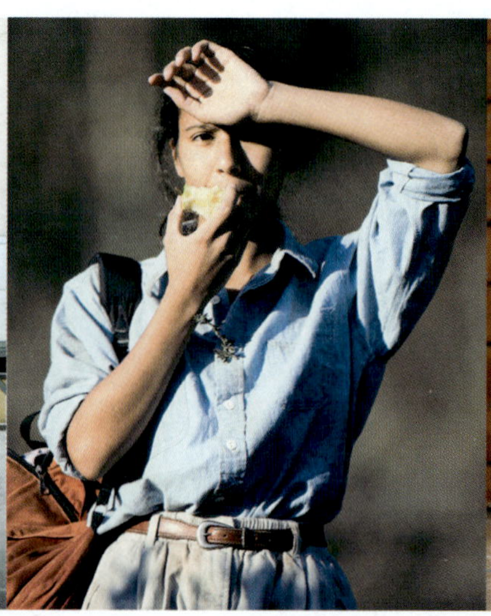
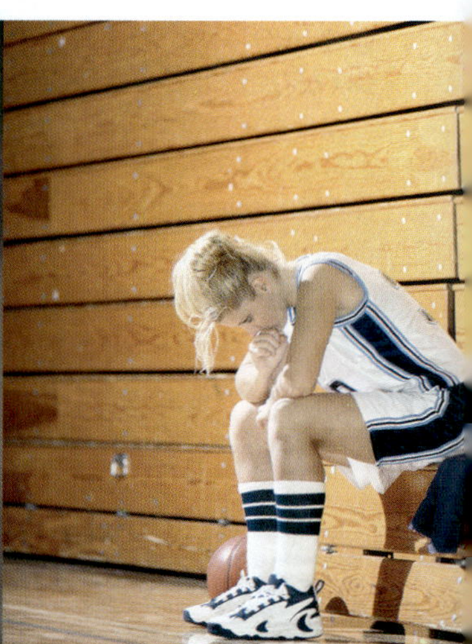

Se denominan **hábitos** de tipo **tóxico** al consumo habitual de sustancias que causan reacciones estimulantes, sedantes o narcóticas, y cuyo grado de consumo puede llegar a crear algún tipo de adicción o de dependencia. Dentro de este tipo de hábitos podemos incluir el dopaje, término utilizado para describir el uso de sustancias que pueden mejorar artificialmente la condición física y mental del deportista, y con ello el rendimiento en la práctica deportiva. Entre las sustancias prohibidas dentro de la práctica deportiva se encuentran los estimulantes, los narcóticos, los agentes anabólicos, los diuréticos, las hormonas peptídicas, etc. Debemos recordar que el uso de este tipo de sustancias está perseguido y penalizado por la legislación deportiva.

Contra los hábitos tóxicos, nacen los **hábitos saludables**, entre los que encontramos los **hábitos higiénicos,** que son las normas de prevención de accidentes, de enfermedades y de respeto por el entorno, y que proporcionan las condiciones idóneas para una mejor calidad de vida. También forman parte de estos hábitos saludables los **hábitos alimentarios**, los cuales hacen referencia a una de las necesidades básicas del cuerpo humano, la alimentación. De forma genérica, podemos decir que mantener unos hábitos alimenticios correctos ayuda a prevenir enfermedades, nos permite el buen funcionamiento de nuestros órganos y sistemas y nos proporciona la energía necesaria para la realización de la actividad física.

En los últimos años se está estudiando de forma profunda y sistemática la relación del ejercicio físico no sólo con los trastornos que podríamos llamar de tipo médico, como son las enfermedades de tipo cardiovascular, la obesidad, etc, sino también con las de carácter psicológico, como es el caso de la ansiedad, del estrés o de la depresión.

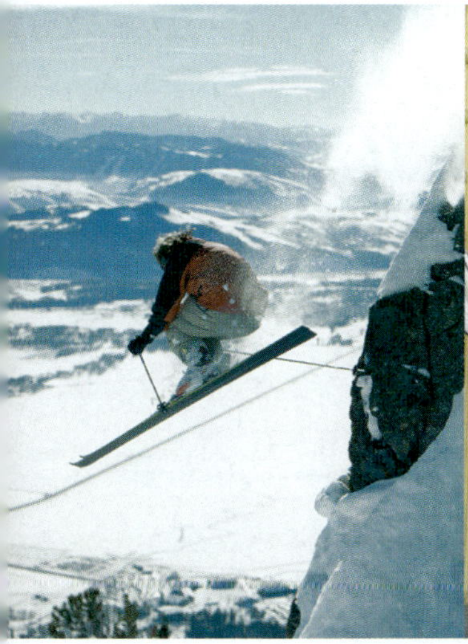
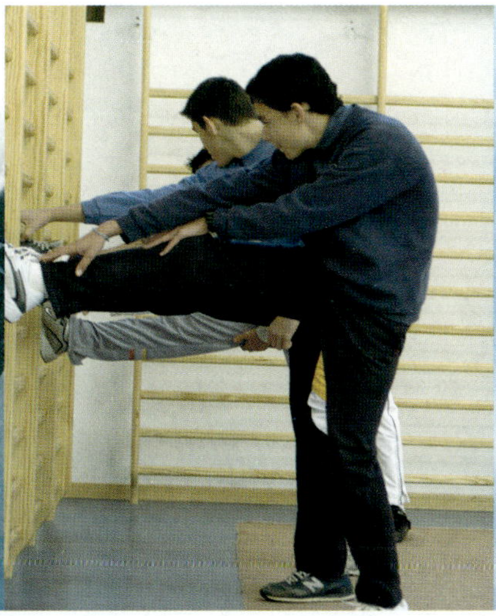
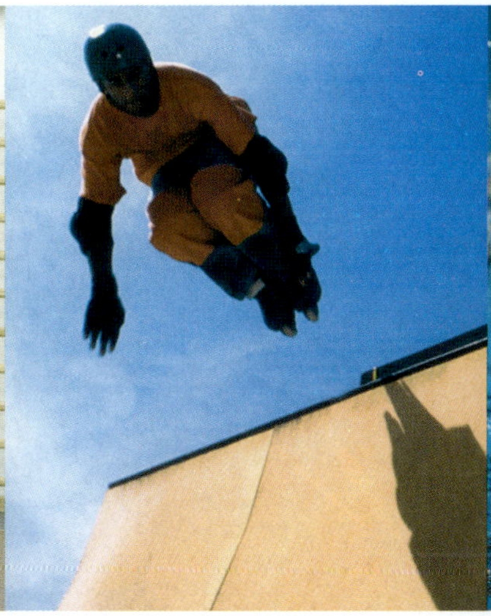
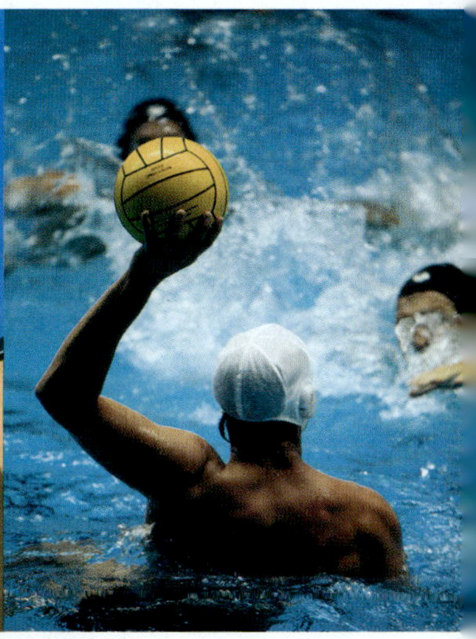

12 El cuerpo humano: bases anatómicas y fisiológicas

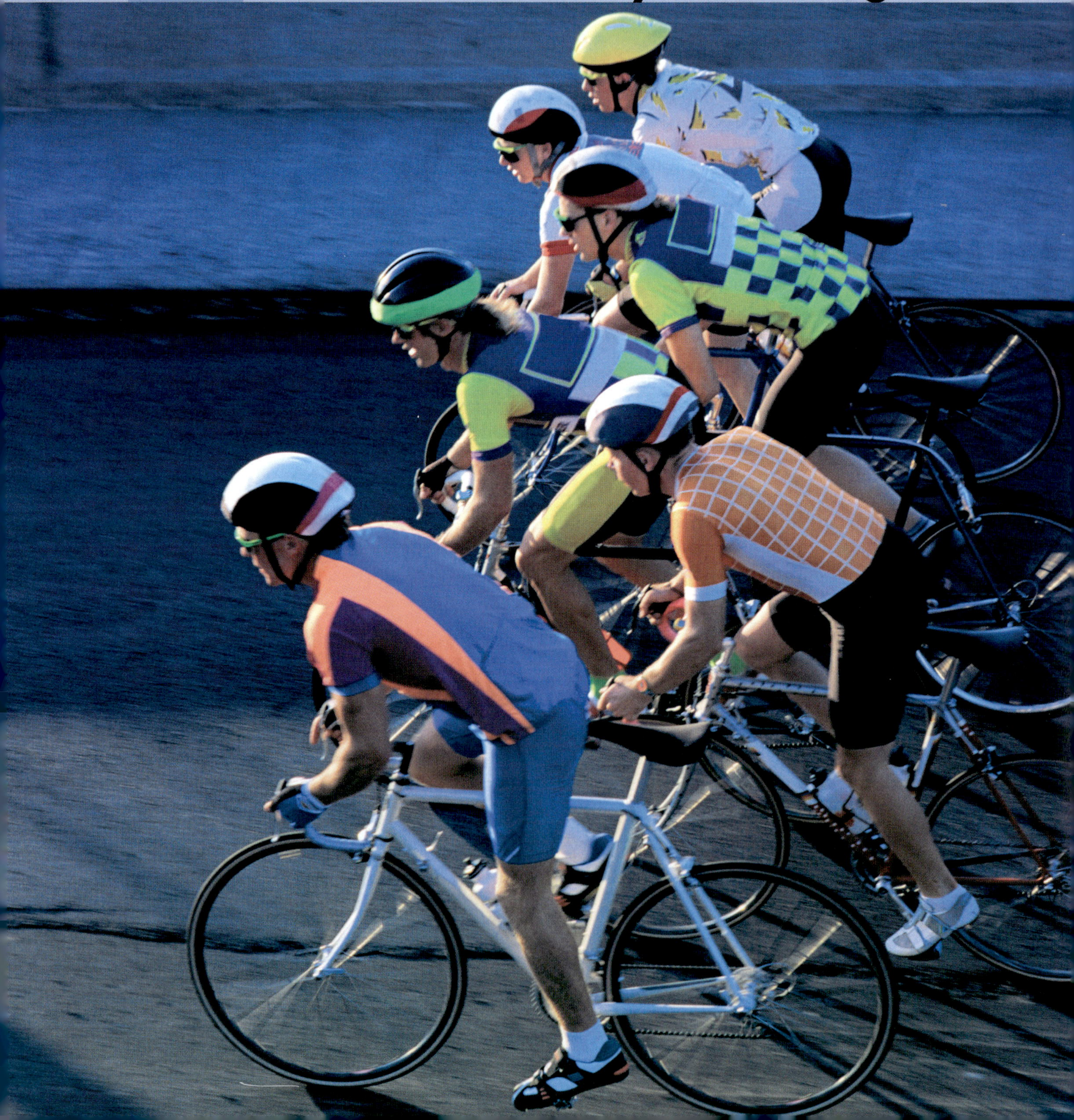

La foto

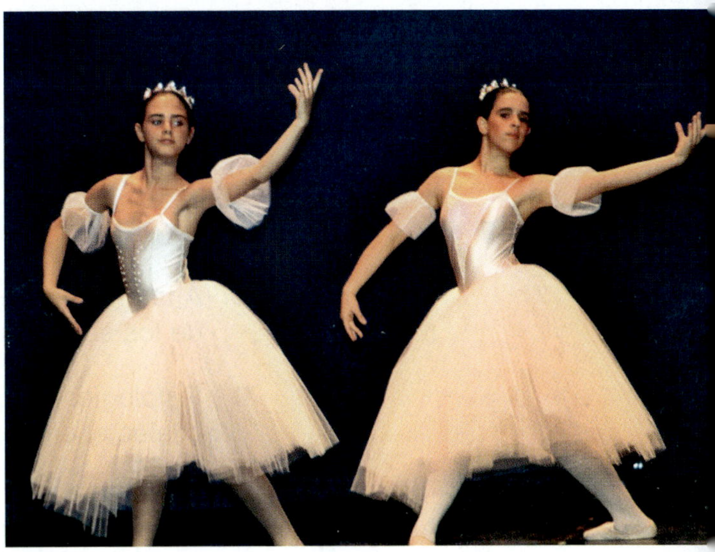

Cuando hablamos de movimiento, hablamos de la intervención de todos los sistemas y aparatos del cuerpo humano. En el ser humano y en los animales, el cuerpo es el conjunto de las partes materiales que componen su organismo.

La actividad física es un elemento perturbador del equilibrio funcional del organismo, que obliga a los sistemas a variar su nivel de funcionamiento para evitar desequilibrios. Pero, como no todos los sistemas tienen el mismo grado de implicación, diremos que aquéllos que intervienen de forma más directa en la actividad física son: el aparato locomotor, el cardiovascular, el respiratorio, el sistema nervioso y el metabólico. Sus elementos constitutivos son, fundamentalmente, carbono (C), hidrógeno (H) oxígeno (O) y nitrógeno (N). También se presentan otros muchos en proporciones más bajas. Estos átomos se unen entre sí para formar moléculas, ya sean inorgánicas, como el agua (el contenido de agua del organismo disminuye con la edad, desde un 75% en los bebés hasta un 60% en las personas adultas) u orgánicas, como los glúcidos, los lípidos y las proteínas. Estos átomos y moléculas están reunidos con un propósito concreto, convertir al ser humano y a cualquier ser vivo en una extraordinaria máquina compleja, analizable a cualquier nivel: bioquímico, citológico, histológico, anatómico, etc.

Debemos saber que, a pesar de su enorme rendimiento, el cuerpo humano sigue en constante evolución. Si, a grandes rasgos, hiciésemos un breve esquema del movimiento, sería algo así: ante un estímulo (interno o externo) el cerebro envía, a través del sistema nervioso, la orden de contracción a los músculos implicados; estos, a su vez, moverán las palancas óseas sobre las que están insertados, acercándolas o separándolas. Por otra parte, el sistema endocrino, el cardiorrespiratorio y el metabólico funcionan para que las células movilicen las reservas de energía que permiten que el movimiento se lleve realmente a cabo. Evidentemente, cualquier fallo en alguno de estos sistemas evitaría que el movimiento se produjera de manera correcta.

La **anatomía** es la rama de las ciencias biológicas que trata la forma y la estructura de los organismos. Está directamente relacionada con la **fisiología**, que es otra rama de las ciencias biológicas, y que trata las funciones normales del cuerpo.

El cuerpo humano está lleno de curiosidades, algunos ejemplos de éstas son:

- No hay dos huellas dactilares iguales.
- Las pecas se deben a una producción desigual de los pigmentos de melanina.
- Nuestras uñas tardan en crecer unos 6 meses desde la base hasta la punta.
- Nuestro olfato se hace más débil a medida que envejecemos.
- Cada ojo dispone de seis músculos para mover el globo ocular y las lágrimas son necesarias para mantener los ojos húmedos y limpios.
- Nuestro corazón late más de 30 millones de veces al año. Cuando hacemos ejercicio, respiramos más veces y nuestro corazón late más deprisa, por lo que la sangre corre más rápido por nuestro cuerpo.
- Tenemos 32 dientes, de los cuales 8 son incisivos (para cortar), 4 caninos o colmillos (para desgarrar), 8 premolares y 12 molares (para masticar).
- El músculo más rápido es el que mueve los párpados, podemos abrir y cerrar nuestros ojos hasta 5 veces por segundo.
- Los pulmones adultos tienen capacidad para albergar hasta 6 litros de aire.
- Al toser, el aire puede salir despedido a 140 kilómetros por hora.

1 INTRODUCCIÓN

El cuerpo humano se puede considerar como una "máquina" que nos permite desarrollar multitud de acciones y de trabajos. Pero, como en todas las máquinas, para que funcione correctamente se deben conocer las "instrucciones" de la misma.

El estudio de su funcionamiento se basa en las siguientes ciencias:

- Anatomía: es la encargada de estudiar la morfología (forma) y la estructura de los seres humanos.
- Fisiología: engloba todos aquellos procesos y mecanismos mediante los cuales el organismo humano puede realizar sus funciones normales.

La gran extensión y especialidad de las mismas hace necesario centrar el presente capítulo en la exposición de las bases anatómicas y fisiológicas del cuerpo humano relacionadas con el fin más importante de nuestra materia: el movimiento.

2 GENERALIDADES ANATÓMICAS

Para entender la anatomía humana y el movimiento es preciso conocer algunos términos, estructuras, sistemas y procesos específicos de nuestro cuerpo.

La posición de referencia para el estudio anatómico del cuerpo, a partir de la cual se describen los movimientos y las estructuras del mismo, es la **posición anatómica**: en bipedestación (de pie), con el cuerpo derecho, los pies juntos y paralelos, los miembros superiores (brazos) colgando a lo largo del cuerpo y las palmas de las manos mirando hacia delante.

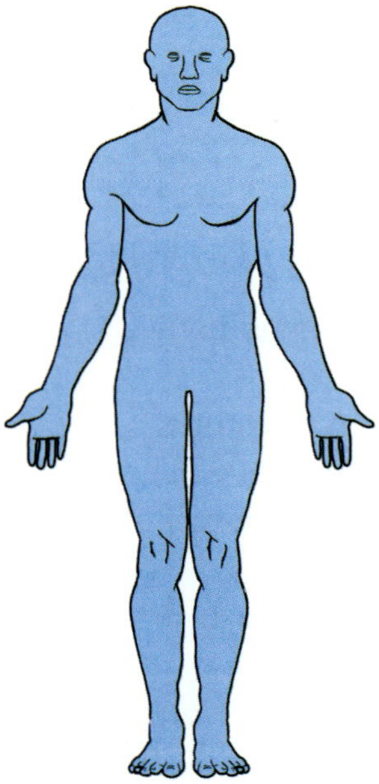

No es una posición habitual, se trata de una simple referencia para el estudio, ya que las personas podemos adoptar muchas posiciones distintas: sentados, arrodillados, agachados, tumbados… Este último caso se conoce como **posición decúbito** y puede realizarse de tres formas:

- Decúbito dorsal o supino: si se apoya sobre la espalda (boca arriba).
- Decúbito ventral o prono: si se apoya sobre el pecho (boca abajo).
- Decúbito lateral: si se apoya sobre un lado del cuerpo.

Para situar las estructuras en el espacio, es necesario recurrir a planos y a líneas de referencia que nos permitan precisar como se encuentran dichas estructuras (ver "Figura 1"):

➤ **Planos corporales:** podemos distinguir tres:

Figura 1: planos corporales

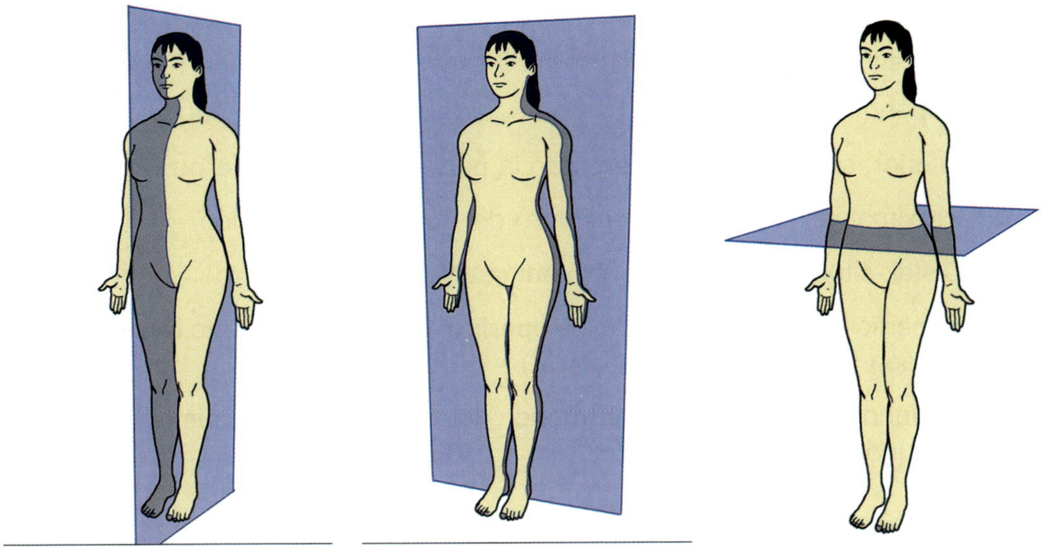

Plano sagital	Plano frontal	Plano transversal
Divide el cuerpo en dos partes, derecha e izquierda. Un movimiento en este plano que desplace una parte del cuerpo hacia delante de la posición anatómica se llama **flexión**, mientras que un movimiento hacia atrás de la posición anatómica en este plano se llama **extensión**.	Divide el cuerpo en dos partes, anterior y posterior. Un movimiento en el plano frontal que desplace una región del cuerpo hacia la línea media del cuerpo se llama **aducción**, mientras que el desplazamiento de una parte del cuerpo lejos de la línea media se llama **abducción**. En lo que se refiere al cuello y al tronco, un movimiento en el plano frontal se llama **inclinación lateral**.	Divide al cuerpo en dos porciones, superior e inferior. Un movimiento en este plano que desplace una parte del cuerpo hacia fuera se llama **rotación externa**, mientras que un movimiento hacia dentro de una parte del cuerpo se llama **rotación interna**.

Para describir los movimientos del cuerpo, casi siempre hay que hacerlo en planos mixtos, es decir, que habrá una combinación de los distintos planos. Por ello, estos tres planos sirven únicamente de referencia para describir los desplazamientos y el posicionamiento de las distintas estructuras corporales.

Otros términos que sirven para concretar aún más la posición y la situación del cuerpo son:

- Medio: situado en la línea media del cuerpo.
- Interno: situado cerca de la línea media del cuerpo (ej.: cara interna del húmero).

- Externo: situado lejos de la línea media del cuerpo (ej.: cara externa del fémur).
- Anterior: situado mirando hacia delante (ej.: cara anterior del antebrazo).
- Posterior: situado mirando hacia atrás (ej.: cara posterior del antebrazo).
- Superior: situado hacia o cerca de la parte superior del cuerpo.
- Inferior: situado hacia o cerca de la parte inferior del cuerpo.
- Proximal: situado cerca del centro del cuerpo o del tronco.
- Distal: situado lejos del centro del cuerpo o del tronco.
- Superficial: situado cerca de la superficie externa del cuerpo (ej.: epidermis, la capa más superficial de la piel).
- Profundo: situado hacia el interior del cuerpo (ej.: dermis, la capa más profunda de la piel).

3 SISTEMA ÓSEO-ARTICULAR

El esqueleto

El sistema óseo-articular está formado por los órganos pasivos del movimiento, que son los huesos (206 en total) y las articulaciones. A este conjunto de estructuras se le conoce con el nombre de esqueleto. Éste se define como un armazón móvil que constituye el soporte rígido del cuerpo al tiempo que protege las partes más delicadas del mismo.

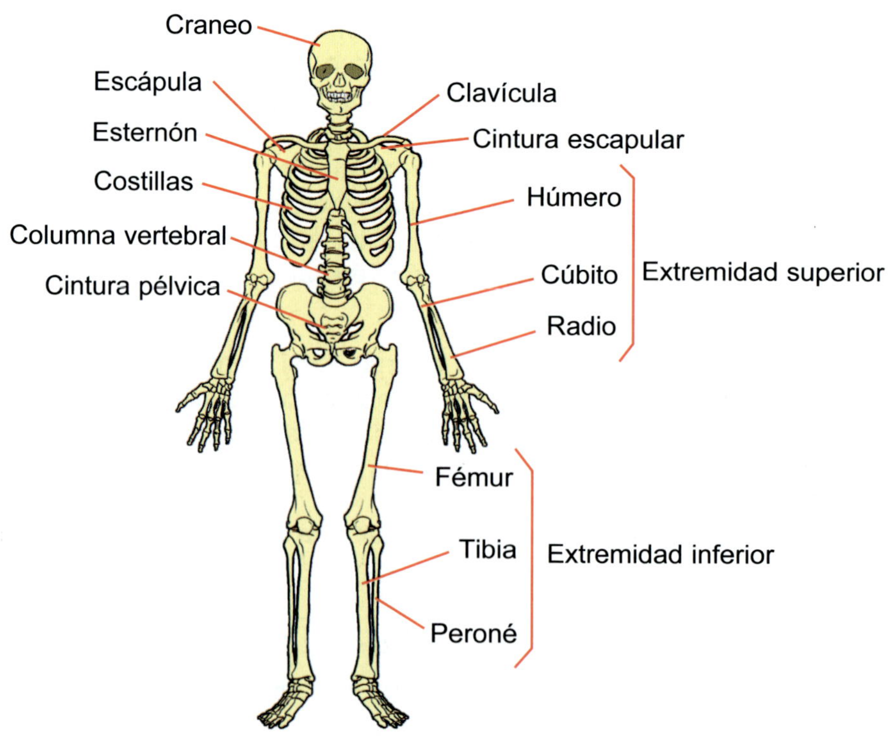

En unión con los músculos forma el **aparato locomotor**, que es el encargado de realizar los movimientos voluntarios y del mantenimiento de la postura.

El esqueleto se estructura en las siguientes regiones funcionales:

- Eje central: cráneo y columna vertebral.
- Extremidades superiores (2).
- Extremidades inferiores (2).
- Cavidad torácica.

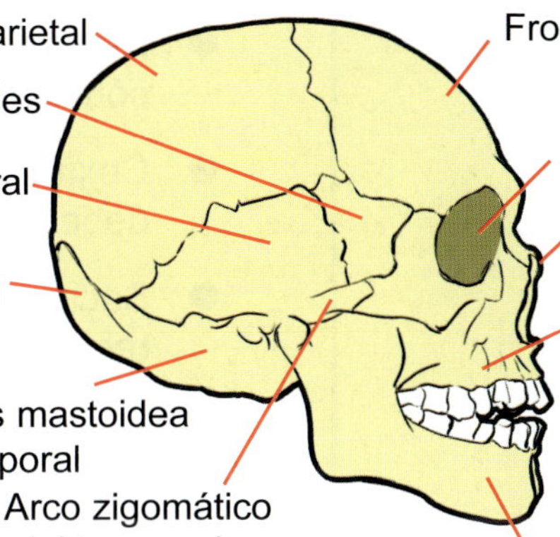

El **cráneo** está compuesto por diversos huesos, los principales son: un frontal, dos parietales, dos temporales, un occipital, dos maxilares superiores, un maxilar inferior, dos etmoides y dos esfenoides. Forma una cavidad que protege el cerebro y el encéfalo, y sirve de soporte para los órganos sensoriales. Las articulaciones que existen entre estos huesos no tienen movilidad (sinartrosis), excepto la articulación entre el maxilar superior e inferior.

La columna vertebral se reparte longitudinalmente a lo largo del eje central del cuerpo, sustentándolo y dándole movilidad; también tiene la función de contener y proteger la médula espinal y las raíces nerviosas que salen de ella. Está compuesta por 33 cuerpos óseos, las **vértebras**, las cuales deben permanecer alineadas pero respetando las curvaturas naturales (plano sagital) que permiten soportar mejor las fuerzas que ejercen presión en el eje vertebral. Se dividen por regiones (ver "Figura 2"), de arriba abajo son las siguientes:

Figura 2. Regiones de la columna vertebral y partes de las vértebras

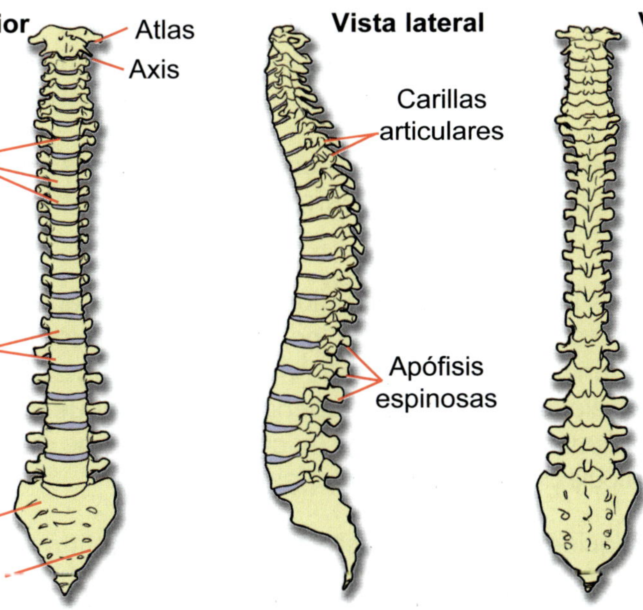

- Región cervical: formada por 7 vértebras cervicales y una curvatura cóncava hacia atrás llamada lordosis cervical.
- Región dorsal: compuesta por 12 vértebras dorsales o torácicas y una curvatura convexa hacia atrás llamada cifosis dorsal.
- Región lumbar: constituida por 5 vértebras lumbares y una curvatura cóncava hacia atrás llamada lordosis lumbar.
- Coxis: compuesto por 4 vértebras fusionadas. A modo de curiosidad, se debe decir que es el resto evolutivo de la cola.
- Sacro: formado por 5 vértebras fusionadas, forma junto con el coxis la región pélvica.

Las vértebras son cada vez más macizas a medida que se desciende, y se articulan entre sí por medio de las carillas articulares de las apófisis transversas (ver "Figura 2"). Están separadas por los discos intervertebrales, una estructura esponjosa que tiene la función de amortiguar las fuerzas que inciden sobre las vértebras.

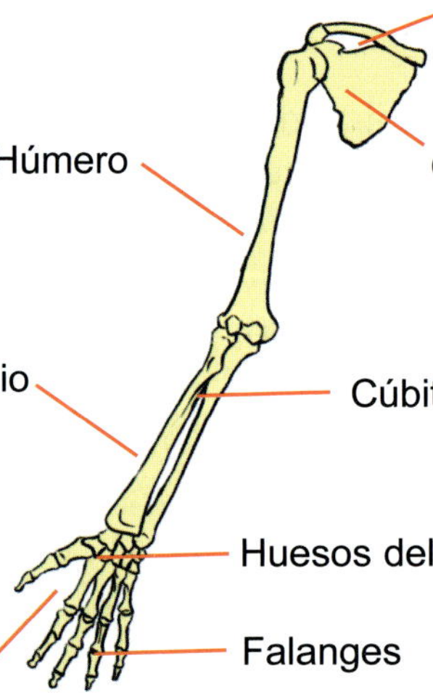

En conjunto, la columna vertebral tiene una gran movilidad, y puede realizar movimientos de flexión, de extensión, de rotación y de flexión lateral.

La **extremidad superior** está formada por el húmero, el radio, el cúbito, los huesos del carpo (escafoides, semilunar, piramidal, pisiforme, trapecio, trapezoide, grande y ganchoso), el metacarpo (cinco huesos) y las falanges (tres por dedo: proximal, medial y distal, excepto el pulgar que sólo tiene dos).

La articulación del codo tiene una doble función: permitir al miembro superior doblarse sobre sí mismo o extenderse (flexión-extensión) y ayudar al antebrazo a girar sobre su eje longitudinal para ampliar las posibilidades de orientación de la mano (pronosupinación). Está formada por los cóndilos humerales, el cúbito y el radio.

La articulación de la **muñeca** comprende los extremos distales del cúbito y del radio y los huesos del carpo. Permite los siguientes movimientos: flexión-extensión y abducción-aducción.

El **hombro** no es una articulación única, como las anteriores, sino que es un conjunto anatómico y funcional que permite unir el miembro superior con el tórax. Tiene las funciones de ampliar la movilidad del brazo y de dar una buena estabilidad y fortaleza al miembro superior. Está compuesto por el húmero, el omóplato o escápula, el esternón y la clavícula, lo que hace que existan en realidad tres articulaciones suplementarias:

- La articulación acromio-clavicular (entre el omóplato y la clavícula).
- La articulación esterno-clavicular (entre el esternón y la clavícula).

- La articulación escápulo-humeral (entre el húmero y el omóplato).

La **extremidad inferior** está formada por el fémur, la tibia, el peroné, la rótula y los huesos del pie.

La articulación de la **rodilla** presenta una movilidad de flexión-extensión. Su estabilidad es débil desde el punto de vista óseo, pero está asegurada por unos fuertes sistemas ligamentosos y musculares. A nivel óseo, está formada por los cóndilos femorales, la meseta tibial y la rótula por la parte anterior. Es la articulación más compleja del cuerpo humano. En su estructura destacan los meniscos (interno y externo), que dan estabilidad a las dos superficies articulares, los dos ligamentos cruzados (anterior y posterior) y los ligamentos laterales (externo y interno).

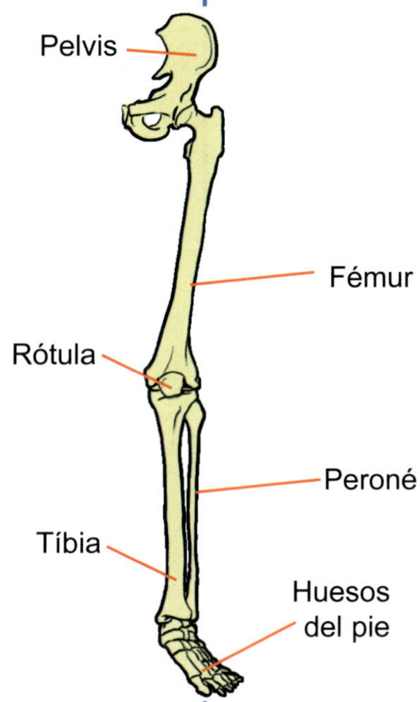

La articulación del **tobillo** permite combinar la plasticidad del pie y la potencia de los huesos de la pierna. Comprende los extremos distales de la tibia (maléolo interno), el peroné (maléolo externo) y el tarso. Permite movimientos de flexión dorsal y plantar.

El **pie** está formado por 26 huesos: el tarso (astrágalo, calcáneo, cuboides, escafoides y tres cuñas), el metatarso (cinco huesos) y las falanges (tres por cada dedo, excepto el dedo gordo que sólo tiene dos). Desempeña una doble función, la de recibir el peso del cuerpo y la de permitir el desarrollo dinámico del paso al caminar. Esto supone que sea una estructura ósea muy resistente y flexible.

La **cavidad torácica** sirve para contener y proteger algunos de los órganos vitales del cuerpo como son el corazón y los pulmones. Está formada por 24 costillas, el esternón, la columna vertebral, la clavícula y el omóplato.

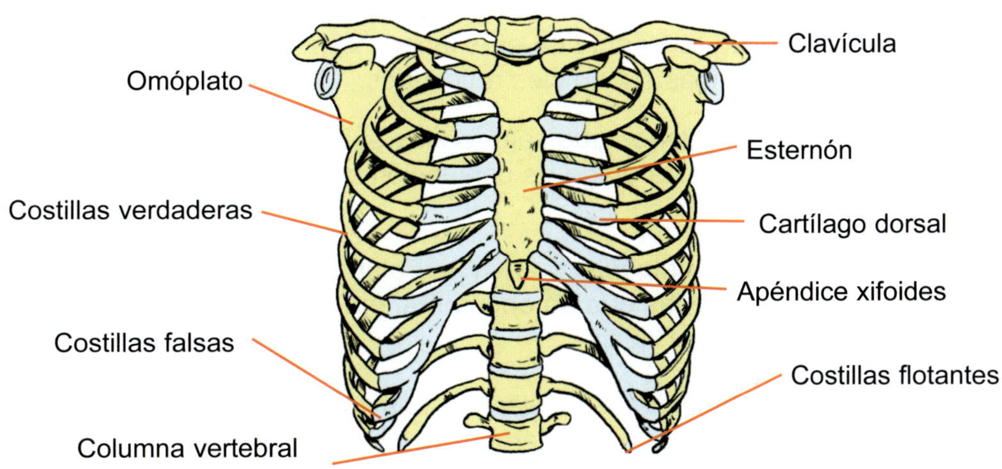

Las costillas son huesos planos con forma de arco que arrancan de las vértebras dorsales y terminan articulándose, la mayoría, con el esternón. Las siete primeras lo hacen directamente y, por ello, se llaman costillas verdaderas; de la octava a la décima se articulan indirectamente mediante un cartílago común y reciben el nombre de costillas falsas; las dos últimas se llaman costillas flotantes y no se unen al esternón.

En conjunto, las costillas funcionan como una unidad y realizan movimientos de deslizamiento durante la respiración.

Los huesos

Los huesos son órganos dinámicos, ya que se encuentran en renovación constante. Sus funciones principales son:

- Estática: son el soporte corporal.
- Dinámica: en unión con las articulaciones se comportan como palancas móviles.
- Protectora: protege los órganos alojados en las cavidades que engloban.
- Hematopoyética: son los encargados de originar las células sanguíneas.
- Metabólica: son el mayor "almacén" de fósforo y calcio del cuerpo.

Según su forma podemos clasificarlos en:

➤ **Largos:** como su nombre indica predomina su longitud sobre su amplitud, es decir, los extremos articulares se encuentran alejados uno del otro. Se localizan principalmente en las extremidades, como, por ejemplo, el fémur, la tibia, el húmero… En este tipo de huesos se distinguen las siguientes partes:

- Diáfisis: en cada hueso hay una, es la parte central, tiene forma tubular y en su interior contiene la médula ósea.
- Epífisis: en cada hueso hay dos, se localizan en los extremos y están formadas por tejido compacto en el exterior y esponjoso en el interior. En ellas se encuentran las superficies articulares.
- Metáfisis: son las regiones que separan las epífisis de la diáfisis, también reciben el nombre de cartílago de conjunción o de crecimiento, ya que es por donde crece el hueso.

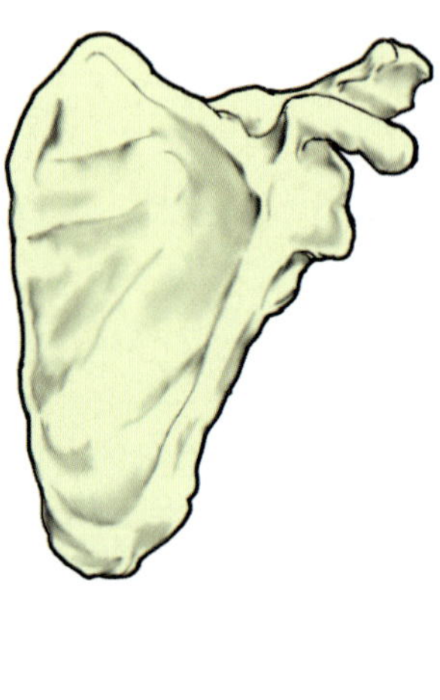

➤ **Planos:** son los huesos delgados y anchos. Están formados por dos láminas de tejido compacto entre las que se encuentra una capa esponjosa, como es el caso del omóplato o del ilíaco.

➤ **Cortos:** presentan un tamaño similar en sus tres dimensiones (longitud, anchura y grosor) y pueden considerarse como una masa ósea compacta. Tienen muy poca movilidad pero son muy resistentes. Presentan la misma estructura que las epífisis de los huesos largos (tejido compacto en el exterior y esponjoso en el interior). Son huesos de esta clase los del carpo (muñeca) o los del tarso (tobillo).

➤ **Irregulares:** no presentan una forma concreta, por lo que no se pueden incluir en ninguno de los grupos anteriores. A este tipo de huesos pertenecen las vértebras, los huesos faciales...

Las articulaciones

Las articulaciones son los puntos de unión entre dos o más huesos. Permiten el movimiento y según su movilidad se clasifican en:

➤ **Sinartrosis:** son las articulaciones inmóviles. Están formadas por dos bordes óseos entre los que existe una mínima cantidad de tejido fibroso, como, por ejemplo, las uniones de los huesos craneales.

➤ **Anfiartrosis:** son las articulaciones que presentan una pequeña movilidad. Están formadas por dos bordes óseos entre los cuales existe una gran cantidad de tejido cartilaginoso y, al igual que las anteriores, no tienen cápsula articular, como sucede en las vértebras de la columna.

➤ **Diartrosis:** son las articulaciones móviles. Están formadas por dos huesos entre los que se haya una oquedad llamada cavidad sinovial, por lo que también son conocidas como articulaciones sinoviales, y se sitúan en las extremidades: hombro, codo, rodilla...

Este último tipo de articulaciones se considera el más importante en cuanto a la actividad física se refiere, ya que es el que mayor movimiento permite. En ellas se pueden distinguir los siguientes elementos:

- **Superficies articulares:** son los dos extremos óseos que se encuentran en contacto, por ello tienen una forma que les permite ajustarse y moverse la una sobre la otra. Están revestidas por una delgada capa de cartílago para prevenir el desgaste óseo, como por ejemplo en la epífisis de los huesos largos: fémur-tíbia, etc.

- **Cartílago articular:** cubre las superficies articulares y sirve de soporte de carga de la articulación. Tiene una composición parecida al hueso, pero más hidratada y elástica. No posee vasos sanguíneos, ni linfáticos, ni nervios, por lo que se trata de un elemento insensible cuya función es la de proteger la zona de contacto de los huesos. Se pueden presentar como meniscos (rodillas), rodetes o anillos (escápulo-humeral) o cartilaginosos (vértebras). La lesión del cartílago se conoce como artrosis y es un proceso degenerativo que causa dolor en la región correspondiente, así como rigidez articular y muscular.

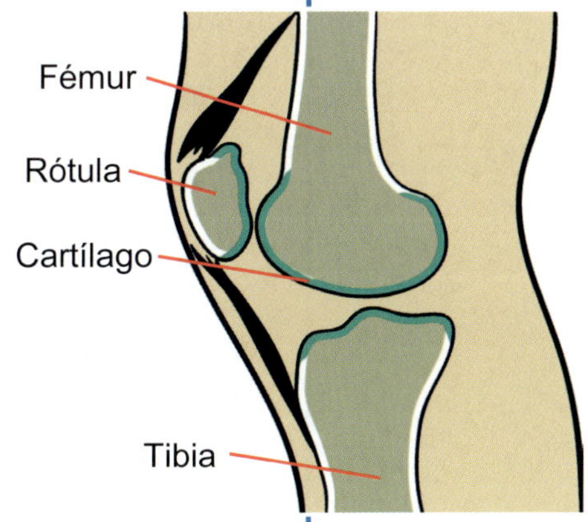

- **Cápsula articular:** es un manguito fibroso que se fija a los huesos de la articulación para mantener el contacto de las superficies articulares y estabilizar la articulación. Su forma depende de la movilidad de la articulación, cuanto mayor sea menos rígida y más alargada será la cápsula. La cápsula articular presenta unos engrosamientos, llamados ligamentos, que son ricos en receptores nerviosos y permiten percibir la velocidad de movimiento y la posición. Esto es lo que se llama **sensibilidad propioceptiva** y resulta muy útil para el ejercicio físico.

- **Membrana sinovial:** tiene un aspecto liso y brillante, en forma de bolsa, que recubre el interior de la cavidad sinovial, a excepción de las superficies articulares mejorando el deslizamiento, y al mismo tiempo nutre a los cartílagos.

4 SISTEMA MUSCULAR

La unión del sistema óseo-esquelético y del sistema muscular da lugar al **aparato locomotor**, que posibilita al ser humano la realización de los movimientos.

El sistema muscular es el encargado de producir energía cinética a partir de la energía química que se obtiene de los alimentos. Para realizar su función depende de otro sistema, el nervioso, que más adelante se analizará.

Músculos

La estructura principal que forma el sistema muscular son los músculos, que representan los órganos activos del movimiento. El cuerpo humano tiene 650 músculos que son los que mantienen estable el cuerpo tanto en movimiento como en reposo, permiten que el esqueleto se mueva y dan forma externa al cuerpo.

Los músculos poseen tres propiedades importantes sin las cuales su función sería imposible:

- **Excitabilidad:** capacidad de recibir y responder a un estímulo.
- **Extensibilidad:** capacidad para ser estirado.
- **Elasticidad:** capacidad para volver a su estado original.

Visto en sección, un músculo aparece formado por haces cada vez más pequeños de **fibras musculares** separadas y sostenidas por paredes fibrosas cada vez más finas llamadas **aponeurosis**.

Un músculo siempre está unido, al menos, a dos huesos distintos, salvo algunas excepciones como son los músculos cutáneos y los esfínteres. Los puntos de unión se llaman **inserciones**, aunque en algunos casos, cuando la aponeurosis se prolonga en un cordón fibroso por la que se une al hueso, se denominan **tendones.**

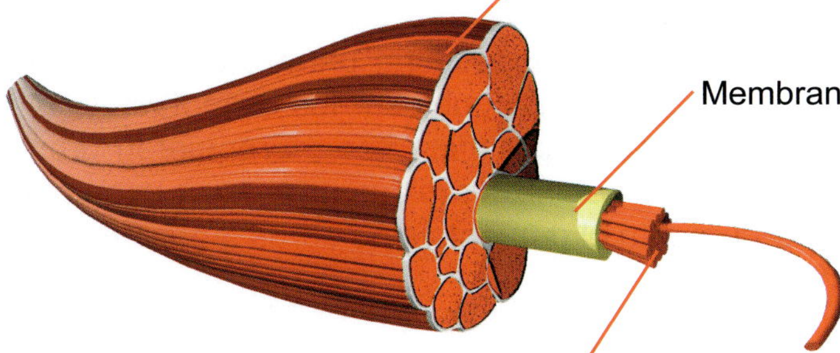

Las fibras musculares

La fibra muscular representa la unidad celular del músculo. Por su grosor, es imperceptible a simple vista y sólo puede verse al microscopio. Se trata de una célula multinucleada que tiene la capacidad de excitarse y de responder a los estímulos con una contracción.

Lo más característico de la fibra muscular es la gran cantidad de miofibrillas que la forman. Éstas representan los elementos contráctiles del músculo y están formadas por la sucesión longitudinal de las unidades funcionales de contracción más pequeñas que reciben el nombre de sarcómeros. Dentro de ellos, se pueden distinguir dos tipos de filamentos, unos delgados (actina) y otros más gruesos (miosina).

Se distinguen dos tipos de fibras musculares:

- **Fibras rojas, de tipo I o lentas:** son de pequeño tamaño y se contraen de forma lenta. Se muestran muy resistentes a la fatiga y su metabolismo es preferentemente oxidativo.

- **Fibras blancas, de tipo II o rápidas:** son de mayor tamaño que las rojas y se contraen de forma rápida. Se distinguen dos variantes:

  - Rápidas con características oxidativas: su velocidad de fatiga es intermedia.

  - Rápidas glucolíticas: son poco resistentes a la fatiga y consiguen contraerse en condiciones anaeróbicas, metabolizando el glucógeno para producir energía a expensas de acumular ácido láctico.

Los músculos presentan proporciones variables de las diferentes fibras, por lo que, según sea su composición, ofrecerán mayor o menor velocidad de contracción. Por ejemplo, el sóleo tiene un 80% de fibras lentas mientras que el tríceps presenta un 80% de fibras rápidas. Ese valor varía en cada individuo y viene determinado genéticamente, lo que puede condicionar su capacidad para realizar determinados tipos de esfuerzo.

Una persona normal suele tener por lo general unos porcentajes equilibrados (45% lentas, 55% rápidas), mientras que en los deportistas o personas entrenadas dichos porcentajes son algo diferentes, si requieren gran velocidad o saltos explosivos el porcentaje de fibras rápidas es mayor, mientras que si su deporte es de resistencia aumenta el porcentaje de fibras lentas. Esto se produce en un margen pequeño.

Según Córdova, A. y Navas, F.J. (Fisiología Deportiva, 2000), "Estas variaciones en la proporción de fibras tiene un claro componente genético, pero además responden a procesos de modificación provocados por el entrenamiento".

Tipos de músculos

Los músculos del cuerpo humano se pueden clasificar de distintas maneras. **Según su estructura** pueden ser:

- **Estriados o voluntarios:** son los que se contraen cuando la persona quiere y suelen corresponder a los músculos asociados al sistema óseo-articular que producen el movimiento. Poseen la característica de tener una contracción potente, rápida y brusca, si así se requiere, y por ello son músculos grandes, rápidos y potentes, como es el caso del bíceps, el cuádriceps, los gemelos, etc.

- **Lisos o involuntarios:** son los que se contraen sin que el individuo quiera, es decir, no se tiene ningún control voluntario sobre ellos sino que son controlados por el sistema nervioso vegetativo, como, por ejemplo, los del aparato respiratorio o del aparato digestivo (vísceras). Estos músculos poseen una contracción y una relajación lentas.

- **Cardiacos:** forman las paredes del corazón y, aunque el individuo no tiene ningún control voluntario sobre ellos, su forma y apariencia es estriada y su contracción es rítmica.

Los músculos también se pueden clasificar **por su forma**, en este caso se dividen en:

- **Largos:** son aquéllos en los que la dimensión tomada según la dirección de sus fibras sobrepasa la de los otros diámetros. Se pueden subdividir, según el diámetro transversal del músculo sea o no mayor en su parte media que en los extremos, en:

  - Fusiformes, como, por ejemplo, el bíceps.

  - Aplanados, como, por ejemplo, el recto del abdomen.

➤ **Anchos:** son aquéllos en los que todos los diámetros tienen aproximadamente la misma longitud, como, por ejemplo, el dorsal ancho de la espalda.

➤ **Cortos:** son aquéllos que, independientemente de su forma, tienen muy poca longitud, como sucede con los músculos de la cabeza y de la cara.

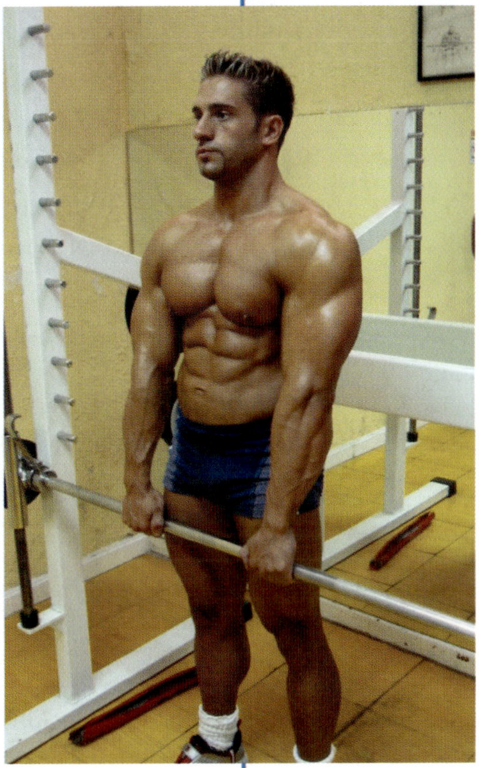

Otra posibilidad de clasificación de los músculos radica en base a la **función que desempeñan** en un movimiento, en este caso se dividen en:

➤ **Agonistas:** son los responsables de un movimiento determinado, como, por ejemplo, el psoas en la flexión de cadera.

➤ **Antagonistas:** son los opuestos a la acción anterior, es decir, su relajación favorece el movimiento, como, por ejemplo, el glúteo mayor en la flexión de cadera.

➤ **Sinergistas:** son aquéllos que ayudan adicionalmente a los agonistas en su acción motora. Por ejemplo, en la flexión dorsal del tobillo, los músculos sinergistas son el tibial anterior, el extensor del dedo gordo y el extensor común de los dedos.

➤ **Fijadores:** son los que, sin una intervención directa en el acto motor, estabilizan los distintos segmentos corporales para aumentar la eficacia de los agonistas, como, por ejemplo, el trapecio en la extensión del hombro, que fija la escápula para que no se desplace.

El proceso de contracción muscular, como ya se dijo anteriormente, corre a cargo de las fibras musculares, pero para que éstas se muevan, deben ser excitadas previamente por el sistema nervioso. El impulso nervioso se propaga bidireccionalmente hacia los dos extremos de la fibra muscular.

Cuando un músculo se contrae, tiende a acercar sus puntos de inserción. La contracción muscular puede manifestarse, dependiendo de las necesidades funcionales, de diferentes formas:

➤ **Movimiento:** permite el cambio de posición de una o varias partes del cuerpo.

➤ **Fuerza:** permite cambiar la relación espacial entre el cuerpo y los objetos que lo rodean.

➤ **Presión:** se ejerce una fuerza sobre una superficie u objeto.

Es importante tener claro que no todos los músculos se comportan de la misma forma ni sirven para lo mismo, por lo que identificar los principales músculos del cuerpo ayudará a conocer su situación, su estructura, su forma y su función (ver “Figura 3”).

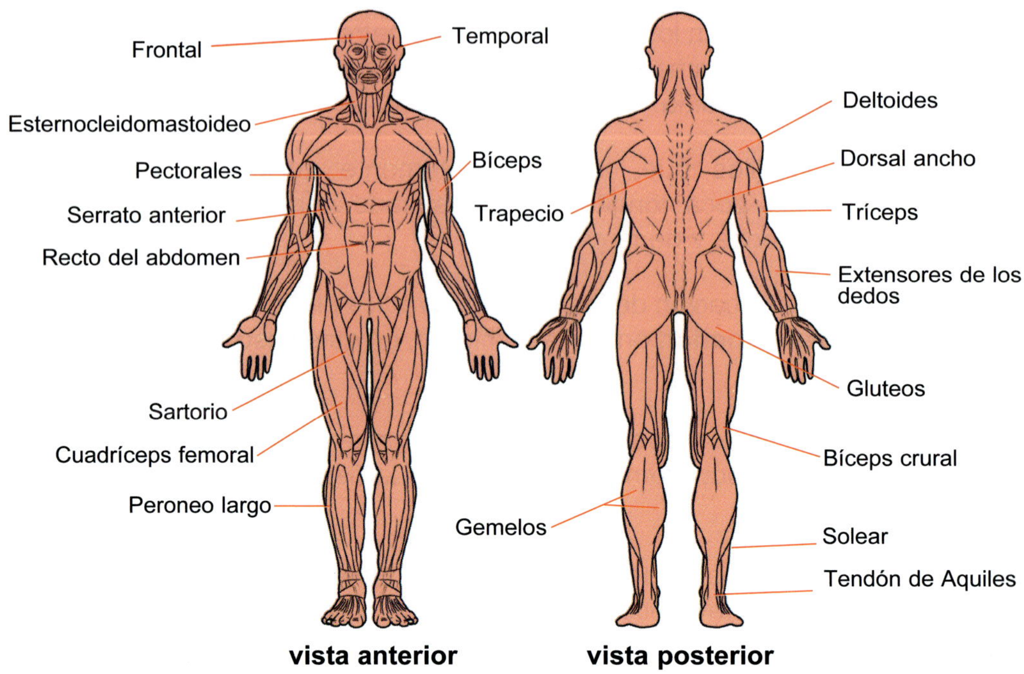

Figura 3: principales músculos del cuerpo

5 SISTEMA NERVIOSO

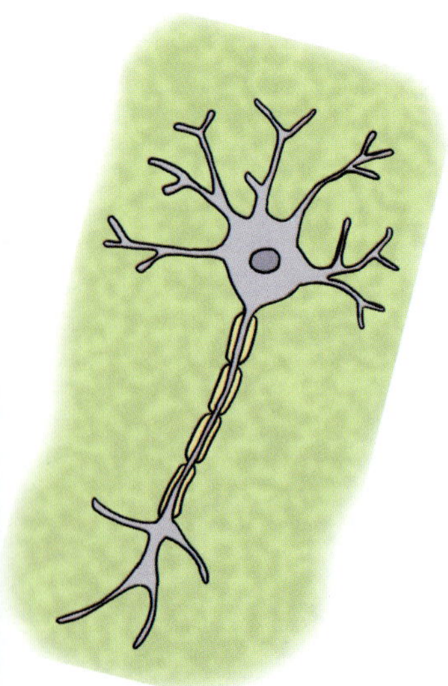

El sistema nervioso tiene la capacidad de recibir, de transmitir, de elaborar y de almacenar información, por lo que se puede considerar como el elemento integrador de las diferentes funciones del cuerpo, es decir, que es el encargado de las funciones de relación y de control de todas y cada una de las partes del cuerpo.

Desde la perspectiva del movimiento, como se vio anteriormente, este sistema guarda relación con el aparato locomotor. Desempeña un papel fundamental, ya que está presente desde que se percibe la necesidad de movimiento, pasando por la construcción de la respuesta motora (ya sea ésta voluntaria o automática) y la transmisión de esa respuesta, hasta la realización final de la contracción que produce el movimiento.

Los elementos del sistema nervioso son:

- **Las células nerviosas o neuronas:** son la principal unidad estructural y funcional del tejido nervioso. Sus propiedades de excitabilidad y conducción constituyen la base del funcionamiento de este sistema.

En la neurona se pueden distinguir varias partes: el cuerpo o soma, el núcleo y unas prolongaciones, las **dentritas**, que son ramificaciones cortas que conducen los impulsos hacia el cuerpo neuronal (son aferentes y trabajan como receptoras), y el axón, que es una prolongación de calibre uniforme que se ramifica en su terminación en unos botones terminales que sirven para conectar con otras neuronas.

Según la función que desempeñen existen tres tipos de neuronas:

- Sensitivas (aferentes): se encargan de captar diferentes estímulos, son receptoras y conducen la información al sistema nervioso central.
- Motoras o motoneuronas (eferentes): conducen la información desde el sistema nervioso central hasta los efectores (músculos, vísceras...).
- Interneuronas: son las encargadas de relacionar las diferentes neuronas entre sí.

➤ **Células neurogliales:** no conducen información como las neuronas, sino que desempeñan funciones de apoyo a las mismas, especialmente de protección y nutrición.

➤ **Tejido conectivo:** está formado por las membranas del cerebro, la médula y las vainas de las fibras nerviosas.

El sistema nervioso se estructura en dos partes:

➤ **Sistema nervioso cerebro-espinal o voluntario:** sus principales funciones son las de controlar y organizar las sensaciones que recibe de las estructuras somáticas (piel, músculos, huesos y articulaciones), por lo que es el que origina el movimiento. Se subdivide en:

- **Sistema nervioso central (S. N. C.):** está formado por la médula espinal y el encéfalo. Son los principales centros donde se relaciona y se integra la información nerviosa. Ambos están protegidos por estructuras óseas, en concreto por la columna vertebral y el cráneo respectivamente.

La **médula espinal** es un cordón blanco de unos 50 centímetros de longitud y de 1 centímetro de diámetro. Está encerrada en el conducto raquídeo que forman las vértebras y se extiende desde el agujero occipital hasta la segunda vértebra lumbar. Es el órgano conductor de los impulsos sensitivos procedentes de los órganos receptores periféricos hacia el cerebro, y de los impulsos motores elaborados en el encéfalo hacia los órganos efectores.

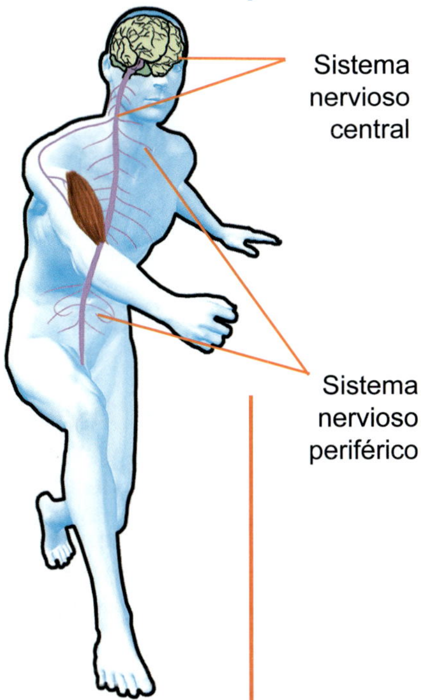

El **encéfalo** está constituido por:

▶ **Cerebro:** es la parte de mayor tamaño. Está dividido en dos zonas llamadas hemisferio cerebral izquierdo y hemisferio cerebral derecho, y en cuatro lóbulos (frontal, parietal, occipital y temporal) que están constituidos por materia gris en su periferia o córtex cerebral y de sustancia blanca en su interior.

Las principales funciones del cerebro son:

- Sensitivas: recibe, procesa y ejecuta los impulsos de todos los órganos sensoriales para formar percepciones.
- Motoras: emite impulsos que controlan los movimientos voluntarios de los músculos.
- Integradoras: permite actividades mentales como el conocimiento, la memoria, las emociones...

- **Tálamo:** es una masa de sustancia gris en la que se asienta la sensibilidad consciente, la temperatura, el dolor, el tacto y los movimientos reflejos.
- **Mesencéfalo:** se sitúa por debajo del cerebro y se divide en cuatro tubérculos, los dos superiores se relacionan con los ojos mientras que los dos inferiores lo hacen con el oído.
- **Cerebelo:** es muy importante para la actividad física ya que regula el tono muscular, la postura y el mantenimiento del equilibrio, además de coordinar, conjuntamente con la corteza cerebral, los movimientos musculares para que éstos sean uniformes y exactos (**control motor**).
- **Bulbo raquídeo:** es un ensanchamiento de la médula espinal donde se localizan los reflejos vitales que regulan las actividades cardiacas, la respiración y el calibre de los vasos sanguíneos.

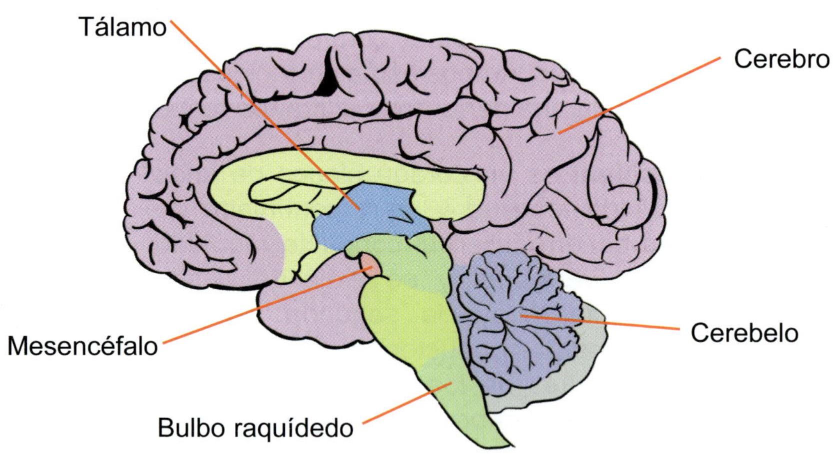

- **Sistema nervioso periférico:** está compuesto por los nervios que van desde las distintas partes del cuerpo al S. N. C. (aferentes), los que salen de éste al resto del cuerpo (eferentes) y por los ganglios asociados.

➤ **Sistema nervioso vegetativo o autónomo:** no funciona aislado sino que, junto con el sistema endocrino, se encarga del control de las funciones vegetativas: respiración, circulación, nutrición...

Está constituido por el conjunto de nervios que se encargan de las actividades involuntarias de las vísceras y de los órganos internos, y se relaciona con las fibras musculares de los vasos sanguíneos, de los músculos lisos y de las glándulas de las vísceras.

Cuenta con un **componente simpático** y otro **parasimpático**, y cada órgano recibe una doble inervación, una de cada componente. Sus funciones son antagónicas, si uno relaja el otro contrae, si uno dilata el otro reduce, etc. El primero se origina en la región media de la médula espinal y estimula el corazón, dilata los bronquios, contrae las arterias e inhibe el aparato digestivo para preparar al organismo para la actividad física. El componente parasimpático tiene los efectos opuestos y prepara al cuerpo para la alimentación, para la digestión y para el reposo.

¿Sabías que...
durante el transcurso de una vida el trabajo que realiza el corazón es el equivalente al levantamiento de un peso de 10 toneladas a una altura de 16 Km.?

6 SISTEMA CARDIORESPIRATORIO

Como su propio nombre indica, es la unión del sistema cardiovascular y del sistema respiratorio. Son sistemas muy interrelacionados, no en vano un paro respiratorio produce, en poco tiempo (minutos), un paro cardiaco y viceversa. Su función principal consiste en llevar oxígeno a todas las células del cuerpo. Es el sistema al que más le afectan las prácticas y los hábitos nocivos, tales como el sedentarismo, el tabaquismo, la alimentación desequilibrada, etc.

Sistema cardiovascular

Es un circuito cerrado e interno del cuerpo compuesto por el corazón, los vasos sanguíneos y la sangre.

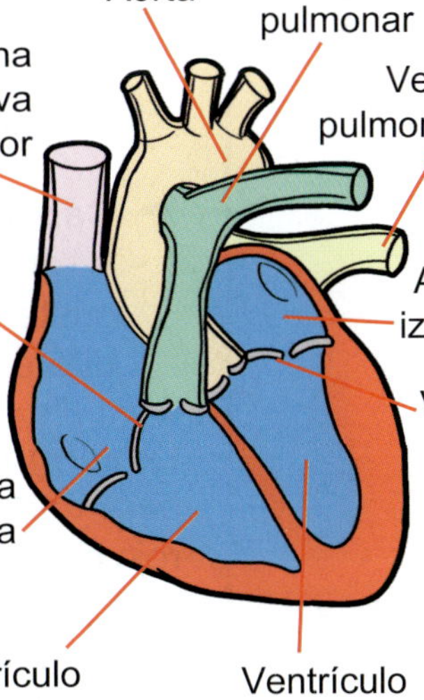

El **corazón** está situado en el centro de la cavidad torácica, por encima del diafragma y ligeramente inclinado hacia la parte izquierda (2/3 de su masa) de la línea media del cuerpo. Su tamaño es algo menor que el del puño y aumenta de forma paralela al resto de las dimensiones corporales durante el crecimiento de las personas, lo que repercute en el volumen sistólico y en la frecuencia cardiaca. El corazón es una bomba aspirante-impelente, es decir, aspira y expulsa sangre.

La cantidad de sangre que el corazón de un adulto puede expulsar en cada eyección es mayor que la de un niño, de forma que para compensar el volumen cardiaco durante la infancia el corazón late más veces por minuto: la frecuencia cardiaca al nacer es de 150 latidos por minuto, baja a 80 latidos por minuto en la adolescencia y a 60-70 latidos por minuto en la etapa adulta.

El corazón presenta, al mismo tiempo, características del músculo esquelético o estriado (puede excitarse y contraerse) y del músculo liso (movimiento involuntario).

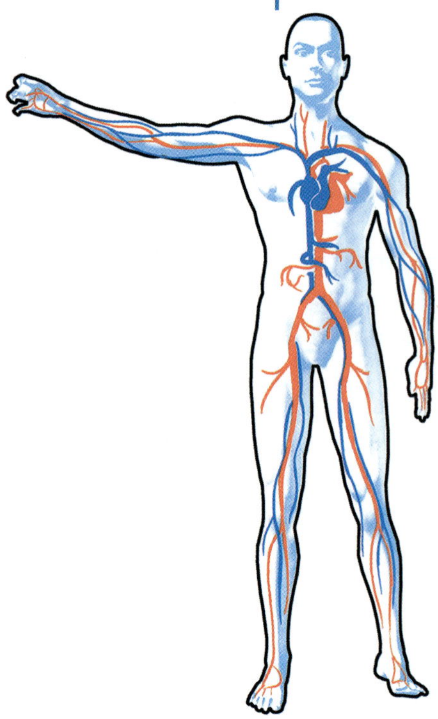

En condiciones normales, el bombeo del corazón se genera en el nódulo sinusal de forma periódica y rítmica, y se transmite el estímulo a las aurículas primero y luego a los ventrículos. Funcionalmente, esto supone el llenado y el vaciado cíclico de sangre en las cavidades cardiacas (aurículas derecha e izquierda y ventrículos derecho e izquierdo). La **diástole** es el proceso de llenado y coincide con la relajación y el reposo muscular, mientras que la **sístole** consiste en el vaciado o expulsión de la sangre.

Todo esto se lleva a cabo gracias a la actividad contráctil del corazón, la cual produce unos ruidos que pueden oírse cuando se ausculta. El primero es el comienzo de la sístole, y se produce por el cierre de las válvulas auriculoventriculares (tricúspide y mitral), mientras que el segundo es el comienzo de la diástole, y se produce por el cierre de las válvulas sigmoideas (pulmonar y aórtica).

Los **vasos sanguíneos** son los conductos del sistema cardiovascular. Pueden ser de tres tipos:

- **Arterias:** son los vasos que poseen las paredes de mayor tamaño. Conducen la sangre a los distintos órganos gracias a que la presión en su interior es mayor. Las grandes arterias se van dividiendo en arterias más pequeñas llamadas arteriolas.
- **Venas:** sus paredes son más finas que las anteriores y llevan la sangre de retorno desde los tejidos hasta el corazón gracias a que la presión en su interior es menor.
- **Capilares:** son los vasos más finos del cuerpo. Comunican arterias con venas y, gracias a su permeabilidad, realizan su principal función, intercambiar sustancias con el líquido intersticial que se encuentra en las células de los diferentes tejidos.

La **sangre** es un líquido viscoso que se extiende por todas las zonas del cuerpo para transportar alimentos y oxígeno a los tejidos (la sangre arterial es de color rojo brillante), a la vez que expulsa desechos (la sangre venosa, de color púrpura). Una persona adulta posee entre 5 y 6 litros de sangre (las mujeres algo menos) que está compuesta por plasma, glóbulos rojos, glóbulos blancos y plaquetas.

- Los **glóbulos rojos, eritrocitos o hematíes** se originan en la médula roja de los huesos (eritropoyesis). Aumentan en número durante el ejercicio, aunque los factores principales que influyen en la cantidad que existe en la sangre son la edad, el sexo y la altitud. Respecto a este último factor, cabe destacar que cuanto mayor es la altitud más aumenta el número de eritrocitos para conseguir llevar más oxígeno a las células. Los entrenamientos en altura que algunos deportistas realizan para mejorar el rendimiento y el doping por EPO son dos hechos que están relacionados con este factor.

- Los **glóbulos blancos o leucocitos** son células menos numerosas que las anteriores. Su tamaño y su estructura son variados y existen cinco tipos: neutrófilos, eosinófilos, basófilos, monocitos y linfocitos. Todos tienen como función la defensa del organismo y, unidos al sistema inmunitario, se constituyen como agentes antiinfecciosos y anticancerosos.

- Las **plaquetas o trombocitos** se utilizan en el proceso de coagulación de la sangre. Se encuentran aún en menor número que las anteriores y su vida media es de 8-12 días.

El **proceso de la circulación sanguínea** por el cuerpo es de dos tipos, según el recorrido que siga la sangre:

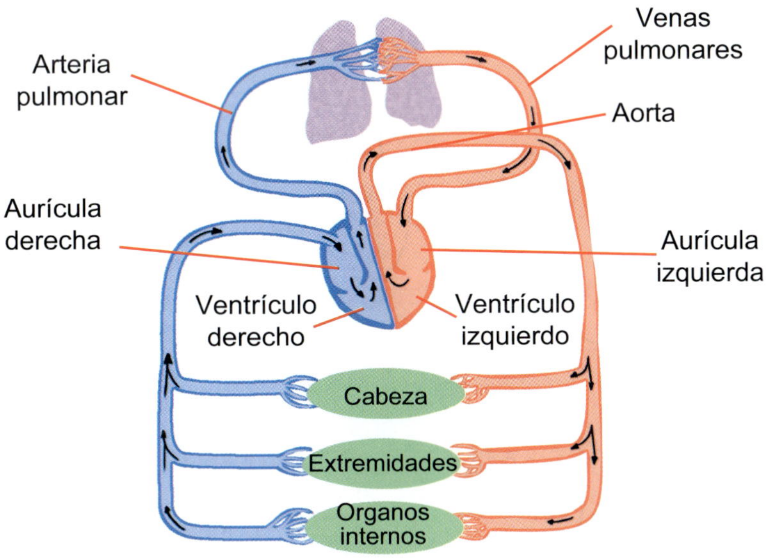

- **Circulación menor o pulmonar:** tiene su origen en el ventrículo derecho. La sangre sale expulsada por la arteria pulmonar que se divide en dos, izquierda y derecha, dirigiéndose cada una de ellas a un pulmón, en donde continúan ramificándose hasta convertirse en capilares alveolares. En ellos es donde tiene lugar el proceso de oxigenación, para luego retornar por las dos venas pulmonares hacia la aurícula izquierda.

- **Circulación mayor o periférica:** tiene su origen en el ventrículo izquierdo, donde la sangre se expulsa hacia la aorta. Ésta se ramifica en arterias hacia los distintos órganos, y llega hasta los puntos más distales del cuerpo, para luego retornar a la aurícula derecha.

Para terminar este apartado cabe destacar tres conceptos importantes:

- **Frecuencia cardiaca:** es el número de pulsaciones por minuto que posee una persona. Se distingue entre frecuencia basal o en reposo, frecuencia media y máxima. Ésta última es más alta en las chicas que en los chicos, debido a que tienen un menor volumen sistólico.

- **Gasto cardiaco:** es la frecuencia cardiaca multiplicada por el volumen de eyección. El gasto cardiaco medio en un adulto es de 4 a 7 litros por minuto.
- **Presión sanguínea:** es la fuerza que se aplica sobre las paredes de las arterias a medida que el corazón bombea sangre. La presión sanguínea está determinada por la fuerza y el volumen de sangre bombeada, así como por el tamaño y la flexibilidad de las arterias.

Sistema respiratorio

Es el conjunto de órganos y de estructuras que tienen como función realizar el intercambio de gases entre el medio exterior y la sangre. Para ello, el sistema respiratorio cuenta con los siguientes elementos: las vías respiratorias (nariz, faringe, laringe, tráquea y bronquios) y dos órganos, los pulmones.

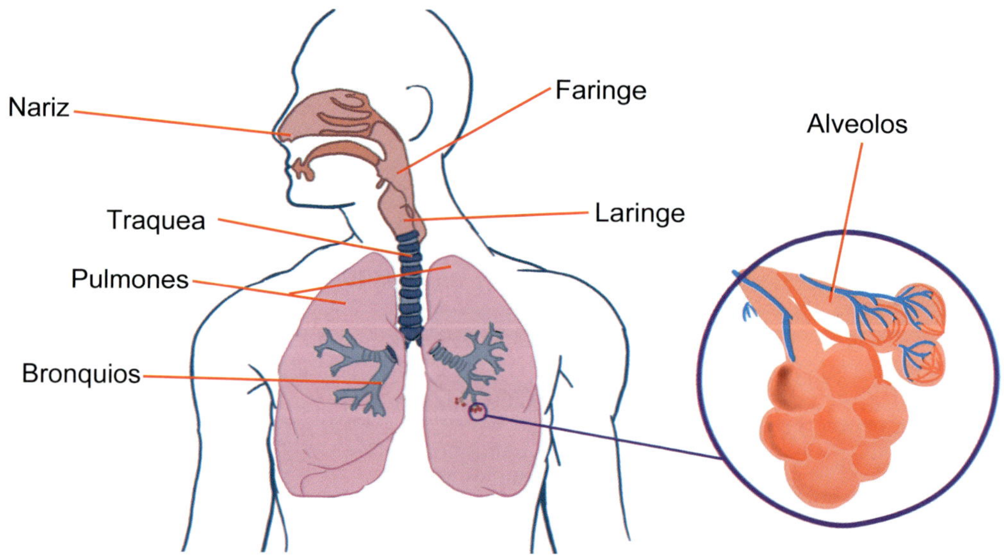

El aire atmosférico entra por las vías respiratorias, en donde se acondiciona el aire (se calienta, se humedece y se filtra), para luego continuar por la tráquea (conducto cartilaginoso compuesto por 20 anillos), la cual se bifurca en dos bronquios que se ramifican en alvéolos. Toda esta última parte está recubierta por los pulmones, cuya función consiste en asegurar que el intercambio gaseoso sea el correcto.

Los pulmones no tienen músculos, por lo que la entrada y la salida del aire se produce gracias a las diferentes presiones de la caja torácica producidas por la acción de los músculos inspiratorios y espiratorios.

La respiración es en parte voluntaria y en parte involuntaria, ya que el bulbo raquídeo controla las acciones de contracción y relajación de los músculos respiratorios en base a las necesidades del cuerpo. La ventilación por minuto se efectúa de forma variable, durante el ejercicio físico la frecuencia y la profundidad respiratoria aumentan considerablemente.

En la inspiración el diafragma se contrae y se aplana, con lo que se consigue un aumento del volumen de la caja torácica y, con ello, también del volumen de los pulmones. Así, se reduce la presión en su interior y entra el aire atmosférico, que está a una presión mayor.

En la espiración el diafragma se relaja, por lo que se reduce el volumen de la caja torácica y el de los pulmones, lo que provoca un aumento de la presión en su interior y, a consecuencia de ello, la salida del aire al exterior.

Para conocer la eficacia ventilatoria durante la actividad física, se realiza una prueba llamada espirometría. Es una prueba funcional fisiológica que se lleva a cabo en un laboratorio y de la que se obtienen los siguientes parámetros:

- **VC (volumen corriente):** es el volumen inspirado o espirado en cada respiración tranquila, en torno a unos 500 mililitros.
- **VIR (volumen inspiratorio de reserva):** es el máximo volumen de aire inspirado en una inspiración forzada desde el final de una espiración normal de reposo, unos 3 litros aproximadamente.
- **VER (volumen espiratorio de reserva):** es el volumen espirado desde el final de una espiración tranquila realizando una espiración máxima forzada, más o menos 1,1 litros.
- **CV (capacidad vital):** es la suma de las anteriores.

$$CV = VC + VIR + VER$$

- **VR (volumen residual):** es volumen que queda en los pulmones después de una espiración forzada, más o menos 1,2 litros.
- **CPT (capacidad pulmonar total):** es la suma de la capacidad vital y el volumen corriente y volumen residual.

$$CPT = CV + VR$$

- **VO_2:** es el volumen de oxigeno utilizado por cada persona para la combustión de los principios inmediatos, entre 3,47 y 4,28 mililitros/ kilogramos por minuto.
- **CR (coeficiente respiratorio):** es la relación que hay entre los volúmenes de CO_2 producido y de O_2 consumido en el ejercicio físico, lo que nos permite saber el grado del componente anaerobio que tiene la actividad.

EJERCICIOS

1. Define el término **control motor**.

2. Describe los tres planos corporales.

3. Aclara la división por regiones de las vértebras.

4. Señala las diferencias entre las articulaciones de la extremidad superior.

5. Explica la frase "la rodilla es la articulación más compleja del cuerpo humano".

6. Compara y establece las diferencias entre los tipos de fibras musculares.

7. Clasifica los músculos según la función que desempeñan.

8. Comenta los procesos de sístole y diástole.

9. Si un atleta entrena en un lugar situado a 2000 metros sobre el nivel del mar, ¿qué efectos tendría dicho entrenamiento en su sistema cardio-respiratorio?

10. Diferencia y relaciona el volumen corriente, el VIR y el VER.

SI QUIERES SABER MÁS...

- **Anatomía para el movimiento.** Autor: Calais-Germain, Blandine. Editorial: La Liebre de Marzo. Barcelona, 2005.
- **Atlas de anatomía humana.** Autor: Sobotta, Johannes. Editorial: Médica Panamericana. Madrid, 2000.
- **Guía de os movimientos de musculación (descripción anatómica).** Autor: Delavier, Fréderic. Editorial: Paidotribo. Barcelona 2001.
- **Enciclopedia de ejercicios de musculación.** Autor: Morán Esquerdo, Óscar. Editorial: Pila Teleña. Madrid 2008.

SI NO LO LEO NO LO CREO

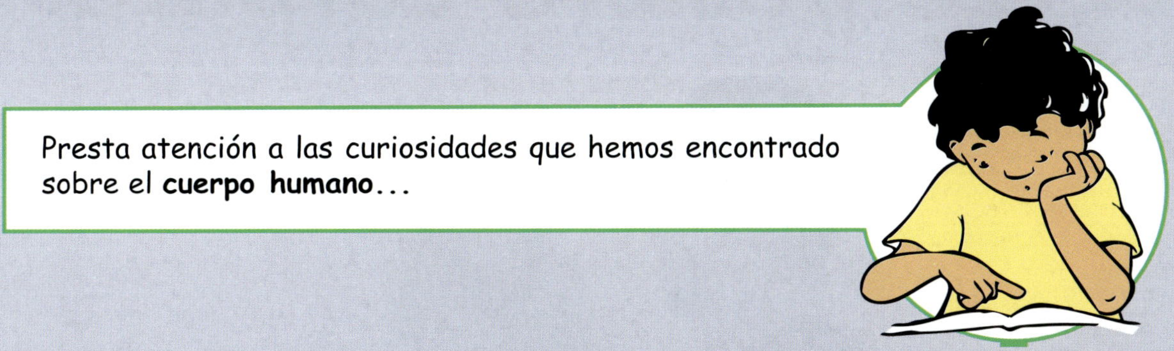

El cuello humano más largo del que se tiene noticia mide 40 centímetros. Llegó a este tamaño por la colocación de varios anillos de cobre, un hábito entre las mujeres de la tribu Padaung, que habita en la frontera de Tailandia con Myanmar (antigua Birmania), y que consideran la longitud de su cuello como señal de belleza. Son conocidas como "mujeres jirafas". Su cuello puede llegar a ser tan largo y frágil que no podrían sujetar su cabeza sin la presencia de los anillos. En la actualidad no quedan más de 120 de estas mujeres.

Leonid Stadnik es un ucraniano que está considerado como el hombre más alto del mundo. Con una altura de 2,53 metros y 200 kilos de peso, le ha arrebatado el récord Guiness de la altura al tunecino Radhouane Charbib. El principal problema de Leonid es que sigue creciendo y no encuentra ropa para él.

Jeanne Louise Calment tiene el récord del mundo de longevidad. Nació en Francia en febrero de 1875 y murió en agosto de 1997. Tenía 122 años y 164 días y era considerada la abuela de todos los franceses. Con 18 años vio concluir las obras de la Torre Eiffel, con 85 años aprendió a hacer esgrima, a los 100 montaba aún en bicicleta y a los 114 años se representó así misma en una película titulada Vincent y yo, para convertirse así en la actriz con más edad del cine.

Cathie Jung es considerada la mujer con la cintura más pequeña de la actualidad. Con un tamaño de 38,1 centímetros, usa un corpiño desde hace más de 12 años.

La "cintura de avispa" se puso de moda en 1920, y el corpiño se convirtió en una prenda muy popular entre las mujeres de entonces, aunque los hombres de la isla de Creta, en Europa, también lo vestían, en un intento de mantener sus cinturas estilizadas.

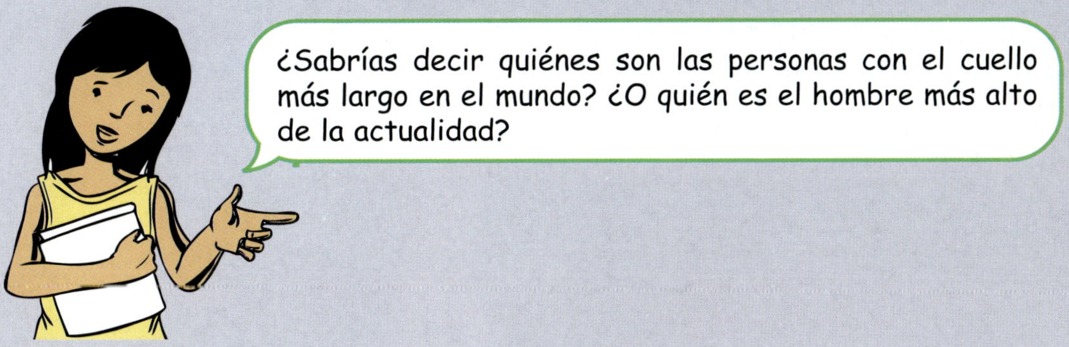

13 La postura corporal

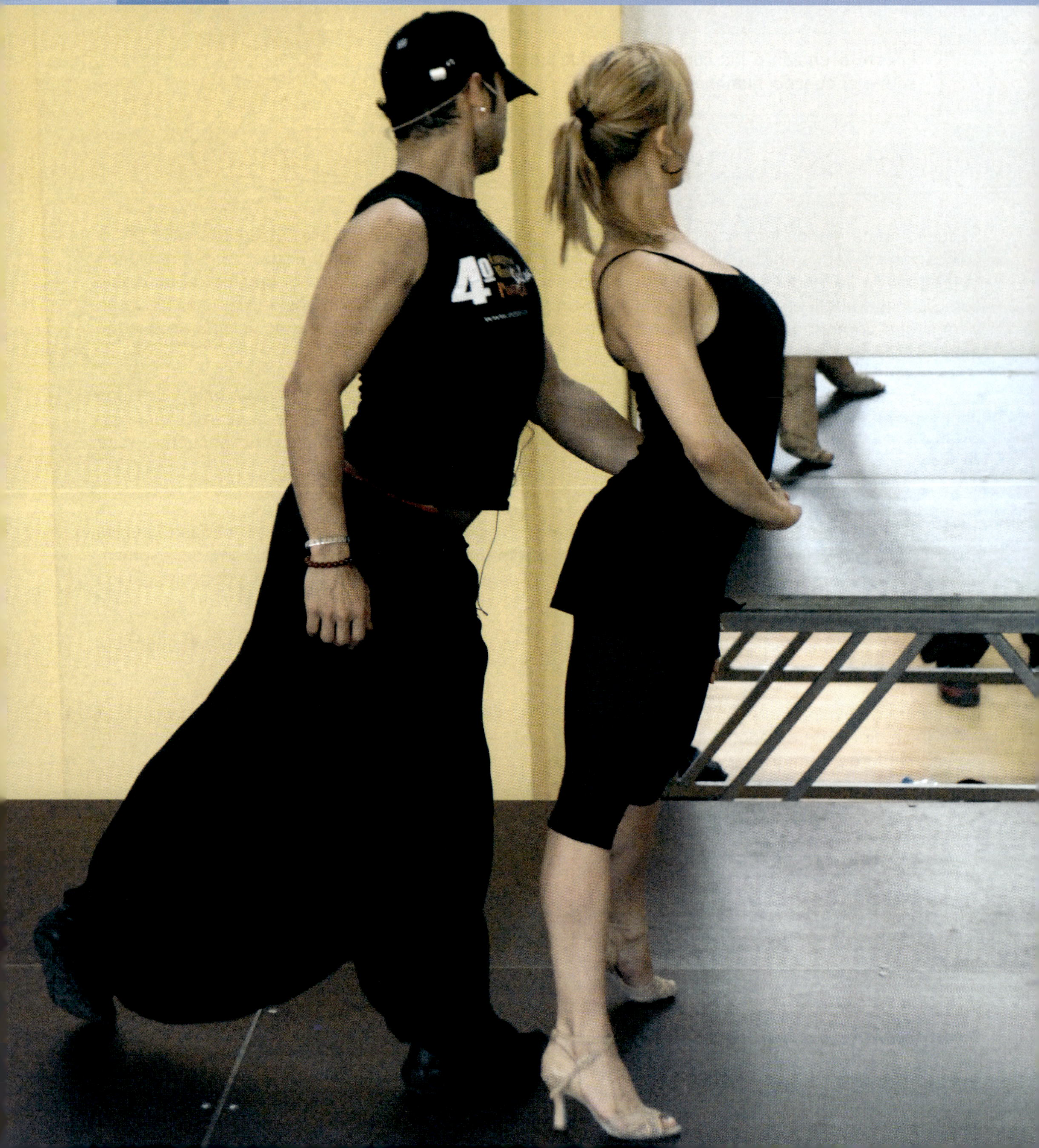

La foto

La preocupación por la actitud de la postura y por la higiene corporal no es algo exclusivo de nuestros días, ya que el culto al cuerpo que manifestaban algunas culturas y civilizaciones anteriores a nuestra época nos puede dar una idea de lo importante que consideraban la actitud postural.

En los pueblos primitivos, era el hechicero el encargado de curar todos los problemas corporales de su tribu, siendo éste, por ende, uno de los personajes más respetados de la misma.

Sería en China y en la India, por un lado, y en Grecia y en Roma, por otro, donde existiera una mayor preocupación por la salud postural y su influencia sobre la salud mental. En China, los benzos (médicos y sacerdotes) ofrecían tratamiento terapéutico por medio de ejercicios físicos que corregían las malas actitudes posturales, lo hacían a través del Kong–Fu, libro de trabajos con el cuerpo, mediante masajes y ejercicios respiratorios.

En Grecia y en Roma, los ejercicios físicos con fines médicos tuvieron auge, y se considera a Hipócrates y a Galeno padres de la **mecanoterapia**, ciencia que utiliza procedimientos mecánicos con fines correctores o reeducadores. Durante la Edad Media, no hubo contribuciones importantes dentro de este área. Será durante el siglo XIX cuando surja el concepto moderno de ejerció físico con fines posturo–correctores. De este modo, llegamos hasta nuestros días, donde si analizamos el concepto de **actividad en la vida diaria** desde un punto de vista funcional, nos resultaría obvio la necesidad de su cuidado al sentarnos, levantarnos de la cama, permanecer estudiando, comer, etc.

Podemos afirmar, sin lugar a dudas, que somos seres funcionalmente monótonos. Si analizamos un día cualquiera de nuestras vidas, podremos observar como la gran mayoría de ellos llevamos a cabo las mismas funciones. Todas esas actividades que realizamos millones de veces a lo largo de nuestra vida las realizamos gracias a la integridad de nuestro cuerpo.

Debemos aceptar, de forma lógica, que el cuerpo humano sufre un desgaste progresivo, debido al uso al que se ve sometido, incluso si se hace de la mejor manera posible. Pero también es cierto que este desgaste se producirá de forma más rápida cuanto más le hagamos sufrir. Por tanto, debemos prestar atención y dar la justa importancia a los consejos y normas que proponen una correcta higiene postural para la realización de las actividades de la vida diaria. Esto nos garantizará, sin duda, un mejor estado de la salud corporal.

Podemos afirmar que la consecución de un buen esquema corporal exige un adecuado conocimiento de la corrección e incorrección de las posturas adquiridas de forma cotidiana. En contribución a la consecución de buenos hábitos, y de forma genérica, debemos saber que cuando se trabaja a favor de la gravedad se facilita el movimiento, mientras que cuando se trabaja contra ella, se dificulta. Debemos mantener nuestro cuerpo en buena alineación en todo momento, proteger la espalda, contraer los músculos antes de utilizarlos, usar al máximo el centro de gravedad, recordar que tirar de un peso o rodarlo es más fácil que levantarlo, etc. Debemos usar el peso del cuerpo para ayudarnos en los movimientos.

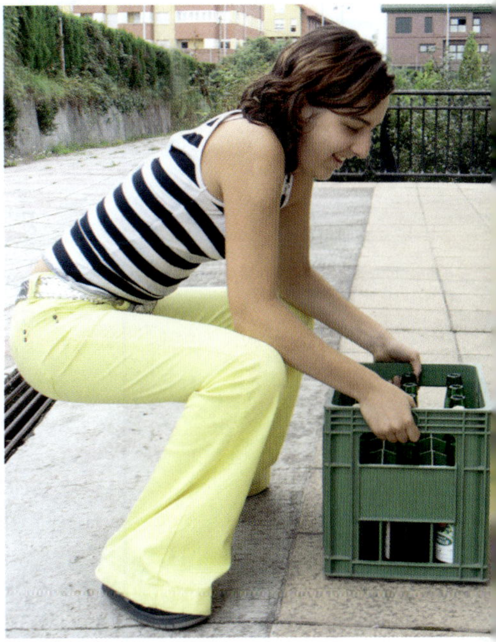

Las causas de una mala postura pueden ser múltiples, pero la mayoría de los autores coinciden en tres de ellas principalmente: las enfermedades, el hábito y la herencia. Otras causas que pueden provocar trastornos posturales son: traumatismos, factores hormonales, metabólicos y psicomotores, actitudes psicológicas y debilidad muscular, entre otras.

Una mala postura corporal puede llegar a provocar una disminución en la capacidad vital de una persona. Tener el cuerpo inclinado hacia delante dificulta la respiración. También se comprimen los órganos de la digestión, y se provocan molestias digestivas. Se pueden desencadenar, incluso, problemas de huesos.

Entre los deportes que se recomiendan para el desarrollo de una adecuada higiene postural están: la marcha, nadar, hacer bicicleta, remar y esquiar, entre otros tantos.

1 INTRODUCCIÓN

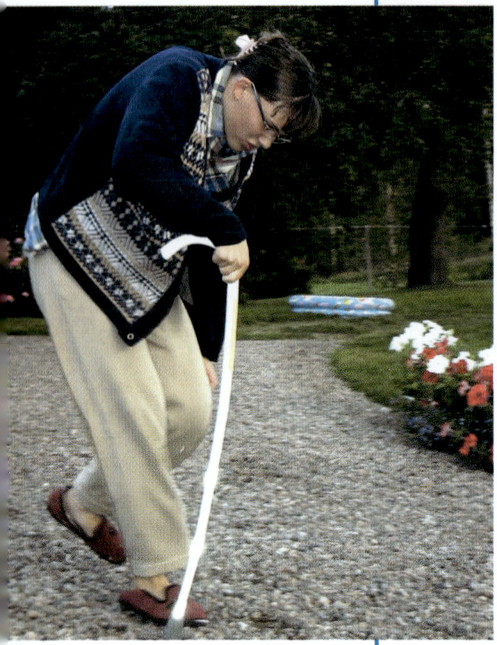

Desde el abandono de los árboles hasta la posición bípeda actual, la postura corporal ha ido evolucionando y ha estado siempre ligada a la persona y a su entorno. Ha abarcado un amplio campo de conceptos, de hábitos y de actitudes que se manifiestan en nuestra vida cotidiana y que engloban aspectos sociales (el cuerpo como medio de comunicación), estéticos (culto al cuerpo) y de salud (prevención y solución de problemas y de enfermedades).

Mientras que la corrección y la solución de los problemas y de las enfermedades posturales requieren del empleo de medidas terapéuticas o quirúrgicas concretas, el resto de los aspectos dependen de la propia persona, es decir, son educables y está en manos de cada uno de nosotros el ponerlos en práctica en la vida diaria.

Debido al sedentarismo existente en nuestra sociedad actual, la prevención de posturas incorrectas que nos produzcan alteraciones y dolores tiene gran relevancia.

2 CONCEPTO DE POSTURA CORPORAL

El término **postura corporal** es tan amplio y ambiguo (ver "Esquema 1") que para definirlo deberemos conocer y diferenciar tres conceptos básicos:

- **Posición:** es la relación de la totalidad del cuerpo y el medio que le rodea.
- **Postura:** etimológicamente proviene de la palabra latina *positura*, que significa planta, acción, figura, situación o modo en que está colocada una persona, animal o cosa. Si atendemos a criterios funcionales, podría entenderse como la tensión que nuestro cuerpo desarrolla para conseguir la posición ideal con una eficacia máxima y un gasto energético mínimo.
- **Actitud:** es el resultado final de un complejo proceso (mental y físico) de equilibrio muscular llevado a cabo por el conjunto de posturas que adoptan todas las articulaciones del cuerpo en un momento determinado. Abarca tres dimensiones: orientación, mantenimiento y expresión. Cuando el proceso es educado y llega a estar tan automatizado que se realiza de forma natural y correcta, ya sea en un ejercicio estático o dinámico, se dice que es un **hábito postural**.

Se puede definir postura corporal como la alineación simétrica y proporcional de todo el cuerpo o de un segmento corporal, en relación con el eje de gravedad.

La postura se puede considerar de dos formas, estática o dinámica. Desde un punto de vista estático la postura es la posición relativa del cuerpo en el espacio

Esquema 1. Postura corporal

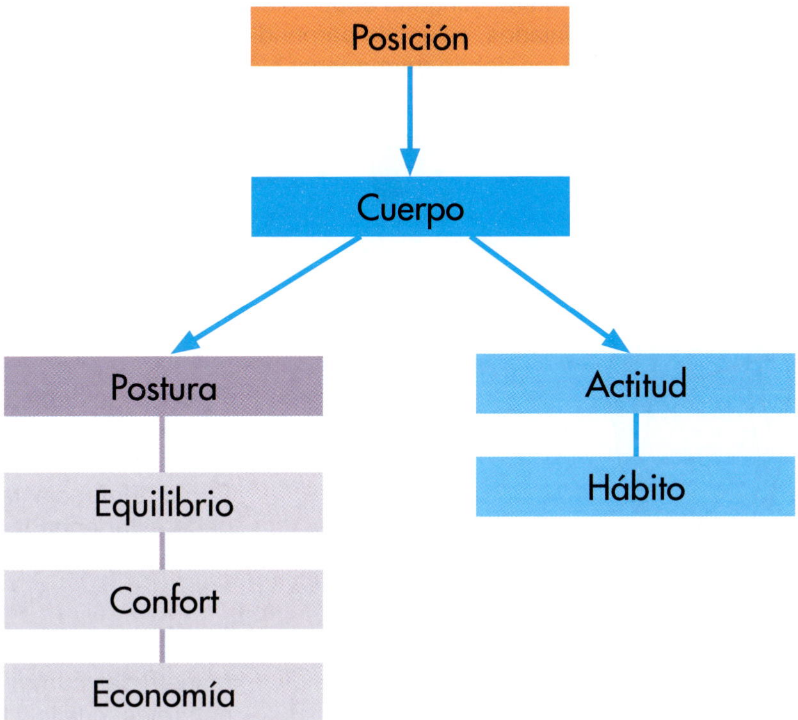

donde se encuentra, o de las diferentes partes del cuerpo en relación a otras, mientras que en sentido dinámico se entiende como el control de la actividad neuromuscular para mantener el centro de gravedad dentro de la base de sustentación (ver Tema 11).

3 MODELO POSTURAL CORRECTO

Se entiende por modelo o estándar postural correcto el equilibrio y la alineación ideal de todos los músculos, las articulaciones y los segmentos corporales en base a una serie de principios científicos y anatómicos que sirven de guía.

En posición bípeda se establece el modelo postural correcto (ver "Dibujo 1") observando a la persona desde cuatro posiciones: de frente, desde el lado izquierdo, desde el lado derecho y de espalda. Para ello se utiliza como referencia una línea de plomada, es decir, una línea vertical suspendida desde un punto fijo, que sirve para medir las posibles desviaciones.

Es necesario aproximarse lo más posible a este estándar para conseguir la máxima eficacia del cuerpo con la mínima tensión y rigidez y con un gasto energético pequeño. No se debe olvidar que las leves desviaciones del modelo ideal son fruto de la actitud postural de cada persona.

Dibujo 1. Postura correcta, lado derecho y espalda

Hombros: Deben colocarse nivelados y, en una visión lateral, ninguno debe estar ni hacia delante ni hacia atrás. Los brazos se deben dejar relajados, colgando perpendiculares al cuerpo con las palmas mirando hacia éste. Las escápulas deben permanecer planas, sin los omóplatos demasiado hacia atrás ni demasiado separados.

Abdomen: Lo que más influencia tiene en esta parte del cuerpo, es la edad de la persona. En edades tempranas el abdomen es prominente, en los niños mayores y los adultos es más liso.

Rodillas y piernas: Deben mirar hacia delante y estar rectas de arriba hacia abajo. Si las miramos de lado, no deberá estar una más adelantada que la otra.

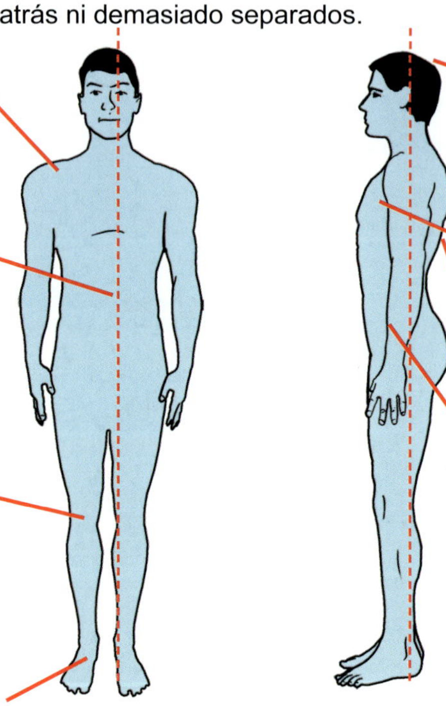

Pies: Se deben colocar paralelos, con las puntas de los dedos hacia fuera y hacia delante y deben soportar el peso por igual.

Cabeza: Se debe colocar en posición recta, en equilibrio, sin que la barbilla esté demasiado alta (cabeza hacia atrás) ni demasiado baja (cabeza hacia abajo).

Pecho: Se debe colocar hacia delante y hacia arriba, y se debe mantener la espalda alineada. Como referencia, la posición debe estar entre la inspiración completa y espiración forzada.

Columna y pelvis: Debe respetar las cuatro curvas naturales (cuello y lumbares hacia delante y dorsales y sacro hacia atrás) y las caderas han de estar niveladas. Influye el lado hábil, o lateralidad, de la persona.

4 FACTORES QUE INFLUYEN EN LA POSTURA

Se pueden diferenciar dos tipos de factores que influyen en la postura corporal, los externos y los internos.

Factores externos

Se denominan así a los factores de tipo ambiental que influyen en el desarrollo y en el mantenimiento de la adecuada postura corporal, dentro de este grupo se pueden distinguir factores de tipo intrínseco (ver "Cuadro 1") y de tipo extrínseco:

- **Intrínsecos:** son aquéllos que recibimos del exterior y que mediante un proceso interno (actitud) ajustamos y modificamos a nuestra realidad para que contribuyan positivamente en nuestra vida diaria, como, por ejemplo los conocimientos para sentarse correctamente.

➤ **Extrínsecos:** son aquéllos provenientes del exterior que se refieren a los objetos con los que el cuerpo interactúa, como, por ejemplo, las sillas, la cama, la mochila...

Cuadro 1. Factores externos intrínsecos

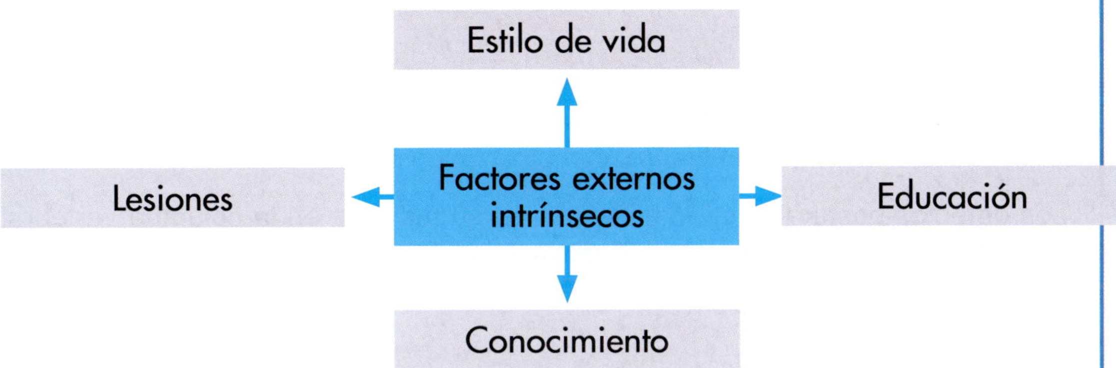

Factores internos

Son aquéllos que posee la persona. Se caracterizan por ser particulares e individuales y se pueden dividir en dos tipos:

➤ **Fisiológicos-hereditarios:** son los principales factores que influyen en la postura corporal, entre ellos cabe destacar: el tono muscular, la columna vertebral, el centro de gravedad, la longitud y las particularidades de las extremidades, de los músculos posturales, de la flexibilidad y de la lateralidad.

➤ **Psicológicos-emocionales:** el sistema nervioso central (S. N. C., ver “Tema 12”) es el encargado de controlar y de regular los movimientos a través de los esquemas motores, lo que implica que el estado de ánimo también influye en nuestra postura. Por ejemplo, si estamos alegres y confiados, nuestra postura será más erguida y segura, mientras que si, por el contrario, nos encontramos abatidos, la postura será más agarrotada y tímida.

5 ALTERACIONES POSTURALES

Las alteraciones posturales son anomalías existentes en nuestro cuerpo que se manifiestan mediante el dolor. Se pueden distinguir dos tipos:

Trastornos o discapacidades estructurales

Se asocian a limitaciones de movilidad, de desviaciones y de malformaciones que condicionan nuestra postura negativamente. En algunos casos incapacitan y son

> **¿Sabías que...**
>
> ... los problemas de espalda son tan viejos como la humanidad y los sufren en la actualidad cuatro de cada diez personas?

irreversibles, mientras que en otros precisan de terapia rehabilitadora, de ayudas técnicas o, incluso, de cirugía, como, por ejemplo, la rotura de la tibia.

Defectos posturales

Son actitudes o hábitos incorrectos (vicios) que adquirimos y que pueden llegar a modificar o alterar negativamente nuestra postura y, en consecuencia, nuestra salud.

En cada etapa aparecen unos defectos característicos, por ejemplo, en la adolescencia, los debidos al nuevo esquema corporal. En muchos casos pueden ser corregidos y prevenidos.

Los defectos posturales se manifiestan en su mayoría en la columna vertebral y llegan a producir la deformidad de la misma. Los más característicos en el ser humano son tres y se manifiestan mediante actitudes cifóticas, lordóticas y escolióticas:

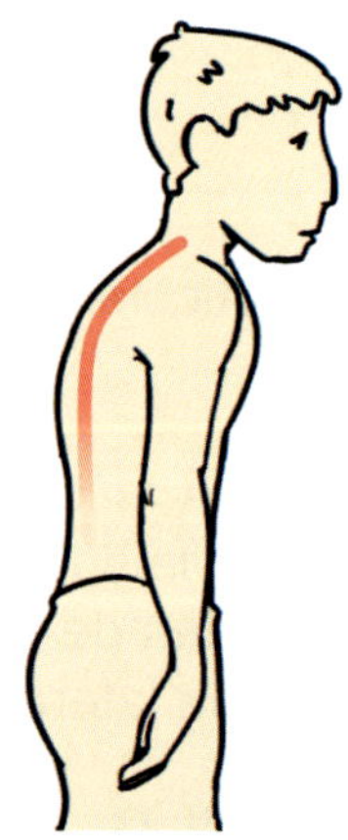
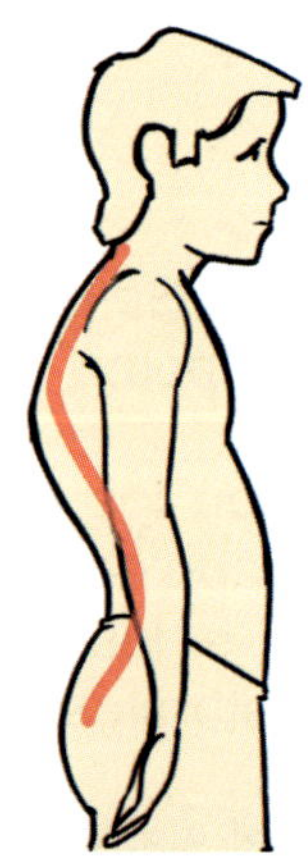
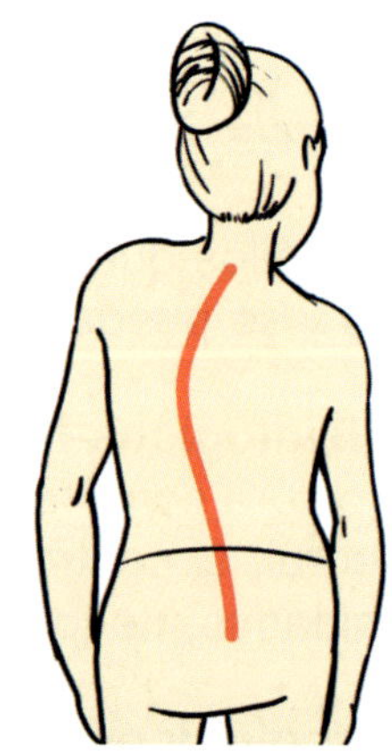

Cifosis	Lordosis	Escoliosis
Consiste en un arqueamiento de la curva dorsal que apunta hacia atrás, lo que conlleva una postura conocida comúnmente como joroba.	Es un incremento de la curvatura posterior de la columna cervical y lumbar, lo que crea la apariencia de estar inclinado hacia atrás.	Es la desviación lateral de la columna vertebral, y puede producirse en forma de "S" o de "C".

También cabe destacar otros tres defectos que se producen en las piernas y que son tan comunes y perjudiciales para la postura corporal como los descritos anteriormente:

- **Genu valgo:** se denominan comúnmente piernas en "X". Consiste en una lateralización del peso del cuerpo respecto al centro de la articulación como consecuencia de la angulación interna del muslo y de la pierna. Representa un gran riesgo para la rodilla.

➤ **Genu varo:** se denominan comúnmente piernas en "O". Es un defecto inverso al anterior y supone un riesgo grande para el ligamento lateral externo que se localiza por la parte exterior de la rodilla.

➤ **Asimetría de las extremidades inferiores:** se produce cuando las piernas presentan una diferencia de longitud grande (por regla general no son totalmente iguales). Provoca un aumento del grado de inclinación de la pelvis a causa de la desigualdad de las piernas. Se necesita la compensación ortopédica (plantillas en el calzado) si la diferencia está por encima de 1,5 centímetros.

6 EDUCACIÓN FÍSICA Y POSTURA CORPORAL

El conocimiento de unas actitudes posturales correctas en nuestra vida diaria es el primer paso de la **prevención postural**. Estas actitudes son educables y, convertidas en hábitos, tienen un efecto positivo para la salud.

La mejor manera de llevar estos contenidos a la práctica será a través del área de Educación Física. Si se fomenta en edades tempranas la preocupación y la responsabilidad por el cuidado del cuerpo, para aprender a valorarlo, mejorarlo y disfrutarlo, puede llegar a constituir la primera medida higiénica postural.

Educación postural en la vida diaria

Se refiere a la postura correcta que se debe adoptar en acciones tanto estáticas como dinámicas. Se describirán a continuación los principios higiénicos de las posiciones básicas: de pie, acostado, sentado y de transporte de objetos.

Posición bípeda (estar de pie)

La posición bípeda se refiere a la verticalidad de las personas. Se debe buscar un equilibrio estable y no estar sometido a ninguna aceleración. Para conseguir esta situación, todas las fuerzas de nuestro cuerpo deben neutralizarse y el centro de gravedad del mismo debe proyectarse sobre la base de sustentación (ver "Tema 11").

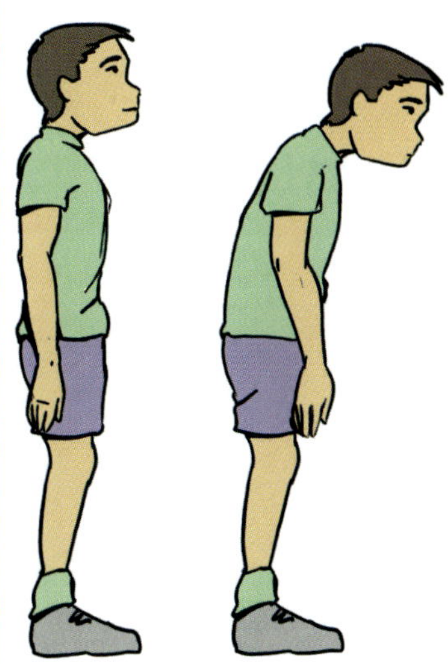

Todo esto significa que debe tomarse una postura que se aproxime al modelo postural correcto, visto anteriormente, y mantener la forma natural de la columna vertebral, lo que se puede conseguir con las siguientes reglas:

- Llevar los hombros hacia atrás suavemente.
- Mantener la cabeza levantada, con el cuello recto.
- Mantener los músculos del abdomen contraídos.
- Evitar la inclinación de tronco (por ejemplo, al cepillarnos los dientes).

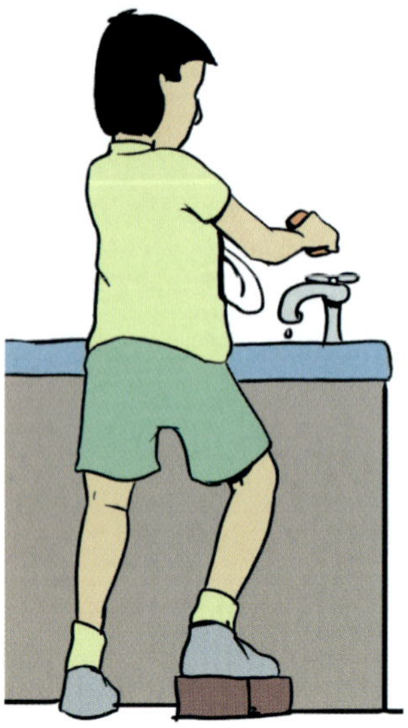

Pero el hecho de estar de pie durante mucho tiempo puede provocar dolores en la espalda originados por la fatiga del mantenimiento de esta postura, para evitarlo se debe:

- Cambiar la posición, cuando se tenga ocasión es necesario moverse (andar o sentarse).
- Descargar el peso, para ello se puede apoyar la espalda contra la pared, posar una pierna en una pequeña elevación (escalón de poca altura), etc.

En la estabilidad del tronco tienen gran importancia los músculos de la espalda, que se tienden a acortar, y los de la región abdominal, que tienden a relajarse. Para mejorar dicha estabilidad, los primeros deben ser estirados y los segundos deben ser reforzados.

Tampoco hay que olvidar el papel fundamental que la pelvis desempeña en la estabilización y en el equilibrio del tronco. En él destacan dos grupos musculares, los flexores de la cadera (situados en la parte delantera) y los glúteos (sus antagonistas), por lo que el equilibrio se conseguirá estirando los flexores y reforzando los glúteos.

Posición yacente (estar acostado)

En este apartado se analizarán las posturas que hay que adoptar al acostarse, mientras se está acostado y al levantarse.

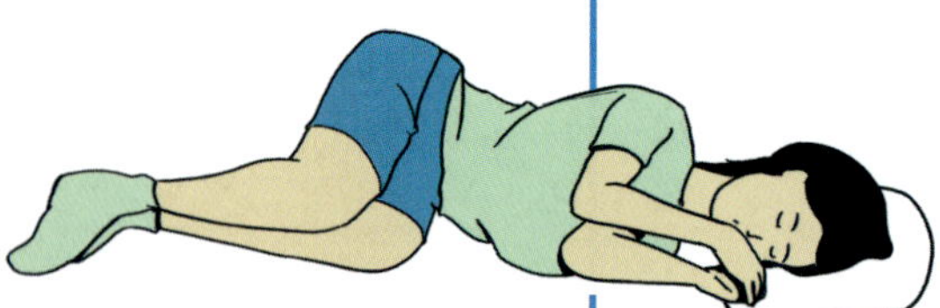

Para acostarse y levantarse de la cama hay que ponerse al lado de la misma y ayudarse con los brazos, tanto para incorporarse como para acostarse, y sentarse primero en el borde para no realizar giros bruscos de cintura. Al despertarse es conveniente tomarse un tiempo y desperezarse poco a poco, tomando conciencia de que el cuerpo ha estado varias horas inactivo y debe prepararse para la actividad diaria.

Las posturas más habituales para dormir son:

- **Boca arriba:** es la más adecuada, aunque no todas las personas pueden adoptarla. La máxima eficacia se consigue manteniendo la alineación ideal de la columna, al igual que en bipedestación, para lo que debe utilizarse una almohada cuyo grosor no incline ni desvié la cabeza. La colocación de un cojín debajo de las rodillas ayudaría a reducir la lordosis lumbar.
- **De lado:** no debe existir rotación cervical, para evitarlo la almohada debe ser más gruesa que en el caso anterior, así la cabeza tendrá la misma alineación lateral que la columna y se asemejará a la alineación ideal.
- **Boca abajo:** esta postura sólo debe utilizarse si no se es capaz de dormir de otra manera. Si es así, conviene que se haga con una inclinación hacia uno de los costados o en posición fetal, ya que aumenta exageradamente la hiperlordosis lumbar.

Las características de los accesorios y complementos (factores extrínsecos) también son importantes. La cama deberá tener unas medidas acordes con el tamaño de la persona, tanto en longitud como en anchura, y se empleará un colchón firme, recto y flexible, que pueda adaptarse a las formas de nuestro cuerpo sin deformarse.

Es preferible dormir sobre superficies más duras y estables (por ejemplo, con un tablero de madera entre el somier y colchón) que en superficies blandas y deformadas.

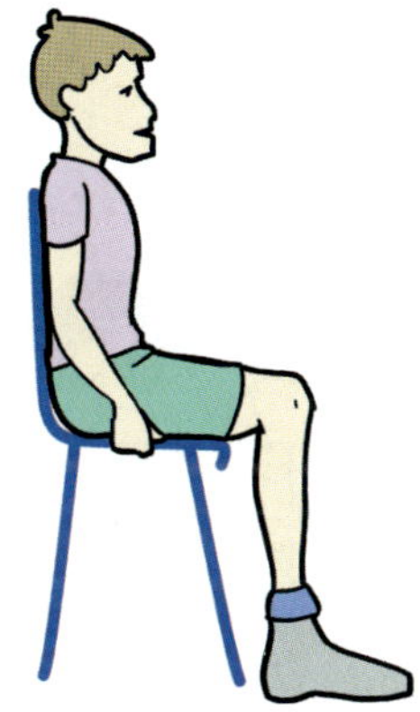

Posición sedente (estar sentado)

En la sociedad actual, esta posición adquiere especial importancia ya que las personas cada vez pasamos más tiempo sentados.

La postura correcta se obtiene equilibrando la masa corporal sobre el asiento, o sobre el suelo. Hay que conseguir que el tronco se sitúe en posición vertical, con los hombros hacia atrás y con la columna vertebral recta (sin que el cuerpo se doble hacia delante y sin arquear la espalda). Los muslos deben estar horizontales, las piernas verticales (formando con la articulación de la rodilla un ángulo de 90º) y los pies deben descansar en el suelo.

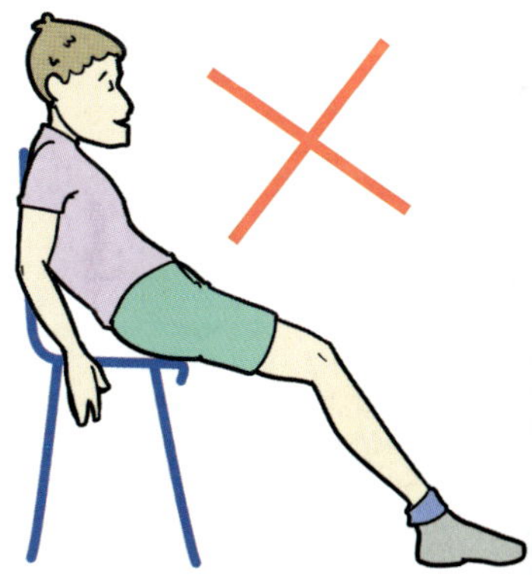

Al sentarnos se debe tener siempre un pie delante del otro e inclinarse de modo que los brazos queden pendientes hacia abajo, de tal forma que nos sentemos como si nos cayéramos por nuestro propio peso, pero de manera relajada, sin que exista brusquedad. Lo mismo sucede al levantarse, hay que hacerlo con un pie delante del otro y se debe deslizar el trasero hasta el borde; luego hay que inclinarse hacia delante, mantener la espalda vertical y ayudarse con los brazos, si es posible, de forma que nos levantemos por nuestra propia fuerza.

En este caso, también hay una influencia de los factores extrínsecos. El tamaño de la silla ha de ser acorde con el de la persona, y si cuenta con respaldo, éste no debe ser ni más alto ni más bajo que la longitud de la espalda. Es aconsejable que exista una inclinación hacia atrás de 110º entre el respaldo y el asiento, además de contar con un apoyo a nivel lumbar, aunque si no lo tiene puede servir un pequeño cojín.

Utilizar un reposapiés ayuda a mantener una mayor altura de las rodillas respecto a la cadera, lo que facilita la basculación de la pelvis y evita el arqueamiento de la región lumbar, que tiende a bascular hacia delante.

Si no es posible utilizar estos complementos, otra opción es cruzar las rodillas, lo que permite que la pelvis no bascule y que la cadera y la región lumbar se mantengan estables.

En ocasiones se considera, erróneamente, que la mejor postura para estar sentado es la más recta y rígida, pero lo cierto es que el mantenimiento de esa posición requiere un cierto esfuerzo y representa una fatiga innecesaria para los músculos de la espalda, ya que produce hiperlordosis en la región lumbar.

Por último, cabe analizar la posición que se adopta frente al ordenador. Sería aconsejable contar con dos alturas, una para el teclado y otra para la pantalla, debiendo coincidir el centro de esta última con la línea de los ojos. Los codos tienen que estar flexionados y apoyados, y la mano ha de estar completamente recta con respecto al antebrazo cuando se maneja el ratón.

Posición de carga y transporte

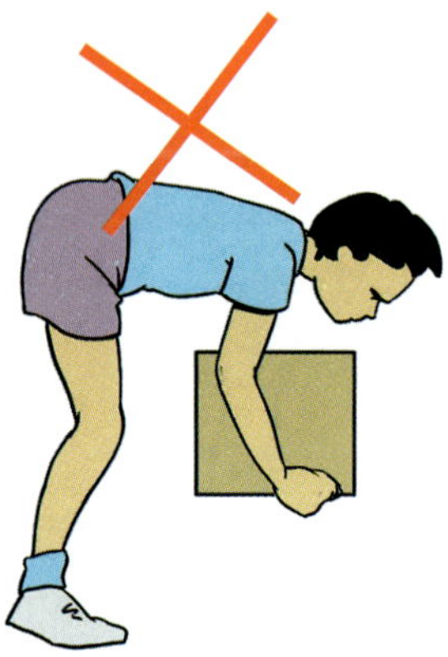

La carga, la manipulación y el transporte de objetos debe hacerse con las rodillas parcialmente flexionadas (**nunca hay que elevar pesos con las piernas estiradas**). Se debe mantener el objeto cerca del cuerpo, para que su peso se encuentre lo más cerca posible de nuestro centro de gravedad y el esfuerzo se realice con los músculos de las piernas y no con los de la espalda. Los pies deben estar separados para que constituyan una base de sustentación cómoda y estable.

Deben evitarse los esfuerzos unilaterales del cuerpo, como, por ejemplo, llevar los libros en una mano o en bandolera, cargar una bolsa en una mano y en la otra nada... Lo más recomendable es utilizar un carrito y empujarlo con las dos manos en vez de arrastrarlo con una sola.

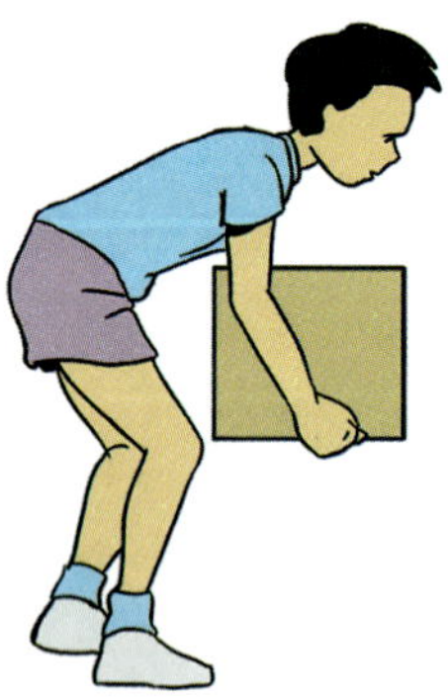

Con respecto al transporte del material escolar, sucede lo mismo. Lo más aconsejable sería efectuarlo con una mochila-carro, pero eso sólo sucede en edades tempranas. Luego se produce un aumento del uso de la mochila que guarda relación directa al incremento de la edad y del ciclo educativo. El uso de ésta última no es del todo perjudicial si se tienen en cuenta los siguientes consejos:

- La relación entre el peso corporal del alumno y el de la mochila no debe superar el 10%.
- Debe llevarse bien colocada en la espalda, con ambas tiras de sujeción por encima de los hombros, "descansando" y adaptándose a lo largo de la columna vertebral y respetando las curvaturas de la misma. Debe tener un tamaño adaptado al de la persona que la utiliza.

Educación postural en los deportes

Partiendo de la idea de que el deporte y el ejercicio físico constituyen un beneficio para la salud, en este apartado se tratará sobre la postura correcta que se debe adoptar tanto en ejercicios estáticos como dinámicos.

Es conveniente realizar deportes o actividades de ocio variados. Existen deportes más neutrales en cuanto a sus efectos sobre la postura, como son la marcha, la carrera, la natación, el remo con banco móvil o el ciclismo, aunque sus consecuencias también dependen del cuidado y de la forma de realización de los mismos. Hay otros deportes que afectan al equilibrio muscular. Son aquéllos en los que predomina un lado del cuerpo, como, por ejemplo, el tenis.

No es lógico pensar que los principales factores que influyen en la elección de uno u otro deporte a practicar sean los de carácter postural, pero si es posible minimizar las influencias posturales negativas de algunos de los deportes practicados habitualmente complementándolos con prácticas o disciplinas deportivas como el yoga, el tai-chi o el pilates.

La especialización en un solo deporte, hecho que suele producirse cuando la persona está en periodo de crecimiento, puede ser negativa. La adquisición y especialización de una destreza mediante una práctica intensiva suele acarrear problemas.

El deporte, a nivel profesional, deja de ser saludable y es preciso ayudar al cuerpo tanto con ejercicios específicos para mantener la amplitud del movimiento articular como mediante la potenciación de determinados músculos cuando sus antagonistas se encuentran hipertrofiados por la propia actividad. A esto se le llama **entrenamiento preventivo o postural**.

7 ENTRENAMIENTO PREVENTIVO-POSTURAL

Como hemos visto en el apartado anterior, toda especialización deportiva nos puede acarrear problemas en cuanto al equilibrio postural. Es recomendable la combinación del entrenamiento habitual con el entrenamiento preventivo, que consta de ejercicios de movilidad-relajación articular y ejercicios de fortalecimiento, y que debe seguir las pautas aconsejadas en cualquier entrenamiento: comienzo progresivo, realización bajo la supervisión del profesor o del entrenador...

Antes de comenzar este entrenamiento, es conveniente identificar la posición neutra de la columna para poder interiorizarla y llegar a tener un control subconsciente. Para ello, hay que colocarse contra la pared sin que la espalda esté plana (debe existir un pequeño espacio entre la zona lumbar y la pared), con los talones a unos 10 centímetros aproximadamente y con los pies separados a la anchura de las caderas.

Ejercicios de fortalecimiento

Con ellos se intenta potenciar las regiones abdominal y lumbar.

- **Elevación de la pelvis:** se inicia en posición decúbito supino en el suelo o sobre una colchoneta, con las rodillas flexionadas, los pies apoyados y los brazos a los lados del cuerpo apuntando hacia los pies. Hay que levantar las caderas y mantener los hombros abajo, y usar la musculatura abdominal hasta mantener una línea recta desde las rodillas hasta los hombros.

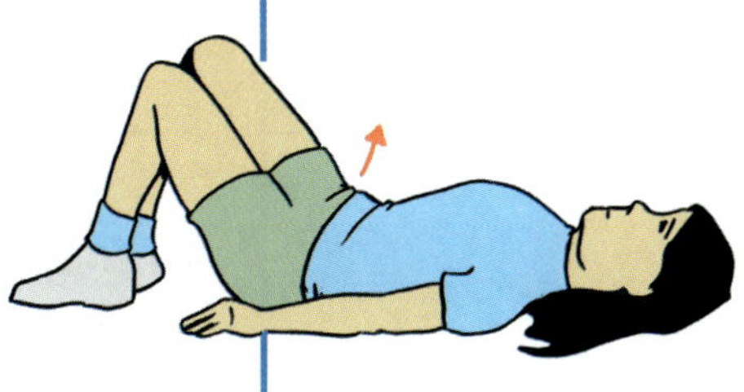

- **Elevación de la pelvis invertida:** hay que colocarse en decúbito prono, con los codos doblados y los antebrazos apoyados en el suelo. Se debe contraer la musculatura abdominal para levantar el torso y los muslos desde el suelo, y mantener la espalda recta.

- **Contracción y depresión de la espalda:** partiendo de la posición de cuadrupedia, hay que curvar la espalda mediante la contracción de los músculos del abdomen, a la vez que se baja la cabeza, para luego invertir el movimiento, es decir, deprimir la espalda a la vez que se eleva la cabeza.

- **Fortalecimiento lumbar:** hay que tenderse boca abajo, con un cojín bajo el abdomen y con los brazos extendidos a lo largo del cuerpo con las palmas de las manos hacia arriba. Se deben realizar movimientos alternativos con las piernas de poca amplitud.

- **Plegado abdominal:** hay que colocarse en posición decúbito supino, con las rodillas flexionadas, los pies tocando el suelo y las manos entrelazadas detrás de la nuca o cruzadas sobre el pecho. Se debe levantar la parte superior de la espada (hasta los omoplatos, unos 30º) y luego volver a la posición inicial, manteniendo la cabeza fija y sin balanceos, con la mirada al techo.

- **Plegado abdominal superior:** se realiza igual que el ejercicio anterior, pero levantando los pies del suelo y elevando los codos. La parte inferior de la espalda debe estar siempre tocando el suelo durante los ejercicios abdominales.

- **Incorporación desde cuclillas:** desde la posición inicial de cuclillas, hay que incorporarse sin hundir la cabeza, subir con la espalda recta y la barbilla hacia fuera y realizar el trabajo básicamente con los cuádriceps.

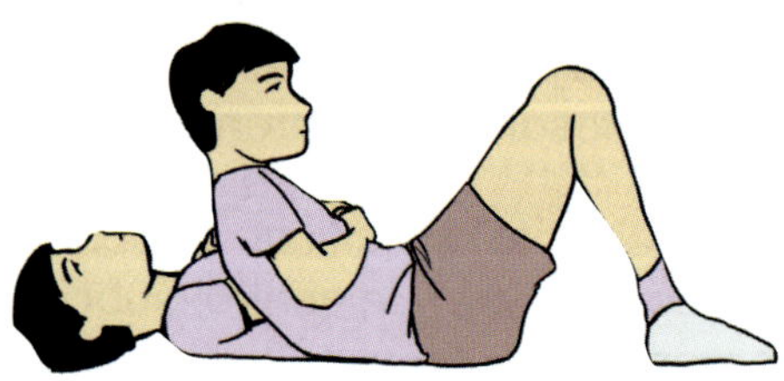

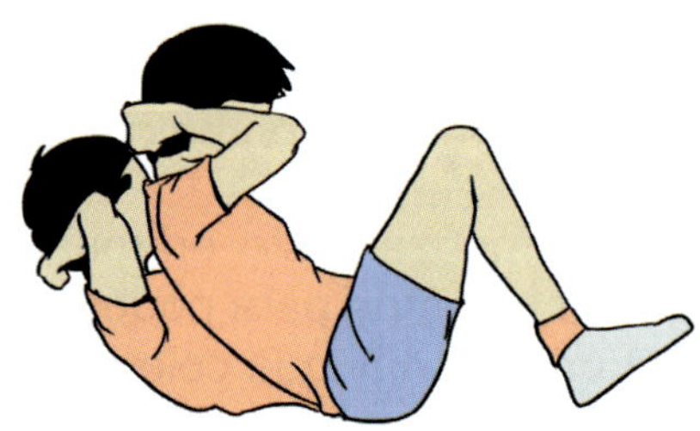

Ejercicios de movilidad-relajación articular

Con estos ejercicios se busca estirar las regiones abdominal, lumbar, dorsal y cervical. Deben realizarse en una superficie firme pero no dura.

- **Basculación de la pelvis:** en posición decúbito supino, se tensan los músculos del abdomen para alisar la parte inferior de la espalda basculando la pelvis hasta que la región lumbar apoye recta sobre el suelo.

- **Estiramiento de los flexores de la cadera:** en posición inicial de decúbito supino, hay que llevar la rodilla hacia el pecho, hasta que la región lumbar quede apoyada recta, y mantener la otra pierna estirada.

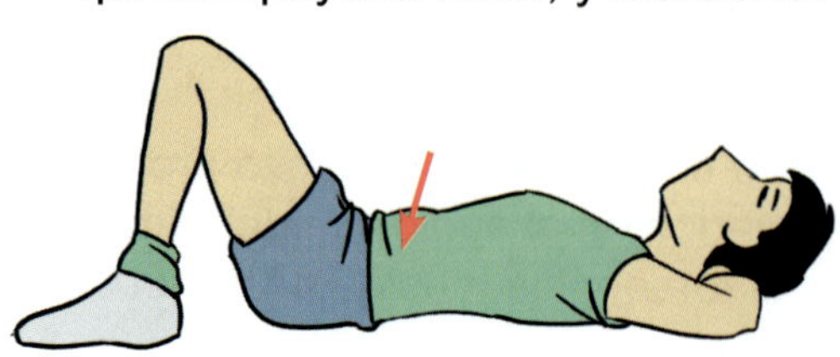

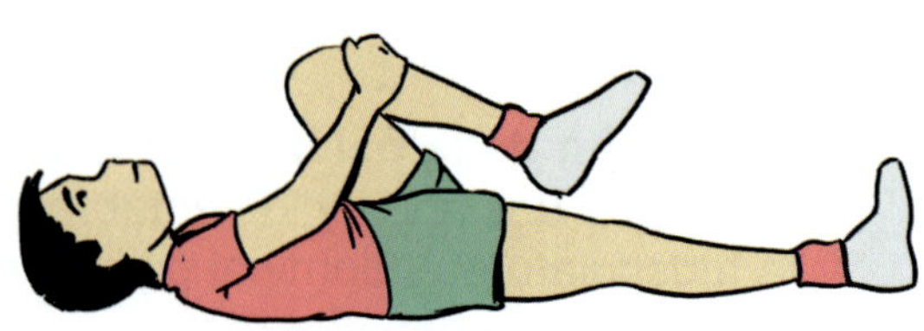

➤ **Estiramiento de la región lumbar:** se realiza igual que el ejercicio anterior, pero esta vez se llevan las dos rodillas al pecho y se eleva el trasero levemente del suelo.

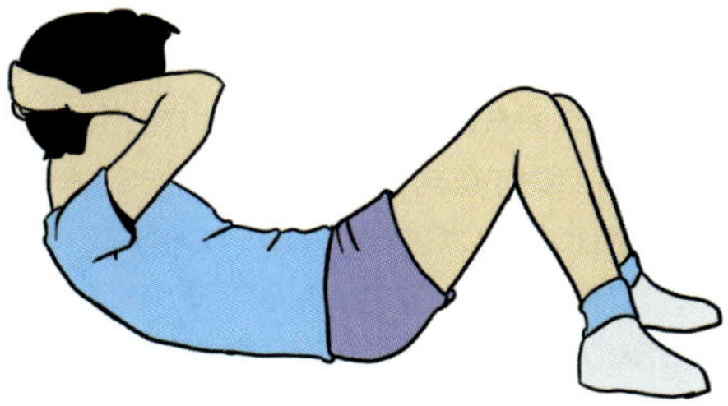

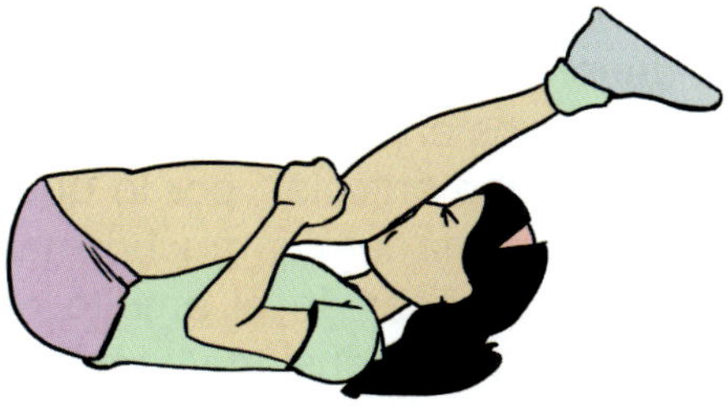

➤ **Estiramiento de los músculos posteriores del cuello:** en posición de decúbito supino, con las rodillas flexionadas y los pies apoyados en el suelo, con las manos entrelazadas detrás de la nuca, elevaremos la cabeza hacia delante, hasta que se estire ligeramente la parte posterior del cuello. También puede realizarse a la inversa, presionando la cabeza hacia atrás, con la barbilla hacia abajo y hacia dentro, aplastando la región cervical contra el suelo.

➤ **Pellizco de omóplatos:** desde la posición de sentado, con los dedos entrelazados en la nuca, se debe tirar de los omóplatos hacia adentro, como si se quisiera juntarlos, con el fin de crear una tensión en la parte superior de la espalda.

Ejercicios desaconsejados en la Educación Física

Como ya se vio anteriormente, la Educación Física tiene una función higiénica donde los contenidos son abordados desde una perspectiva anatómico-funcional en busca de un ejercicio seguro y efectivo. A lo largo del tiempo, algunas investigaciones han demostrado que ciertos ejercicios que se realizan comúnmente tienen un efecto negativo, ya que aumentan el riesgo de lesión a medio y a largo plazo. Actividades que han sido consideradas tradicionalmente como adecuadas están en la actualidad totalmente desaconsejadas bajo la perspectiva de la actividad física y de la salud.

Para rechazar los ejercicios desaconsejados o contraindicados, primero hay que conocerlos. En base a principios científicos, se intentará establecer un equilibrio entre el beneficio y el riesgo. Esta identificación no consiste en un análisis de los ejercicios que se realizan en el deporte estandarizado y de élite, ya que muchos de los ejercicios estarían desaconsejados o contraindicados, pues los objetivos que pretenden son completamente distintos a los propuestos por la actividad física y la salud.

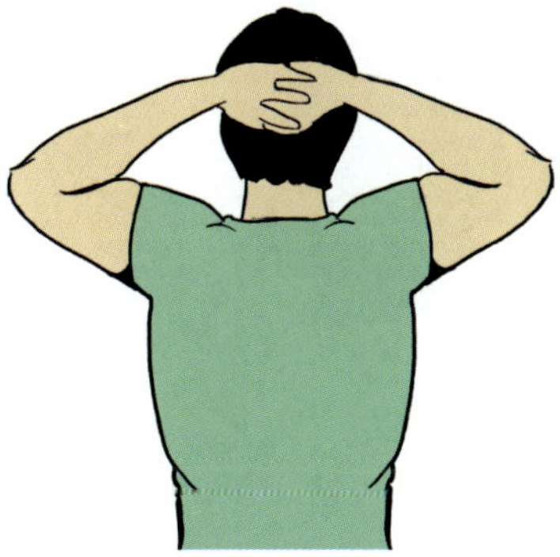

Tampoco se debe confundir la ausencia de dolor durante la realización de un ejercicio con el hecho de que este sea seguro, ya que los daños en la mayoría de los casos suelen aparecer con el tiempo.

En resumen, un ejercicio desaconsejado no es un movimiento aislado, sino que se trata de una compleja combinación de acciones articulares, entendiendo éstas como cualquier movimiento que se produce entre dos o más palancas óseas. Así pues, una **acción articular desaconsejada** (AAD) se define como aquel movimiento entre palancas óseas que produce un daño sobre cualquier estructura anatómica-funcional (Miñarro, 2000).

Se denomina **combinación de acciones articulares desaconsejadas** a aquellos ejercicios en los que se combinan dos o más AAD de forma simultánea en un mismo núcleo articular, por lo que sus efectos nocivos son múltiples y el peligro de generar una lesión mucho mayor. Las combinaciones más comunes, y que debemos conocer en el ámbito educativo, son: la hiperflexión y la rotación de tronco, la hiperextensión y la rotación de tronco, la flexión de tronco y de piernas con éstas extendidas y la hiperextensión lumbar y coxofemoral.

En base a los núcleos articulares que se utilizan para realizar los ejercicios, se ejemplificarán algunos que se realizan comúnmente en la vida diaria o en las sesiones de Educación Física, y se mostrarán sus posibles modificaciones para conseguir el mismo objetivo y un menor riesgo.

Columna vertebral

- **Hiperflexión cervical:** consiste en la máxima extensión articular del cuello, que queda forzado al mantener una posición flexionada. Los efectos negativos que produce son, entre otros, una excesiva presión en las vértebras cervicales y en los discos intervertebrales que puede producir alteraciones nerviosas debido a los numerosos nervios que hay en esta zona, y un sobreestiramiento ligamentoso y muscular cervical. Todo ello puede desembocar a largo plazo en una patología discal.
- **Hiperextensión y circunducción cervical:** la hiperextensión se produce cuando la cabeza se lleva hacia atrás de manera exagerada y se sobrepasa la posición erecta, mientras que la circunducción cervical ocurre cuando se realizan círculos con la cabeza de gran amplitud. Los efectos que causan ambas acciones son similares, puesto que la circunducción engloba a la hiperextensión, y entre ellos destaca la severa compresión de los discos intervertebrales cervicales, el pinzamiento de los nervios cervicales y los desgarros en los cartílagos articulares.
- **Hiperextensión lumbar:** la extensión lumbar se realiza cuando la zona lumbar regresa a una posición neutral desde la posición de flexión, manteniendo erguida la columna. Por tanto, cuando se habla de hiperextensión lumbar se trata de un aumento de la curvatura lumbar desde la posición neutral. Eso ocurre en el ejercicio comúnmente realizado en Educación Física denominado "la barca". Los problemas que genera son una excesiva compresión de discos intervertebrales y vértebras lumbares, una laxitud del ligamento vertebral común posterior y un pinzamiento de las fibras nerviosas.
- **Hiperflexión de tronco (flexión de tronco máxima o submáxima):** se produce cuando la flexión supera los 60 grados y el músculo erector de la espalda decrece. Esto se llama **flexión-relajación**, ya que el control del movimiento recae sobre las estructuras ligamentosas del raquis lumbar. Este tipo de acción se realiza en muchos ejercicios físicos y en las actividades de la

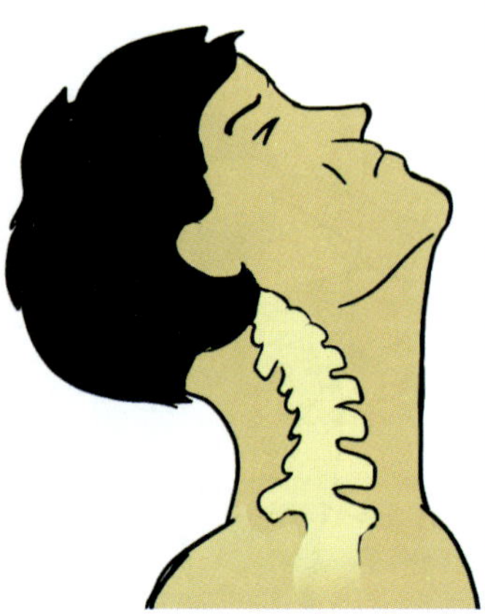

vida diaria, en donde se repite una y otra vez la flexión de tronco en acciones como hacer la cama, barrer, lavarse los dientes... Entre otros problemas que puede ocasionar, se encuentran la sobrecarga de los discos intervertebrales, la excesiva tensión en los ligamentos lumbares, el favorecer la cifosis al intentar aumentar el recorrido articular y el riesgo de desgarros en el anillo fibroso del disco intervertebral lumbar.

- **Flexión lateral máxima:** se puede entender como la flexión forzada que una persona realiza hacia un lado intentado llegar a la máxima amplitud articular, unos 20-30 grados. Para llevar a cabo esta acción y conseguir el objetivo deseado no es necesario llegar a forzar la amplitud del movimiento al máximo ni tampoco colocar los brazos en alto, ya que en esta posición se aumenta la resistencia. La cadera debe permanecer en todo momento neutral e inmóvil, para lo cual se debe flexionar ligeramente la rodilla.
- **Rotación vertebral máxima:** se define como la rotación del tronco sobre su eje longitudinal, para llegar a su máxima amplitud de movimiento vertebral. Se trata del movimiento donde la columna gira sobre un eje vertical en un plano horizontal. Hasta los 45 grados el movimiento se produce sin problemas aparentes, mientras que si se sobrepasa esta amplitud o se realiza balísticamente se convierte en un ejercicio inadecuado al aumentar la tensión a nivel intervertebral.

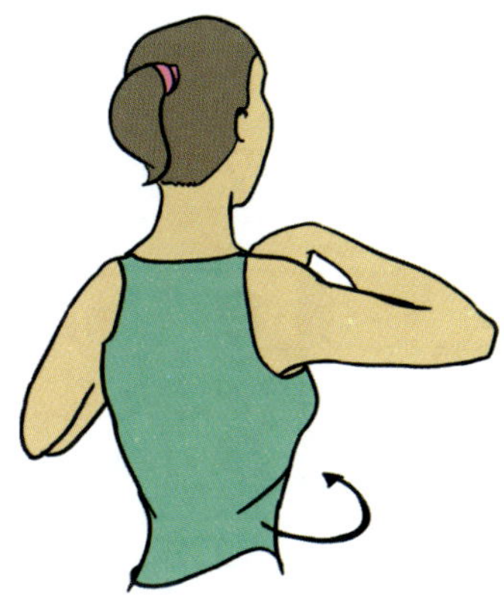

En la mayoría de los casos se pueden realizar ejercicios alternativos que producen el mismo efecto pero con menor riesgo. Estas alternativas son tan sencillas como modificar la posición inicial de manera que llevemos la columna a la posición horizontal (decúbito supino), y así se consigue que se reduzca el sobreesfuerzo de la zona lumbar.

Rodilla

- **Hiperextensión de rodilla:** esta acción se produce cuando se extiende la rodilla y el centro de gravedad se desplaza por delante del eje de giro de la articulación unos 5-10 grados, lo que comúnmente se conoce como llevar la rodilla para atrás.
- **Hiperflexión de rodilla:** se considera que existe una hiperflexión cuando la rodilla se flexiona 120 grados o más, como, por ejemplo, en las sentadillas profundas. La alternativa planteada por diversos autores es evitar las flexiones de rodilla con ángulos mayores de 90 grados y sólo llegar a una posición de flexión de rodillas hasta el punto en que los muslos estén en ángulo recto con las piernas. No se deben sobrepasar los 120 grados, especialmente si hay carga externa.
- **Rotación de rodilla:** se presenta en dos casos concretos, cuando se coloca la pierna en una posición flexionada en la que la tibia tiende a rotar sobre el fémur, o cuando estando con las rodillas extendidas se realizan giros balísticos sobre el eje longitudinal del tronco. En ambos casos se producen efectos nocivos, ya que son peligrosas porque colocan a la rodilla en una posición antinatural, y provocan un estrés anormal en la articulación.

EJERCICIOS

1. Define el término **hábito postural**.

2. Explica la postura correcta de la columna y de la pelvis.

3. Pon dos ejemplos de factores externos intrínsecos que influyan en la postura corporal.

4. Aclara cómo influye el estado de ánimo en la postura corporal.

5. Describe en qué consiste el **genu varo**.

6. Explica las principales posturas que se utilizan al dormir.

7. Especifica cómo debe llevarse en la espalda la mochila con los libros.

8. Precisa qué es el entrenamiento preventivo o postural.

9. Cita dos ejercicios de fortalecimiento postural y explícalos.

10. Busca un ejercicio contraindicado que se realice habitualmente y plantea un ejercicio alternativo.

SI QUIERES SABER MÁS...

- **Educación postural.** Autores: Aragunde Soutullo, José Luis y Pazos Couto, José María. Editorial: INDE. Barcelona, 2000.
- **Cómo rejuvenecer el cuerpo estirándose.** Autor: Bob Anderson. Editorial: Integral. 1984.
- **Mitos y falsas creencias en la práctica deportiva.** Autor: López Miñarro, Pedro Ángel. Editorial: INDE. Barcelona, 2002.
- **Ejercicios desaconsejados en la actividad física:** detección y alternativas. Autor: López Miñarro, Pedro Ángel. Editorial: INDE. Barcelona, 2000.

La postura corporal

SI NO LO LEO NO LO CREO

Debemos mantener posturas correctas de pie, sentados y tumbados, para evitar los dolores de espalda, y conservar el tronco erguido, con lo que se mantiene un buen tono muscular. Así se evita, o se lucha, contra la tendencia a la cifosis, y se previene la adquisición de **actitudes posturales** inconvenientes.

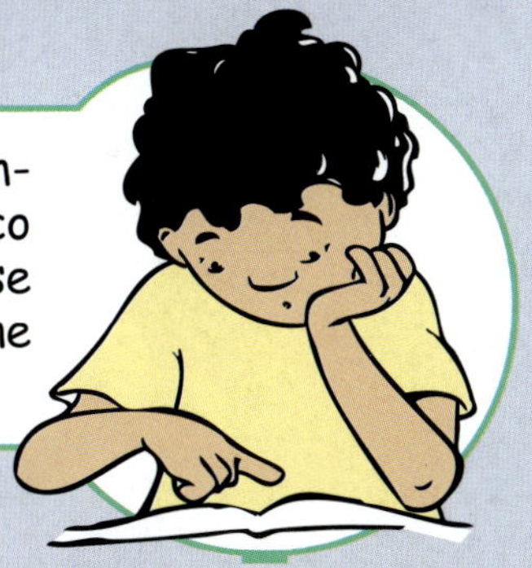

Le acabamos de encontrar la lógica a la frase: ¡Qué buena percha tienes! El esqueleto humano sujeta todo el cuerpo. Pero lo curioso es que, a pesar del peso de una persona, los huesos son muy ligeros, y en una persona adulta no llegan a pesar los 10 kilos. Soportan esas cargas gracias a los llamados **sistemas Harvers**, que son un conjunto de pequeños tubos que forman los huesos.

Si un saltamontes queda atrapado o colgado por una de sus patas, éste se deshace de la misma mediante la contracción de un músculo especial situado en su base.

Navegando por la red, hemos encontrado varios centros que imparten cursos de yoga para niños/as, donde se encuentran alumnos/as, incluso menores de cinco años, practicando alguna asana (postura). Según sus instructores, el yoga no sólo ayuda a los niños/as a desarrollar su fuerza, su flexibilidad o su equilibrio, sino que además les permite mejorar su postura corporal y su capacidad de concentración, de relajación y de autoestima.

La presión sanguínea de las jirafas triplica la de los seres humanos. Es la forma que tienen de hacer llegar sangre hasta su cabeza, que está situada a unos 5 metros de altura. Cuando la cabeza está erguida, la sangre procedente de la arteria carótida interna pasa al retículo, que mantiene el riego sanguíneo del cerebro.

¿Sabías que... una persona tumbada en el suelo soporta una carga de aire cuyo peso es de una tonelada por centímetro cuadrado de superficie?

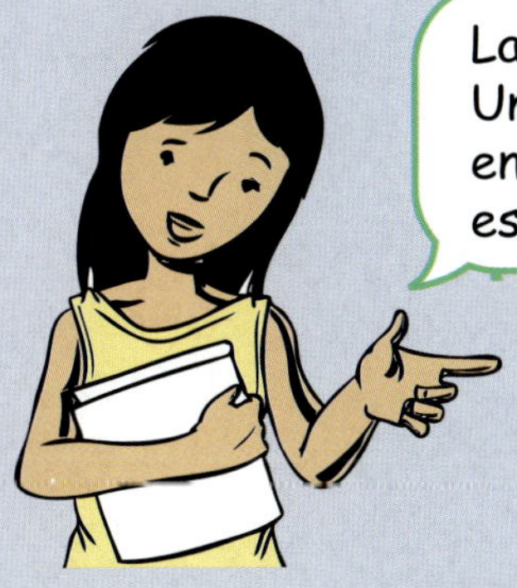

La **cifosis** es una deformidad en la columna vertebral. Un claro ejemplo de ello lo encontramos representado en la figura del legendario protagonista de la novela escrita por Víctor Hugo, *El jorobado de Notre Dame*.

14 Nutrición y entrenamiento

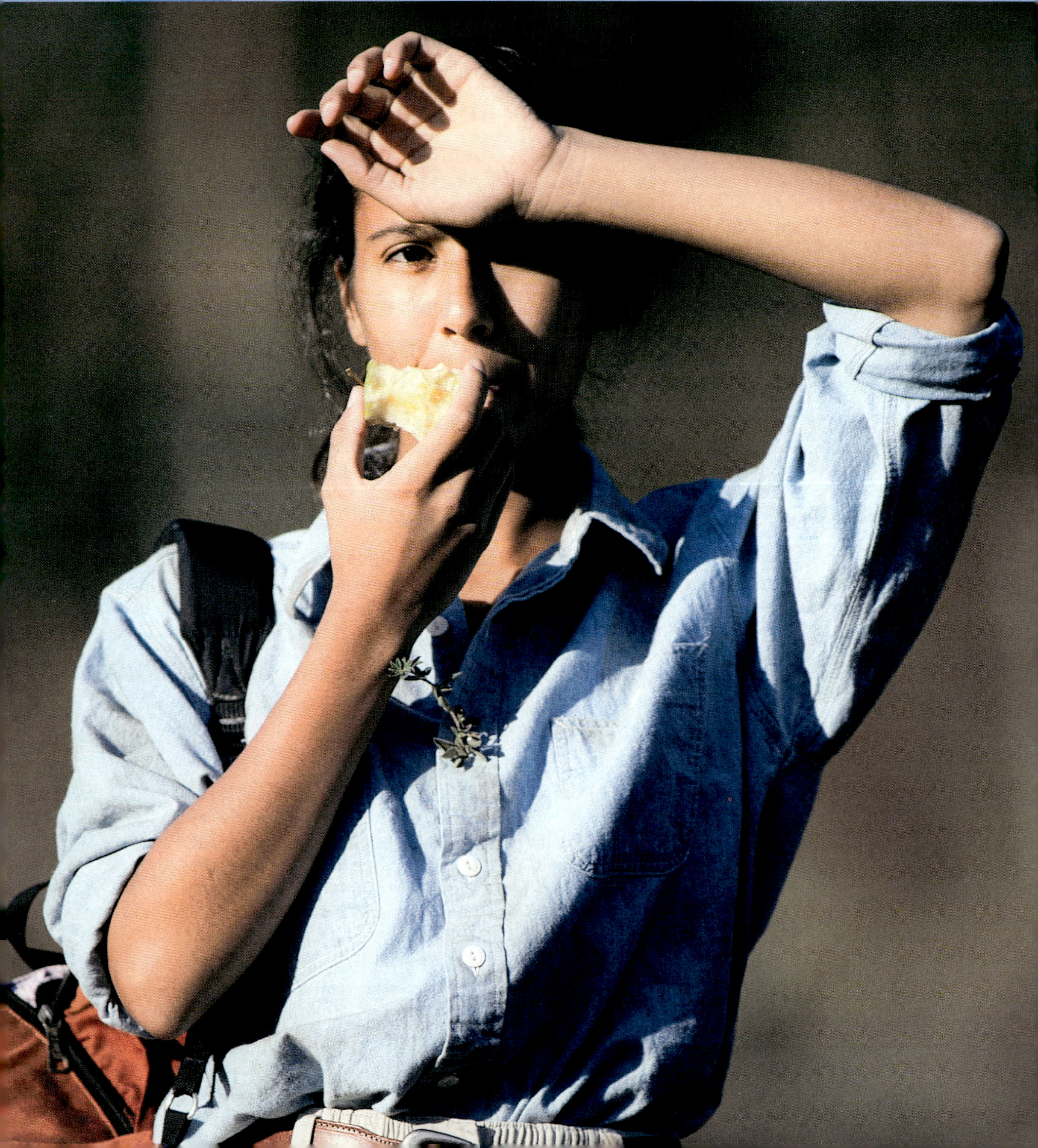

`La nutrición es un complejo sistema de mecanismos físicos y químicos integrados de forma interactiva con todas las demás funciones del organismo.

Los seres vivos necesitan energía para realizar sus funciones y en el ser humano, la nutrición, es el modo más básico de lograrlo. No debemos olvidar que las células de todos los sistemas del organismo necesitan energía.

En el rendimiento de un deportista influyen diversos factores, entre otros, el entrenamiento, la genética y la alimentación. Éste último es un factor muy importante a la hora de mejorar el éxito en un deporte, hasta tal punto que el tiempo de entrenamiento y de preparación pueden verse afectados por una incorrecta alimentación.

La dieta del deportista debe cubrir las demandas energéticas de la actividad realizada, para mantener un peso corporal adecuado. La ingesta de calorías de una persona no deportista debe abarcar la cantidad suficiente de éstas, para poder realizar actividades diarias como son vestirse, peinarse, estudiar, trabajar, etc. Pero una persona que realiza actividad física necesita un aporte de calorías acorde a la frecuencia, a la intensidad y a la duración de la misma.

Para un sedentario sano, la distribución calórica aproximada de nutrientes diarios sería 50% de hidratos de carbono, 15% de proteínas y 35% de grasas, porcentajes que, obviamente, varían en los deportistas.

Los hidratos de carbono son el principal combustible para la contracción muscular. En un deportista, aproximadamente entre el 50% y el 70% de la ingesta calórica diaria debe provenir de los carbohidratos. A las proteínas se les reserva la función de formar al músculo y reparar los tejidos. Su requerimiento varía entre los deportes de fuerza y los de resistencia. Por su parte, las grasas son una buena fuente de energía y tienen un efecto ahorrador de glucosa en los ejercicios aeróbicos.

De los denominados micronutrientes, es decir, los minerales y las vitaminas, cabe comentar que juegan un papel muy importante en el organismo y que una inadecuada administración de los mismos puede conducirnos a estados anémicos o hipovitamínicos.

Capítulo a parte merece el agua. La deshidratación puede resultar nefasta para el estado del deportista, tanto en los entrenamientos como en las competiciones. El aumento de sudoración a partir de la actividad de las glándulas sudoríparas constituye uno de los principales factores de pérdida de agua, pero, junto a ella, también se pierden vitaminas y minerales, sobre todo cloro, potasio y sodio. La eliminación de sodio puede traer consigo la aparición de cansancio, calambres e insomnio, mientras que la carencia de potasio altera la musculatura. Ambos minerales resultan esenciales para la conductividad y la excitabilidad.

Si hay que destacar un hecho dentro de la nutrición, es la denominada **epidemia del siglo XXI.** Según la OMS (Organización Mundial de la Salud), a nivel global, unos 250 millones de personas son obesas, es decir, un 7% de la población. La obesidad se plantea como un grave problema de salud pública, por el impacto que tiene sobre la esperanza y la calidad de vida de las personas. Más alarmante aún es el incremento de la obesidad infantil.

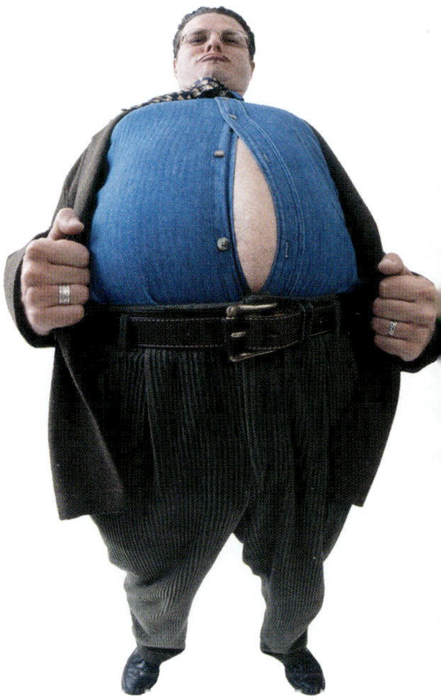

Una de las principales causas de este problema es el sedentarismo, además de la nueva industria alimentaria. Aunque la obesidad puede ser la alteración de un gen involucrado en la regulación del balance energético, la epidemia de esta enfermedad está fundamentada en el actual estilo de vida. Los malos hábitos de alimentación, el sedentarismo e, incluso, factores socioculturales, ya que hay sociedades donde ser obeso simboliza vitalidad y salud, pueden llevarnos a ser partícipes de esta actual problemática.

Sea como sea, esta epidemia puede tener nefastos resultados sobre nuestra salud, como son enfermedades del corazón, enfermedades respiratorias, apnea del sueño, bajo rendimiento laboral y escolar..., entre otros.

Derivado de toda esta situación, existen cada vez más incidencias patológicas psiquiátricas relacionadas con la alimentación, como son la anorexia nerviosa o la bulimia, problemas, por desgracia, cada vez más frecuentes entre la población.

1 INTRODUCCIÓN

El ejercicio físico regular y unos hábitos alimenticios adecuados son los dos pilares básicos del cuidado de la salud.

La nutrición es un tema que cada día cobra más fuerza en el mundo del ejercicio físico y del deporte. Es éste un aspecto importante a considerar cuando se quiere obtener el máximo rendimiento en la actividad física o en la disciplina deportiva que se realice. De ahí que el mercado de complementos alimenticios para deportistas haya experimentado desde hace unos años un auge espectacular. Hoy en día es posible encontrar en lugares muy diversos bebidas isotónicas, batidos proteicos, barras energéticas, etc.

La calidad de vida puede mejorarse considerablemente mediante el ejercicio físico y un aporte nutricional correcto. Una buena alimentación forma parte del llamado **entrenamiento invisible** e influye de manera decisiva en el incremento de la resistencia física y en la mejora del rendimiento del deportista, además de facilitar una mejor recuperación.

La alimentación debe ser adecuada tanto en calidad como en cantidad, porque:

- Debe reponer la energía gastada durante la actividad física.
- Debe evitar la aparición de un estado posterior de cansancio o de agotamiento.
- El aporte de hidratos de carbono, de proteínas, de grasas, de minerales y de vitaminas debe ser proporcional a la actividad física que se realiza y a las características concretas de la persona.

Tabla 1. Nutrientes esenciales para el ser humano

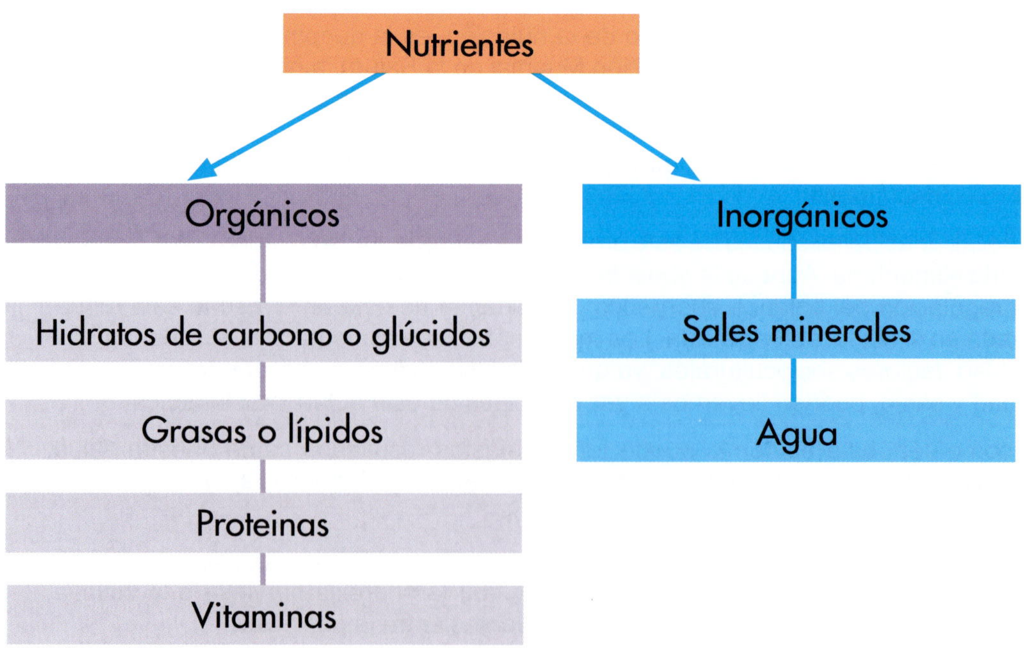

2 CLASES DE NUTRIENTES

Los alimentos contienen los diversos nutrientes, también denominados principios inmediatos, que el cuerpo humano necesita (ver "Tabla 1"). La mayoría de los alimentos están formados por estructuras complejas y sólo son utilizables por el organismo cuando éstas han sido convertidas en formas más simples.

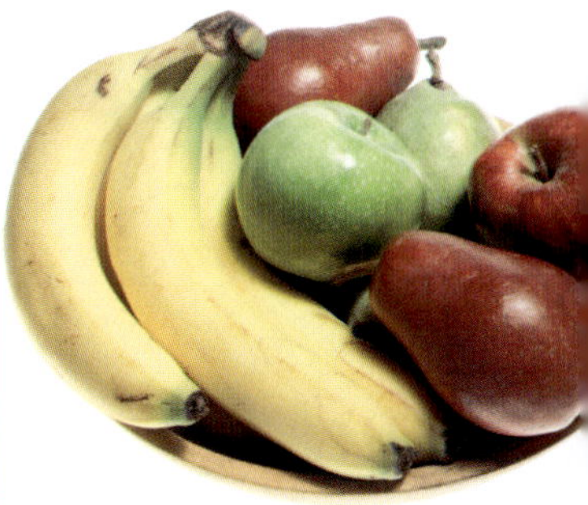

Hidratos de carbono

También llamados glúcidos, son la principal fuente de obtención de energía que tiene el organismo para satisfacer sus necesidades energéticas. Están compuestos por carbono, hidrógeno y oxígeno. Existen en dos formas principales, los glúcidos sencillos o azúcares y los glúcidos complejos.

Glúcidos sencillos o azúcares

Se caracterizan por tener sabor dulce, ser cristalinos y ser solubles en agua. Se dividen en monosacáridos y disacáridos.

Entre los monosacáridos, que están formados por una sola molécula, se encuentran:

- La glucosa: es el más importante porque es el hidrato de carbono más utilizado por el cuerpo.
- La fructosa: es el azúcar que se encuentra en las frutas. Se parece a la glucosa, pero el cuerpo la absorbe más rápidamente.
- La galactosa: se obtiene por hidrólisis de la lactosa de la leche.

Dentro del grupo formado por los disacáridos, que están compuestos por dos moléculas, se incluirían:

- La sacarosa: es el azúcar de caña habitual en nuestra dieta. Durante la digestión se descompone en una molécula de glucosa y otra de fructosa.
- La lactosa: proviene de la leche y la digestión la descompone en glucosa y galactosa.
- La maltosa: se halla en el extracto de malta, un producto utilizado en la elaboración de la cerveza. Al realizar la digestión se descompone en dos moléculas de glucosa, por ello es una fuente de energía muy valiosa para los deportistas.

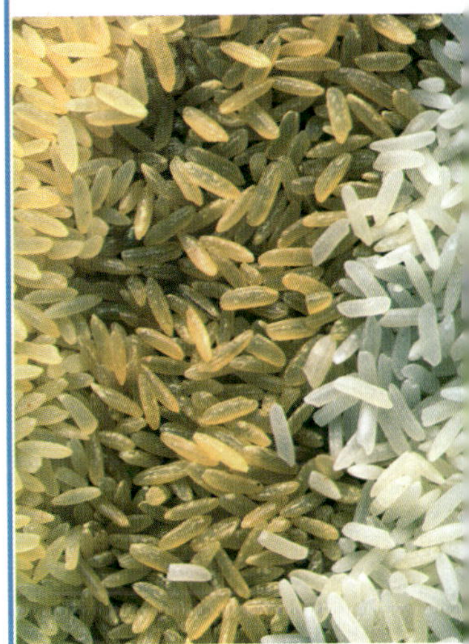

Glúcidos complejos

Son aquéllos que están constituidos por tres o más moléculas: trisacáridos, tetrasacáridos y polisacáridos. Los glúcidos complejos son polímeros, es decir, son sustancias compuestas por largas cadenas de glucosa. A diferencia de los anteriores, son insípidos e insolubles. Entre los más importantes están:

- El almidón: es el más importante en nuestra alimentación. Se puede considerar que es la energía que almacenan los vegetales. La digestión lo descompone en maltosa, que a su vez se descompone en glucosa. Se halla en alimentos como los cereales o el arroz.

- El glucógeno: es la energía almacenada por los animales en los músculos y, especialmente, en el hígado. Puede ser transformado rápidamente en glucosa.

- La celulosa: tiene una función estructural, pues es la que proporciona a las plantas su rigidez característica.

Grasas

Al igual que los hidratos de carbono, tienen también una misión energética y están compuestas por ácidos grasos formados por carbono, hidrógeno y oxígeno. Son la fuente de energía más concentrada de todas, pues un gramo de grasa produce el doble de energía que un gramo azucar.

Las grasas se almacenan y, aunque su principal función es la de ser una reserva energética, también desempeñan un papel importante en el mantenimiento de la temperatura corporal, en la protección de órganos vitales, en el mantenimiento de las membranas de las células y en el transporte de las vitaminas A y D, que sólo son solubles en grasa (liposolubles).

Los ácidos grasos libres que se obtienen como producto final del metabolismo de la grasa sirven de combustible para la actividad muscular, y parecen tener una especial importancia en el rendimiento de los deportistas que tienen que realizar esfuerzos de larga duración.

Las grasas, según el estado en el que se encuentren a temperatura ambiente, pueden ser líquidas, que serían los aceites, o sólidas, que serían las mantecas y los sebos. Una clasificación más habitual es la que se realiza en función de su composición química, que las divide en saturadas e insaturadas.

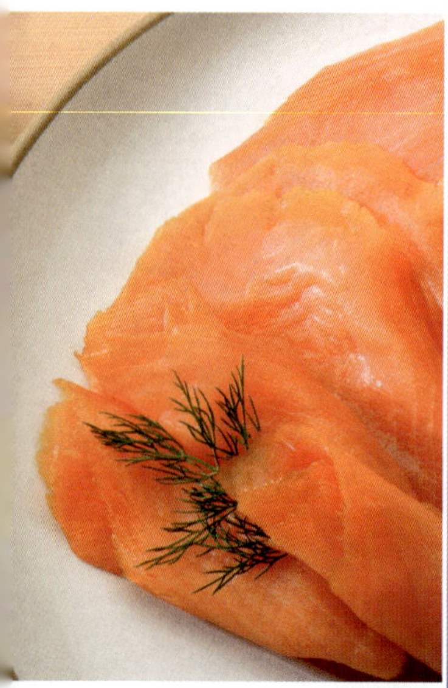

Grasas saturadas

Son aquéllas que tienen los átomos de carbono unidos a dos átomos de hidrógeno, de ahí su nombre, ya que están saturadas de hidrógeno. Suelen ser de origen animal (cerdo, cordero...) y, exceptuando el pescado, se deben consumir con moderación, pues numerosos estudios han demostrado que una ingesta excesiva de este tipo de grasas está directamente relacionada con la existencia de niveles altos de colesterol LDL (el malo) en la sangre y con el desarrollo enfermedades cardiovasculares.

Grasas insaturadas

Son aquéllas que no tienen todos los átomos de carbono unidos a dos átomos de hidrógeno. Se encuentran en la mayor parte de los aceites vegetales, con excepción de los de coco y palma, y en el pescado, sobre todo el azul.

Existen dos ácidos grasos poliinsaturados que el cuerpo no puede producir, el ácido linoleico omega-6 y el ácido alfa linolénico omega-3. Como deben obtenerse a través de la dieta se les denomina ácidos grasos esenciales. Ambos proceden de los aceites de pescado.

Proteínas

Estos nutrientes tienen una función estructural muy importante, ya que son un componente esencial de los tejidos y de los músculos del cuerpo, así como del pelo, las uñas... No pueden ser reemplazadas ni por los hidratos de carbono ni por las grasas, por ello, son esenciales en la dieta.

Están formadas por aminoácidos como la glicina, la leucina, la arginina, la metionina, la valina, la actina, la miosina... Hay 20 aminoácidos de los cuales sólo 12 pueden ser fabricados por el organismo humano, mientras que los 8 restantes, que se denominan aminoácidos esenciales, sólo pueden ser aportados en cantidades suficientes a través de los alimentos.

Todas las proteínas, por distintas que sean, están formadas por combinaciones de esos 20 aminoácidos, y varían tan sólo las proporciones de los mismos y el orden en que se unen. Tienen un interés especial para los deportistas porque evitan la destrucción del músculo y permiten el aumento de las defensas.

Aunque los músculos estén constituidos por proteínas, no por ello la ingestión en exceso de las mismas provoca un aumento del tamaño del músculo y una mayor fuerza muscular.

Vitaminas

Son sustancias de composición química muy variada, imprescindibles para el correcto funcionamiento del organismo al regular diversos procesos en él. Aunque se necesitan en cantidades muy pequeñas, son imprescindibles y su ausencia provoca diversos trastornos y enfermedades.

Las vitaminas se destruyen fácilmente con el calor, por lo que se encuentran en alimentos crudos o poco cocinados. También la luz e incluso el oxígeno del aire pueden destruirlas, por ello, es importante consumir alimentos frescos.

Aunque entre muchos deportistas las vitaminas están muy valoradas, lo cierto es que no ha podido demostrarse que una mayor cantidad de las mismas en la dieta aumenten el rendimiento deportivo, e incluso puede afirmarse que un exceso de vitaminas también provoca enfermedades.

Las vitaminas se clasifican en dos grupos: hidrosolubles y liposolubles.

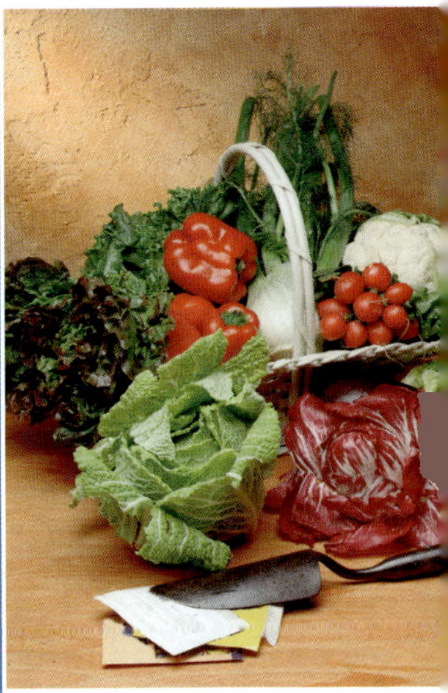

Vitaminas hidrosolubles

Son solubles en agua y no pueden almacenarse. En este grupo se incluyen las vitaminas del complejo B y la vitamina C. Algunas son importantes desde el punto de vista deportivo:

- Vitamina B_1 (tiamina): es esencial porque participa en el proceso de liberación de energía a partir de los hidratos de carbono.

- Vitamina B_2 (riboflavina): también interviene en el metabolismo energético de las grasas y de los hidratos de carbono.

- Vitamina B_3 (niacina): interviene en distintas fases del metabolismo y del aprovechamiento de los hidratos de carbono, de los ácidos grasos y de los aminoácidos.

- Vitamina C o ácido ascórbico: ayuda en la reparación de tejidos dañados y en la absorción de hierro. El cuerpo no puede sintetizarla y debe aportarse mediante la dieta.

Vitaminas liposolubles

Son solubles en grasa e insolubles en agua. Se acumulan en el hígado, que hace de almacén de las mismas. En este grupo se encuentran las vitaminas A, D, E y K. Las más importantes son las dos primeras:

- Vitamina A (retinol): interviene en el crecimiento óseo y en la visión. Las dosis altas son tóxicas.

- Vitamina D (calciferol): es esencial para la absorción del calcio y del fósforo.

Minerales

La lista de estos nutrientes es muy extensa. Se trata de sustancias inorgánicas que desempeñan diversas funciones en el organismo: estructurales (constituyen una parte importante de los huesos y de los dientes), funcionales (permiten el correcto funcionamiento de distintos órganos: sistema nervioso, músculos...) y reguladoras de las reacciones metabólicas celulares.

Los minerales se hallan presentes en todos los alimentos y algunas sales minerales se hallan disueltas en el agua que bebemos. Entre los más importantes para el organismo se encuentran:

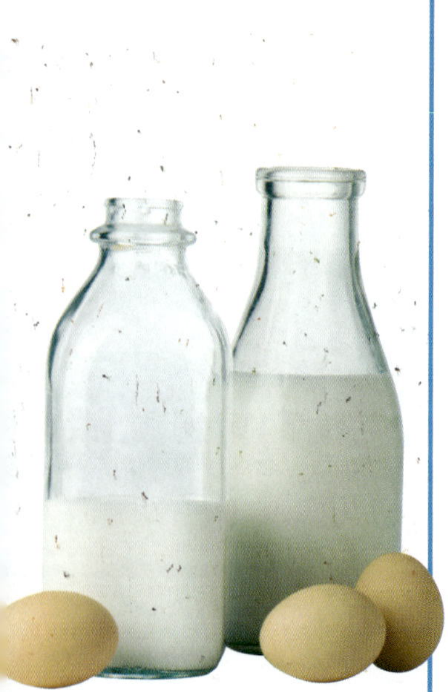

- Hierro: es esencial para la producción de la hemoglobina, que interviene en el transporte de oxígeno a los tejidos. Esto es importante para el deportista, pues si disminuye la capacidad de transporte de oxígeno también disminuye el rendimiento.

- Sodio: es el componente principal del fluido extracelular.

- Potasio: interviene en el mantenimiento del interior de las células.

- Calcio: además de su importante función de mineralización ósea en la formación de huesos y dientes, interviene también en el inicio de la contracción muscular, en la conducción nerviosa y en la coagulación.

- Fósforo: colabora en la producción de energía.

- Yodo: es vital para el funcionamiento de la glándula tiroides.

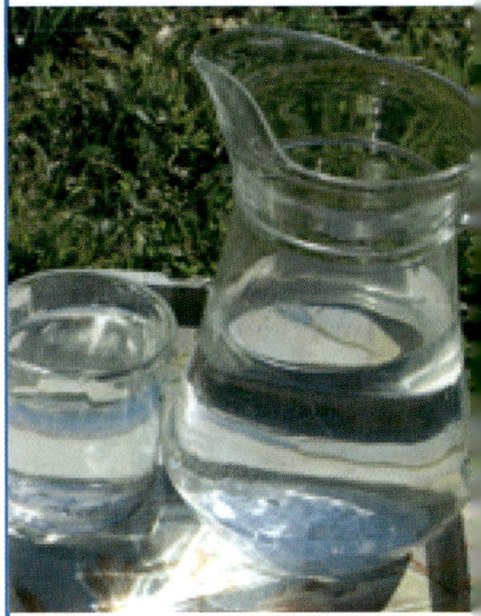

- Flúor: tiene un papel esencial en el crecimiento de los dientes.
- Zinc: es esencial para el crecimiento y para la maduración sexual.

El ejercicio físico intenso supone un aumento de las demandas de minerales (y de vitaminas) que debe ser cubierta con una alimentación variada que aporte la cantidad suficiente de estos nutrientes. La suplementación con vitaminas y con minerales no está justificada para ningún grupo de edad.

Agua

Es la molécula más abundante en nuestro cuerpo. Actúa como disolvente de la mayoría de los nutrientes y resulta imprescindible para realizar las reacciones metabólicas que se producen en el organismo.

El agua también desempeña otras funciones, como, por ejemplo, el transporte de sustancias entre las distintas partes del cuerpo, la regulación de la temperatura corporal, etc.

Existe un equilibrio entre la cantidad de agua que eliminamos diariamente por la orina, por la respiración, por el sudor y por las heces, y la que incorporamos a través de la bebida y los alimentos.

3 GRUPOS DE ALIMENTOS

Los alimentos son aquellas sustancias de nuestro entorno que seleccionamos para comerlas. La cantidad y el tipo de alimentos que una persona consume diariamente se denomina **dieta alimenticia.**

Grupo	Alimentos	Nutrientes principales
I	Leche y sus derivados	Proteínas y minerales
II	Carnes, pescados y huevos	Proteínas
III	Patatas, legumbres y frutos secos	Hidratos de carbono y proteínas
IV	Hortalizas y verduras	Vitaminas y minerales
V	Frutas	Vitaminas, minerales e hidratos de carbono
VI	Cereales, azúcares y derivados	Hidratos de carbono
VII	Aceites y grasas	Grasas

Tabla 2. Grupos de alimentos

¿Sabías que...

... el agua constituye alrededor del 60% de la masa corporal?

El valor nutricional de la dieta depende de los alimentos que tomemos. Los alimentos se agrupan teniendo en cuenta su composición en nutrientes, es decir, cada alimento se clasifica en función del tipo o tipos mayoritarios de nutrientes que lo constituyen. Se obtienen siete grupos (ver "Tabla 2").

4 LA DIETA EQUILIBRADA

Para tener la seguridad de que el aporte de nutrientes que recibe el cuerpo es el adecuado, hay que considerar el conjunto de toda la alimentación y tratar de conseguir una dieta equilibrada, es decir, una dieta en la que se ingieran todos los alimentos que el cuerpo necesita para estar sano.

Se considera que la alimentación de un individuo es equilibrada cuando cubre los siguientes objetivos:

- Aportar las calorías suficientes para poder llevar a cabo todos los procesos metabólicos del organismo y el trabajo físico necesario.
- Suministrar suficientes nutrientes de todos los tipos.
- Mantener un peso apropiado.
- Asegurar un equilibrio adecuado entre las cantidades ingeridas de cada uno de los nutrientes.

¿Sabías que...

... ningún alimento contiene todos los nutrientes necesarios para el organismo?

Al buscar una dieta equilibrada es necesario considerar el consumo de alimentos de toda la semana (ver "Tabla 3") y no el de un solo día.

Alimento	Cantidad por día	Días a la semana
Agua	7 vasos	Todos
Pan	60-100 gramos	Todos
Pasta, arroz o cereales	100-200 gramos	Todos
Patatas	150-180 gramos	Todos
Verduras y hortalizas	200-300 gramos = 2 platos	Todos
Frutas	200-300 gramos = 3 piezas	Todos
Leche, yogur o queso	2-3 raciones (tazas, yogures...)	Todos
Aceite de oliva	40-60 gramos = 4 cucharadas	Todos
Legumbres	50-80 gramos = 1 plato	3 días
Pescado	150-200 gramos	3 días
Carnes magras o aves	150-200 gramos	2 días
Huevos	1-2	2 días
Frutos secos	45 gramos = 1 puñado	2 días
Carnes grasas o embutidos	80-100 gramos máximo	1 día
Mantequilla o margarina	20 gramos	1 día

Tabla 3. Frecuencia semanal de los alimentos en una dieta equilibrada

5 NUTRICIÓN Y ACTIVIDAD FÍSICA

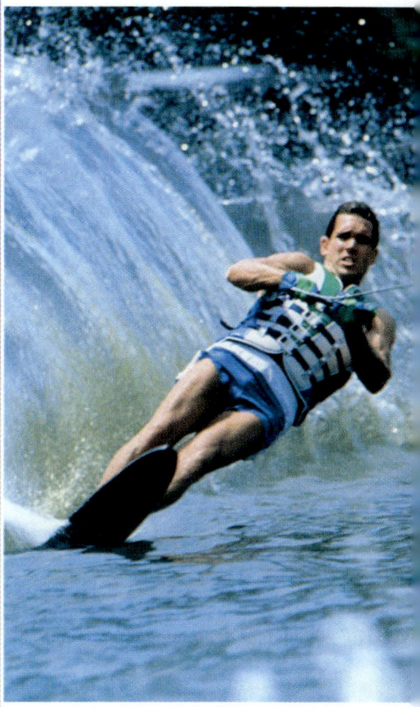

Una persona que practica deporte de manera habitual tiene unos requerimientos nutricionales mayores en la mayoría de los nutrientes, ya que necesita disponer de más energía.

Los nutrientes encargados de proveer al organismo de energía son los hidratos de carbono y las grasas. Las proteínas sólo se emplean energéticamente en situaciones muy especiales, como, por ejemplo, en un estado de inanición.

El empleo de hidratos de carbono o de grasas dependerá fundamentalmente de la intensidad y de la duración del ejercicio. En general, las actividades de potencia requieren una producción elevada de energía en un periodo breve y los hidratos de carbono son el combustible predominante, mientras que en las de resistencia se necesita una producción de energía constante durante periodos largos y las grasas se convierten en la fuente principal de combustible.

No hay que olvidar que, en esfuerzos prolongados, aunque las grasas constituyan el combustible fundamental, los hidratos de carbono tienen un papel importante al comienzo de la actividad.

Necesidades nutricionales del deportista

Antes del entrenamiento o de la competición

Los entrenamientos y la competición suponen grandes demandas físicas y el deportista necesita un alto aporte de nutrientes que permita cubrir el gran gasto de energía que se produce a nivel muscular.

Las necesidades nutricionales y energéticas son enormes y varían en función de la intensidad y de la duración del esfuerzo a realizar. La ingestión de líquidos también se incrementa en esta fase.

Entre la comida y la actividad física, deben pasar al menos 2 ó 2 horas y media. No es recomendable comer grandes cantidades de hidratos de carbono ni de alimentos que necesiten largos periodos de tiempo para ser digeridos, y deben evitarse las bebidas gaseosas, la cafeína y el alcohol. Los alimentos hervidos o cocidos son preferibles a los fritos o salados.

El atleta que practique un deporte de resistencia debe incluir en su dieta ácido ascórbico, sales minerales, mucho líquido y productos con glucosa fácilmente asimilables.

Después del entrenamiento o la competición

La nutrición durante este periodo ha de ayudar al organismo a reponerse del esfuerzo realizado. Para ello, es preciso rehidratar el organismo y reponer las reservas de hidratos de carbono y de proteínas.

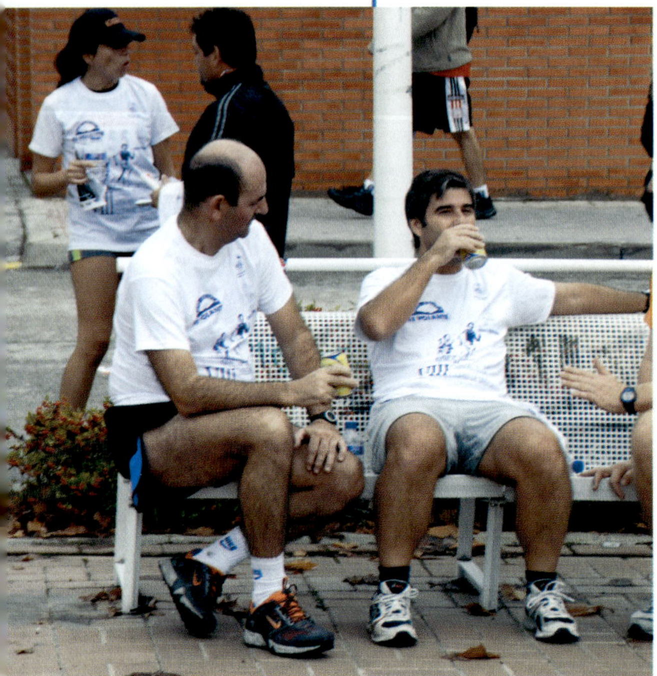

La mayor parte de la actividad metabólica que se produce en el cuerpo en esta fase se centra en dos aspectos, la reparación de las fibras musculares dañadas y la eliminación de las sustancias de desecho producidas durante el ejercicio.

Si la competición o el entrenamiento han provocado una gran pérdida de líquido a través del sudor, es necesario reponerlo tomando bebidas con glucosa, que ayudan a restablecer las reservas de hidratos de carbono. Han de pasar entre 30 y 60 minutos antes de tomar alimentos sólidos.

La comida posterior al entrenamiento será normal, según el apetito del deportista. Sin embargo, la comida posterior a la competición ha de cuidarse especialmente, sobre todo, si la competición ha requerido un esfuerzo intenso y prolongado. Se aconseja aumentar la ingestión de hidratos de carbono y reducir la de grasas animales durante 2 ó 3 días.

Alimentos como los huevos, la leche, la levadura de cerveza, el pescado, la carne y el hígado son adecuados para contribuir a una mejor recuperación.

La alimentación del deportista

El gasto calórico de un atleta es muy variable. Depende de la actividad deportiva que realice, de su frecuencia y de su intensidad. Un deportista puede llegar a gastar entre 3500 y 8000 calorías durante periodos de entrenamiento intenso y durante las competiciones.

Para lograr el máximo rendimiento físico, es conveniente que la dieta sea variada y que se ajuste a las necesidades calóricas de la actividad física realizada.

- **Hidratos de carbono:** han de ser los nutrientes que el deportista ingiera en mayor cantidad, sobre un 50-60% de las calorías totales. Si se trabaja musculación, nunca deben bajar del 55%.
- **Grasas:** la cantidad a ingerir es similar a la de una persona que no haga ejercicio físico y estará en torno al 25-30% de las calorías diarias.
- **Proteínas:** en los deportes de fuerza se recomienda un consumo de entre 1,5 y 1,7 gramos al día por cada kilo de peso, lo que supone un 10-15% de las calorías consumidas.
- **Vitaminas y minerales:** una dieta variada y adecuada es suficiente para asegurar un consumo suficiente de estas sustancias, no siendo necesario recurrir a suplementos salvo consejo médico.
- **Agua:** con el ejercicio físico se pierde bastante agua, entre 1,5 y 3 litros cada dos horas. Se necesita compensar esta pérdida para mantener el rendimiento físico. Lo que se aconseja es:

1
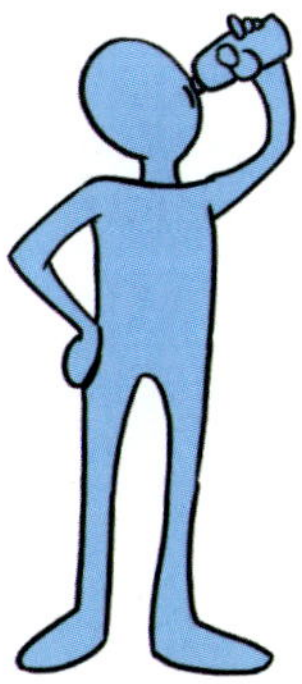

2
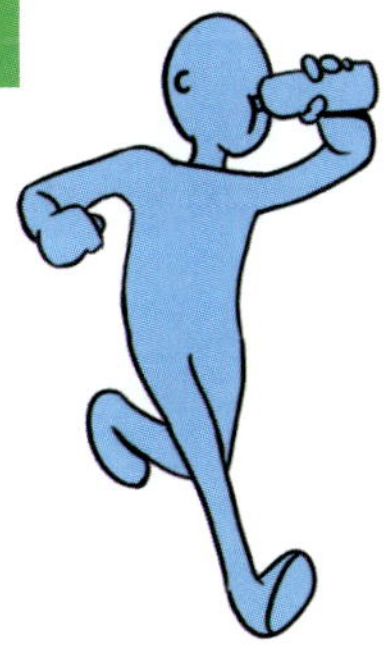

3
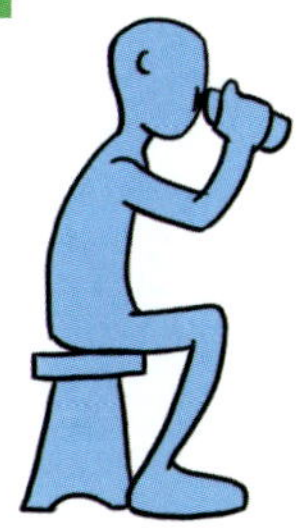

1 Entre 15 y 30 minutos antes de empezar a hacer la actividad física, beber en torno a medio litro de agua.

2 Durante la realización de la actividad, beber cada 15-30 minutos agua o una bebida isotónica (ayuda a recuperar minerales), sin esperar a tener sed.

3 Al acabar, rehidratarse bebiendo agua, zumos... El líquido perdido tarda en reponerse entre 12 y 24 horas.

También es importante tener en cuenta la actividad deportiva que se realiza. Según las características de la misma, las capacidades implicadas en ella serán diferentes y, en consecuencia, los requerimientos nutricionales también. Por ejemplo, los deportes de fuerza demandan una mayor cantidad de proteínas que los resistencia.

Según Fran W. Dick (Principios del entrenamiento deportivo, 1993), los nutrientes básicos de un atleta según su especialidad deportiva serían:

Velocidad y fuerza explosiva:

Proteínas	Entre 1,5 y 2 gramos por kilogramo de peso, para el fortalecimiento del tejido muscular y el aumento de la velocidad de reacción y de concentración.
Hidratos de carbono	Fácilmente digeribles: aproximadamente 8 gramos por kilogramo de peso, para períodos largos de entrenamiento o de competición.
Grasa	En pequeña cantidad: a ser posible no más de un 30% de la ingesta de calorías, para la formación de ácidos grasos.
Exigencias medias de energía	Según el tipo de deporte, entre 3.500 y 5.000 calorías.

Fuerza resistencia

Proteínas	Entre 1,5 y 2 gramos por kilogramo de peso, para almacenar reservas que pueda utilizar el tejido muscular.
Hidratos de carbono	Fácilmente digeribles: entre 8 y 10 gramos por cada kilogramo de peso, para completar las reservas de glucógeno.
Grasa	En pequeña cantidad: a ser posible no más de un 25% de la ingesta de calorías, para la formación de ácidos grasos.
Exigencias medias de energía	Según el tipo de deporte, entre 4.000 y 6.000 calorías.

Las personas que hacen deportes de fuerza deben tomar mayor cantidad de proteínas, pero nunca más de 3 gramos por kilo de peso.

Fuerza

Proteínas	Sobre 3 gramos por kilogramo de peso, para fortalecer el crecimiento del tejido muscular y para aumentar la fuerza en los músculos implicados.
Hidratos de carbono	Fácilmente digeribles: entre 5 y 8 gramos por kilogramo de peso.
Grasa	En pequeña cantidad: a ser posible no más de un 30% del total de calorías, para la formación de ácidos grasos esenciales.
Exigencias medias de energía	Como máximo, de 8.000 calorías.

Resistencia

Proteínas	Al menos 1,2 gramos por kilogramo de peso, para el necesario rendimiento muscular en los esfuerzos prolongados.
Hidratos de carbono	De fácil digestión: unos 10 gramos por kilogramo de peso, para optimizar las reservas de glucógeno como energía de reserva a largo plazo.
Grasa	A ser posible no más de un 30% del total de calorías, para la formación de ácidos grasos esenciales.
Exigencias medias de energía	Según el tipo de deporte, entre 4.000 y 7.000 calorías.

El uso de suplementos alimenticios

En la actualidad, existen en el mercado muchos productos destinados específicamente a la nutrición y al rendimiento del deportista. Se les atribuye la capacidad de favorecer el desarrollo muscular y de potenciar la actividad física.

La ingesta de determinados suplementos alimenticios (antioxidantes, energéticos, vitaminas, minerales...) ha proliferado mucho en los últimos años. Con ellos, se busca conseguir determinados efectos de forma rápida: bajar peso, incrementar la resistencia, conseguir más volumen muscular, incrementar la fuerza, mejorar la capacidad física durante la realización del ejercicio y retrasar la aparición de la fatiga, etc.

Muchos deportistas están convencidos de que los preparados que toman les ayudan a mejorar su rendimiento físico. Científicamente no hay nada demostrado. Lo único cierto es que los sujetos que toman suplementos suelen entrenar mucho, con lo cual es normal que se produzca una mejora.

Además, aunque son legales, estas sustancias pueden causar efectos secundarios y sólo deben ser utilizadas bajo supervisión médica, pues en muchos casos los problemas surgen cuando se abusa de ellas o cuando no se utilizan adecuadamente (por ejemplo, si se reemplazan por una alimentación adecuada).

Entre las sustancias más conocidas están:

- **La creatina:** es uno de los suplementos más populares. En estado natural se encuentra en la carne roja, y también es producida por el cuerpo a partir de algunos aminoácidos: glicina, arginina y metionina. Su función consiste en ayudar a convertir el ADP (adenosín difosfato) en ATP (adenosín trifofasto), que es el combustible que utilizan los músculos para realizar la contracción muscular. (Ver Tema 6: Las fuentes de energía).

- **L-Carnitina:** también conocida como vitamina Bt, es una sustancia natural presente en el cuerpo humano. La utiliza para transportar ácidos grasos de cadena larga hasta las mitocondrias de las células, donde son quemados para obtener energía.

- **L-Glutamina:** es un aminoácido que nuestro cuerpo puede sintetizar. Interviene en la formación del glucógeno y ayuda a reponer sus reservas después de actividades intensas. Se encuentra en lácteos, en carnes, en los cacahuetes y en las almendras.

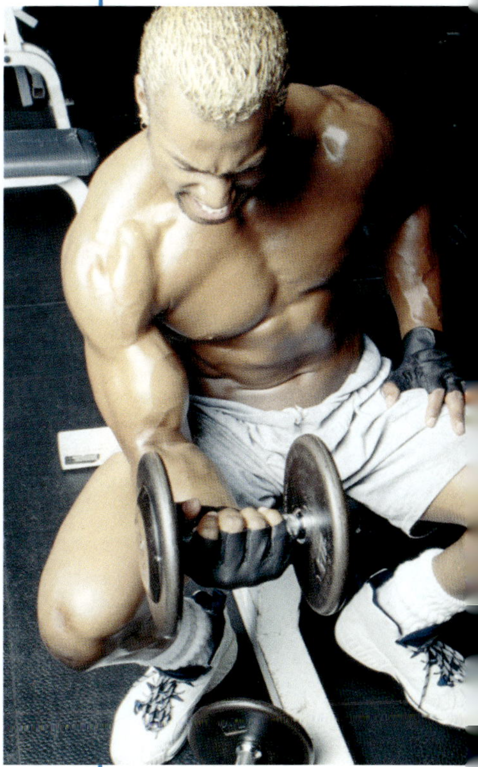

Se debe destacar, por último, que también se consumen productos ilegales: anabolizantes, esteroides, hormonas... Evidentemente están absolutamente prohibidos y son muy perjudiciales para la salud.

EJERCICIOS

1. Cita las clases de nutrientes que conoces y realiza un esquema.

2. Realiza algunas recomendaciones sobre la alimentación antes del ejercicio.

3. Explica qué se considera una dieta equilibrada.

4. Expón la relación entre el agua y el ejercicio.

5. Justifica el aumento de necesidades calóricas al hacer ejercicio.

6. Señala los tipos de grasas y la función de las mismas.

7. Elabora una relación de alimentos que contengan gran cantidad de hidratos de carbono.

8. Cita los objetivos que debe conseguir la nutrición después del ejercicio.

9. Indica las principales diferencias entre los glúcidos sencillos y los complejos.

10. Expresa tu opinión sobre el uso de suplementos alimenticios.

SI QUIERES SABER MÁS...

Nutrición y deporte. Autor: Odriozola Lino, José María. Editorial: Eudema. Madrid, 1990.

Nutrición para la salud, la condición física y el deporte. Autor: Williams, Melvin H. Editorial: Paidotribo. Barcelona, 2002.

Nutrición y entrenamiento

SI NO LO LEO NO LO CREO

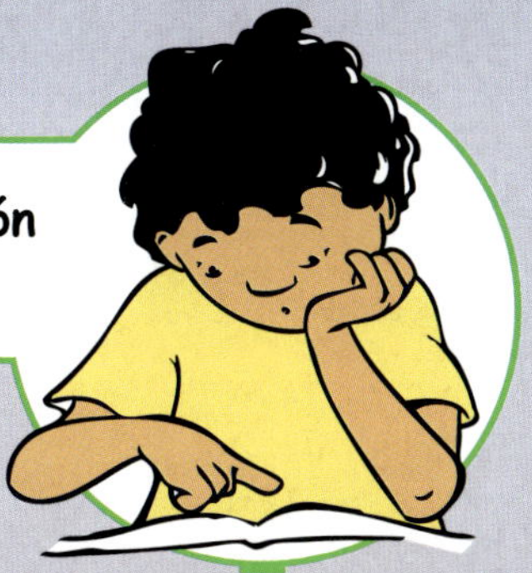
Después de leer lo que hemos encontrado sobre la **nutrición** apreciarás aún más la **dieta mediterránea**.

La dieta más extraña del mundo es la que realiza Michel Lotito, también conocido como “Monsieur Mangetout (come todo)”. Lotito, que es de Grenoble (Francia), come 900 gramos de metal y vidrio al día desde 1959. Los médicos describen su capacidad digestiva como excepcional y él asegura que los huevos cocidos y el plátano no le sientan bien al estómago.

La chuleta más grande del mundo midió 22,07 metros de largo por 20 centímetros de ancho. Fue preparada en Tulúa. Para su elaboración fueron precisos 78 kilos de carne pulpa (obtenida de tres cerdos), dos arrobas de harina de pan y 20 litros de aceite. Los cocineros de tal hazaña aseguraron que la mayor dificultad la encontraron a la hora de freír el producto.

¿Os gustan las hamburguesas? Pues prestad atención, hemos encontrado la que se considera el “Ferrari” de la comida basura. Su precio es de 83 euros y cada bocado que se le dé sale aproximadamente a unos 6 euros. Su autor, Rainer Becker, es chef en un restaurante londinense. Este exquisito manjar, cuyo nombre es Wagyu, se compone de 200 gramos de carne de buey, semillas de ajonjolí en el panecillo, tomate, lechuga, pepinillos, cebolla y mostaza. Además, va acompañado de unas suculentas patatas fritas.

El récord Guiness del sándwich más grande del mundo lo tienen en México, con un peso de 3.178 kilos. Sus rebanadas midieron 3,5 metros de lado y estaba relleno de jamón de pavo, queso y mayonesa. Se necesitaron 24 personas para su elaboración. El propósito de las empresas patrocinadoras del evento fue promover el sándwich como un alimento práctico y nutritivo, una comida ideal acorde con el ritmo de vida de los habitantes de las grandes ciudades.

¿Pensabais que os íbamos a dejar sin postre? ¡¡Pues no!! Un grupo de reposteros de Pekín ha elaborado el pastel de helado más grande del mundo. Su peso es de 8 toneladas y mide 4,8 metros de ancho, 3 metros de largo y 1 metro de espesor. Creo que tendremos para todos, ¿no?

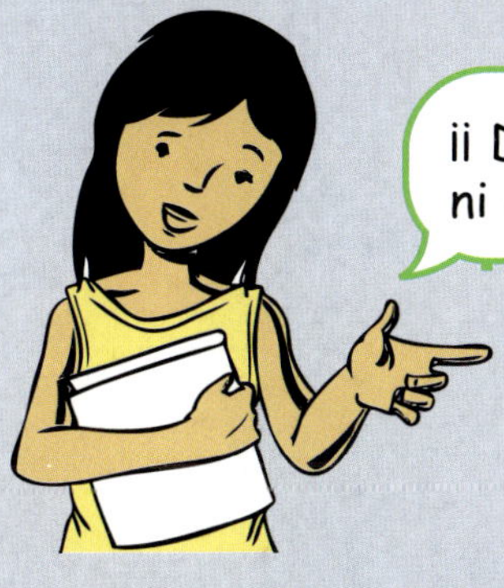
¡¡ Después de esta comilona, no podría ganar en carrera ni a una tortuga !! ¿Vosotros si?...

15 La relajación

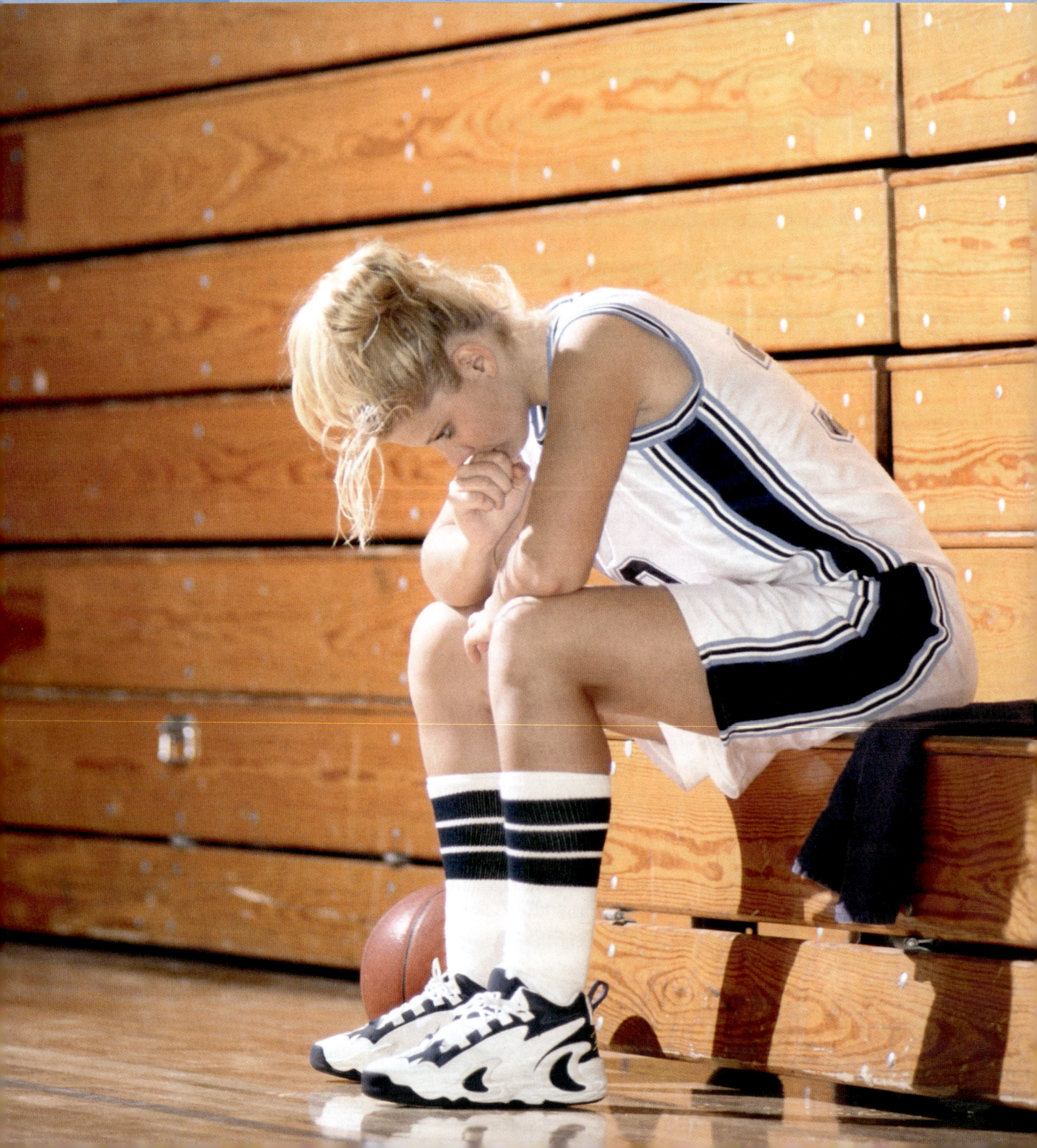

La foto

De forma frecuente, se asocia el concepto relajación al de descanso. Sin embargo, este concepto es mucho más amplio. La relajación implica tanto disminuir el tono muscular excesivo como llenar de energía nuestro organismo para afrontar las actividades diarias de forma eficaz y con una actitud óptima.

Nuestro estado natural es vivir de forma relajada, pero la sociedad actual en la que nos movemos provoca niveles de tensión en nuestro cuerpo y en nuestra mente que debemos regular para mantener y mejorar nuestra salud.

Es necesario que nos impliquemos en el proceso de cuidado de nuestro organismo, para mejorar nuestra calidad de vida. Practicando actividades de relajación conseguimos potenciar la energía interna de nuestro cuerpo, lo que nos predispone a afrontar con eficacia los acontecimientos del día a día.

Un estado de relajación tiene como características: serenidad, ausencia de dolores musculares, equilibrio emocional, estados de ánimo positivos, facilidad para la concentración, equilibrio emocional, frecuencia cardiaca y respiratoria lentas (De Prado, 2000).

Existen muchos métodos y técnicas de relajación. La mayoría son estáticos (estiramientos, Jacobson o Schulz) y otros dinámicos (Tai Chi, yoga). Éstos últimos pueden considerarse como un verdadero arte de vivir de forma saludable, en donde lo principal es el pensamiento y no la fuerza, debido a que los movimientos son realizados mediante la concentración y la relajación, combinados con una profunda respiración abdominal.

Como consecuencia de la lentitud de sus movimientos, el Tai Chi no acelera nunca el ritmo cardiaco, en cambio, regula y mejora la circulación sanguínea, nos permite controlar nuestra energía, aumentar la concentración, mejorar la memoria y movilizar las articulaciones. Todo esto convierte al Tai Chi en un método de relajación muy completo. El Tai Chi Chuan es un arte muy antiguo que busca un desarrollo personal completo. Se trata de un ejercicio para el cuerpo y un proceso de concentración y de autocontrol para la mente. Es un símbolo del Tao, que deriva del Taoísmo y podemos definirlo como el sistema supremo de autocontrol en cualquier situación o incluso como un arte marcial basada en el equilibrio. Tai significa creación, Chi, energía y Chuan, control.

Son varias las versiones sobre el origen de esta práctica, pero la más conocida es la que considera a Chag Sang Feng (1279- 1368) como padre y fundador del Tai Chi. La leyenda señala que tuvo un sueño en el que Dios le enseñaba a luchar, y dicho sueño fue similar a una escena que presenció poco después en la cual luchaban una serpiente y una grulla. Se dio cuenta de cómo la serpiente retrocedía para esquivar el ataque de la grulla y empleaba su retroceso para atacar a su vez.

La grulla utilizaba sus alas para cubrir suavemente a la serpiente y la despistaba. Así percibió la utilidad de la flexibilidad y de la suavidad de los movimientos, lo cual estaba acorde con su idea de que un gran esfuerzo muscular no está en consonancia con la armonía de la naturaleza y de la meditación. De esta forma, ideó la escuela de arte marcial suave.

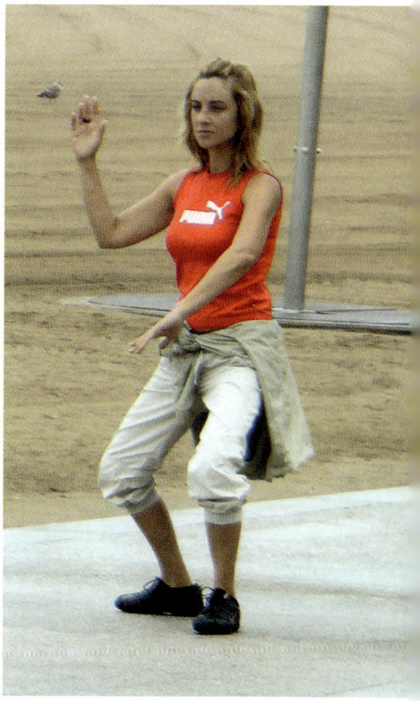

Este arte permaneció en china durante siglos, hasta que, a mediados del siglo pasado, como consecuencia de la inmigración de los maestros chinos, se difundió por Europa y América. Aparece asociado a otras técnicas integrales, como alternativa a la actividad física extenuante, al estrés, etc.

Entre otros beneficios de la práctica del Tai Chi, encontramos: mejora de la postura corporal, regulación de la respiración, favorece un desarrollo equilibrado del cuerpo, aumenta la flexibilidad, disminuye el estrés, activa la circulación sanguínea, fortalece el aparato locomotor, descarga tensiones, mejora la calidad de vida, etc.

Todos estos beneficios, unidos al misticismo que le rodea, hacen de este método algo más que un simple ejercicio físico para la relajación. Puede llegar a convertirse, en muchos casos, en una filosofía que guía la vida de quien lo practica.

1 INTRODUCCIÓN

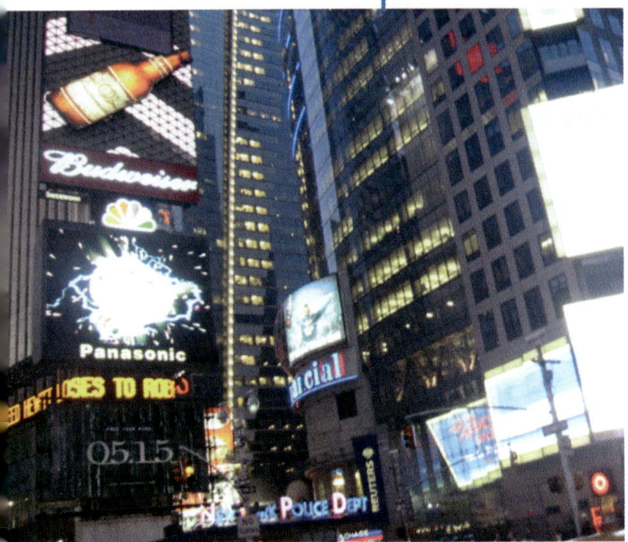

El estilo de vida de la sociedad actual supone una tensión constante para las personas, que se ven sometidas a diferentes tipos de estímulos y de presiones, y llegan, en ocasiones, a padecer estados de ansiedad y de estrés.

El estrés es una respuesta de nuestro organismo ante un estímulo determinado que produce, a nivel fisiológico, cambios tales como la liberación de hormonas y de otras sustancias químicas, para adaptarse al estímulo en cuestión.

Se debe regular la tensión que experimenta el cuerpo y la mente para mantener la salud, y la mejor forma de conseguirlo es mediante la relajación. El sentido que adquiere el término relajarse se relaciona con la idea de serenarse y alcanzar la calma, abandonando cualquier tensión y tomando conciencia de nuestro cuerpo y de nuestra mente.

En la Antigüedad, la relajación estuvo unida a la filosofía oriental y a la meditación. En la Edad Media adquirió un matiz más místico-religioso; los monjes realizaban ejercicios diarios de relajación para favorecer la energía positiva y la armonía del cuerpo.

Más tarde, en el siglo XIX, con la evolución de las ciencias se comprobaron los efectos beneficiosos de la relajación para mejorar la calidad de vida y la salud de las personas. En la actualidad, se ha extendido a todos los ámbitos y muchas personas la realizan de forma cotidiana.

2 CONCEPTO DE RELAJACIÓN

La relajación es un conjunto de técnicas y/o métodos empleados para producir una liberación de la tensión corporal y mental, disminuyendo el tono muscular y proporcionando una calma física y psíquica que aumenta la energía de nuestro organismo.

La relajación, así entendida, tiene un componente físico y otro mental, por ello puede distinguirse entre:

- **Relajación física:** es un estado corporal de distensión muscular general que conlleva sensaciones de tranquilidad, de calma y de bienestar físico.
- **Relajación mental:** es un estado de profunda paz y de serenidad de la mente en el que no se presta atención a nada en concreto. Se disfruta de pensamientos agradables y se divaga libremente como cuando se sueña despierto.

3 PARA QUÉ SIRVE LA RELAJACIÓN

Los objetivos fundamentales que se persiguen cuando se realiza la relajación son variados:

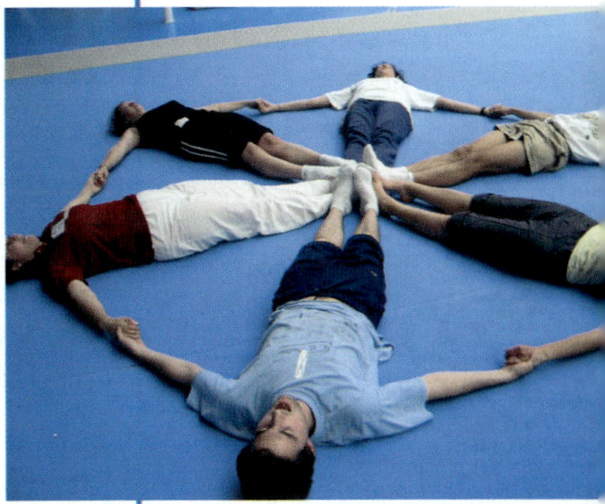

- Experimentar una sensación de tranquilidad y de calma corporal y mental.
- Liberar las tensiones musculares y mejorar los estados anímicos y emocionales, para proporcionar un equilibrio físico y mental.
- Preparar a la persona física y psicológicamente para los estímulos posteriores de la vida diaria.
- En el ámbito deportivo, mejorar el control sobre la contracción-relajación del músculo y la respiración, para hacer más fluida y natural la actividad física y deportiva, así como lograr una recuperación óptima y breve para afrontar en las mejores condiciones las actividades futuras.

4 EFECTOS QUE PROVOCA LA RELAJACIÓN

La relajación provoca numerosos efectos en nuestro cuerpo. De manera breve se van a resumir a continuación los más importantes.

A nivel fisiológico

La relajación tiene como objetivo la disminución del tono muscular y provoca cambios dirigidos a la eliminación de todas las tensiones. Se pueden distinguir tres clases de tono: el tono muscular de base (reposo), el tono muscular postural (interviene en el mantenimiento de la postura corporal) y el tono muscular de acción (empleado en las distintas actividades). La relajación influye conjuntamente sobre los tres tipos de tonos musculares.

En el sistema cardiovascular

La relajación facilita el trabajo del corazón. En reposo, el corazón bombea unos 50 centímetros cúbicos de sangre en cada contracción y, aunque el corazón late despacio, la disminución de la tensión muscular mejora la circulación de la sangre y posibilita que ésta se propague por todo el cuerpo y llegue más alimento y más oxígeno a los músculos.

En el sistema neuromuscular

El cerebelo es el encargado de regular el tono muscular con la ayuda de la sustancia reticular, localizada en el tronco del encéfalo. Los impulsos de las neuronas descienden por la médula espinal y llegan hasta el músculo con la orden de contracción o de relajación de las fibras musculares del mismo.

Las técnicas de relajación actúan sobre el músculo disminuyendo los impulsos captados por el receptor existente en la médula espinal. Las interconexiones del S. N. C. (sistema nervioso central) hacen que la actividad mental influya sobre el tono muscular, como sucede, por ejemplo, cuando aumenta la tensión muscular debido al miedo o la angustia.

A nivel respiratorio

La respiración está estrechamente ligada a la relajación. De hecho, un trabajo respiratorio consciente puede llegar a calmar a la persona, ya que la relajación produce una mejora en la capacidad ventilatoria del cuerpo al necesitarse menos oxígeno y producirse menor cantidad de CO_2.

Atención: todos los métodos de relajación hay que empezar a practicarlos bajo la dirección de personas que conozcan bien su técnica pues, si no se hacen bien, pueden producir efectos no deseados.

A nivel psicológico

Los efectos a nivel psicológico son máximos, ya que se mejora la percepción que se tiene de la realidad, así como el entusiasmo y la autoconfianza en uno mismo.

Cuando el trabajo de relajación se hace previo a una competición, ayuda a reducir el estado de ansiedad (nervios, miedo...) que en muchos casos conlleva la misma.

5 MÉTODOS DE RELAJACIÓN

Hay muchos métodos de relajación, desde los que forman parte de una filosofía de vida más amplia (Yoga, Zen, Tai Chi...) hasta métodos más simples y prácticos que puede realizarlos uno mismo, como el de Jacobson o el de Schultz.

En la literatura específica, los métodos de relajación se dividen en dos grandes grupos: los globales y los segmentarios o analíticos.

Los métodos globales se basan en la relajación muscular como medio para obtener una relajación psicológica y se caracterizan por actuar sobre el cerebro mediante consignas verbales, como, por ejemplo, el método de Schultz, que veremos a continuación.

Los métodos segmentarios o analíticos tienen su inicio en los distintos segmentos corporales y relajan los músculos localizándolos región por región, como sucede en el método de Jacobson que se analizará más adelante.

Método de Schultz

La relajación autógena de Schultz se basa en la percepción de dos sensaciones: el peso y el calor. Por medio del primero se consigue relajar la musculatura, mientras que, con el calor, se relajan los vasos sanguíneos para que circule mejor la sangre.

Este método sigue una rutina determinada y su técnica va encaminada a la autosugestión mediante la repetición de frases para percibir las sensaciones buscadas (frío, calor, ligereza, pesadez...). En una posición cómoda y con los ojos cerrados se realiza una toma de conciencia de nuestro estado y de nuestra musculatura mediante instrucciones del tipo:

- Dirigidas al estado general: "Estoy muy tranquilo".
- Dirigidas a los vasos sanguíneos: "Mi abdomen irradia calor".
- Dirigidas a las distintas partes del cuerpo: "Mi brazo izquierdo pesa mucho".

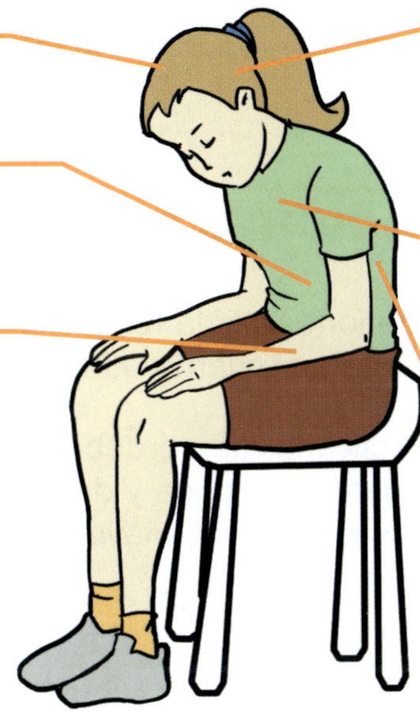

- Dirigidas a la cabeza, para lograr sensaciones descongestionantes: "Mi frente está agradablemente fresca".
- Dirigidas al corazón: "El corazón late tranquilo y normal".
- Dirigidas a la respiración, para facilitar la calma general: "La respiración es tranquila y automática".

Método de Jacobson

Pretende un aprendizaje de la relajación progresiva de todas las partes del cuerpo. Toma como base la relación existente entre una tensión muscular excesiva y los estados anímicos de ansiedad, nerviosismo..., y trata de conseguir, mediante una percepción y control del tono muscular, una reducción progresiva y voluntaria del tono muscular que conlleve la desaparición de dicha tensión.

Se trata de una técnica dinámica que consta de unos ejercicios en los que intervienen las distintas partes del cuerpo por separado, para que la persona experimente la sensación de tensión en los músculos. Se divide en tres fases:

1ª Aprender a reconocer las sensaciones vinculadas a la contracción y la relajación muscular.

2ª Simultanear la contracción muscular de un determinado grupo muscular con la relajación de otros.

3ª Detectar las tensiones musculares asociadas a trastornos emocionales para intentar evitarlas e influir así en la emotividad.

Las principales ventajas de la aplicación de este método en el ámbito deportivo son dos:

- Implica la realización de movimiento, por lo que está indicado para principiantes, ya que satisface el deseo de movilidad.

- La toma de conciencia ayuda a aprender más sobre las distintas partes del cuerpo, músculos, articulaciones...

Para la puesta en práctica de la relajación progresiva de Jacobson, es preciso seguir un orden o una secuencia de ejercicios, como, por ejemplo: músculos flexores y extensores de la mano y el brazo izquierdo, ídem de mano y el brazo derecho, músculos flexores y extensores de la pierna izquierda, ídem de la pierna derecha, músculos abdominales, músculos respiratorios, músculos del tórax, músculos del cuello y elevadores de los hombros, y músculos de la cara.

6 ORIENTACIONES PRÁCTICAS EN LA RELAJACIÓN

Como vimos anteriormente, la relajación es un conjunto de técnicas y/o métodos dirigidos a la mente y al cuerpo que pueden ser aprendidos y entrenados.

A la hora de practicarla, no se debe **forzar** la relajación, es más eficaz cuando se actúa suavemente, sin prisa y de forma paciente. Por ello, se deben tener en cuenta los siguientes aspectos favorables:

➤ **Condiciones ambientales:**

- Se debe elegir un lugar silencioso, y eliminar, en la medida de lo posible, cualquier elemento que excite los sentidos, aunque se puede utilizar como elemento de fondo música apropiada para estos casos.
- La temperatura ha de ser agradable. Es conveniente protegerse con ropa suficiente, porque, durante la relajación, baja la temperatura del cuerpo y la sensación de frío perjudicaría el éxito del ejercicio.
- La ropa que se utilice para abrigarse ha de ser cómoda y debe estar floja, sin que presione el cuerpo. Si es posible, la relajación debe hacerse sin calzado.
- Cuando se precise inmovilidad corporal, la superficie debe ser rígida y dura, pero de textura agradable, como colchonetas finas, mantas, alfombrillas…

➤ **Condiciones personales y posturales:**

- El ambiente mental también debe prepararse y adecuarse, es decir, nada debe molestarnos. Hay que apartar las preocupaciones y los problemas durante toda la ejecución de la relajación.
- Se debe enfocar la atención hacia las zonas de tensión, y tomar conciencia de ellas para luego poder eliminarla.
- La disposición postural es la de **dejarse estar**, y abandonarse para que no haya ninguna intervención muscular forzada. Pueden utilizarse diferentes posturas: sentados, tumbados, en posición fetal…

- La postura ideal, cuando se trata de una relajación en la que predomina la inmovilidad, es la de tumbado en posición supina, con los pies ligeramente separados, los brazos extendidos a lo largo del cuerpo y las palmas de las manos hacia arriba o el interior.

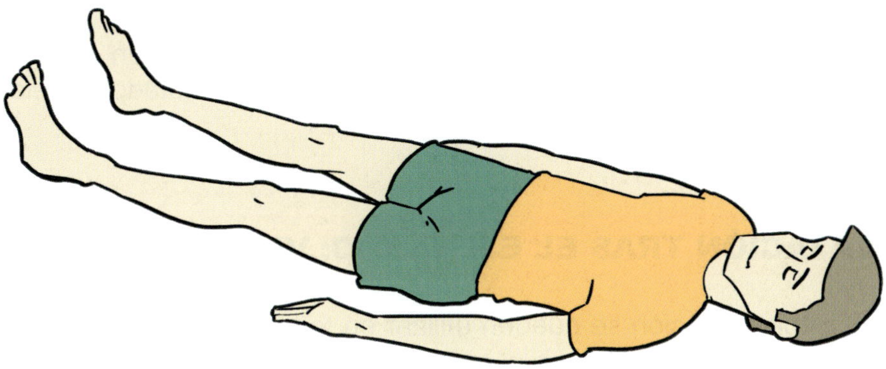

- Hay que tener siempre conciencia de la respiración y realizarla por la nariz, pues presenta la ventaja de constituirse como un filtro que permite la entrada de aire más caliente y libre de impurezas, lo que reduce el riesgo de enfriamientos y mejora la calidad del aire. La capacidad de entrada de aire es mayor, hay un mayor control del proceso y se consigue una mayor relajación general que si se respira por la boca.

La metodología a seguir se basa, generalmente, en el descubrimiento personal de una serie de sensaciones fisiológicas y psíquicas mediante la instrucción directa: explicaciones, sugestiones, demostraciones...

Uno de los recursos más utilizados en este tipo de prácticas es la visualización guiada, un proceso mental en el que se utilizan los sentidos y las sensaciones para involucrar a la persona en lo que se imagina, y reforzar el mensaje de relajación que se quiere transmitir.

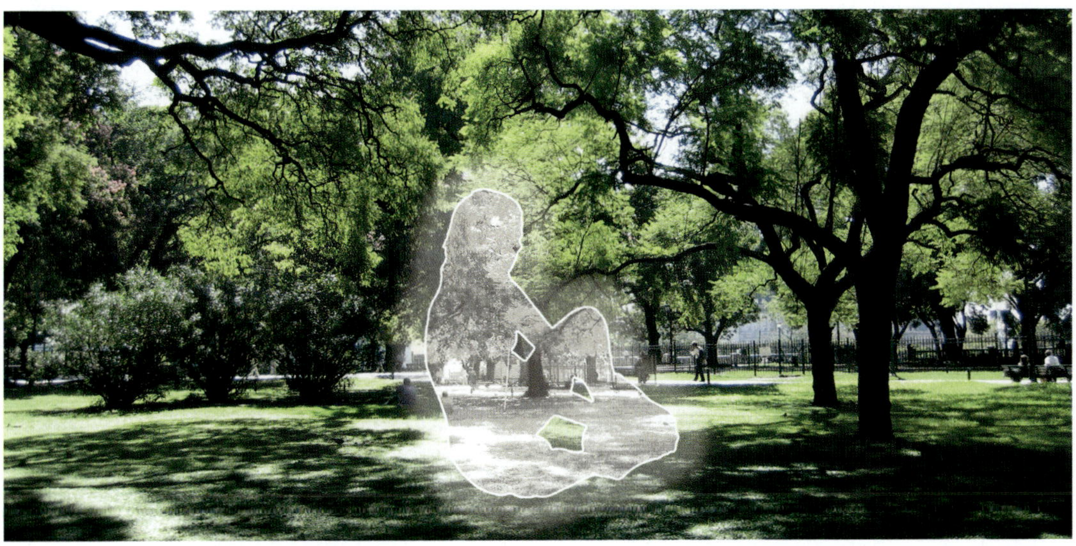

En una visualización guiada se evoca una escena relajante a través de nuestros sentidos (una playa, una noche estrellada de verano, un sendero en el bosque, una mañana de primavera, un jardín...), y se guía a la persona mediante los detalles: los rayos de sol en su cara, la hierba entre sus dedos, los olores, el sonido de los pájaros...

El fin último de la relajación es lograr que el sujeto acabe con una agradable sensación de reposo y de soltura, lo que se conoce como estado de relajación.

7 RELAJACIÓN TRAS EL EJERCICIO: VUELTA A LA CALMA

Las técnicas de relajación se pueden utilizar en todos los ámbitos de la vida diaria, y son especialmente útiles en el campo del ejercicio físico, ya que se pueden aplicar tanto en la actividad recreativa y educativa como en la competición.

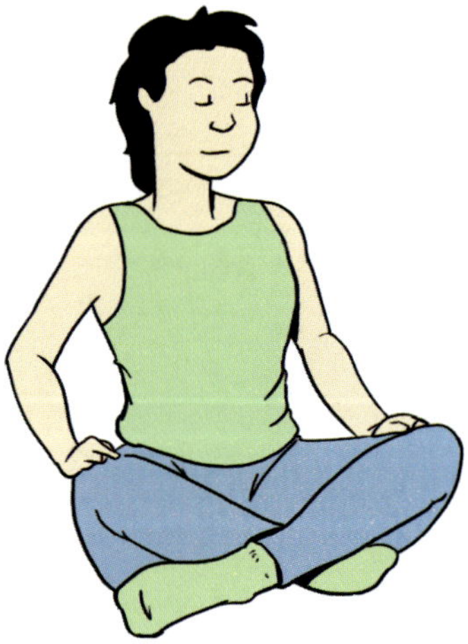

La relación más visible de la relajación y el deporte se manifiesta de manera práctica en la parte final de toda sesión deportiva, la vuelta a la calma, ya sea tras un entrenamiento, una clase de Educación Física o una competición. Como su propio nombre indica, en ella se busca recuperar el efecto de tranquilidad y de serenidad que se vio alterado por el ejercicio realizado.

Su utilización, en la actividad física, aporta grandes beneficios para los alumnos y para los deportistas, pero como sucede con el calentamiento, algunos no le prestan la suficiente atención.

Para definir correctamente lo que es la vuelta a la calma, es preciso recalcar cinco matices importantes. La vuelta a la calma:

- Está compuesta por una serie de ejercicios físicos relajantes...
- ...que se realizan de forma decreciente y progresiva....
- ...después de realizar cualquier actividad deportiva...
- ...para reducir el nivel de activación que produjo la actividad física...
- ...y elevar la capacidad de recuperación del deportista.

Los objetivos básicos que se persiguen al hacer una vuelta a la calma después de una actividad deportiva son:

- Mejorar el control sobre la contracción-relajación del músculo.
- Mejorar la capacidad respiratoria.
- Recuperarse mejor de los esfuerzos y, con ello, mejorar las posibilidades de rendimiento.
- Disminuir progresivamente el ritmo cardiaco.

- Reducir la posibilidad de la aparición de molestias y lesiones.
- Evitar posibles mareos y/o vértigo al cesar la actividad de forma brusca.

Para realizar adecuadamente una vuelta a la calma, deben tenerse en cuenta las siguientes orientaciones:

- Realizar un trabajo sistemático de cuerpo y mente.
- Hacerlo de forma progresivo-descendente, desde la intensidad elevada con que se termina el ejercicio a una intensidad más baja.
- Comenzar con los ejercicios dinámicos para terminar con los estáticos.
- Emplear una técnica activa tanto individual como por parejas (movimientos vibratorios en las extremidades).
- Incluir técnicas mentales, para relajar y autoevaluar el entrenamiento.
- Hacer ejercicios de respiración.
- Aproximar las pulsaciones, al término de la vuelta a la calma, a las normales del deportista en reposo.

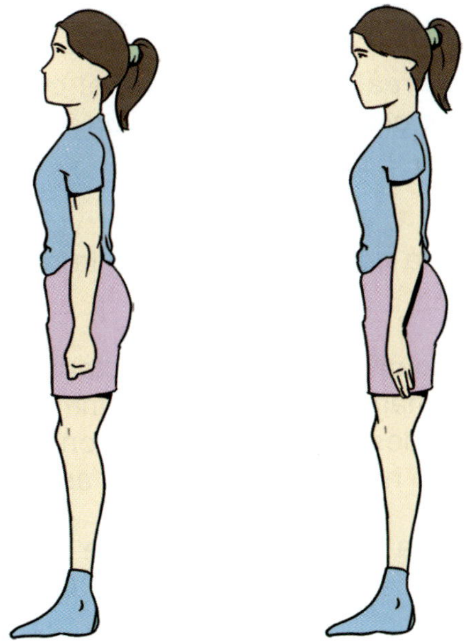

- Tener en cuenta los posibles cambios fisiológicos que se producen después de la actividad física (descenso de la temperatura corporal, pérdidas de líquidos…) y tomar las medidas al respecto en este periodo del entrenamiento.
- Reponer líquidos, por medio de bebidas con una concentración de azúcar del 2'5%.
- Finalizar con una correcta higiene corporal: sauna, ducha…

La vuelta a la calma no tiene un tiempo determinado. Su duración depende de la actividad que se realizó en la parte principal: una clase de Educación Física, un entrenamiento, una competición...

Para una clase de Educación Física, no debe ser ni muy corta ni muy larga. Una duración normal puede estar entre los 5 y los 10 minutos, mientras que para un entrenamiento o una competición la parte activa (ejercicios in situ después de la actividad deportiva) será de una duración mayor, entre 20 y 30 minutos.

8 FACTORES QUE INFLUYEN EN LA RELAJACIÓN

Se pueden diferenciar dos tipos de factores, externos e internos.

Factores externos

Se denominan así a los factores de tipo ambiental y a los propios de la actividad que anteriormente se realizó. En este grupo se incluyen:

- **Las condiciones ambientales:** se refieren a aspectos como la temperatura, el lugar, la ropa..., ya citados en el apartado 6.
- **La actividad que se realizó anteriormente:** cuanto más intensa haya sido mayor tendrá que ser el tiempo de relajación.

Factores internos

Son aquéllos propios de la persona que realiza la relajación. Entre ellos pueden citarse los siguientes:

- **Nivel de concentración y toma de conciencia:** la capacidad que posee cada persona para mantener la atención mental durante los ejercicios es diferente y se puede desarrollar y mejorar con la práctica. La concentración en el ámbito deportivo ha de pasar por tres fases:
  - Concentración en la técnica correcta: éste será el primer foco de atención para realizar correctamente el ejercicio, hasta lograr una asimilación casi mecánica.
  - Concentración en la relajación corporal: se deben mantener los músculos que no intervienen en el ejercicio lo más relajados posible y centrarse en tomar conciencia de la parte que interviene.
  - Concentración en la respiración: tiene como fin respirar de modo normal y continuo durante la actividad.
- **La respiración:** existe una estrecha relación entre este factor y la relajación, puesto que nuestra forma de respirar puede influir en nuestro estado y en

nuestras emociones, o viceversa. En estado de relajación la respiración ha de ser prolongada, regular y lenta. Para saber respirar correctamente, deben conocerse los tipos de respiración que se pueden realizar:

- Abdominal o diafragmática: el músculo principal que actúa es el diafragma, que ensancha la parte inferior del tórax. Se facilita este tipo de respiración si se respira por la nariz.

Respiración abdominal

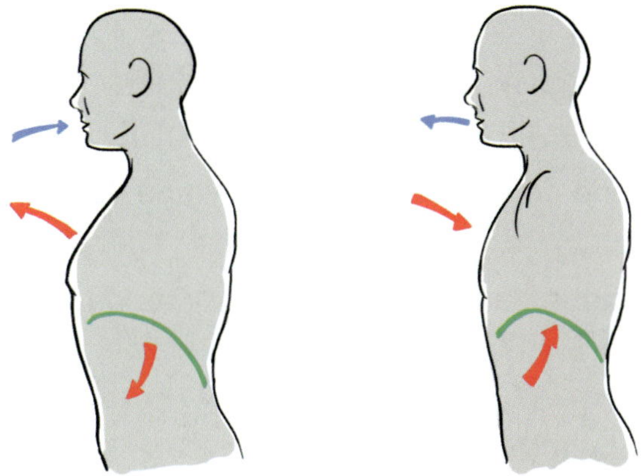

- Torácica o pulmonar: los músculos principales son los intercostales y produce un ensanchamiento de la parte media de la caja torácica.

Respiración torácica

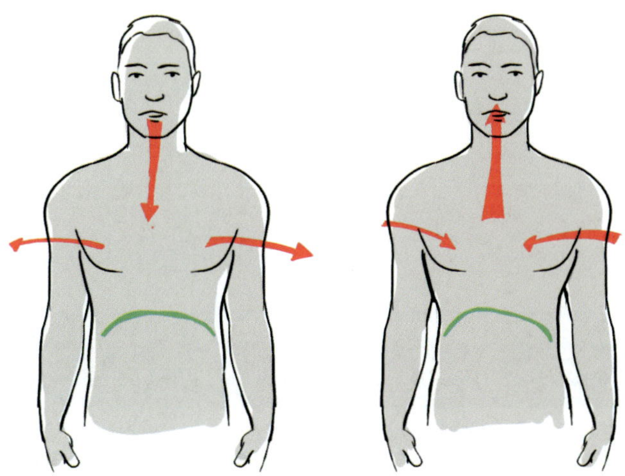

- Clavicular: con este tipo de respiración, la entrada de oxigeno es insuficiente, ya que sólo interviene la parte superior de la caja torácica. La realizan personas muy estresadas y tensas.

La respiración ideal, en estos casos, sería la respiración completa, que combina los tres tipos de respiración, y donde todos los músculos trabajan conjuntamente con un ritmo respiratorio entre 6 y 12 respiraciones profundas por minuto. Así, se elimina todo el aire residual, pero sin forzar la inspiración ni la espiración. Es importante hacerlo por la nariz.

EJERCICIOS

1 Indica para qué sirve la relajación en el ámbito deportivo.

2 Señala los tres tipos de tono muscular y explícalos.

3 Comenta la relación entre relajación y respiración.

4 Cita las sensaciones buscadas a través del método de Schultz.

5 Explica en qué se basa el método de relajación progresiva de Jacobson.

6 Enumera las principales condiciones ambientales necesarias para la práctica correcta de la relajación.

7 Define el término **estado de relajación.**

8 Cita algunas orientaciones básicas para realizar la vuelta a la calma.

9 Establece las diferencias en la duración de la vuelta a la calma según la actividad realizada previamente.

10 Explica los tipos de respiración que se pueden realizar.

SI QUIERES SABER MÁS...

Técnicas de relajación. Autor: Cautela, J.R. y Groeden, J. Editorial: Martínez Roca. Barcelona, 2002.

Curso práctico de técnicas de relajación y autocontrol emocional. Autor: Escudero Daina, Manuel Antonio. Editorial: Tea. Madrid, 2002.

La relajación

SI NO LO LEO NO LO CREO

Dedicar unos minutos a la relajación diaria es de suma importancia para mantener la salud física, mental y emocional.

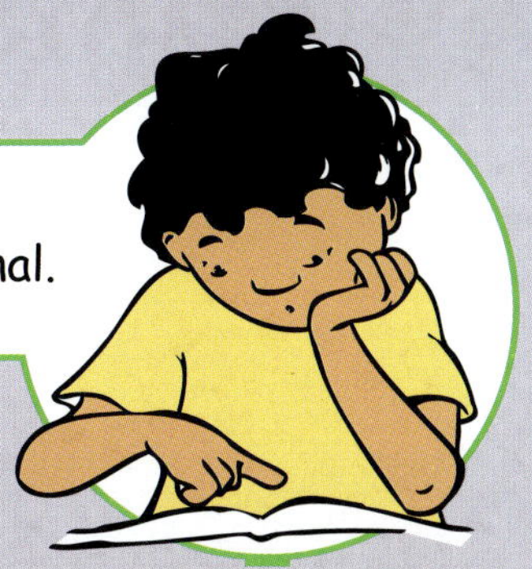

El **perezoso de tres dedos** *(Bradypus tridactilus)* se desplaza por el suelo a una velocidad media de 2,2 metros por hora. ¡¡¡Todo relajación!!!

Esto es pura holgazanería. Las **iguanas** dedican el 96% de su vida al reposo, el 3% a reproducirse y el 1% restante a alimentarse.

Hablemos de relajación y meditación. Según **Deepak Chopra,** conocido médico y escritor norteamericano de origen hindú: "el estado fisiológico de los practicantes de la meditación experimenta cambios definitivos hacia un mejor funcionamiento corporal". Un hallazgo importante, en relación a la meditación, es que los niveles de cortisol y adrenalina de los practicantes de la misma son, muchas veces, menores que los de aquéllos que no la practican. Por otra parte, también se ha encontrado que los mecanismos para manejar el estrés tienden a ser superiores en los meditadores.

Un estudio realizado en Estados Unidos con 14.475 sujetos ha demostrado que aquellas personas que asisten a servicios religiosos al menos una vez por semana presentan menor presión sistólica sanguínea que aquéllas que nunca van.

¿Sabías que... el estrés mental eleva los niveles de colesterol? Según un estudio británico realizado con 199 personas sanas de mediana edad, los niveles de colesterol LDL (el malo), así como los niveles totales del mismo, aumentaban en los individuos cuyos trabajos habían implicado gran estrés mental, frente a aquéllos que después de tres años habían tenido empleos de menor tensión. Conclusión: ¡¡¡hay que relajarse!!!

¿Cansancio extremo? Pues date un baño de agua caliente con sal marina y 25 gotas de aceite esencial de lavanda para relajar el cuerpo después de una competición o de un entrenamiento.

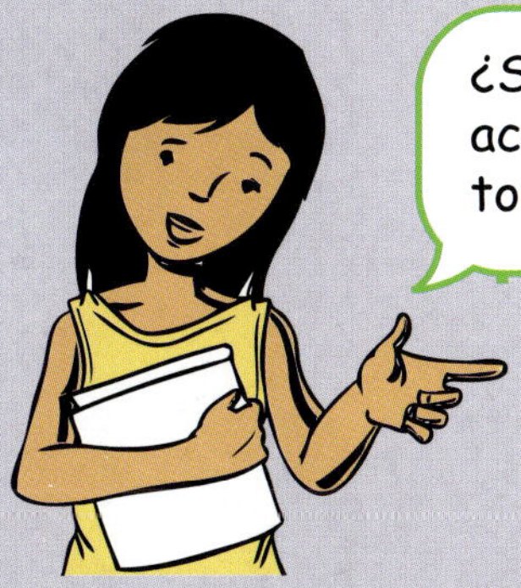

¿Sabías que... las zarigüeyas, cuando se sienten acorraladas, se hacen las muertas, actitud que deja totalmente desconcertados a sus enemigos?

16 Primeros auxilios

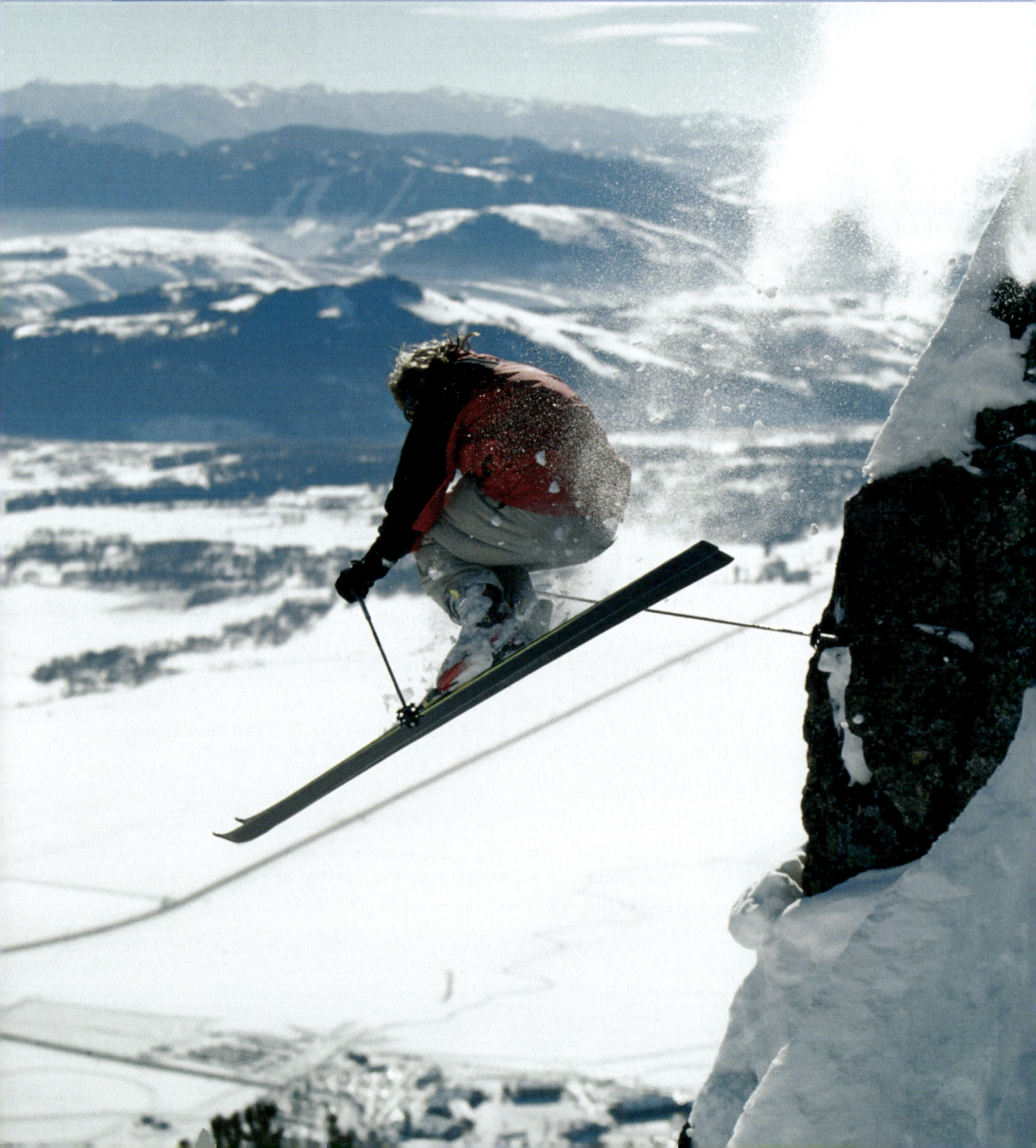

Si ahora mismo uno de nuetros amigos se atragantara con un hueso, o con cualquier otra cosa, seguro que la mayoría de nosotros no sabríamos reaccionar para poder ayudarle y sería muy probable que los servicios de emergencia no llegasen a tiempo de salvar su vida.

En la mayoría de las situaciones de emergencia, los profesionales sanitarios no están presentes, y deben ser las personas cercanas al accidentado las que deben actuar en estos primeros momentos tan cruciales.

Las pautas de actuación ante situaciones de emergencia deben ser conocidas por todas las personas para no agravar el estado de los accidentados. Se deben tener conocimientos básicos, para que, sin arriesgar la propia persona, seamos capaces de poner en marcha el sistema de alerta sanitaria adecuado hasta la llegada de los servicios profesionales que puedan auxiliar al accidentado o enfermo y trasladarlo a un centro hospitalario.

Los primeros auxilios en los accidentes no sólo constituyen una obligación ética y moral, sino también legal, ya que según recoge el Código Penal Español, en su artículo 338, "El que pudiendo, con su intervención inmediata y sin riesgo propio o ajeno, impedir un delito contra la vida o que cause grave daño a la integridad, la libertad sexual, la libertad o seguridad de las personas, se atuviere voluntariamente de hacerlo, será castigado...".

Los primeros auxilios son aquellos gestos o medidas que se adoptan inicialmente con un accidentado o enfermo repentino, en el mismo lugar de los hechos, hasta que se puede obtener ayuda especializada. Para prestarlos no se necesitan ni equipos profesionales, ni materiales sofisticados, ya que en el mejor de los casos contaremos con un botiquín básico.

Cruz Roja Española estima que, sólo con que un 20% de la población conociera las técnicas básicas de los primeros auxilios, se reduciría sensiblemente la cifra de muertos en las carreteras, ya que según datos de esta misma entidad, el 57% de los fallecimientos en accidentes automovilísticos tienen lugar en los cinco minutos siguientes a la producción de los hechos, debido, generalmente, a hemorragias o a una obstrucción de las vías respiratorias. Este tipo de lesiones pueden ser mortales si no son atendidas de forma inmediata, pero resultan relativamente fáciles de paliar con una ligera noción en primeros auxilios, hecho que puede representar la diferencia entre salvar o no una vida.

Además de los accidentes de tráfico, que por desgracia son cada vez más habituales, están los accidentes que se producen en el hogar. Un cuchillo muy afilado o situado en mal sitio, aceite hirviendo, un vaso roto o un mal resbalón por estar mojado el suelo son los percances más usuales que suelen darse en el interior de una casa.

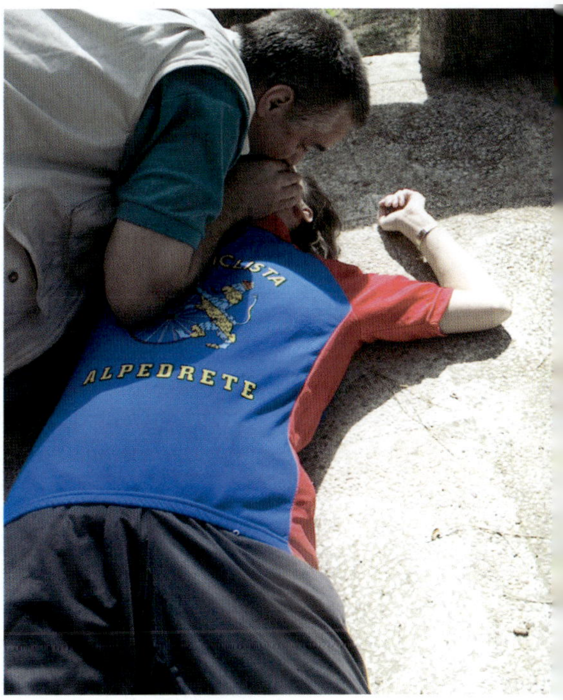

Según anuncian estudios recientes, 5 personas de cada 100 sufren o han sufrido un accidente doméstico o de ocio. Los menores de 4 años son los más propensos a este tipo de accidentes hogareños.

Dentro del área deportiva, el actual crecimiento de los conocidos como deportes de aventura y de los deportes en la naturaleza incrementan las posibilidades de que se produzcan lesiones, contusiones o heridas durante la práctica y disfrute de este tipo de actividades, máxime cuando no se observan unas mínimas normas de seguridad.

La mayoría de los accidentes derivados de la práctica deportiva no revisten demasiada gravedad, pero podrían derivar a algo más serio si no son atendidos a tiempo.

Ante cualquier tipo de accidente o lesión, las premisas básicas a seguir, y que nunca debemos olvidar, son las del **PAS: proteger** el lugar del accidente, **alertar** a los servicios de emergencia (112 en toda la Unión Europea) y **socorrer** a los accidentados.

Concluimos diciendo que no hay que esperar a que suceda un accidente para instruirse en los primeros auxilios. Saber qué hacer y cómo actuar ante una emergencia es de vital importancia, ya que de ello depende el poder salvar una vida.

1 INTRODUCCIÓN

Los conocimientos sobre primeros auxilios están íntimamente relacionados con los **accidentes** y van encaminados a saber ayudar, comenzando por nosotros mismos, manteniendo actitudes preventivas que los eviten.

La Organización Mundial de la Salud (OMS) define los accidentes como sucesos previsibles que ocurren, en la mayor parte de los casos, debido a factores que podrían ser controlados con medidas de prevención que todos deberíamos conocer y fomentar para reducirlos al máximo.

Los accidentes son inevitables y no pueden ser eliminados totalmente. Por esta razón, es conveniente tener unos conocimientos adecuados que permitan estar preparados para intervenir ante cualquier accidente, ya que suceden en cualquier lugar y con mayor frecuencia de la deseable, y lo que es peor, con consecuencias graves que en muchos casos podrían reducirse si en los primeros momentos se hubiese actuado correctamente.

En la mayoría de los casos, esos conocimientos se aplicarán en situaciones leves (heridas, contusiones, rozaduras, picaduras...) que no tendrán mayores consecuencias, pero en otras ocasiones pueden llegar a salvar nuestra propia vida o la de los demás.

2 CONCEPTO DE PRIMEROS AUXILIOS

Los primeros auxilios son todas aquellas medidas y/o acciones que el auxiliador realiza en el mismo lugar en que ha ocurrido el accidente, generalmente con material improvisado, hasta la llegada de personal médico especializado.

Es importante dejar claro que los primeros auxilios no son tratamientos médicos, sino actuaciones de emergencia para reducir los efectos de las lesiones en el accidentado y estabilizar su estado.

Prestar los primeros auxilios, además de ser una obligación moral, es de suma importancia, pues de esa primera actuación va a depender, en buena medida, el estado general y la posterior evolución del herido.

Una definición completa del término primeros auxilios abarcaría explicar los dos conceptos básicos que están implícitos en el mismo:

- **Prevención:** son las actitudes que se adoptan para no provocar accidentes y que, una vez sucedidos, protegen al auxiliador, a la víctima y al resto de personas de nuevas e innecesarias situaciones de peligro.
- **Actuación:** son las medidas que se deciden y se ejecutan inicialmente ante un accidente, en el mismo lugar donde ocurrieron los hechos, hasta la llega-

da de un experto o de personal de emergencias que complete la asistencia. Estas actuaciones primeras pueden ser determinantes en la evolución posterior del accidentado.

3 EDUCACIÓN FÍSICA Y PRIMEROS AUXILIOS

El ejercicio físico, entre otros objetivos, pretende el desarrollo de la salud, y no debería convertirse en una práctica que la perjudique. Pero al igual que ocurre con otras acciones de nuestra vida cotidiana, la práctica deportiva también lleva implícito el riesgo de que se produzcan accidentes.

Por tanto, se hace necesario proporcionar al alumno los conocimientos básicos, por dos razones fundamentales: hacer más segura la actividad física y permitirle aplicar correctamente las primeras ayudas en caso de un accidente.

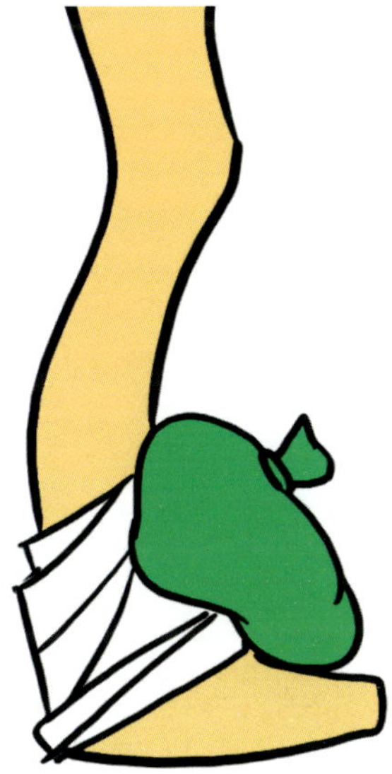

Es un error pensar que si no se realiza actividad física se está más seguro, ya que el sedentarismo puede llegar a tener consecuencias a veces más graves para la salud: obesidad, problemas de espalda, cardiovasculares, respiratorios...

La mayoría de los accidentes que ocurren en un centro educativo se producen bien en la clase de Educación Física, bien en los espacios de ocio durante el recreo. Suelen ser leves (golpes, caídas, torceduras...) y, en estos casos, la forma de actuar consiste en avisar a un profesor del suces o para que tome las medidas oportunas. Si no lo hubiera, para su tratamiento debe seguirse los consejos de método **RICE,** que son las iniciales de:

- **Reposo:** aunque se pueda continuar la actividad, ésta debe cesar de inmediato cuando se sufre una lesión aguda o en el caso de que aparezcan síntomas de sobrecarga, molestias o recaídas de otras lesiones anteriores.
- **Hielo (Ice):** se aplicará frío (crioterapia) sobre la zona afectada con el fin de disminuir la inflamación, la hemorragia y el dolor. Si se hace con hielo, nunca se pondrá en contacto directo con la piel, pues puede llegar a quemar. Se aplicará en las primeras 72 horas varias veces al día, durante 15-20 minutos.
- **Compresión:** para reducir la inflamación debe aplicarse una suave y firme presión sobre la zona afectada. Se recomienda que se realice con un vendaje elástico. Se empieza por debajo de la lesión y se continúa hacia arriba en espiral, hasta terminar por encima de la zona lesionada. En las primeras y últimas vueltas se realizará una mayor presión que en la zona dañada. Conviene vigilar la temperatura, la sensibilidad y el color de la piel, con el objeto de controlar que no quede demasiado apretado.
- **Elevación:** siempre que sea posible debe elevarse la zona accidentada por encima del nivel del corazón, ya que la fuerza de la gravedad empuja la sangre y otros fluidos hacia la lesión, y aumenta la inflamación.

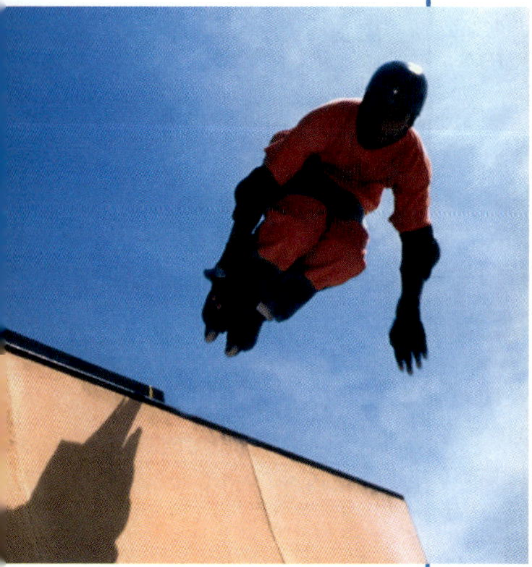

Para minimizar y controlar un poco más los factores de riesgo en la actividad deportiva, y así no tener que aplicar los conocimientos anteriores con uno mismo, se recomienda llevar a cabo las siguientes medidas de prevención:

- **Examen médico previo** que verifique la inexistencia de contraindicaciones para la práctica deportiva y que descarte el riesgo de lesiones por problemas anatómico-posturales o de salud.
- **Realización y elección del deporte idóneo** o del ejercicio físico recomendado para las características de cada persona. Para ello debe pedirse consejo a personas especializadas y cualificadas: profesores, maestros, entrenadores…
- **Calentamiento y vuelta a la calma** suficiente y acorde con el deporte a realizar. No debe olvidarse que tiene tanta importancia la activación previa y la relajación posterior como la propia práctica.
- **Conocimiento y ejecución de la técnica correcta** para cada deporte. Se reducen errores gestuales y, con ello, el riesgo de lesiones.
- **Higiene personal** antes, durante y después de la práctica deportiva. Incluye aspectos como la atención a cualquier dolor o molestia, la correcta hidratación y alimentación, el respeto a los periodos digestivos, el aseo personal...
- El **material deportivo adecuado,** la vestimenta y el calzado utilizados deben ser los aconsejados para cada deporte. Nunca se llevarán adornos corporales tales como pendientes, relojes, pulseras, cadenas...

4 PAUTAS GENERALES DE ACTUACIÓN

Para actuar ante un accidente hay que basarse en dos premisas fundamentales:

- **Composición de la situación:** cada situación es diferente. No hay dos accidentes iguales, por lo que será preciso delimitar y comprender lo que está ocurriendo y sus posibles consecuencias. Por ejemplo, en un accidente de tráfico en una carretera hay que tener precaución con los vehículos que la transitan.
- **Tranquilidad–seguridad:** es necesario actuar lo más deprisa posible, pero es más importante aún hacerlo con serenidad y seguridad, sin **perder los nervios,** manteniendo la calma y transmitiendo, en la medida de lo posible, esa tranquilidad y esa confianza a la víctima y al resto de personas. Por ejemplo, hay que tranquilizar a una persona que tiene el miembro inferior fracturado antes de inmovilizárselo.

Una buena estrategia para saber inicialmente si una actuación estará basada en las dos premisas anteriores es determinar si es una situación auxiliadora segura. Para ello hay que contestar a las siguientes preguntas:

- ¿Entiendo lo que sucede?
- ¿Corro algún riesgo actuando en la escena del accidente?
- ¿Me siento preparado para ayudar?

Si se contesta negativamente a alguna de las preguntas anteriores, la función del auxiliador será la de activar la cadena de supervivencia, pidiendo ayuda y esperando a que otras personas se hagan cargo de la situación. En cambio, si la respuesta a todas ellas es positiva su función será la de activar y desarrollar la cadena de supervivencia, lo que se explica a continuación.

Cadena de supervivencia (P. A. S.)

La cadena de supervivencia es el nombre específico que recibe el sistema de ayuda y socorro en caso de accidente (ver "Gráfico 1"). Su activación es una de las acciones más básicas, sencillas e importantes dentro de los primeros auxilios, y se basa en el método o conducta **P. A. S.**:

➤ **Proteger:** se debe asegurar el lugar en el que ha ocurrido el accidente, señalizando la zona convenientemente, controlando a los posibles espectadores y valorando el riesgo que entraña el lugar (por ejemplo, caída del accidentado, desprendimientos, incendio...) con el fin de no agravar los hechos ya ocurridos.

➤ **Alertar:** al mismo tiempo que se protege y se asegura el lugar, se debe avisar y alertar de lo sucedido a quien corresponda (padres, profesores, entrenadores...) o, en caso grave, a los servicios de socorro (emergencias médicas, bomberos, Cruz Roja, policía...).

En caso de no poder hacerse sin tener que abandonar al accidentado, hay que asegurarse de que alguien lo haga. En la actualidad la telefonía móvil está bastante generalizada y, en el caso de Europa, habría que llamar al número de teléfono que reúne a todos los de emergencias, que es el 112.

Cuando se da el aviso hay que concretar con la mayor exactitud posible los siguientes datos, para agilizar la llegada de la ayuda al lugar del accidente:

- Siempre hay que **identificarse**, los avisos anónimos no inspiran confianza. Si se hace por teléfono, se debe decir el número para que se pueda mantener el contacto.
- Hay que decir y describir el **lugar exacto** donde se encuentra el accidente: aula, pabellón, calle, carretera, punto kilométrico...

- Hay que indicar qué **tipo de accidente** es y cuáles son las c**onsecuencias:** un pelotazo en la cara y está sangrando..., un accidente de tráfico frontal entre dos coches ..., un incendio...

- Se debe precisar **cuántas personas** están accidentadas y su estado aparente: un chico que sangra por la nariz, un conductor atrapado, tres personas que han inhalado humo...

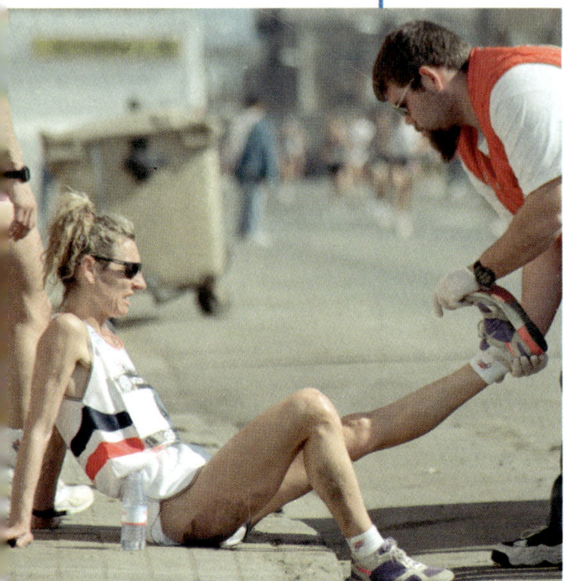

➤ **Socorrer:** una vez activada la cadena de supervivencia, hay que pasar a desarrollarla, practicando in situ los primeros cuidados al accidentado hasta la llegada del personal especializado. Este eslabón es el más complejo, por ello, debe actuarse bajo la máxima de **no empeorar la situación.**

Es de gran ayuda conocer una serie de acciones sencillas de recordar y que hayan sido automatizadas durante su aprendizaje. Es muy importante saber lo que hay que hacer, pero más importante es aún **saber lo que no hay que hacer.** Sólo se hará aquello de lo que se esté seguro.

Al socorrer a un accidentado no se le debe mover ni manipular sin antes determinar el estado de gravedad. Esto debe hacerse lo más rápido posible. Si el herido está consciente lo más fácil es preguntarle. En caso contrario deben realizarse dos valoraciones:

La **primera valoración** consiste en hacerse una idea global del estado del herido con el objeto de:

- Determinar el alcance de las lesiones.

- Establecer las prioridades de actuación.

- Reconocer las constantes vitales del accidentado y las situaciones en las que corre peligro su vida:

  - Control de consciencia: si responde a estímulos verbales y, en su defecto, a dolorosos (heridas sufridas, leve pellizco, agitación de los hombros...).

  - Control de la respiración: la respiración se debe **ver** (mirando el movimiento del tórax), **oír** (con el oído próximo a la boca y la nariz del accidentado) y **sentir** (espiración del herido) durante unos 10 segundos.

  - Control de la circulación sanguínea: hay que valorar el pulso en el cuello o identificar otros posibles signos de circulación eficaz durante un tiempo máximo de 10 segundos. Ante la ausencia de signos de circulación y/o respiración debe llevarse a cabo, si se conoce, el tratamiento restablecedor de la ventilación y función cardiaca (RCP).

La **segunda valoración** se realiza una vez aseguradas las funciones vitales y se basa en el examen detallado, mediante la observación, de las distintas partes del cuerpo en busca de posibles lesiones ocultas, comenzando por la cabeza y acabando por los pies.

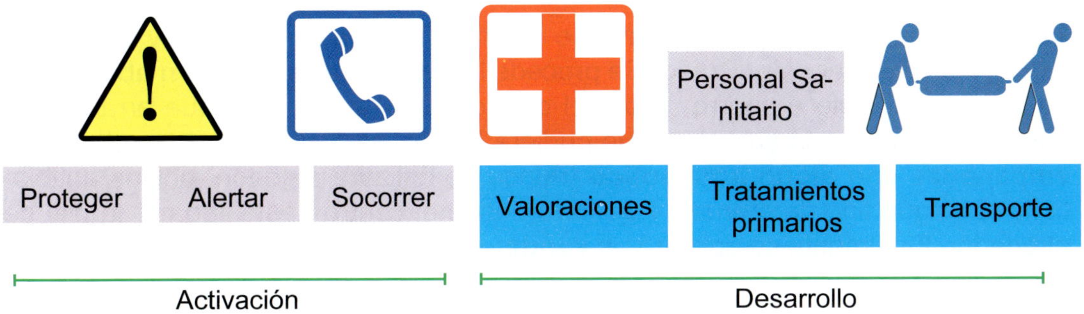

Gráfico 1. Esquema de la cadena de supervivencia

5 BOTIQUÍN BÁSICO

Debería existir en todos los hogares e instituciones: colegios, piscinas, áreas polideportivas, lugar de trabajo... Un botiquín básico y completo permitirá aplicar los primeros auxilios en el caso de accidentes que ocurran en nuestro entorno. En ocasiones se puede contar con un armario, en otras habrá un botiquín transportable y, en el mejor de los casos, se dispondrá de una habitación preparada.

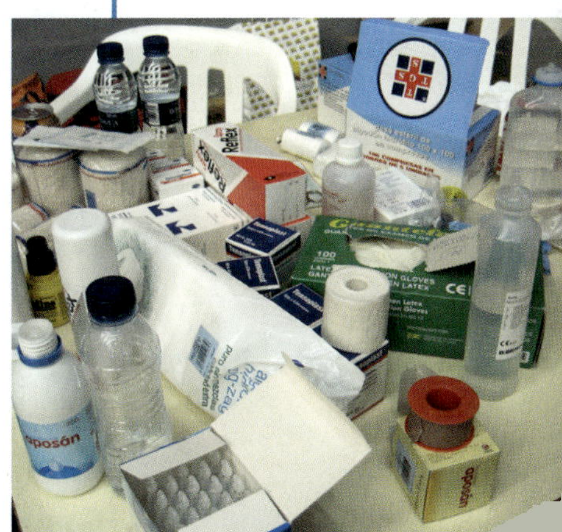

Es importante que sea lo más completo posible y que esté en un lugar fresco, seco y de fácil acceso. Hay que revisarlo periódicamente (al menos cada 6 meses) para retirar los medicamentos caducados y reponer lo que falte. Todo el material debe estar limpio y los medicamentos deben conservarse en su envase original y con su prospecto.

Para una confección más personalizada del botiquín, se puede pedir consejo a un médico, que ayudará a completarlo con los elementos necesarios para cada ocasión (para ir de viaje, para el coche...) o enfermedad (diabetes, asma...). Se aconseja tener el material que figura en el "Gráfico 2".

6 PRIMEROS AUXILIOS EN ...

Heridas

Son aquellas lesiones causadas en el cuerpo por el contacto de éste con un agente traumático que origina una pérdida de continuidad en la piel y produce una comunicación entre el interior del foco traumático (antes ésteril) y el exterior.

Según sean sus consecuencias, pueden ser simples o superficiales y graves. Si atendemos a su forma, que depende en gran medida del objeto causante, pueden ser cortantes, punzantes, incisivas, contusas (con bordes irregulares), rozaduras y en slap (con colgajo). En todas ellas los síntomas comunes son dolor, separación de los bordes y hemorragia.

Para tratarlas, siempre hay que lavarse las manos con agua y jabon, y el material a utilizar debe estar esterilizado. Se procede **limpiando la herida con abundante agua,** si es posible a chorro, sobre el centro de la herida para que arrastre los cuerpos extraños o la suciedad que pudiera haber. Se continúa colocando gasas **empapadas con algún antiséptico** (nunca se utilizará algodón, polvos antibióticos ni ningún tipo de crema), y se hará desde el centro hasta llegar a la piel de alrededor. Finalmente se aplicará un **vendaje con el fin de prevenir la infección.**

Si se tratase de una herida grave, es decir, que no fuera eminentemente superficial, despues de su limpieza se esperará a la llegada de personal especializado o se trasladará al herido lo antes posible a un centro sanitario en **posición lateral estable o de seguridad** (ver “Gráfico 3”). En el caso de que hubiera algún cuerpo extraño enclavado y éste no dificultara su traslado, debe dejarse siempre en el sitio en que está.

Hay que hacer una mención especial a las ampollas, una irritación de la piel que puede **llegar a convertirse en herida y que es frecuente que se produzcan**

Material	Utilidadad: para...
Vendas elásticas	vendaje compresivo e inmovilización
Vendas de gasa	vendaje normal
Algodón hipoalergénico	almohadillado
Gasas estériles	limpieza de heridas
Polividona yodada (Betadine)	desinfectar, cicatrizar
Agua oxigenada	antitetánica, desinfección de heridas
Jabón	limpieza de manos y del material
Analgésicos (aspirina, paracetamol)	bajar la fiebre o el dolor en general
Azúcar	hipoglucemias
Pinzas, imperdibles	extraer pinchos, sujetar un cabestrillo
Tijeras	cortar
Esparadrapo de tela e hipoalergénico	puntos de sutura, otros.
Tiritas	heridas
Crema de picaduras (antihistamínico)	picaduras
Goma de ligadura venosa	torniquete venoso
Puntos de sutura de pegar	cortes profundos
Alcohol	limpieza del material

Gráfico 2. Botiquín básico

con la práctica deportiva en manos y pies. Si existen síntomas de su aparición, se debe parar la actividad y proteger la zona. Cuando ya se han formado no se debe quitar la capa superficial y, cuando se rompa, se actúa igual que con las heridas simples.

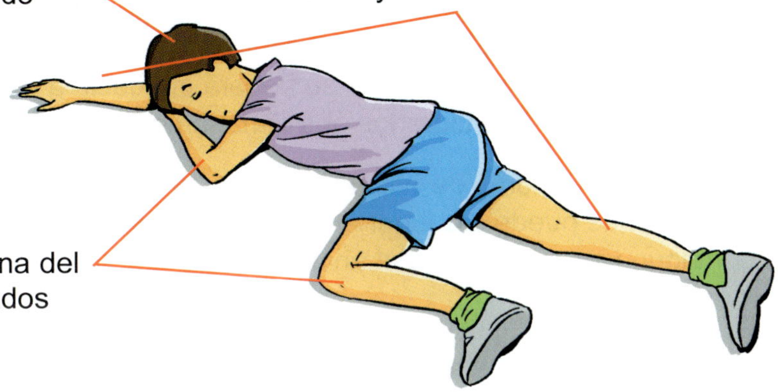

Gráfico 3. Posición lateral estable o de seguridad

Contusiones

Son las lesiones causadas por el golpeo de un agente externo sobre la piel, sin llegar a producir herida exterior. En función de la intensidad del traumatismo, se pueden clasificar en contusiones mínimas, de primer grado, de segundo grado, de tercer grado y aplastamientos.

Los signos y los síntomas de las mismas son el enrojecimiento de la piel (eritema), la sensación de hormigueo en la zona y la inflamación o el abultamiento bajo la piel producida por la rotura de vasos y de capilares sanguíneos (equimosis, hematoma o moretón).

El tratamiento en estos casos será el método RICE, ya visto en el apartado 3. Es aconsejable beber agua bicarbonatada en los primeros momentos para facilitar la eleminación de productos tóxicos originados en los músculos.

Picaduras y mordeduras

Este tipo de lesiones son producidas por animales. Entre ellas, destacan las de abejas, arañas, mosquitos, avispas, medusas, arañas de mar, serpientes, perros y gatos. Por lo general, tienen consecuencias leves: inflamación, dolor local, enrojecimiento y prurito (picor) en la zona afectada..., aunque pueden llegar a ser muy molestas. Cuando se complican pueden producir malestar general, fiebre, vómitos, parálisis muscular y alteraciones en el pulso y la respiración.

Tienen consecuencias graves si son multiples, si afectan a la cavidad oral (ya que producen hinchazón dificultando la actividad respiratoria) y si la persona es alérgica o hipersensible (puede llegar a desarrollar un *shock* anafiláctico).

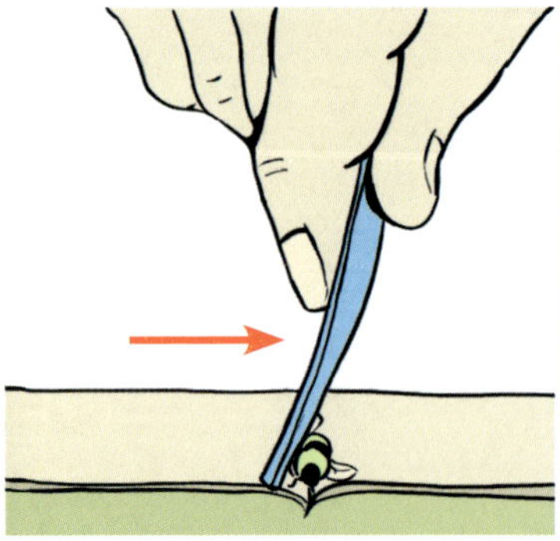

Para su tratamiento, como norma general para todas ellas, se realizará una limpieza y esterilización de la zona, y se aplicará una compresa con pomada antihistamínica encima de la picadura, o en su defecto, agua fría, hielo y vinagre o amoniaco rebajado. Para las picaduras de medusas, se pondrá una compresa empapada en alcohol, ya que éste neutraliza el veneno.

En los casos de picadura de abeja, se procederá a la extracción del aguijón con unas pinzas, y si el dolor y el prurito son intensos, se puede aplicar calor local (las toxinas son termolábiles, se alteran fácilmente por la acción del calor), mientras que en las picaduras de araña de mar se deberá intoducir la extremidad en agua muy caliente, a unos 60º centígrados aproximadamente.

En cuanto a las mordeduras de animales, la mayor consecuencia es la infección de la misma, ya que puede dar lugar a la rabia, el tétanos u otra enfermedad producida por algún virus que posea el animal.

En estos casos, el tratamiento es similar a los anteriores, con la salvedad de la necesaria prevención para evitar las consecuencias ya citadas, como, por ejemplo, realizar la vacunación antirrábica o antitetánica.

Hipoglucemia

Comúnmente conocida como bajón de tensión o de azúcar, es una afección interna del cuerpo producida por una bajada de los niveles de concentración de azúcar (glucosa) en la sangre.

Normalmente, el cuerpo mantiene una concentración en sangre en un margen estrecho de entre 70 y 110 mg/dl, por lo que una bajada leve (60 mg/dl, por ejemplo) ya tiene como consecuencias temblores, sudores, mareos, vómitos, hambre, palpitaciones..., aunque no se llega a perder el conocimiento. Una caída mayor (45mg/dl) tiene resultados más graves, y se llega a la pérdida de conocimiento e, incluso, a la muerte.

Las causas de una hipoglucemia pueden ser múltiples. La mayoría de los casos se producen en personas diabéticas y, por lo general, el individuo afectado sabe lo que debe hacer en caso de emergencia.

También puede producirse en situaciones deportivas, cuando personas sanas realizan un ejercicio extenuante, muy prolongado o practicado en ayunas. Si se produce, hay que tomar enseguida alimentos de absorción rápida (con azúcares sencillos) como son el azúcar, la miel, las bebidas azucaradas, los zumos naturales o las tabletas de glucosa, ya que son absorbidos muy deprisa por nuestro organismo y actúan elevando rápidamente los niveles de glucosa en sangre. Pasados unos minutos la sensación de malestar habrá remitido.

Para evitar volver a tener una bajada de glucosa durante una práctica deportiva, deben tomarse un par de horas antes alimentos con azúcares de absorción lenta, como, por ejemplo, pan, galletas, chocolate o frutos secos.

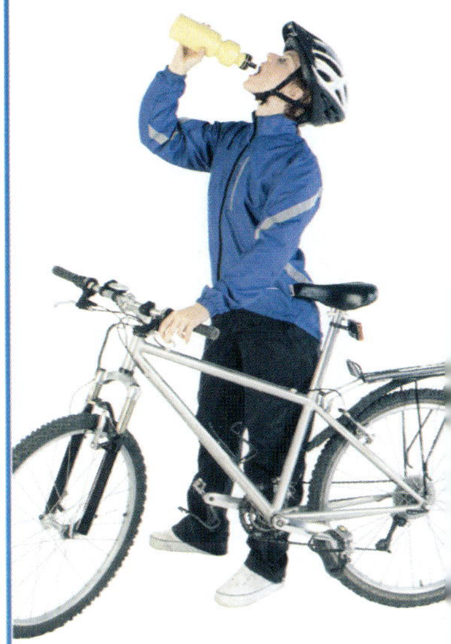

Deshidratación

La deshidratación ocurre por una falta de líquidos corporales que impide al cuerpo llevar a cabo sus funciones con normalidad. Puede ocurrir tanto por la pérdida excesiva de líquidos como por no ingerirlos. Los síntomas más comunes son las náuseas, los mareos y los desvanecimientos.

Las pérdidas de hasta un 5% tienen consecuencias leves. A mayores pérdidas peores consecuencias, y a partir de una pérdida del 15% se produce una deshidratación severa que puede llevar al colapso cardiovascular (o shock) y a la muerte si no es tratada rápidamente.

La deshidratación leve se ataja mediante la reposición oral de líquidos y sales (suero). Para ello, se pueden utilizar tanto bebidas de rehidratación comerciales como soluciones "caseras" que se preparan disolviendo en un litro de agua el zumo de un limón y añadiendo una cucharada de bicarbonato sódico y otra de azúcar. Para la deshidratación grave se precisan líquidos intravenosos y, generalmente, también requiere hospitalización.

Este problema adquiere especial importancia cuando se practica una actividad deportiva, porque las pérdidas de líquidos aumentan considerablemente (orina, sudoración...) por lo que se hace necesario controlar la reposición de líquidos antes, durante y después del ejercicio.

Cuerpos extraños

Se entiende por cuerpo extraño todo objeto que no pertenece a nuestro organismo pero que, de alguna forma, contacta, se alberga o se introduce en él, y produce una anomalía en el mismo.

Los cuerpos extraños pueden ser de muy diversa naturaleza: arena, insectos, vidrio, metal... Independientemente de la misma, su tratamiento dependerá de la zona afectada (ojos, oídos, nariz, boca, piel...) y de su situación: superficiales, enclavados y cáusticos.

- **Ojos:** se suelen localizar en la parte anterior del ojo. En este caso se procederá a su extracción mediante una gasa o el borde un pañuelo, pero siempre con mucha delicadeza y suavemente.

  Cuando el cuerpo extraño se encuentra en zonas ocultas (no se ve, pero ocasiona molestias: picor, escozor, lagrimeo...), se procederá a explorar el párpado inferior y luego el superior. Si se ve, se intentará extraer como en el caso anterior, y si no se puede o está profundamente enclavado, se aplicará una compresa en cada ojo y se procederá al vendaje de ambos para trasladar al accidentado a un centro sanitario.

  También se puede limpiar con agua, para lo cual se sumerge la cara con el ojo abierto, o bien se pone debajo de un chorro de agua, sin que ésta incida sobre el globo ocular.

  En general, el auxiliador nunca debe realizar movimientos de frotación de los párpados sobre el globo ocular, ni aplicará colirios si no son prescritos por un médico. En el caso de golpes, siempre se visitará a un oftalmólogo, por si se hubiese producido una lesión no visible con la exploración inicial.

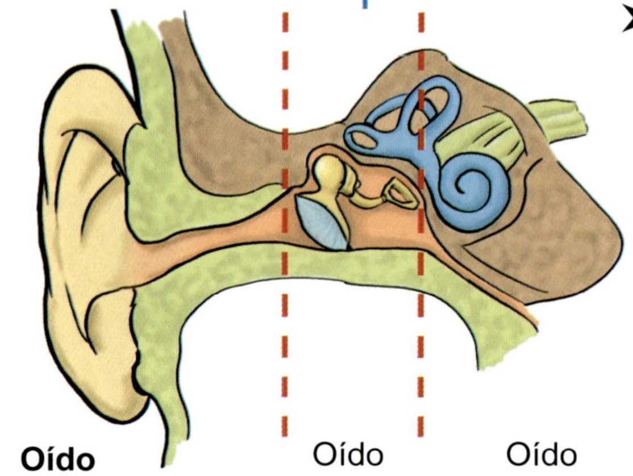

- **Oídos:** se localizan generalmente en el conducto auditivo externo y sólo deben extraerse si se visualizan prefectamente. En caso contrario, se trasladará al sujeto a un centro sanitario lo más rápidamente posible.

  Suele ser habitual que después de nadar, lavarse el pelo, ducharse... se sienta el oído húmedo o tapado. Para su destaponamiento hay que colocar la cabeza de costado con el oído afectado para arriba, tirar de la oreja hacia atrás y hacia arriba e introducir en él unas gotas antisépticas, o una mezcla de alcohol y vinagre blanco; luego se mueve la cabeza suavemente para que las gotas penetren hasta el fondo y finalmente se inclina la cabeza hacia el otro lado para que salga el líquido completamente.

- **Nariz:** si se visualiza externamente se puede extraer mediante unas pinzas. Si no es así, se tapará la fosa no afectada y se intentará expulsar el aire fuertemente por la fosa taponada para sacar el cuerpo extraño. Si esto no da resultado, se trasladará al accidentado a un centro sanitario.

- **Boca:** si se visualiza el cuerpo extraño, se intentará extraer con unas pinzas, teniendo mucho cuidado para evitar la erosión de las mucosas y la producción del vómito. Si se conoce la causa (espinas de pescado o trocitos de hueso enclavados) se puede administrar algún alimento espeso y envolvente, como miga de pan, para tratar de arrastrarlo en el momento de tragarlo.

Hemorragias

Se denomina hemorragia a aquella lesión en la que la sangre sale por la rotura de vasos sanguíneos. Pueden ser externas (heridas o las exteriorizadas por orificios naturales) o internas. En función de su procedencia, pueden ser arteriales (color rojo intenso), venosas (color rojo más oscuro) y capilares (multitud de pequeños puntos sangrantes).

Ante una hemorragia el auxiliador debe valorar la cantidad de sangre perdida y la velocidad de la pérdida. Esto es muy importante puesto que una hemorragia grande conduce, inevitablemente, a un shock hipovolémico (la cantidad de sangre que llega a las células es insuficiente para realizar su función normal), por lo que su tratamiento irá encaminado a evitar dicho shock.

El tratamiento de las **hemorragias externas producidas por heridas** consiste en los siguientes pasos:

1. **Presión directa sobre la herida:** se coloca un apósito o compresa encima de la herida ejerciendo una presión continua con el fin de parar la hemorragia. Si la compresa se empapa de sangre, no se debe retirar. Se pondrá otra encima y se continuará presionando.

2. **Elevación del miembro:** siempre que no exista ninguna complicación añadida (fractura, desgarro...) se situará la zona afectada por encima del nivel del corazón, así se facilita la formación de un tapón hemorrágico natural, por el depósito de las plaquetas, que detenga la pérdida.

3. **Presión sobre la arteria principal del miembro:** si con las dos maniobras anteriores no se detiene la hemorragia, se debe realizar una compresión con los dedos de una mano sobre el trayecto de la arteria principal de ese miembro. Evidentemente, para llevar a cabo este paso es preciso conocer por dónde pasan las principales arterias del cuerpo.

4. **Torniquete:** esta medida impide cualquier tipo de circulación sanguínea desde el lugar en que se coloque hacia abajo y sólo se debe utilizar en casos extremos, como por ejemplo ante la amputación de una extremidad. Se emplearán objetos blandos y anchos (gomas, vendas, telas...), y nunca deben utilizarse objetos finos, cortantes o demasido duros, como cuerdas, alambres...

   Sólo se emplea en piernas o brazos. Hay que colocarlo siempre por encima de la herida, sin tocar los bordes, dando dos vueltas a la raíz del miembro con el objeto utilizado, por ejemplo, un trozo de tela, y fijándolo con un nudo. A continuación se coloca un objeto duro (palo, boligrafo...) y sobre el mismo se realizan uno o dos nudos más. Para terminar, se retuerce el palo hasta que cese la hemorragia y, conseguido esto, se inmoviliza el objeto duro con otro vendaje normal.

   Es importante destacar que esta medida produce necrosis en el miembro afectado (muerte funcional del mismo), por lo que es conveniente retrasarla el mayor tiempo posible. Para ello, conviene rodear la herida con bolsas de hielo, pero nunca directamente sobre la piel.

   Es conveniente anotar la hora en que se realizó el torniquete para que el personal especializado pueda valorar el tiempo que el miembro estuvo sin circulación y así tomar las medidas oportunas. Bajo ningún concepto se aflojará o se quitará el torniquete una vez colocado, ya que esta maniobra puede agravar el estado de shock y producir una muerte súbita.

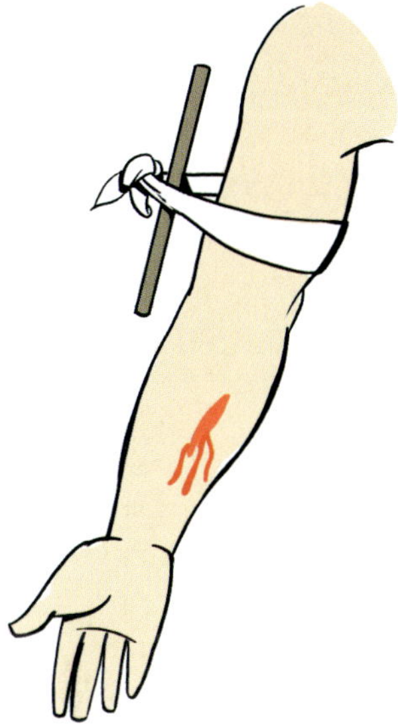

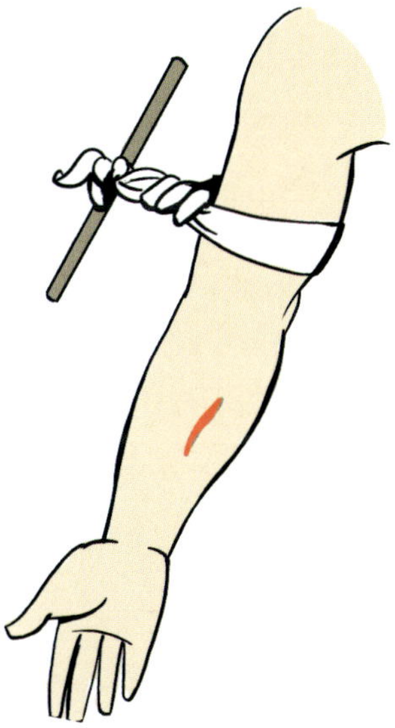

Entre las **hemorragias externas por orificios naturales**, las más comunes son la otorragia (sangrar por el oído) y la epíxtasis (sangrar por la nariz). En el primer caso, si no existe un traumatismo anterior y la cantidad expulsada es muy pequeña carece de importancia. Si hubiera traumatismo, no debe taponarse la hemorragia. Se colocará al herido en posición lateral estable o de seguridad (ver "Gráfico 3") sobre el oído por el que sangra, realizando siempre la maniobra lo más cuidadosamente posible.

En el caso de sangrar por la nariz (epíxtasis) el tramiento conlleva los siguientes pasos:

1. Tranquilizar al accidentado.

2. Colocar al paciente sentado, con la cabeza recta o ligeramente inclinada hacia delante (**nunca hacia atrás,** ya que la sangre puede pasar al estómago y producir irritación del mismo, lo que suele causar náuseas y vómitos).

3. Taponar la fosa sangrante durante unos cinco minutos.
4. Si con las medidas anteriores no cesa la hemorragia, se debe proceder a tapar la fosa sana y realizar inspiraciones fuertes por la fosa sangrante.
5. Si todavía continuase la hemorragia, se taponará completamente la fosa sangrante con una gasa empapada en agua oxigenada. Si se llena de sangre, se sustituirá por otra en iguales condiciones.
6. Si con esta última medida tampoco se detuviera la hemorragia, se deberá trasladar al herido a un centro hospitalario a la mayor brevedad posible.

Quemaduras

Son aquellas lesiones locales producidas por el calor en cualquiera de sus formas. Si se tiene en cuenta el agente causal, se pueden distinguir las siguientes: térmicas (sol, fuego…), químicas (ácidos…) y eléctricas.

Los principales factores de los que depende la gravedad de las quemaduras son: la profundidad, la extensión, la localización, el riesgo de infección, la edad, el compromiso respiratorio y las patologías previas.

Para determinar la gravedad de las quemaduras nos basaremos en una clasificación que resulta de la combinación de algunos de los factores anteriores:

- **Primer grado:** afectan únicamente a la epidermis. Son pequeñas y provocan el enrojecimiento de la piel, picor y dolor.
- **Segundo grado:** afectan a la epidermis y a la dermis. Se caracterizan por la aparición de ampollas que contienen un líquido claro en su interior, el cual sale de los capilares por exudación. Provocan un mayor enrojecimiento de la piel, picor y dolor.
- **Tercer grado:** afectan a la epidermis, dermis e hipodermis. Puede llegar a dañar músculos, nervios, vasos sanguíneos…

El tratamiento ante **quemaduras leves y recientes** consistirá en:

1. Aplicación de agua fría en la zona quemada.
2. Limpieza de posibles cuerpos extraños: ropa, astillas, pequeños objetos… Si están pegados a la piel, nunca deben retirarse.
3. Colocación de un apósito estéril.
4. Realización de un vendaje compresivo.
5. En el caso de que la zona quemada sea en un miembro, mantenerlo elevado.

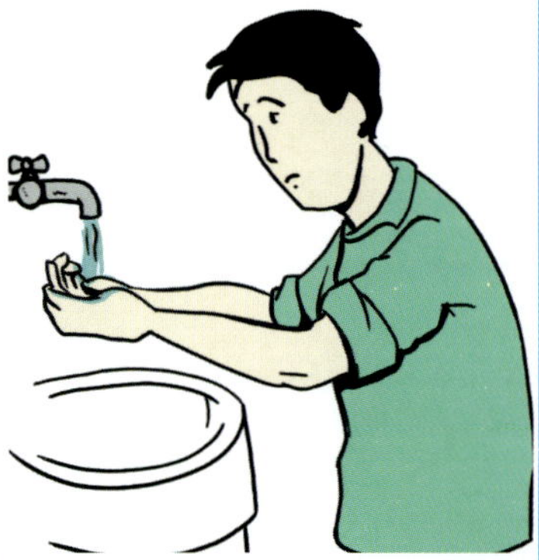

El tratamiento ante **quemaduras graves** consistirá en:

1. Quitar todo lo que cubra la quemadura, respetando siempre lo que esté adherido a la piel.

2. Cubrir la quemadura con telas limpias (gasas, vendas, sábanas o similar). No aplicar nunca pomadas, ungüentos u otros medios caseros.

3. Mantener elevados los miembros implicados. Si se produce en la cara, se mantendrá al accidentado semisentado, sin acostarlo, y vigilando su respiración.

4. Trasladar al herido urgentemente a un centro hospitalario. Si no pudiera ser así, o cuando el traslado es superior a dos horas, si la víctima está consciente se le administrará agua con sal y bicarbonato, dándole medio vaso cada 15 minutos.

5. Ante una persona ardiendo, lo primero es apagar las llamas con mantas o ropa, nunca con agua. Si no es posible realizar lo anteriormente descrito, lo más fácil es hacer rodar a la víctima sobre el suelo. Sólo se empleará agua si el herido tiene prendas de nylon, ya que continúan ardiendo en combustión lenta.

Intoxicaciones

Lo ideal ante toda intoxicación es aplicar el antídoto adecuado, por lo que en estos casos es fundamental el traslado del paciente a un centro sanitario con la mayor rapidez posible. Si ésta se demora, se pueden tomar las siguientes medidas:

- **Tratamiento sintomático:** mientras se espera para el traslado, el auxiliador situará a la víctima en posición lateral estable o de seguridad (ver "Gráfico 3") y, en el peor de los casos, procederá a su reanimación.

- **Separar el tóxico:** se consigue mediante dos mecanismos, el lavado gástrico (debe realizarlo personal especializado) y la provocación del vómito, lo cual se puede conseguir mediante la estimulación de la cara posterior de la faringe con un depresor lingüal (en su defecto con un dedo) o administrando agua templada con sal (250 centímetros cúbicos aproximadamente). El vómito nunca debe provocarse en pacientes inconscientes, con convulsiones o con intoxicaciones por venenos corrosivos y destilados del petróleo.

- **Neutralizar el tóxico:** la única neutralización real será la aplicación del antídoto efectuada por personal sanitario.

- **Eliminación del tóxico:** al igual que ocurre con la medida anterior, la eliminación completa del organismo pasa por su eliminación intestinal a base de purgantes (personal sanitario).

La ingestión de drogas (alcohol, tabaco, opiáceos, cannabis, cocaína, anfetaminas...) tiene efectos proporcionales a su concentración en sangre, y puede llegar a producir una intoxicación, según la cantidad tomada. Se manifestan por actitudes como un alto grado de excitación (o por el contrario, relajación, según la sustancia), apatía, pérdida de la inhibición, locuacidad, alucinaciones, lenguaje pastoso, descoordinación motora, paranoias, confusión, angustia, irritabilidad, somnolencia..., es decir, lo que se suele llamar popularmente sensación de "vuelo" o de "coloque". En algunos casos graves se producen síntomas de hipotermia, pérdida de consciencia y de las constantes vitales.

El tratamiento en estos casos consistirá en la aplicación de las dos primeras medidas descritas anteriormente, controlando y garantizando las funciones vitales.

Asfixia

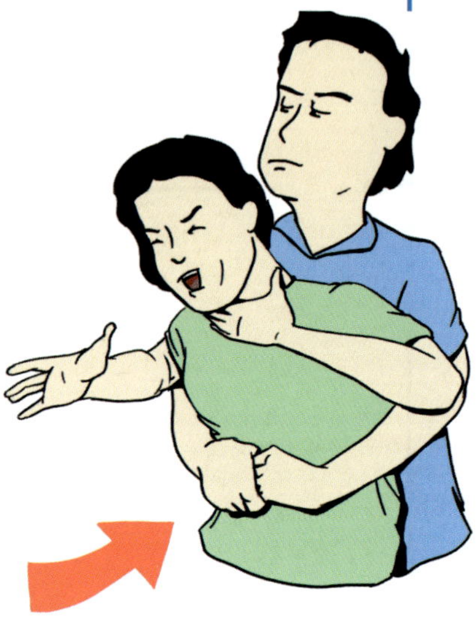

La asfixia es una ausencia de aire en la vía aérea al fallar la entrada y la salida del aire en los pulmones.

En situaciones leves, cuando es inducida por el ejercicio, el calor, el agobio..., remite por sí sola. Basta con modificar la conducta que la provocó mediante el reposo, la relajación de la persona, tosiendo y realizando inspiraciones profundas...

Entre las situaciones graves, las más frecuentes son los atragantamientos, en los que la ausencia de aire en la vía aérea está producida por un objeto que dificulta o impide la entrada y la salida del aire en los pulmones. Al igual que en el caso anterior, debe esperarse a la reacción del accidentado. Si deja de toser y comienza a tener una coloración azulada hay que ayudarle a expulsar el objeto mediante la técnica denominada **maniobra de Heimlich,** que se repetirá cuantas veces sea necesaria hasta expulsar el objeto que provocó la asfixia.

En personas que estén de pie o tumbadas boca abajo, la maniobra de Heimlich se realizará de la siguiente manera: el auxiliador se colocará detrás del accidentado abarcándole con sus brazos a la altura del estómago; deberá poner una mano cerrada en puño sobre la zona situada entre el ombligo y la parte inferior del esternón (epigastrio) y con la otra mano se cogerá la primera para realizar una tracción hacia dentro y hacia arriba que obligue a expulsar el aire de forma brusca, para que empuje el objeto hacia fuera.

En personas tumbadas boca arriba, se pondrá la cabeza ladeada y el auxiliador se colocará a horcajadas sobre las extremidades inferiores del accidentado. Con los brazos estirados y las manos colocadas igual que antes, se deberá realizar una compresión hacia abajo y hacia adelante, lo que obligará a expulsar el aire de forma brusca.

Pérdida de conocimiento

El **síncope** o **lipotimia** es una pérdida súbita y transitoria del conocimiento que provoca la caída de la persona al suelo. El accidentado presenta palidez, mareo, náuseas, transtornos en la visión y debilidad. La duración del síncope suele ser breve, generalmente desde unos segundos hasta 2-3 minutos, y al recobrar el conocimiento, aunque persiste el estado de debilidad, no son habituales ni la confusión ni las cefaleas.

Ocurre casi siempre en respuesta a un estado emotivo, de ansiedad o de miedo, sobre todo en ambientes cerrados, cálidos o con aglomeración de gente y en los que el sujeto está de pie.

Las **convulsiones** también pueden dar lugar a la pérdida de conocimiento. Son contracciones enérgicas e involuntarias de los músculos esqueléticos del cuerpo producidas por descargas cerebrales secundarias que comienzan súbitamente y que generalmente tienen una duración breve.

El ***shock*** también tiene entre sus manifiestaciones externas la pérdida de conocimiento, así como la disminución de la temperatura corporal, la palidez cutánea intensa, el pulso débil y acelerado, la disminución de la presión arterial, el aumento de la frecuencia respiratoria y la sudoración profusa, fría y pegajosa.

Puede deberse a un volumen intravascular insuficiente (hipovolémico), a una función cardiaca inadecuada (cardiogénico), a un tono vasomotor inadecuado (vasodilatación) o a una combinación de estos tres factores. El shock reduce considerablemente el aporte de oxígeno a los tejidos vitales, lo que puede provocar lesiones celulares irreversibles y, si persiste, incluso la muerte.

El tratamiento, en todos estos casos, es colocar al paciente en **posicion *antishock*** (ver "Gráfico 4"), con los pies elevados entre 30 y 40 centrímetros, la cabeza ladeada (si tiene pérdida de conocimiento) y tapado con una manta para evitar la pérdida de su propio calor corporal. Hay que mantenerlo inmóvil hasta que sea posible trasladarlo, en esa posición, a un centro hospitalario.

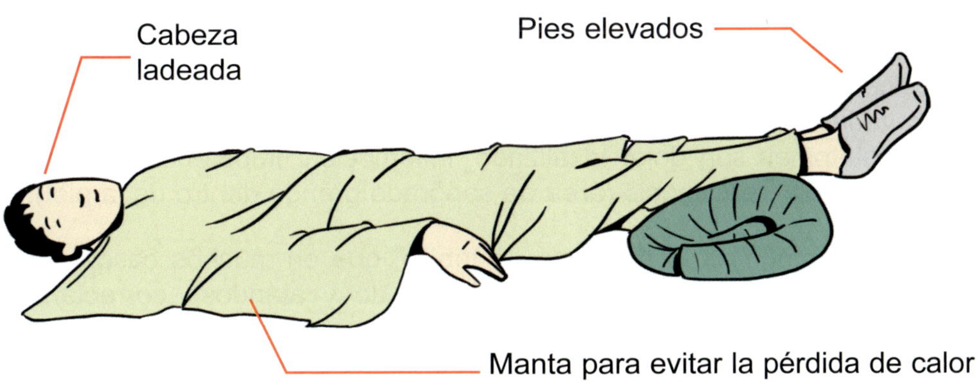

Gráfico 4. Posición antishock

Asma

El asma es una enfermedad del aparato respiratorio que hace que los bronquios se inflamen y obstruyan el flujo de aire, lo que dificulta la respiración de la persona. Tiene un origen alérgico en la mayoría de los casos, aunque también puede desencadenarse por una infección, por estrés psicológico o ser inducido por el ejercicio físico.

Para reconocer un ataque de asma, hay que fijarse básicamente en tres aspectos: en el rostro de la persona, ya que su piel adquiere una tonalidad entre pálida y azulada; si tiene dificultad para espirar y si cuando lo hace se percibe una especie de silbido; si aparece una tos seca y con poca fuerza. El ataque, también llamado episodio de asma, produce además una elevación del pulso y de la cadencia respiratoria.

Ante un ataque asmático debemos aplicar las medidas válidas para cualquier insuficiencia respiratoria, y se debe comenzar por tranquilizar a la persona. Para ayudarla a mejorar su respiración, deberá sentarse con el cuerpo inclinado hacia delante, o acostarse con el tronco levantado y los brazos hacia atrás, ya que en esas posiciones se favorece el trabajo de la musculatura respiratoria. Siempre se debe vigilar el pulso y el ritmo respiratorio. Si lo ha padecido con anterioridad, se le administrará el medicamento que hayan recetado a la persona para estos casos.

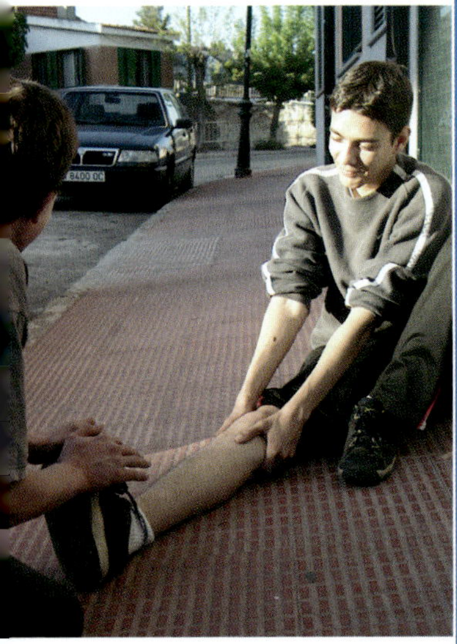

Lesiones en el aparato locomotor

Este tipo de lesiones están estrechamente ligadas con la actividad física y tienen su origen en fuerzas generadas sobre una parte del cuerpo que superan la resistencia del mismo. Atendiendo a su localización pueden ser: **articulares** (esguince, luxación, lesiones meniscales y sinovitis), **óseas** (fracturas), **musculares** (agujetas, calambres, contractura, distensión, desgarro y rotura) y **tendinosas.**

Las **lesiones articulares** se producen en el eje de las articulaciones (codo, rodilla, tobillo...), que están constituidas por un conjunto de elementos anatómicos que pueden lesionarse a la vez o por separado.

- **Esguince:** consiste en un estiramiento o desgarro de un ligamento o varios. Éstos son los responsables de la estabilidad de la articulación, por lo que su gravedad depende de lo que la articulación "ceda" con respecto a la sana. Los síntomas son dolor localizado, inflamación, impotencia funcional de la articulación y equimosis (área de sangrado grande dentro de la piel).

  El más común es el esguince de tobillo, que en muchos casos podría evitarse con un calzado deportivo adecuado y atándose correctamente. El tratamiento que se debe aplicar en estos casos es el descrito en el método RICE. Siempre es recomendable visitar a un médico para descartar cualquier problema mayor.

- **Luxación:** se produce cuando dos superficies articulares pierden su contacto debido a un desplazamiento. Se habla de subluxación cuando la separación es parcial. En las luxaciones, al existir lesión en las partes blandas de la articulación (ligamentos, cápsula articular...), hay tendencia a la recaída si no se recupera y se fortalece correctamente, y puede llegar a ser necesaria la intervención quirúrgica.

- Los síntomas son gran deformidad, fuerte dolor tanto espontáneo como provocado ante la presión, incapacidad funcional e inflamación (con posible equimosis). El tratamiento adecuado sería la inmovilización articular en la posición en la que se encuentre, la aplicación de hielo que evite la inflamación y el traslado urgente a un centro hospitalario.

- **Lesiones meniscales**: los meniscos son partes fibrocartilaginosas de las articulaciones que tienen como función reducir el rozamiento. Los que se lesionan más habitualmente son los de la rodilla y la lesión suele producirse al realizar un giro en flexión y con peso.

El tejido meniscal no se vuelve a unir ni a regenerar por lo que su tratamiento requiere intervención quirúrgica en caso de rotura. En un primer momento pueden aliviarse las molestias con el método RICE.

- **Sinovitis:** es la inflamación de la membrana sinovial producida por traumatismos espontáneos o de repetición. Su tratamiento inicial consiste en aplicar el método RICE.

Las lesiones óseas son las que se producen por una pérdida de la continuidad de la sustancia en los huesos, su manifestación es la fractura de los mismos. Según sean las causas de la fractura, se puede hablar de traumatismo directo, indirecto o espontáneo. Las fracturas más comunes son de dos tipos:

- **Simples o cerradas:** el término simple no guarda relación con las consecuencias de la lesion. Son aquéllas en las que el hueso se rompe sin dañar los tejidos o músculos, y no hay riesgo de infección, ya que la piel está intacta o con heridas superficiales, aunque si existe una hemorragia interna.

- **Compuestas o abiertas:** son aquéllas en las que al romperse el hueso la punta afilada del mismo daña los tejidos y, en algunos casos, perfora la piel (fractura abierta). Hay una herida que comunica el interior del cuerpo con el exterior. Esto provoca riesgo de infección además de pérdida de sangre.

El tratamiento debe realizarse en un centro hospitalario. Como medida de urgencia se impedirá al accidentado que realice movimientos con la zona dañada mediante la inmovilización del miembro tal y como se encuentre.

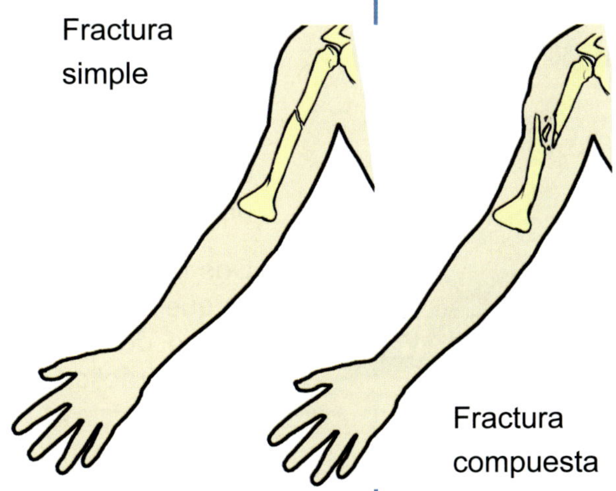

En las fracturas abiertas se procederá a detener la hemorragia como se explicó en el apartado correspondiente. También se puede aplicar hielo para que no aumente la inflamación.

Las **lesiones musculares** son las más frecuentes en las actividades deportivas, afectan al componente contráctil del músculo y, salvo en las agujetas, en los calambres y en las contracturas, son lesiones agudas. Suelen producirse por esfuerzos máximos repentinos o por estiramientos excesivos. Un buen calentamiento es el mejor factor preventivo.

- **Agujetas:** son molestias debidas a microrroturas del músculo, principalmente se dan en personas desentrenadas. No revisten gravedad y se previenen con estiramientos anteriores y posteriores a la actividad deportiva. Una vez producidas se puede acelerar su desaparición con masajes y baños de agua tibia.

- **Calambres:** son contracciones súbitas, involuntarias, dolorosas y transitorias de un grupo muscular debidas a la sobrecarga producida por el ejercicio y/o las temperaturas extremas. Su tratamiento consistirá en estiramientos estáticos de la musculatura afectada, reposición de líquidos y masaje con hielo.
- **Contractura:** son puntos dolorosos localizados en el vientre muscular. Se producen por sobrecarga en el ejercicio o por malas posturas. Su tratamiento consistirá en reposo, calor seco local (manta eléctrica, etc.) y masajes.
- **Distensión:** se produce por un estiramiento excesivo de las fibras musculares sin rotura, no se produce hematoma. El tratamiento indicado será la aplicación del método RICE.
- **Desgarro:** vulgarmente llamado "tirón", es similar a la lesión anterior, aunque de grado superior, ya que supone la rotura de haces musculares con hemorragia interna. Se caracteriza por experimentar un fuerte pinchazo que no permite continuar con la actividad. El tratamiento indicado será el método RICE, que puede combinarse con la administración de un antinflamatorio.
- **Rotura:** es la pérdida de continuidad en el músculo. Aparece un fuerte dolor seguido de incapacidad funcional total. Su tratamiento inicial será el método RICE, pero si el volumen de fibras afectadas es grande requerirá tratamiento quirúrgico.

Las lesiones tendinosas son aquéllas que afectan al tendón, una estructura poco extensible que está situada entre el músculo y su inserción en el hueso, y que se caracteriza por tener una gran resistencia mecánica, por transmitir las fuerzas musculares y por la posibilidad de deslizamiento.

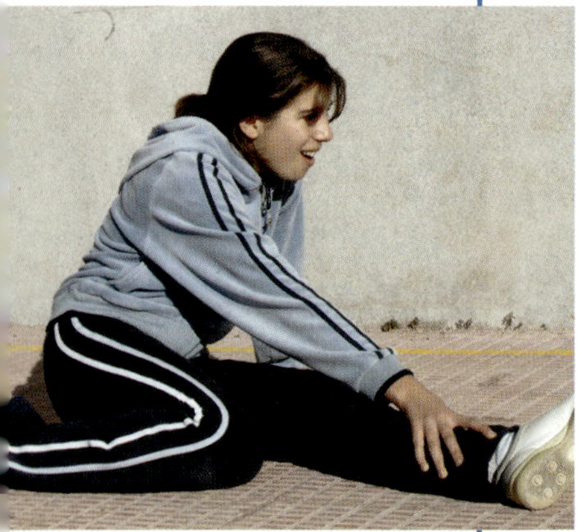

Este tipo de lesiones abarcan desde una rotura completa o parcial del tendón hasta lesiones por inflamación del mismo (tendinitis) y luxaciones tendinosas. Cada una de ellas necesita un tratamiento específico que depende de la gravedad y la importancia de cada lesión. Pueden producirse por diversos motivos: falta de entrenamiento, errores en su práctica por fatiga o por defectos técnicos, ausencia de un calentamiento previo, utilización de un material inadecuado, etc.

Dos factores decisivos en la aparición de lesiones tendinosas son la edad, ya que a partir de los treinta años los tendones comienzan a perder su elasticidad debido a cambios degenerativos (este proceso puede retrasarse con la práctica regular de ejercicio físico), y la constitución de la persona.

7 VENDAJES

Son ataduras anchas realizadas con tiras de tela, venda, pañuelo u otro material, que se aplican en las extremidades, u otras partes del cuerpo, con el fin de envolverlas para sujetarlas y fijarlas.

Si se tiene en cuenta su objetivo, los vendajes pueden ser de dos tipos:

- **Vendajes de compresión:** se utilizan en heridas y contusiones. En el primer caso, su fin es el de proteger la zona y, si existe una hemorragia, detenerla. En el segundo caso, se aplica para reducir la inflamación (método RICE).
- **Vendajes de inmovilización:** se utilizan en caso de no disponer de férulas (dispositivos fabricados de material semirrígido y almohadillado con tiras de para su sujeción, o también de plástico transparente, en forma de funda, y en ocasiones hinchables). Su finalidad es la de no permitir el movimiento, mantener estable la zona afectada y sostener su peso. En caso de emergencia nunca se mueve la extremidad, sino que se inmoviliza según se en- cuentre.

Las inmovilizaciones más usuales son las que afectan a las extremidades y a la mano:

- **Extremidad superior:** se inmoviliza la clavícula y el brazo con un cabestrillo. Para colocar el cabestrillo se deben seguir los siguientes pasos:
  - Colocar el cabestrillo sobre el tronco de la víctima con el brazo en el interior del mismo.
  - Dejar visibles los dedos de la mano inmovilizada y ésta ligeramente elevada sobre el tronco.
  - Pasar las puntas por detrás del cuello y realizar un nudo.
  - Para terminar, colocar un contracabestrillo sobre el tórax y el brazo afectado con el fin de asegurarlo mejor.

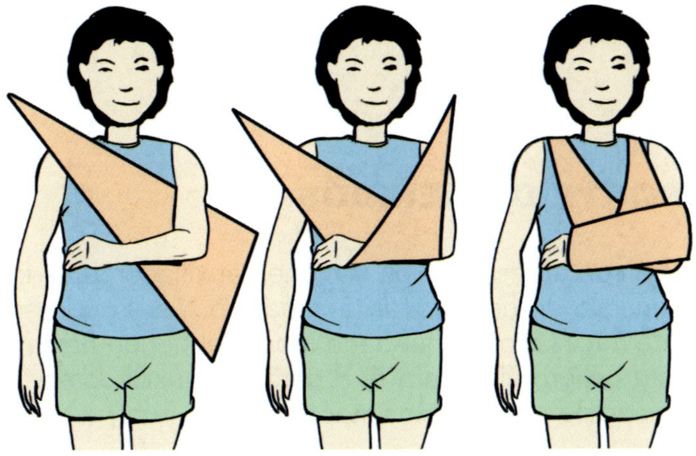

- **Extremidad inferior:** si no se dispone de férula, se improvisará la inmovilización, ya sea utilizando la pierna sana como soporte o empleando utensilios rígidos (madera, palos, picas…). Se realizarán vendajes anchos aprovechando los huecos naturales del cuerpo. Éstos se colocarán de fijación por encima y por debajo de la zona afectada, y también en el resto de la pierna: muslo, tibia y tobillo.

Si se dispone de férulas, se colocará la más larga en el costado, abarcando desde la axila hasta el tobillo, y otra por la parte interna de la pierna, desde la ingle hasta el tobillo. Éste siempre tiene que formar un ángulo de 90º con la pierna, y se fija igual que en el caso anterior.

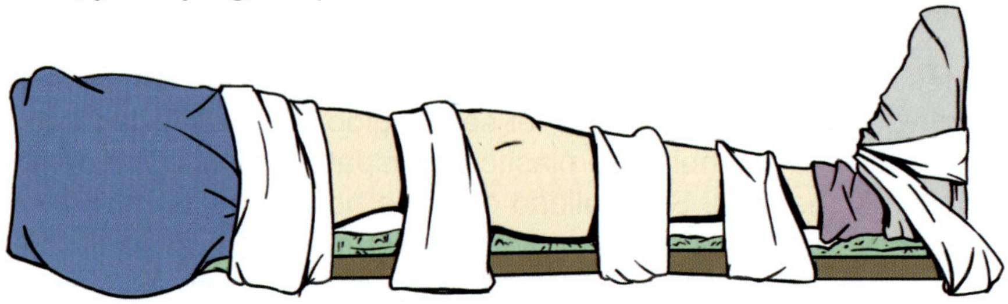

- **Mano:** si no se dispone de férulas independientes para cada dedo, se improvisará la inmovilización utilizando el dedo contiguo sano o toda la mano. Para el dedo pulgar, su inmovilización tiene un vendaje específico que se comienza desde la muñeca, o incluso de más atrás si se quiere inmovilizar ésta, y se continuará hasta la primera falange.

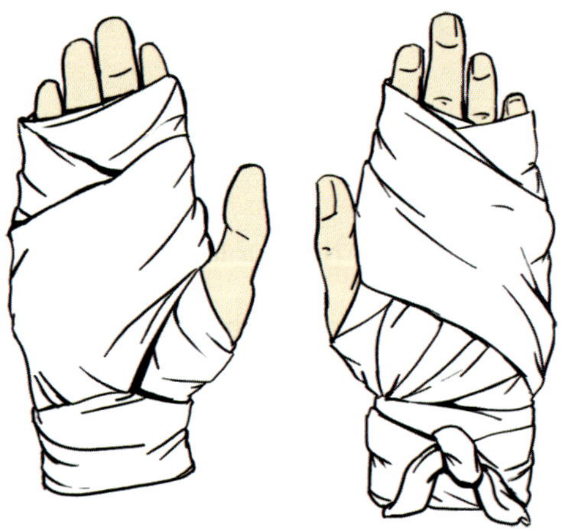

8 TRANSPORTE DE HERIDOS

Al igual que ocurre con el resto de las acciones auxiliadoras, el traslado de heridos atiende al principio de no agravar la situación, por lo que sólo se realizará si es estrictamente necesario. No se debe mover al herido hasta su evacuación, excepto que exista peligro vital para él o para los auxiliadores. Si es así, debe evitarse la realización de movimientos inapropiados.

Antes de mover al lesionado es necesario que se encuentre estable, saber cómo se va a realizar y hacia dónde. Los principios básicos para una movilización son:

1. Asegurar el mantenimiento de las constantes vitales en todo momento.
2. Controlar las lesiones y no agravar más la situación.
3. Manejar adecuadamente los recursos materiales de los que se dispone.

4. Coordinar y unificar todas las maniobras de las personas que participan mediante un guía que dé las órdenes.

5. Si el herido está consciente, mantenerle informado de todas las acciones que se van a llevar a cabo y decirle cómo puede colaborar.

En primer lugar, hay que inmovilizar las lesiones, como hemos visto anteriormente, y se debe tener especial cuidado con el material que utilicemos: férulas, tablas, vendas... Nunca se debe alterar la alineación corporal cabeza-cuello-espalda.

La movilización como un bloque rígido permite mantener esa alineación correcta todo el tiempo, pero para aplicarla es necesario contar con unos recursos humanos y materiales adecuados:

- **Número de auxiliadores:** debe ser apropiado al tamaño, al peso de la víctima y a la técnica utilizada.
- **Camillas:** en la actualidad las camillas existentes se adaptan a cada necesidad, y pueden ser articuladas, extensibles, plegables, desmontables, tableros espinales, colchones de vacío... Por desgracia, no siempre que ocurre una emergencia se puede contar con ellas, por lo que en ocasiones se debe improvisar una con tablas, puertas, mantas y palos... (ver "Figura 1").
- **Sábana isotérmica y utensilios de inmovilización:** permiten mayor comodidad en el transporte, como, por ejemplo, el collarín, las cinchas, las vendas...

También es preciso emplear unas técnicas adecuadas. Las más utilizadas y aconsejadas son tres: cuchara, puente y auxiliadores alternados.

- **Cuchara:** se trata de una técnica para la recogida de heridos que se utiliza cuando sólo se puede acceder a la víctima desde el lateral. Generalmente, intervienen tres auxiliadores que se colocan con la rodilla apoyada en el suelo (todos con la misma) e introducen las manos por debajo del herido, repartiéndose a lo largo de éste, de forma que uno sujeta la cabeza y la parte alta de la espalda, otro sujeta la parte baja de la espalda y los muslos y el tercero sujeta las piernas por debajo de las rodillas.

  El auxiliador que sujeta la cabeza será quien ordene levantar a la víctima para que realicen el movimiento todos al mismo tiempo. Después, se coloca al herido sobre las rodillas y se mantiene un solo eje (cabeza-cuello-tronco).

  Si se dispone de una camilla, se deposita al accidentado sobre ella. Al igual que sucedió para levantarlo, el auxiliador que sostiene la cabeza da la orden y el resto lo ejecutan al unísono. En caso contrario, todos se ponen de pie cuando lo ordene el director de la maniobra. Se deben levantar todos a la vez y colocar al herido contra sus tórax (ver "Figura 2").

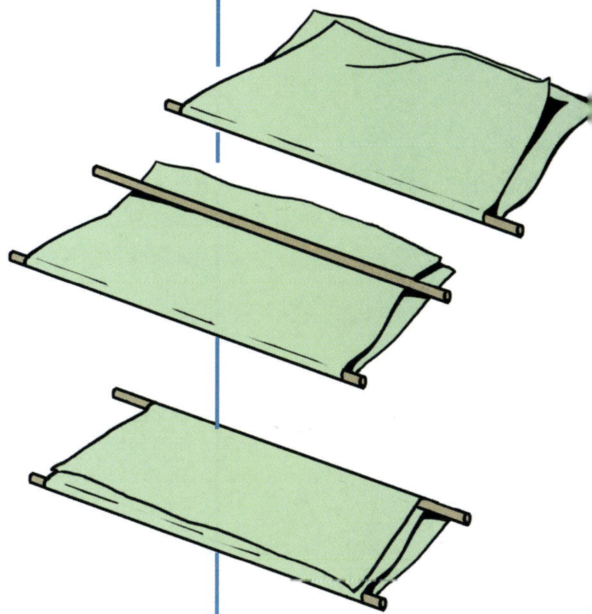

Figura 1

Figura 2: técnica de la cuchara

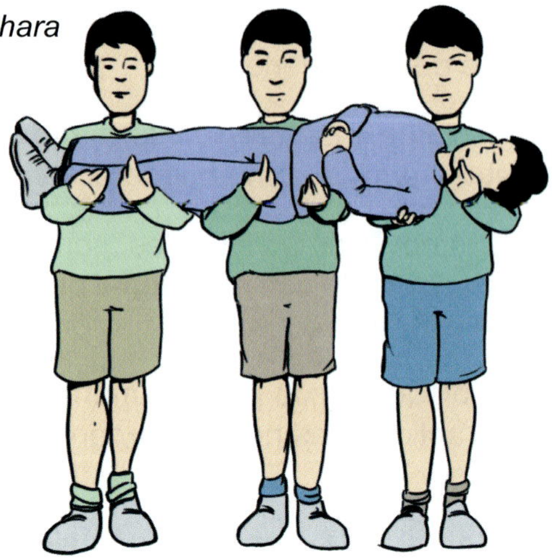

➤ **Puente:** para llevar a cabo esta técnica se necesita una camilla y cuatro auxiliadores. Al igual que en la técnica anterior, el que se coloque en la cabeza será el director de la maniobra y se pondrá encima de la víctima, que quedará entre sus piernas, mirando hacia otros dos auxiliadores.

Éstos se colocarán también encima de la víctima con las piernas abiertas. El primero sujetará los hombros y la parte alta de la espalda, y el segundo, la parte baja de la espalda, por la cadera.

A la orden del director de la maniobra, levantarán al herido y mantendrán todos un único eje cabeza-cuello-tronco. Todos los movimientos se realizarán a la vez.

El auxiliador que no interviene en la recogida del herido se encargará de deslizar la camilla por debajo del accidentado para que al bajarlo quede situado sobre ella (ver "Figura 3").

Figura 3: técnica del puente

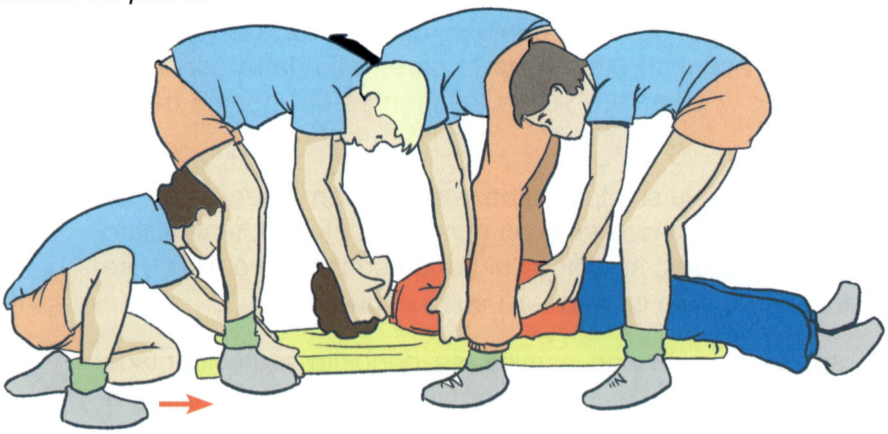

➤ **Auxiliadores alternados:** esta técnica es la más compleja de realizar y sólo se utilizará cuando se sospeche que el accidentado pueda tener un problema en la columna vertebral. Se necesita la intervención de ocho auxiliadores, de ellos tres se sitúan a cada lado del accidentado, otro en la cabeza mirando hacia el tórax (director de la maniobra) y el octavo se encarga de colocar la camilla.

El auxiliador que sujeta la cabeza tendrá una mano por debajo de ésta, de forma que abarque el cuello, y con la otra traccionará a nivel de la mandíbula inferior. A su orden, todos levantarán en bloque al accidentado, y mantendrán el eje cabeza-cuello-tronco, para lo cual los auxiliadores de los lados deben encontrarse enfrentados y alternados de manera que dos sujeten la parte alta de la espalda, otros dos sujeten la parte baja y por debajo de los muslos, y los restantes sujeten por debajo de las rodillas y mantengan los pies del accidentado juntos y en ángulo recto.

Finalmente, cuando lo ordene el director de la maniobra, se bajará al accidentado y se le posicionará sobre la camilla. Esta técnica debe llevarse a cabo con ayuda de personal especializado o con personas que la conozcan.

En todas estas técnicas de traslado, se colocará al accidentado en decúbito supino (boca arriba), sobre una superficie dura y estable, y se deberá acolchar los huecos naturales del cuerpo: debajo de la nuca (sin mover el cuello), en la región lumbar y debajo de las rodillas.

Siempre que exista la posibilidad de ponerle un collarín cervical, se le colocará al herido antes de realizar cualquier movimiento. En su defecto, se le puede inmovilizar la cabeza de la mejor manera posible para evitar la lateralización durante el traslado.

Una vez posicionado el accidentado, se procederá a su inmovilización colocando cintas. Se pueden poner de diversas maneras y en distintos lugares, depende de las heridas de la víctima: por encima de la frente, por el pecho, por encima del brazo derecho y por debajo del antebrazo izquierdo y otra más al contrario, en forma de aspa, por encima de los muslos de un extremo a otro de la camilla, por la cadera, por encima y por debajo de las rodillas, en la planta de los pies de forma que éstos se encuentren juntos y en ángulo recto...

Las manos, si es posible, se colocarán sujetas por la cinta de la cadera o dentro del pantalón del accidentado para que no se muevan en el traslado.

9 REANIMACIÓN CARDIO-PULMONAR (RCP)

La reanimación cardio-pulmonar (RCP) se compone de unas acciones encaminadas a revertir una parada cardio-respiratoria (PCR), que es una interrupción inesperada de la respiración y circulación espontáneas que puede llegar a producir la muerte del accidentado.

Mediante la aplicación de dicha maniobra antes de que transcurran los seis primeros minutos desde la PCR ésta es potencialmente reversible. Cuanto más tiempo pase más se van reduciendo las posibilidades de recuperación de la víctima.

Es por ello se hace necesario que toda la población conozca y aprenda este tipo de prácticas, pues se evitaría la muerte de muchas personas, ya que en la mayoría de los casos de accidente hay testigos que no saben que hacer y podrían salvar la vida de alguna víctima si se le aplicaran de manera inmediata la RCP.

Al no estar el conocimiento de la misma generalizado lo ideal sería incluirlo en el programa de enseñanza de los centros educativos, ya que las posibles contraindicaciones (costillas rotas, que la víctima no esté en PCR....) que se pueden derivar de una mala aplicación de la técnica de RCP, causa por la que algunos autores aún cuestionan la enseñanza de la misma, nunca serían tan graves como la casi segura muerte de la víctima si no se hace nada.

Aunque el protocolo a seguir en la aplicación de esta técnica es algo más complejo de lo que describirá a continuación, se va a simplificar lo máximo posible para que resulte sencillo recordar, al menos, lo más mínimo e indispensable. Ello no quiere decir que haya que quedarse únicamente con este resumen, sino que en la medida de las posibilidades e inquietudes de cada uno es conveniente completarlo con algún curso monográfico al respecto.

Para poner en marcha la RCP lo primero que hay que saber es el nivel de consciencia del accidentado, es decir, si está consciente o inconsciente, para lo cual se comenzará realizando la valoración primaria descrita según el método PAS.

Si la víctima está inconsciente, no respira y no tiene pulso (la ausencia de éste no es determinante) lo primero que debe hacerse son compresiones torácicas. Hasta el año 2010 la secuencia de RCP empezaba abriendo la vía aérea, pero en la actualidad se empieza por la compresión torácica porque en los adultos la gran mayoría de los paros cardíacos se producen por una fibrilación ventricular o una taquicardia ventricular sin pulso, y en esos casos es fundamental iniciar cuanto antes las compresiones torácicas, siendo el retraso de la ventilación mínimo.

El corazón está situado en el centro del tórax, entre el esternón y la columna vertebral, por lo que se aplicará la fuerza sobre el esternón a la altura de los pezones. Se sitúa el talón de una mano en ese punto, luego se pone la otra mano sobre la ya colocada y se entrelazan los dedos de ambas.

Una vez que las manos están correctamente situadas, hay que comprimir y descomprimir en relación de 1:1, un total de treinta veces, de manera que la fuerza

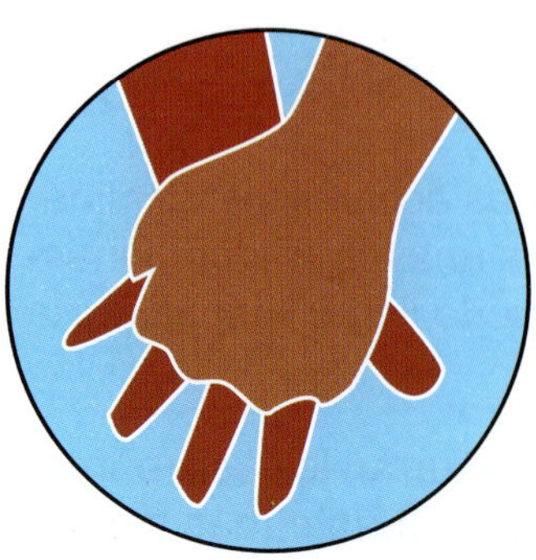

Compresiones

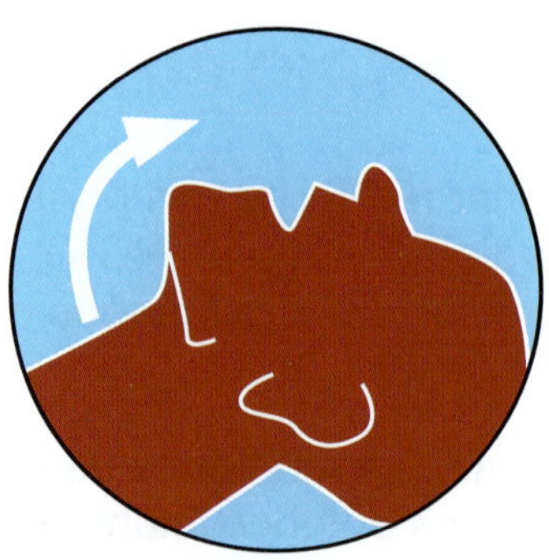

Vía aérea

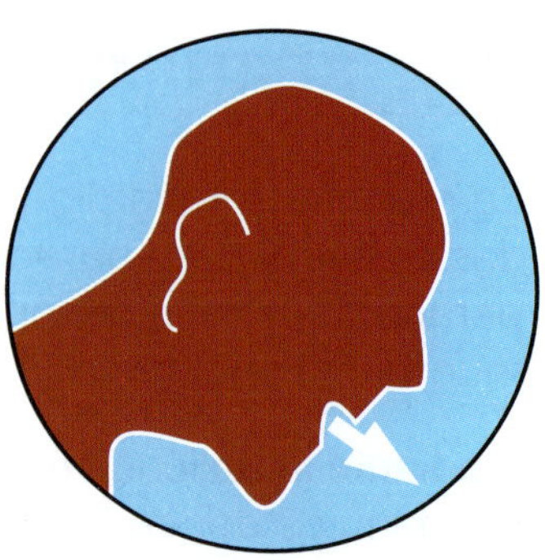

Ventilaciones

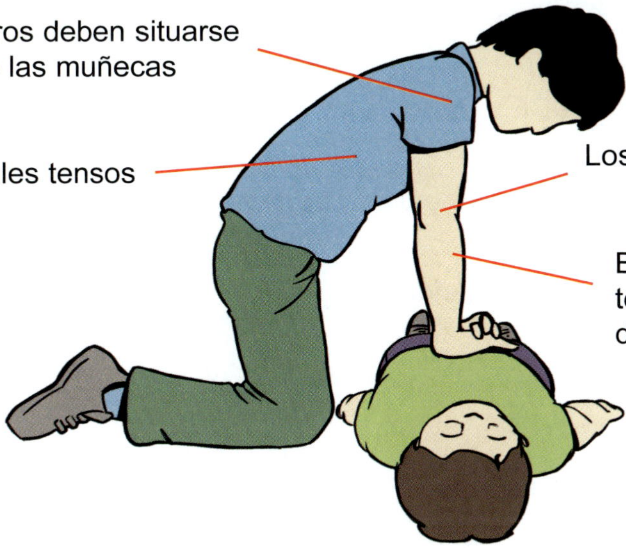

se realice cargando el peso del cuerpo verticalmente sobre los brazos tensos, sin doblarlos por los codos y con los hombros situados encima de las muñecas.

La frecuencia de las compresiones debería ser de unas 100 por minuto. En este sentido, un buen truco es practicar la RCP siguiendo el ritmo de la canción "Stayin 'Alive", de los Bee Gees, que supondrían 103 compresiones por minuto.

Tras terminar las 30 compresiones hay que iniciar la ventilación, que en la mayoría de los casos suele ser boca a boca. Lo primero que debe hacerse es ***abrir la vía aérea***, para lo cual se realizará la maniobra frente-mentón, consistente en colocar los dedos índice y medio de una mano bajo el mentón y empujarlo hacia arriba, a la vez que con la otra mano colocada en la frente se empuja hacia abajo. De esa manera se consigue desplazar la base de la lengua y permitir la entrada de aire a los pulmones.

Luego se tapa la nariz con los dedos índice y pulgar de la mano situada en la frente, se realiza una inspiración normal aplicando los labios alrededor de los de la víctima y se espira lentamente al tiempo que se comprueba con la vista que el tórax de la persona se eleva, señal de que el aire ha entrado en los pulmones. Esta operación se repite otra vez más.

Aunque la ventilación tras las compresiones es una parte muy importante de la RCP, en ocasiones el reanimador siente rechazo a realizar la ventilación boca a boca por diversos motivos: miedo al contagio de alguna enfermedad, asco... En ese caso, debería continuar realizando sólo las compresiones, pues durante las mismas siempre entra algo de aire en los pulmones.

Tras terminar las dos ventilaciones se vuelve a repetir el ciclo completo, treinta compresiones y dos ventilaciones (30:2), hasta que la víctima se recupere, lleguen los servicios sanitarios o que el auxiliador no pueda continuar por puro agotamiento.

Si la víctima es un niño la secuencia es la misma (compresiones, apertura de vía aérea y ventilaciones). En este caso, la relación compresión-ventilación que debe emplearse es de 15:2, aunque se puede utilizar la relación 30:2 si sólo hay un reanimador.

EJERCICIOS

1. Explica en qué consiste el método RICE.
2. Realiza un esquema que represente la cadena de supervivencia.
3. Describe cómo es la posición lateral de seguridad.
4. Comenta cómo actuar en el caso de una picadura de un insecto.
5. Explica cómo se ataja la deshidratación.
6. Justifica el empleo de un torniquete y di cómo se coloca.
7. La maniobra de Heimlich puede salvar la vida del atragantado. Describe cómo se realiza.
8. Cita los principales tipos de lesiones musculares y explícalos.
9. Resume la técnica de la cuchara para transportar heridos.
10. En caso de parada cardio-respiratoria, lo primero que debe hacerse es abrir la vía aérea. Explica cómo se realiza esta maniobra.

SI QUIERES SABER MÁS...

Anatomía, fisiología, primeros auxilios. Autores: Agrasar, C., Castaño, M.T., Giráldez, M.A., Saavedra, M.A. y Martínez, P. Editorial: Xaniño. La Coruña, 1998.

Primeros auxilios y conceptos básicos de anatomía y fisiología. Autor: García Soidán, J.L. y Palacios Aguilar, J. (coords.). Editorial: Xaniño. La Coruña, 2003.

Primeros auxilios

SI NO LO LEO NO LO CREO

Los primeros auxilios no se refieren únicamente a cómo curar heridos, sino también a cómo prevenir los accidentes. Debemos tener en cuenta que la serenidad y la cordura pueden, en muchas ocasiones, hacer más que una medicación.

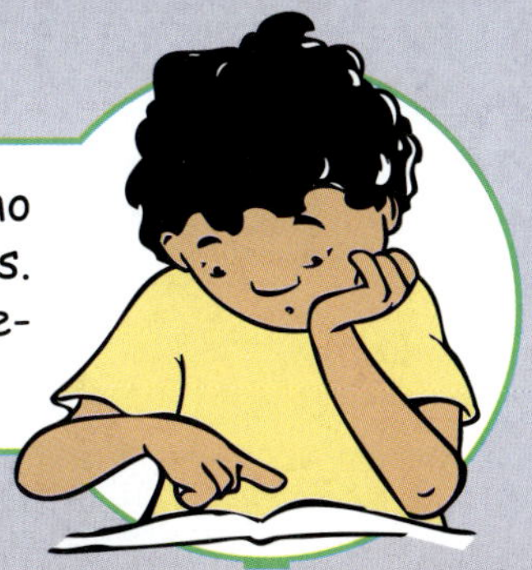

Las púas de los puercoespines contienen ácidos grasos capaces de neutralizar hasta seis tipos diferentes de bacterias. De este modo, evitan las infecciones cuando se pinchan accidentalmente con alguna de las 5.000 púas que tienen repartidas por el cuerpo o con las de sus congéneres.

¿Tienes agujetas y/o dolor muscular? Pues aplícate un poquito de aceite de pimienta, sólo tienes que dejar macerar unos granos de pimienta negra en aceite de oliva durante una semana dentro de una botella de vidrio opaca. También podemos darnos un baño de agua caliente con tres puñados de orégano para aliviar el dolor muscular. ¿Lo tuyo es la falta de energía? Una infusión de romero por las mañanas estimula la energía, aumenta las defensas y da fuerza durante el día, sin efectos secundarios.

Muchas veces nos olvidamos que basta lavarse las manos frecuentemente con jabón para evitar contagiarse no sólo de enfermedades bacterianas, sino también de algunas víricas, como es el caso de la gripe común. Según un estudio de la Universidad de Carolina del Norte, resultan suficiente 10 minutos para eliminar el 90% de las bacterias y los virus.

Según las conclusiones del Dr. Rainer de la Chinese University de Hong Kong, tras un estudio realizado a 300 pacientes de urgencias, resulta igual de efectivo, para combatir el dolor muscular tras una lesión, tomar paracetamol, antinflamatorios no esteroideos o la combinación de ambos activos.

Los médicos van a empezar a recetar “dosis de perdón” para preservar una salud de hierro. Y es que, según un estudio publicado en la revista Journal Behavioural Medicine, aquellos estudiantes que perdonan con facilidad tienen un nivel de presión sanguínea más bajo que el de aquéllos a los que les cuesta perdonar. De este modo, los estudiantes más rencorosos presentan mayores niveles de activación de preansiedad durante las situaciones de estrés, y se recuperan peor de esas situaciones.

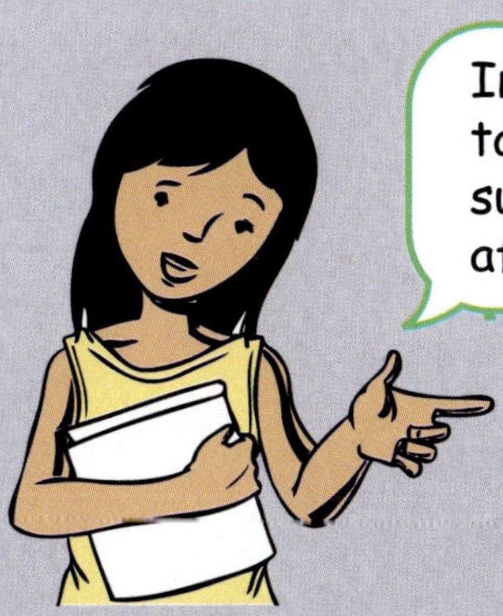

Investigadores australianos han publicado en la revista American Journal of Clinical Nutrition que el consumo de manzanas y peras puede llegar a reducir la afección del asma de un 22 a un 32%.

17 Planificación de un programa de entrenamiento

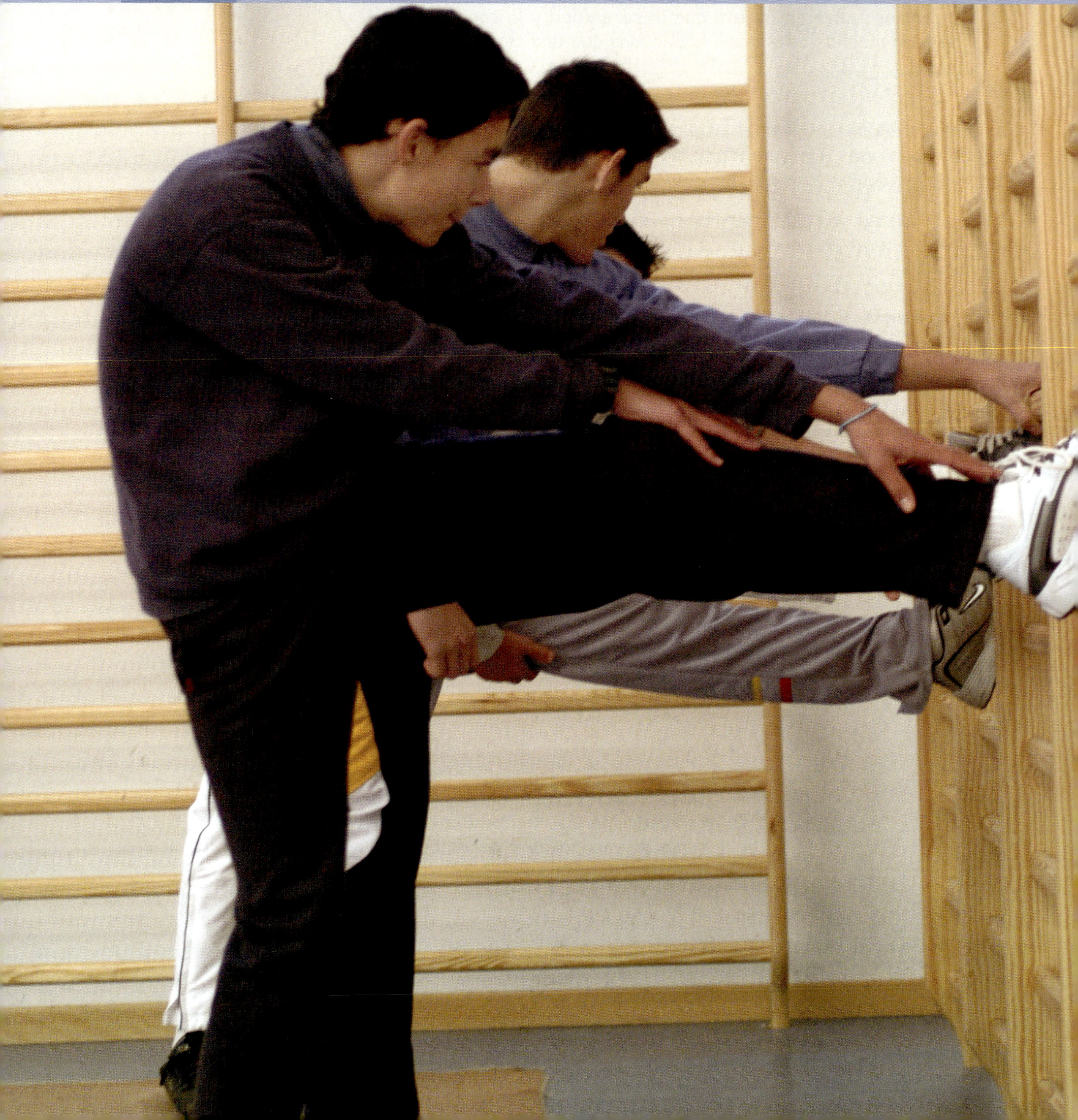

La foto

Entendemos por planificación del entrenamiento el proceso previsto, organizado, metódico, sistemático y científico encargado de ordenar e integrar racionalmente a corto, medio y largo plazo todas las partes del entrenamiento deportivo y todas las medidas necesarias y medios disponibles que conducen a la realización efectiva de un buen entrenamiento y al desarrollo óptimo del rendimiento deportivo.

Ya en la época griega, se preocupaban por la organización del año de entrenamiento de sus atletas. La preparación de los atletas para los Juegos Olímpicos antiguos estaba dividida en 10 meses de entrenamiento y un mes de exhibición delante de una asamblea especial, que evaluaba las cualidades competitivas de los candidatos. Siempre existió una organización del entrenamiento, con el objeto de que los atletas participasen en las competiciones en las mejores condiciones posibles. Actualmente, esto sigue siendo uno de los aspectos fundamentales del entrenamiento de los deportistas: la planificación y la organización de su entrenamiento.

La planificación es una parte esencial para lograr que cualquier actividad sea exitosa. Si queremos que un programa de entrenamiento logre las metas fijadas, tenemos que saber dónde vamos y qué tenemos que hacer para llegar allí.

Planificar es un simple establecimiento de prioridades. Pero, ¿cómo se debe planificar?, ¿cuáles son los cimientos de un buen entrenamiento?

En primer lugar, para realizar un plan de entrenamiento, debemos establecer un marco de trabajo. Para definirlo, hay que tener en cuenta los factores generales que afectan al proceso del propio entrenamiento. Para ello, debemos tener una filosofía personal de trabajo, lo que afectará a cada entrenamiento que llevemos a la práctica. Debemos considerar también los cambios a nivel físico, psíquico, social e intelectual de nuestros deportistas, por consiguiente, el entrenamiento debe reflejar el nivel real de cada uno de ellos. El entrenamiento es personal, no vale de nada intentar aplicarle a una persona, por ejemplo, el entrenamiento del campeón del mundo de los 100 metros lisos. Por último, tenemos que establecer los objetivos y las metas que deseamos alcanzar, los cuales deben ser lo más reales posibles.

Un dato a tener en cuenta es que, antes de tomar cualquier decisión, debemos garantizar que las condiciones de trabajo sean lo mas seguras posibles, además de la forma deportiva del sujeto, que es el estado de predisposición óptima del atleta para la consecución de los logros deportivos.

En segundo lugar, a la hora de planificar una temporada de entrenamiento, resulta indispensable determinar el contenido. Para ello, hay que especificar no sólo el trabajo físico, sino también el técnico-táctico y el psicológico, los cuales pueden ser tanto o más importantes que el primero.

En último lugar, pero no por ello menos importante, está la evaluación. Debemos comprobar en qué medida se han cumplido o se están cumpliendo los objetivos marcados. Este paso es de crucial importancia, ya que permite que, mediante las experiencias obtenidas, aseguremos la efectividad del entrenamiento.

Si intentásemos resumir la forma de planificar un entrenamiento, tendríamos que hablar de macrociclo, que es el ciclo que abarca un tiempo de entre 4-6 meses hasta un año, y cuya característica fundamental como estructura es que está constituido por tres estadíos biológicos y pedagógicos que se corresponden. El **mesociclo** es una estructura media que, como su propio nombre indica, se integra en el **macrociclo** y que, a su vez, está formada por **microciclos**. El **microciclo** es una estructura más corta cuya duración oscila entre 3 y 15 días. Y por último, tendríamos la **sesión de entrenamiento**, que es la estructura la mas pequeña, pero, aún siendo así, se subdivide en parte inicial, principal y final

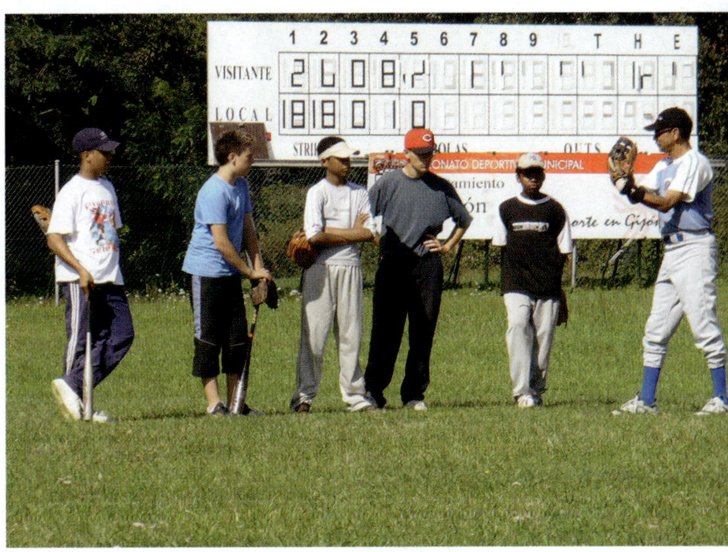

1 INTRODUCCIÓN

Existe una cita latina, que tiene su origen en el movimiento olímpico, que se aplica al ámbito deportivo y que siempre está vigente: "Citius, altius, fortius", que significa "más rápido, más alto, más fuerte".

Desde la Antigüedad el ser humano quiere mejorar y progresar a nivel físico, pero ¿cómo se consigue? Todo aquél que alguna vez se haya planteado esa cuestión seguramente ha obtenido la siguiente respuesta: entrenando.

¿Y qué es eso de entrenar? ¿Cómo se realiza? ¿Lo puede hacer cualquier persona?... A todas esas preguntas se pretende dar respuesta a continuación.

2 CONCEPTO DE ENTRENAMIENTO

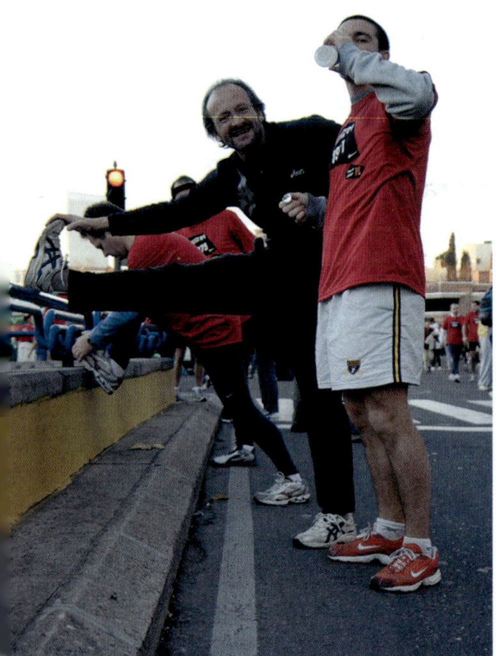

Según Harre (1987), el entrenamiento es "Cualquier instrucción organizada cuyo objetivo es aumentar rápidamente la capacidad de rendimiento físico, psicológico, intelectual o técnico-motor del hombre".

Para Vladimir Platonov (2001), "El entrenamiento deportivo comprende un conjunto de tareas que aseguran una buena salud, una educación, un desarrollo físico armonioso, un dominio técnico y táctico, y un alto nivel de las cualidades específicas".

Basándonos en ambas definiciones, se puede establecer que el entrenamiento deportivo es un proceso pedagógico organizado, de larga duración, cuyo objetivo es el desarrollo de las capacidades físicas, psicológicas, técnicas y tácticas de un deportista por medio de ejercicios físicos.

Esta concepción del entrenamiento destierra la errónea idea de que está solamente reservado a los deportistas que practican un deporte de competición. Aporta una visión más cercana a la realidad: el entrenamiento también puede ir dirigido a la buena salud, objetivo principal de la mayoría de las personas que practican ejercicio físico, pues es especialmente saludable cuando se programa y se valora individualmente en función de las características de cada individuo.

Para entender el concepto de entrenamiento en su totalidad, se debe conocer también el significado de otros términos complementarios muy relacionados con él, como son:

Planificación: es la actividad orientada a estructurar un proceso en el que, a partir del conocimiento y de la evaluación de la situación inicial, se intentan alcanzar unos objetivos en unos plazos determinados. En la planificación, aparecen como notas específicas, sobre todo, aspectos globales: objetivos, técnicas y métodos, recursos materiales y humanos, procedimientos de control y evaluación del proceso...

Programación: se trata de organizar, de manera concreta y al detalle, todos los elementos y factores que se proponen en la planificación: objetivos, actividades, controles..., dándoles un orden, una distribución en el tiempo y una secuenciación de acuerdo con unos criterios derivados de la teoría de entrenamiento, es decir, del conocimiento de los procesos de adaptación del organismo al esfuerzo.

Periodización: son los aspectos dedicados a secuenciar y temporalizar las actividades.

3 PARA QUÉ SIRVE EL ENTRENAMIENTO

La función principal del entrenamiento consistiría en la consecución de los objetivos que se quieren lograr con él, es decir, si los objetivos se enmarcan dentro del rendimiento deportivo, el entrenamiento estaría dirigido a obtener las mejoras necesarias para ganar en las competiciones de dicho deporte, mientras que si los objetivos se inclinan hacia el rendimiento saludable, se estaría hablando de mejoras en las capacidades físicas.

Se podría decir que la **finalidad universal** del entrenamiento sería la de **mejorar el rendimiento en la actividad física (ya sea competitiva o saludable) con el mínimo riesgo de que se produzcan lesiones.**

4 EFECTOS QUE PROVOCA EL ENTRENAMIENTO

El entrenamiento provoca numerosos efectos en los sistemas y en los órganos del cuerpo. De manera breve se van a resumir a continuación los más importantes.

Adaptación biológica

Si sometemos al cuerpo a esfuerzos exteriores (el estímulo del entrenamiento), se producen numerosas adaptaciones en los distintos sistemas internos que llevan a un nivel superior de rendimiento.

Álvarez del Villar (1985) define la adaptación biológica como "La especial capacidad de los seres vivos para mantener un equilibrio constante de sus funciones ante la exigencia de los estímulos que constantemente inciden en ellas, gracias a la modificación funcional que se produce en cada uno de sus órganos y sistemas".

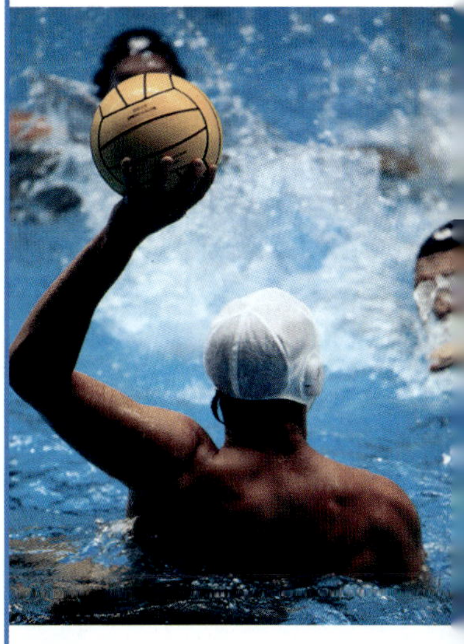

Esta adaptación depende de las capacidades que posea la persona y está sometida a una serie de leyes que se desarrollarán en el apartado 5 del presente tema.

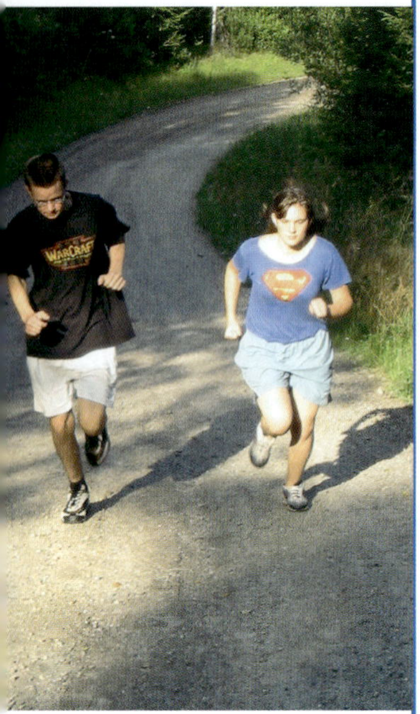

Adaptación cardiovascular

Aumenta el flujo sanguíneo, por lo que el corazón bombea más sangre debido a una vasodilatación de los capilares. Disminuye el número de pulsaciones por minuto a la vez que aumenta la musculatura cardiaca y la potencia de las cavidades cardiacas.

La presión arterial no debería de modificarse en exceso, siempre dentro de los límites normales, ya que si esto ocurre es señal de que hay un sobreentrenamiento o sobreesfuerzo (ver apartado 8, "Riesgos del entrenamiento").

Adaptación muscular

La adaptación más importante que se produce a nivel muscular es el aumento de volumen (hipertrofia muscular). En el músculo se produce un aumento de mioglobina, una mejor capilarización y un mayor riego sanguíneo.

Se produce, además, una mejora en la elasticidad de los músculos, lo que conlleva un aumento de la velocidad de contracción y de relajación muscular, y en la coordinación muscular, lo que facilita la realización de los movimientos que requieren precisión.

Adaptaciones respiratorias

Con el ejercicio se produce una mayor demanda de oxígeno, por lo que aumenta la frecuencia respiratoria y el volumen respiratorio. Para una persona sedentaria, el volumen respiratorio es de 6-8 litros de aire por minuto, mientras que en deportistas puede llegar a los 100 litros por minuto.

La principal consecuencia de esta adaptación es el incremento del consumo de oxígeno (VO_2), aunque está estrechamente ligado con la adaptación cardiovascular, ya que esta mejoría se produce al aumentar la capacidad del sistema cardiocirculatorio por la mejora que se produce en la utilización del oxígeno por el músculo esquelético. El VO_2 máximo varía en función de la edad, el sexo y los factores genéticos. El valor medio de una persona sedentaria de 20 años es de 45 ml*kg/min y en atletas pueden darse valores por encima de 70 ml*kg/min (Astrand et al. 1997).

Adaptaciones osteoarticulares

La principal adaptación en el sistema óseo es el aumento de la sujeción de las articulaciones, ya que se fortalece la sujeción activa de los tendones musculares, lo que también ayuda al crecimiento óseo, aunque existe un riesgo con el exceso de ejercicio en jóvenes, ya que puede detener el crecimiento del esqueleto.

Adaptaciones nerviosas

Los diferentes estímulos que se producen con el ejercicio físico llegan a los centros de control nervioso y provocan una aceleración de los procesos nerviosos.

Esto produce un aumento de la velocidad de percepción de los estímulos y de la velocidad de transmisión de la información que supone, en consecuencia, una disminución del tiempo de reacción.

5 LEYES BIOLÓGICAS QUE RIGEN EN EL ENTRENAMIENTO

La adaptación biológica del organismo a los esfuerzos está sujeta a unas leyes que determinan el efecto del entrenamiento, y que son las siguientes:

➤ **Ley de la supercompensación (o de sobrecompensación):** durante la realización de un esfuerzo se produce una fase positiva, en la que se genera la capacidad de movimiento, para luego producirse una fase negativa de desgaste, en la que se pierde la capacidad de movimiento, y a la que sigue con una fase de recuperación que llega a superar el nivel inicial de rendimiento.

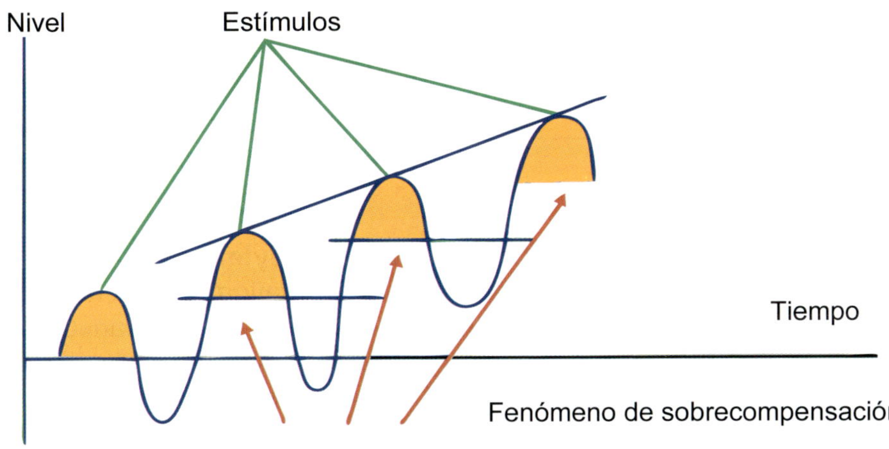

Fenómeno de sobrecompensación

➤ **Ley del umbral (o de Schultz-Arnodt):** los estímulos que administramos al cuerpo en el entrenamiento pueden manifestarse en éste de tres formas:

- Estímulo insuficiente: no produce ninguna adaptación. Ocurre cuando el esfuerzo es menor del 20% de la capacidad de rendimiento momentáneo, cuando la duración del entrenamiento es pequeña o si se ha realizado a una intensidad baja. Ejemplo: correr una hora a ritmo muy bajo, 6 minutos el kilómetro, cuando lo podríamos hacer a 4 minutos el kilómetro.

- Estímulo excesivo: es el sobreentrenamiento o sobreesfuerzo (ver apartado 8 de este tema), es decir, hay una alta intensidad (por encima del umbral máximo), una mayor duración, o pocas y mínimas pausas.

- Estímulo específico: es la adaptación propiamente dicha y, aunque parezca muy sencillo, es la clave del entrenamiento. Según Grosser et al.

(1989), los fenómenos de la adaptación son producidos por una relación óptima entre el volumen, la intensidad y los descansos.

El organismo se adapta a los esfuerzos siempre que estén dentro del umbral de aceptación, que es el margen dentro del cual el cuerpo asimila el ejercicio (estímulos específicos) y resulta positiva la realización del mismo. Por debajo de él el estímulo es insuficiente y por encima excesivo.

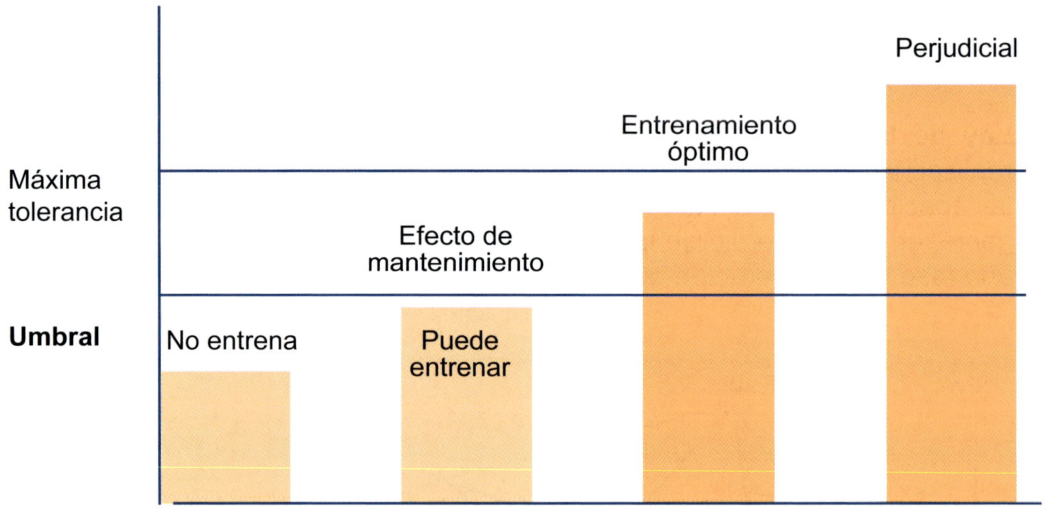

➤ **Síndrome general de adaptación (o Ley de Seyle):** cuando un músculo realiza un trabajo (estímulo), sufre un desgaste (fatiga) que le hace bajar el rendimiento, pero si se le proporciona a ese músculo un descanso se ponen en marcha una serie de mecanismos de defensa que restituyen las fuentes de energía hasta mejorar el nivel inicial (supercompensación).

Esta afirmación nos lleva a las siguientes reflexiones: ¿Cuál es la frecuencia idónea del entrenamiento? ¿Cómo repercutirá en el cuerpo un entrenamiento inadecuado?. Hay tres posibilidades:

- **Repetir un estímulo sin descanso suficiente:** si se repite de forma constante el estímulo sin que el músculo haya descansado lo suficiente el rendimiento disminuirá.

- **Repetir un estímulo con descanso demasiado largo:** si se repite el estímulo después de un descanso demasiado largo no se aprovecharán los efectos de la supercompensación y no habrá mejora.

- **Repetir un estímulo después de un descanso adecuado:** Si el estímulo se repite después de un descanso adecuado se aprovechan los efectos de la supercompensación y, por tanto, se producirá una mejora.

En resumen, atendiendo a las leyes biológicas de adaptación del organismo a los esfuerzos, el entrenamiento deberá tener las siguientes características:

- Hay que realizar entrenamientos periódicos.
- Es tan importante el trabajo como el descanso.
- La fatiga y la supercompensación posteriores al entrenamiento son proporcionales al trabajo realizado.
- El entrenamiento supone esfuerzo, y éste debe ser suficiente para mejorar, pero no excesivo para el nivel inicial del deportista.
- El trabajo se debe incrementar a lo largo del tiempo para que el entrenamiento tenga efecto.

6 PRINCIPIOS BÁSICOS DEL ENTRENAMIENTO

La teoría y la práctica de entrenamiento siguen una serie de principios que tienen su base en la biología, en la psicología y en la pedagogía. Estas reglas que constantemente dirigen el proceso global de entrenamiento se conocen como principios básicos del entrenamiento y son los siguientes:

➤ **Principio de la unidad funcional:** aunque para su estudio lo dividamos en partes, el cuerpo humano debe considerarse como una máquina única e indivisible que actúa en conjunto, nunca se trabaja sólo una parte del cuerpo, y si alguna cosa falla o se debilita repercute negativamente en el conjunto, y viceversa.

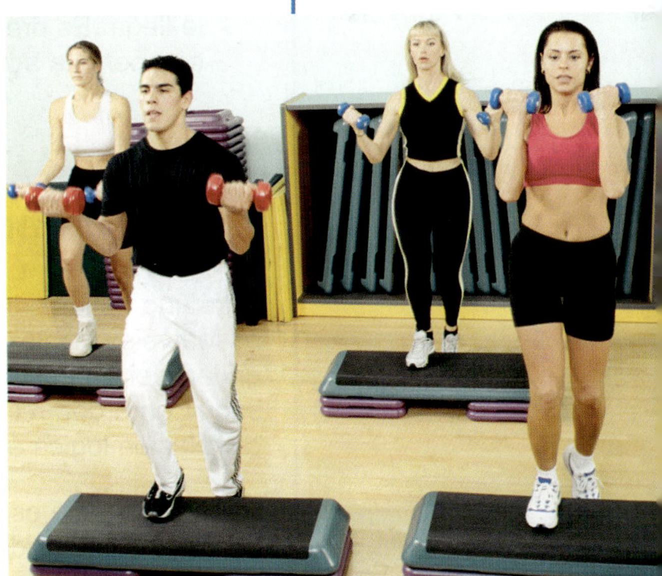

➤ **Principio de la generalidad:** el entrenamiento debe buscar un desarrollo saludable de todas las capacidades físicas, desde las más básicas o generales hasta las específicas. Es preciso crear las bases sobre las cuales se pueda desarrollar el entrenamiento específico. Por ejemplo, para mejorar la fuerza se trabajará inicialmente la fuerza general y sólo al cabo de un tiempo se podrá pasar al trabajo específico de fuerza: pesas, máquinas...

➤ **Principio de la especificidad:** cumplido el anterior principio y asegurada una base de condición física, el entrenamiento pasará a ser específico, es decir, dirigido a las capacidades que deseemos mejorar. Por ejemplo, en el deporte del tenis, el trabajo se inclinará hacia la fuerza-resistencia, la velocidad de reacción, la capacidad de aceleración y de desaceleración, etc.

➤ **Principio de la relación:** las capacidades físicas están relacionadas entre sí de tal forma que, al iniciar el entrenamiento, todas ellas se benefician de la actividad, pero cuando se pasa a realizar un entrenamiento más especí-

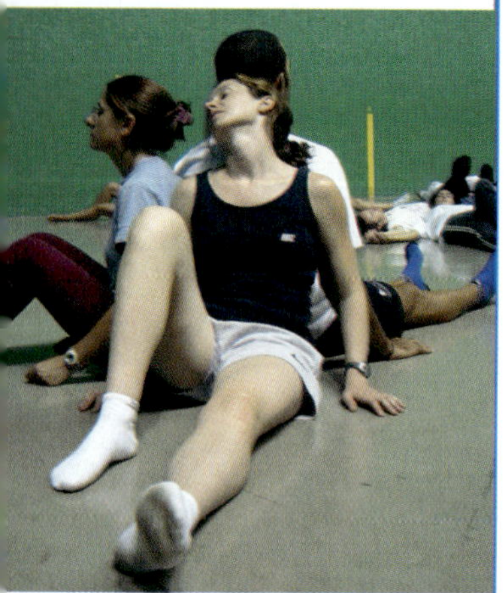

fico esa relación puede convertirse en favorable, desfavorable o indiferente, según la especialidad deportiva. Por ejemplo, cuando una persona desarrolla su fuerza puede experimentar una transferencia positiva a otras capacidades como son la velocidad y la resistencia.

- **Principio de la progresión:** las adaptaciones en el cuerpo humano no son instantáneas, necesitan un tiempo para tengan efecto en éste. Por tanto, los estímulos iniciales han de ser bajos e irán siendo cada vez más altos, según se produzcan las adaptaciones. No se puede pasar a un nivel superior mientras no se haya estabilizado el anterior.
- **Principio de la proporción:** a todo esfuerzo le corresponde un descanso. El esfuerzo que se realiza debe guardar una buena proporción con el descanso, ya que el cuerpo cuando produce las adaptaciones y, por tanto, la mejoría, es en la fase de descanso. Éste debe ser entendido tanto entre las distintas sesiones del entrenamiento como entre cada uno de los ejercicios que se realizan en cada sesión.
- **Principio de la individualización:** cada cuerpo humano es distinto, y sus características harán que los procesos de adaptación varíen para cada individuo. El entrenamiento deberá tener carácter individual y, aunque se realice en grupo, hay que adaptarlo en la medida de lo posible a las características individuales de los sujetos.
- **Principio de la eficacia:** es la relación que hay entre el gasto de energía y su ingreso. Cualquier actividad produce un gasto de energía para nuestro cuerpo, lo que puede tener efectos negativos si debido al cansancio o la falta de recuperación el organismo no es capaz de producir una respuesta al estímulo que le llega. Es preciso buscar un balance entre el ingreso y el gasto de energía que permita acometer el siguiente esfuerzo con las máximas garantías.

7 DISEÑO DE UN PROGRAMA DE ENTRENAMIENTO

Para uno de los principales autores en lo referente a la actividad deportiva, como es Matveiev (1985), el diseño de un programa de entrenamiento pasa por la integridad del proceso, el cual debe estar afianzado sobre una base sólida y debe seguir un orden relativamente estable de unión entre sus componentes, con una correlación lógica entre ellos y una sucesión general de los mismos.

En la bibliografía específica se pueden encontrar diferentes formas de calificar a las estructuras intermedias que se utilizan en la planificación del entrenamiento,npero, en definitiva, sólo se diferencian en pequeños matices y en la denominación que se les da.

Organización

Desde el punto de vista organizativo, se pueden distinguir las siguientes estructuras: sesión, microciclo, mesociclo, macrociclo y ciclo.

Sesión

Según Navarro y Rivas (2001), "La sesión es la unidad básica del entrenamiento", es decir, es la unidad más pequeña y más importante de la planificación deportiva. Una sesión está compuesta por distintos ejercicios, destinados a lograr los objetivos previstos, que se llevan a cabo mediante un proceso planificado y controlado que se denomina entrenamiento.

En cada sesión se pueden satisfacer tanto objetivos físicos como técnicos, tácticos, etc. Todo deportista la realiza con el propósito de mejorar su rendimiento físico y, con ello, sus logros deportivos.

Desde el punto de vista del acondicionamiento físico, toda sesión de entrenamiento consta de tres partes (López, V. et al, 2001):

- **Calentamiento** (ver "Tema 2" del presente libro).
- **Fase principal:** es la parte de la sesión que se dedica a desarrollar y a conseguir los objetivos y los contenidos programados, ya sean técnicos, tácticos, físicos... Esos objetivos y contenidos dependen de la finalidad de la sesión, y cada entrenador utiliza su propia metodología para llevarla a cabo. Durante esta fase hay que tener control sobre los elementos que determinan el entrenamiento: carga, intensidad, duración, pausas de recuperación... Varios son los factores que determinan el desarrollo de la fase principal:

  - Los objetivos de la sesión.
  - El tipo de tareas a realizar.
  - El tipo de cargas a emplear.
  - El contenido de la sesión.
  - El material utilizado.
  - Las condiciones ambientales: la temperatura, el tiempo atmosférico...
  - El estado físico de los deportistas.

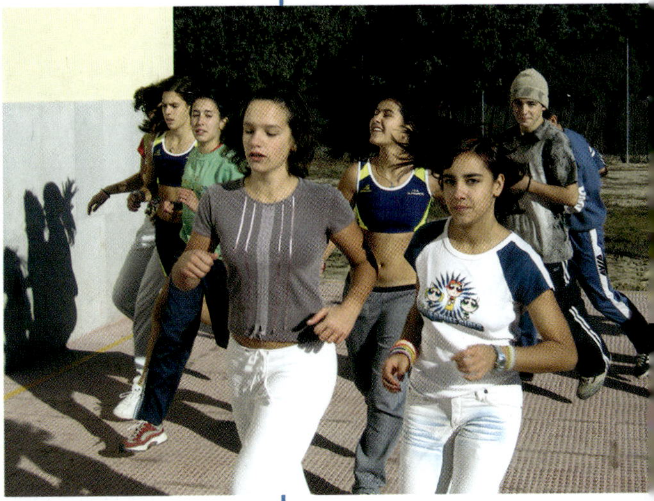

  En la parte principal de una sesión, se pueden realizar dos clases de ejercicios:

  - Ejercicios principales, que son aquéllos que están determinados por los objetivos de la sesión.
  - Ejercicios complementarios, que son aquéllos que tienen funciones diversas: momentos de recuperación, etc.

  Las sesiones que alternan ejercicios principales con ejercicios complementarios ayudan a retrasar la fatiga mientras elevan la carga total" (Navarro y Rivas, 2001).

➤ **Vuelta a la calma** (ver el apartado 7 del Tema 15).

Microciclo

Está constituido por una serie de sesiones de entrenamiento que van desde una duración mínima de dos días hasta una máxima de catorce días, aunque generalmente, por comodidad, se suelen establecer los microciclos semanales (7 días). La estructura de trabajo en un microciclo consta de dos partes, una estimuladora y una restauradora.

La organización interna de un microciclo puede ser muy variada y dependerá del objetivo del mismo. Se establece la siguiente clasificación:

➤ **De ajuste:** se caracterizan por organizarse con bajos niveles de carga y tienen como finalidad preparar las adaptaciones que se dan en el cuerpo humano para un posterior entrenamiento más intenso.

➤ **De carga:** se caracterizan por la utilización de cargas medias que tienen como objetivo la mejora de la capacidad de rendimiento del deportista (ver "Cuadro 1").

➤ **De impacto:** se caracterizan por la utilización de cargas elevadas de trabajo que tienen por objetivo afianzar los procesos de adaptación del organismo.

Lunes	Mañana: CC 15-17 km (75'-85') + 20 min. gimnasio Tarde: CC rápida 6-7 km + 10x200 cuestas
Martes	Mañana: fartlek 10 km + 20 min. gimnasio Tarde: CC lenta 10 km
Miércoles	Mañana: CC lenta 15-20 km + 15 min. estiramientos Tarde: CC lenta 6 km + 3x circuito con implementos
Jueves	Mañana: CC media 15 km (65 min.) + 15x100 Tarde: fartlek 10 km + 15 min. estiramientos
Viernes	Mañana: descanso activo Tarde: CC media y rápida 15 km + 20 min. gimnasia
Sábado	Mañana: jogging cómodo Tarde: competición o CC 13 km a máxima velocidad
Domingo	Mañana: 15 km (50 min.-55 min.) + flexibilidad Tarde: descanso

Cuadro 1. Ejemplo de microciclo de carga empleado por los corredores de fondo keniatas (Fuente: Kosgei y Abmayr, citado en Planificación del entrenamiento deportivo).

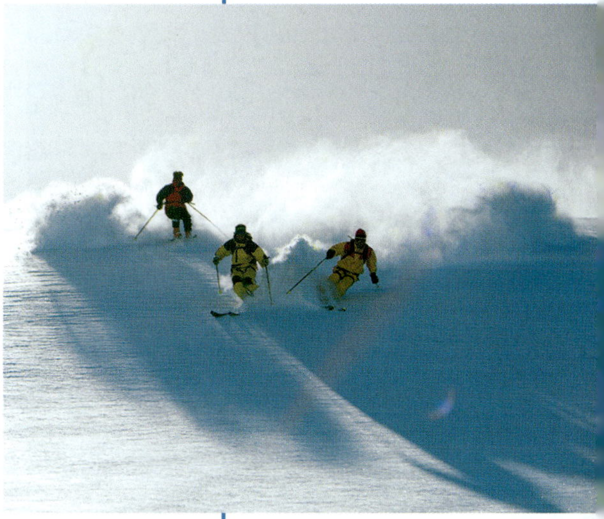

➤ **De activación:** se caracterizan por utilizar cargas específicas muy similares a las de competición, ya que tienen como finalidad la preparación del deportista para la misma.

➤ **De competición:** se caracterizan por integrar en su organización las competiciones con el fin de llegar a ésta en el momento de máxima supercompensación de las capacidades específicas de la prueba.

➤ **De recuperación:** se caracterizan por desarrollar los procesos de recuperación de manera óptima, por lo que las sesiones van encaminadas a este fin. Por lo general, siguen a una serie de microciclos de impacto o competición.

Mesociclo

Representa etapas mayores en el tiempo. Está compuesto por al menos dos microciclos y no más de seis u ocho. Su duración, por lo general, se encuentra influenciada por la capacidad de adaptación a medio plazo del deportista.

Se trata de una fase acabada, dentro del proceso global, que tiene como finalidad lograr el desarrollo de una capacidad u objetivo parcial de todo el proceso. Se pueden establecer tres clases de mesociclos (ver "Cuadro 2"):

➤ **De acumulación:** tienen como objetivo elevar el potencial técnico y motor.

➤ **De transformación:** como su propio nombre indica, tienen como objetivo transformar el potencial de las capacidades técnicas y motoras en capacidades específicas.

➤ **De realización:** tiene como objetivo el logro de los mejores resultados en la competición basados en la preparación realizada.

Mesociclo de acumulación	Mesociclo de transformación	Mesociclo de realización
— Microciclo de ajuste: 3-7 días. — Microciclo de carga: 7-10 días. — Microciclo de impacto: 4-5 días. — Microciclo de carga: 7-10 días.	— Microciclo de carga: 6-8 días. — Microciclo de activación: 6-8 días. — Microciclo de competición: 4-5 días.	— Microciclo de competición: 6-8 microciclos consecutivos que buscan el mantenimiento del mejor estado de forma.

Cuadro 2. Ejemplo de mesociclos para un deporte de equipo

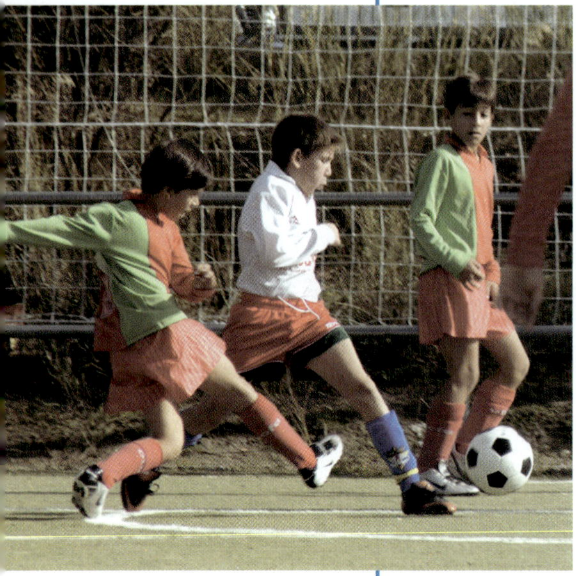

Macrociclo

Es una macroestructura en la que se enmarca el total de objetivos marcados en todo el proceso de entrenamiento. Su organización puede consistir, según los deportes, en las fases que se dan a lo largo de una temporada deportiva (por ejemplo, en natación la temporada de invierno corresponde a un macrociclo y la temporada de verano a otro macrociclo), o bien en un periodo de entre seis y doce semanas que se repite a lo largo de la temporada, que es lo que sucede en la mayoría de las competiciones por equipos como el fútbol, el baloncesto o el béisbol.

Comprende diversos tipos de periodos: de preparación, competitivos y transitorios. Un periodo es un espacio de tiempo que abarca varios mesociclos que tienen un objetivo en común como puede ser el incremento, el mantenimiento o la pérdida de la forma deportiva.

- **Periodo preparatorio:** coincide con las fases de adquisición e incremento de la forma deportiva. Se puede dividir en subperiodo de preparación general y subperiodo de preparación especial.

- **Periodo competitivo:** en los que se persigue el mantenimiento de la máxima forma deportiva. También se puede dividir en dos subperiodos, el precompetitivo y el competitivo principal.

- **Periodo transitorio:** descienden las cargas de entrenamiento, tanto el volumen como la intensidad del trabajo son menores. Su objetivo es recuperar activamente al organismo para poder afrontar nuevas etapas de trabajo.

Ciclo

También se conoce con los nombres de temporada anual, ciclo olímpico... Es la estructura de mayor amplitud e incluye varias temporadas o macrociclos. Suele establecerse en periodos de un año para los deportes de competición anuales, o de varios años o ciclos (generalmente olímpicos, cada cuatro años). Éstos se dan especialmente en el caso de deportes individuales (atletismo, gimnasia...) e incluso puede asociarse con la vida activa del deportista.

Elementos que determinan el entrenamiento

El entrenador maneja una serie de elementos que le permiten racionalizar el entrenamiento y poder adaptarlo a la respuesta biológica del organismo de cada deportista. Entre los principales elementos a tener en cuenta habría que destacar los siguientes:

- **Carga de trabajo:** es la organización óptima de los factores que componen el estímulo externo (la intensidad, el volumen y el contenido del trabajo muscular) y que, teniendo en cuenta el estado del deportista, conducen a un proceso de adaptación al esfuerzo.

- **Intensidad:** es el aspecto cualitativo de la carga. En parámetros fisiológicos diríamos que es la energía que utilizamos para realizar el ejercicio. Se mide directamente mediante la carga e indirectamente por el consumo de O_2, el lactato, las pulsaciones, etc. Por ejemplo, en el entrenamiento de fuerza la intensidad se expresa como un porcentaje de la carga en una repetición máxima y depende de la carga física propiamente (del peso), de la velocidad de movimiento y de la duración de los intervalos de descanso.

- **Volumen:** por si solo no constituye un elemento determinante, pero unido a la intensidad tiene un valor principal en el entrenamiento. Es el aspecto cuantitativo, es decir, la cantidad de la carga. Se suele expresar en kilos, kilómetros, repeticiones, series, tiempo de trabajo...

- **Densidad:** depende del tiempo de ejecución de la carga y de la pausa de recuperación, es decir, es el número de estímulos que recibe el organismo por unidad de tiempo. Los descansos mínimos recomendados para que la recuperación sea efectiva al 100% son:

  - Para ejercicios aeróbicos: 24 a 36 horas.
  - Para ejercicios aeróbicos y anaeróbicos: 24 a 48 horas.
  - Ejercicios anaeróbicos (velocidad y fuerza): 48 a 72 horas.
  - Ejercicios con efecto anabólico (fuerza máxima): 72 a 84 horas.
  - Ejercicios con efecto sobre el sistema neuromuscular (técnica): 72 h.

- **Métodos y tipos de ejecución:** como su propio nombre indica viene determinado por el método o sistema elegido (se comentan en los temas 5, 6, 7 y 8 del libro), por la forma de ejecución de los ejercicios y por la organización de éstos.

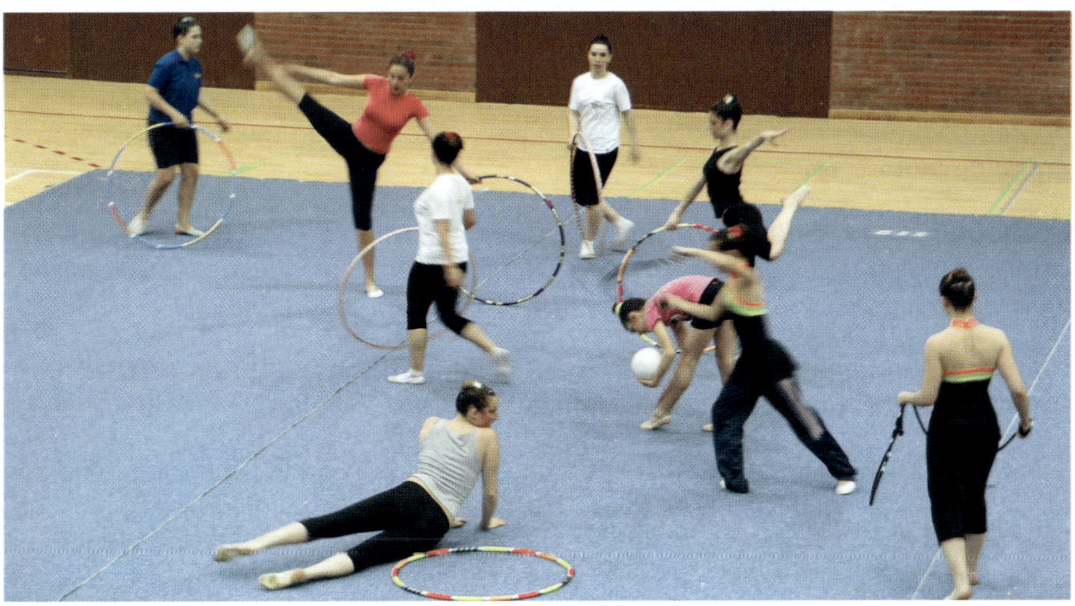

- **Frecuencia:** se refiere al número de veces que se realiza la estructura de organización menor en la de mayor rango. Es importante por el principio de continuidad que tiene el entrenamiento. Por ejemplo, cinco sesiones estimuladoras y dos de recuperación en un microciclo (lunes, martes, jueves, viernes y sábado estimuladoras, y miércoles y domingo de recuperación).
- **Duración:** se refiere al tiempo dedicado a cada sesión en concreto y al tiempo que ocupa esa estructura en una de mayor rango.

8 RIESGOS DEL ENTRENAMIENTO

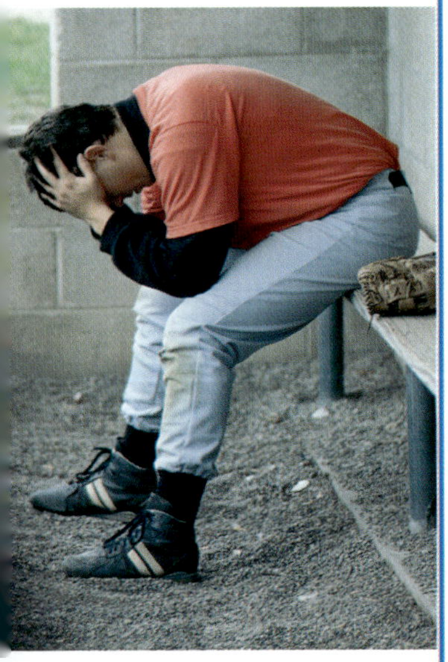

Uno de los principales riesgos del entrenamiento es el **sobreentrenamiento** o **sobreesfuerzo**, que es aplicable a cualquier tipo de entrenamiento y que aparece por realizar ejercicio intenso y prolongado por encima del umbral de adaptación.

La etapa inicial del sobreesfuerzo viene caracterizada por reacciones psicológicas negativas: falta de concentración, aumento de la irritabilidad, poca iniciativa, indiferencia, obsesiones, inseguridad...

Luego vienen los síntomas observables en el rendimiento, como alteraciones en la coordinación, inseguridad física, problemas de ritmo y movimiento, dolores musculares... Se produce una disminución generalizada en las capacidades físicas básicas (principalmente resistencia, fuerza y velocidad) y se necesita un tiempo de recuperación más prolongado.

Unidos a éstos, aparecen los síntomas somático-funcionales: perdida de sueño, de apetito, de peso, gastrointestinales, aumento de las posibilidades de lesionarse o enfermar, un ligero ascenso de las pulsaciones...

También existe el riesgo del **desentrenamiento,** aunque no es tan importante como el anterior, se produce cuando se abandona el entrenamiento y sus peores consecuencias se notan a largo plazo, sobre todo cuando se retoma el entrenamiento.

Cuando el cuerpo deja de entrenar, se producen una serie de cambios que dan como resultado un descenso acusado del bienestar fisiológico de los deportistas y de la producción de trabajo (Fry y otros, 1991).

Por último, un tema siempre polémico es el del **entrenamiento en edades tempranas.** ¿Se debe aplicar un entrenamiento en esas edades?

Tomando como punto de partida la afirmación de Edwin Hahn (Entrenamiento con niños, 1988): "Mediante el análisis de los datos y de los resultados de investigación presentes hasta la actualidad se pudo demostrar que el entrenamiento con niños puede tener un efecto positivo para los mismos en presencia de la responsabilidad pedagógica necesaria", el entrenamiento infantil es aconsejable siempre que se tengan en cuenta las siguientes precauciones:

- La persona que dirija este tipo de entrenamientos ha de ser alguien cualificado en el ámbito de la actividad física: técnicos deportivos, maestros, profesores, licenciados en Educación Física...
- El niño o el adolescente no es un adulto en pequeño, por lo que no se debe de imitar ni el deporte ni el entrenamiento de los adultos.
- Pretender conseguir objetivos antes de tiempo lleva a "quemar" a los niños o adolescentes con un sobreentrenamiento o un entrenamiento no adecuado para su edad.
- Respetar los principios de generalidad y especialización, ya que si ésta se produce a edades tempranas conlleva un acondicionamiento físico prematuro. Por ejemplo, no se puede entrenar a un niño de 12 años como a un fondista, aunque presente un biotipo óptimo para esa actividad, ya que se impediría con ello el desarrollo de otras capacidades o cualidades físicas como la velocidad o la coordinación.
- El entrenamiento, en estas edades, no deber ser un proceso de perfección en el que los objetivos (éxitos tempranos) sólo presenten contenidos encaminados a tal fin, y se olvide el valor pedagógico del entrenamiento: el juego, la derrota, la victoria, el sacrificio, el esfuerzo...
- Evitar cargas pesadas para no provocar osificaciones precoces y alteraciones estructurales en el sistema óseo. Hay que tener una precaución especial en los trabajos de fuerza, y no someter a los niños a cargas grandes, ya que puede verse frenado el desarrollo.
- No descuidar la formación académica y profesional por los éxitos deportivos.

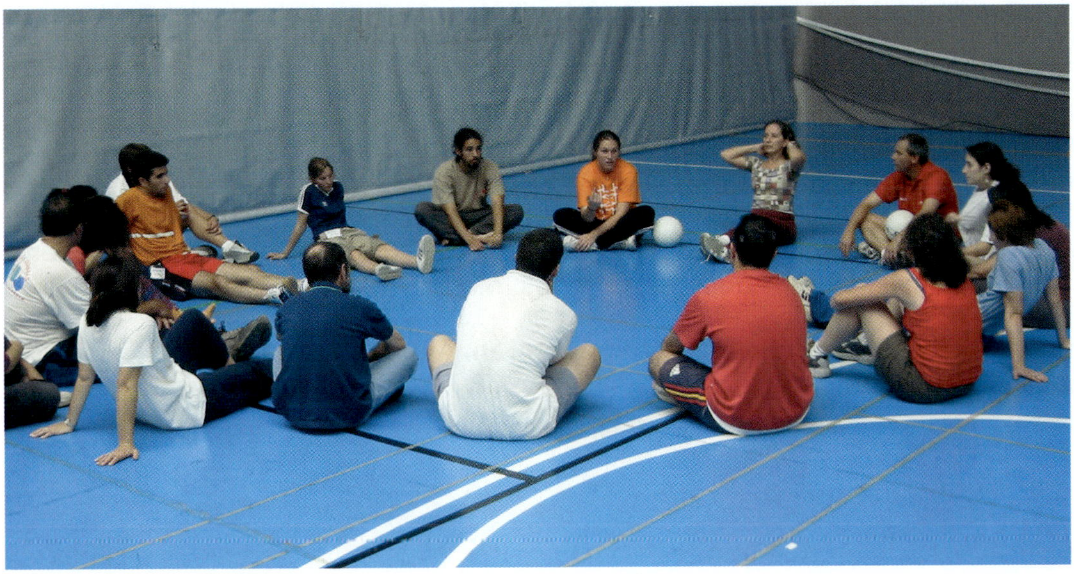

EJERCICIOS

1. Establece la diferencia entre planificación y programación.

2. Indica para qué sirve el entrenamiento.

3. Señala las adaptaciones cardiovasculares que provoca el entrenamiento.

4. Explica la ley de la supercompensación.

5. Comenta las tres posibilidades de repetición del estímulo según la Ley de Seyle.

6. Establece la relación entre los principios de generalidad y de especificidad.

7. Cita los distintos tipos de microciclos y explícalos.

8. Explica la relación entre mesociclos y microciclos y pon un ejemplo.

9. Enumera los elementos que determinan el entrenamiento.

10. Define el término sobreentrenamiento.

SI QUIERES SABER MÁS...

- **Manual de teoría y práctica del acondicionamiento físico.** Autores: De la Reina Montero, Leopoldo y Martínez de Haro, Vicente. Libro on-line gratuito que puede imprimirse, está en formato PDF. Dirección de la página web: **http://cdeporte.rediris.es/biblioteca/libroMTyPAF.pdf**

- **La planificación del entrenamiento deportivo.** Autor: García Manso, J. M., Navarro Valdivieso, F. y Ruiz Caballero, J. A. Editorial: Gymnos. Madrid, 1996.

- **Entrenamiento deportivo. Planificación y programación.** Autor: Verjoshanskij, I. V. Editorial: Martínez Roca, 1990.

SI NO LO LEO NO LO CREO

La **planificación del entrenamiento** deportivo representa el plan o el proyecto de acción a realizar con el proceso de entrenamiento de un deportista para lograr obtener un objetivo determinado.

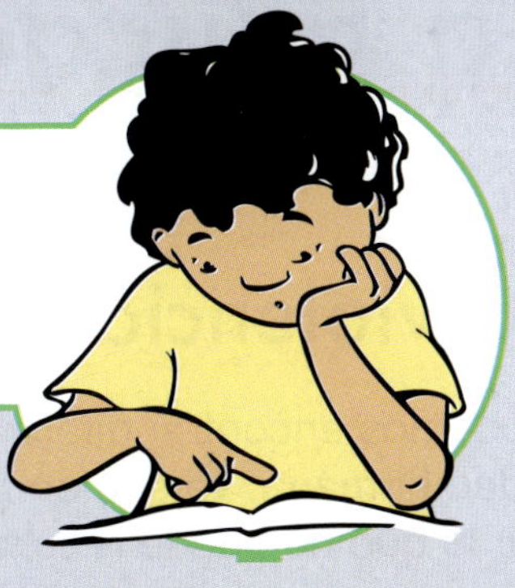

Si existe un entrenamiento raro en este mundo, es el que realiza Monte Pierce con el objetivo de lanzar monedas a 3,5 metros de distancia con las orejas.

Las **llamas** están adaptadas a vivir en los Andes, a grandes altitudes en las que escasea el oxígeno, por ello, la hemoglobina de su sangre absorbe mayor cantidad de oxígeno de la habitual y sus glóbulos rojos tienen el ciclo vital más largo conocido, llegan a vivir 235 días, mientras que la media de los glóbulos rojos humanos es de 100 días.

Si al terminar de entrenar estás "por los suelos", puede ser debido al potasio. Este mineral es indispensable para los músculos. Cuando llega el calor, las pérdidas del mismo por sudoración se incrementan y su falta la notamos en la presencia de debilidad muscular, de fatiga, de disminución del ritmo cardiaco y de lentitud en los reflejos. ¿Cómo evitarlo? Come alimentos ricos en potasio como plátanos, albaricoques, salmón, bacalao, sardinas, tomates, etc.

¡¡Puedes entrenar tu lengua mientras te mueves!! Una forma fácil de saber si estás trabajando en **zona aeróbica** es ver si puedes conversar sin que te falte la respiración mientras entrenas. Es el llamado **test de hablar**.

Tenemos que entrenar nuestro cerebro para no olvidar. Según un estudio publicado en la revista Neurology, cuanto más usas tu cerebro, mejor funciona. En este estudio se comprobó que aquellas personas cuyos trabajos no habían implicado en cierta medida el intelecto eran más propensas a desarrollar la enfermedad del Alzheimer.

Según un estudio finlandés, basta una rutina de ejercicios moderados para prolongar la vida de un diabético y reducir su riesgo de mortalidad en un 17%. Si el ejercicio es más riguroso, se puede conseguir una reducción de hasta un 33%

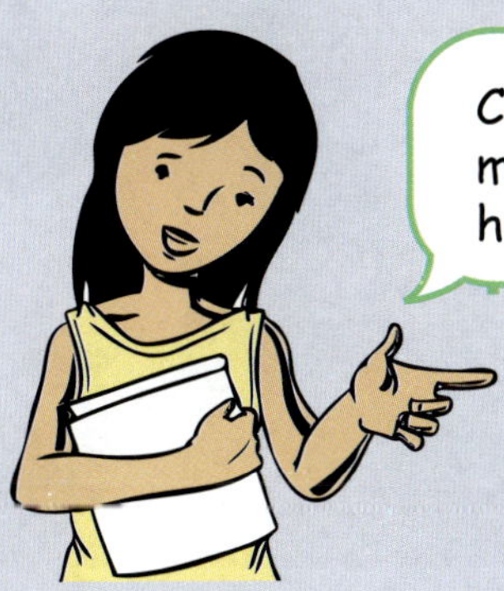

Con la **planificación** se pretende decidir anticipadamente qué se va a hacer en el futuro, cómo se va a hacer y cuándo se va a hacer.

La Educación Física en tu vida

La violencia en el deporte

Podemos encontrar diferentes formas de agresión y violencia en los diversos ámbitos de la actividad humana, ya sea en las relaciones personales, en las familiares, en las profesionales, etc., por lo que no puede resultarnos extraño su aparición en uno de los fenómenos más importantes y característicos de la sociedad contemporánea, el **deporte.**

Según la **UNESCO** (1988), se define violencia como "todo cuanto se encamine a conseguir algo mediante el empleo de una fuerza, a menudo física, que anula la voluntad de otro".

Remitiéndonos a la definición dada de violencia, tendríamos que analizar el abuso de la autoridad, en el que alguien cree tener poder absoluto sobre otro. Los niveles de violencia alcanzados en la actualidad, dentro del mundo deportivo y su entorno inmediato, nos lleva a la realización de un análisis histórico del mismo. Si nos remontamos a la Antigua Grecia, el pancracio era un combate gimnástico similar a la lucha libre actual, y una de las competiciones más populares de los Juegos Olímpicos de aquella época. Arrachian Figaglia, vencedor olímpico de esta especialidad, fue estrangulado cuando intentaba alzarse con su tercer triunfo olímpico, aunque este hecho no le eximió de ser declarado triunfador y coronado su cadáver, al retirarse su rival, por exceso de dolor, tras fracturarse todos los dedos de las manos.

El pancracio practicado por los efebos de Esparta era el más brutal de todos, se mordían e, incluso, se arrancaban, de manera literal, los ojos.

El **boxeo** era también una práctica habitual en la Antigüedad, pero entonces no sólo estaba permitido el uso de los puños, sino también el de las piernas. Los boxeadores se vendaban las

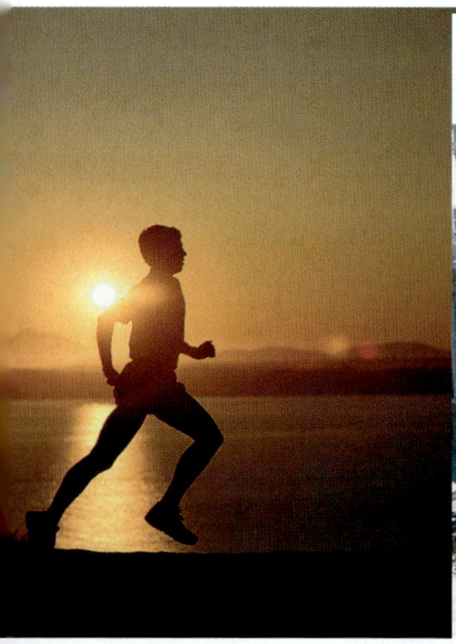

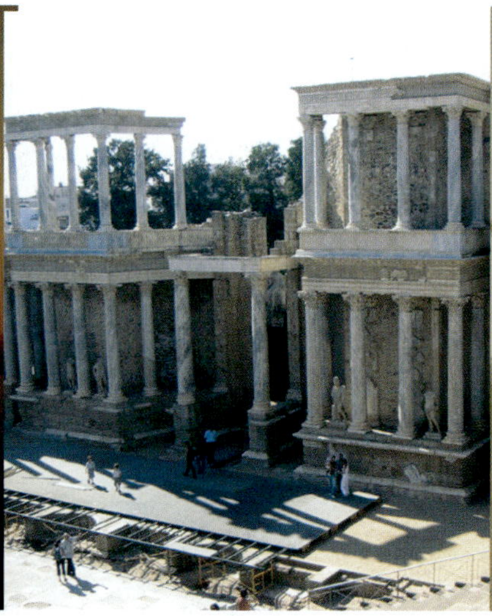

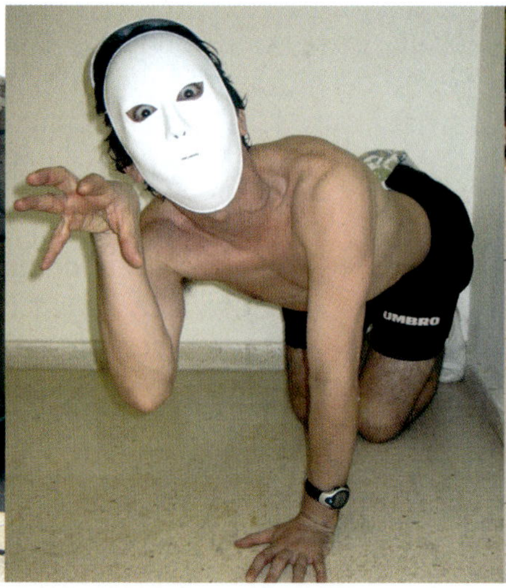

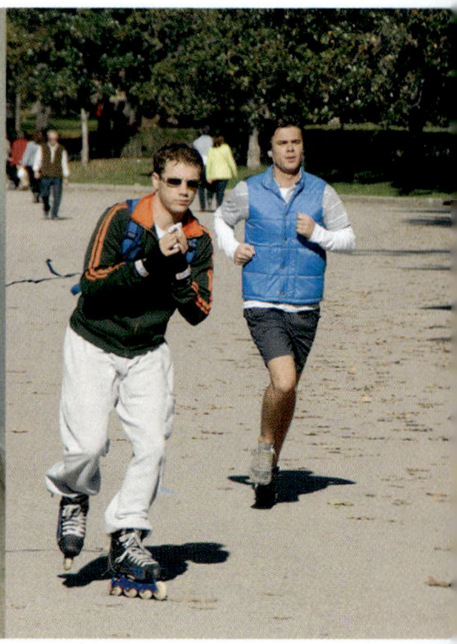

manos con cuero y dejaban libres los dedos para poder clavar las uñas en la cara a sus adversarios. El boxeo era considerado un juego mortal y un entrenamiento para la guerra.

En la Edad Media, las fiestas estaban acompañadas por juegos de pelota bastantes violentos, practicados entre pueblos rivales.

Con la llegada de la Revolución Industrial, el deporte y la actividad física entraron a formar parte de la ocupación del tiempo de ocio de los trabajadores.

Los hechos violentos vividos a diario y relacionados con el deporte en general y el fútbol en particular nos lleva a plantearnos cuál es el rol de cada uno en la sociedad en la que vivimos.

Dentro de las iniciativas tomadas a escala internacional, cabe destacar el papel del Consejo de Europa en el ámbito de la prevención de la violencia en los espectáculos deportivos, que aprobó el principal instrumento de derecho internacional en este campo *El Convenio Europeo sobre la violencia e irrupciones de espectadores con ocasión de manifestaciones deportivas y especialmente de partidos de fútbol*, concluido en Estrasburgo (Francia) el 18 de agosto de 1985.

Finalizamos esta introducción sobre la violencia en el deporte citando a **Montagu** (1993), “la naturaleza humana es buena, lo malo es la educación humana. Tenemos que adaptar ésta a las exigencias de aquélla, y desengañar a la humanidad del mito de la maldad innata del género humano”.

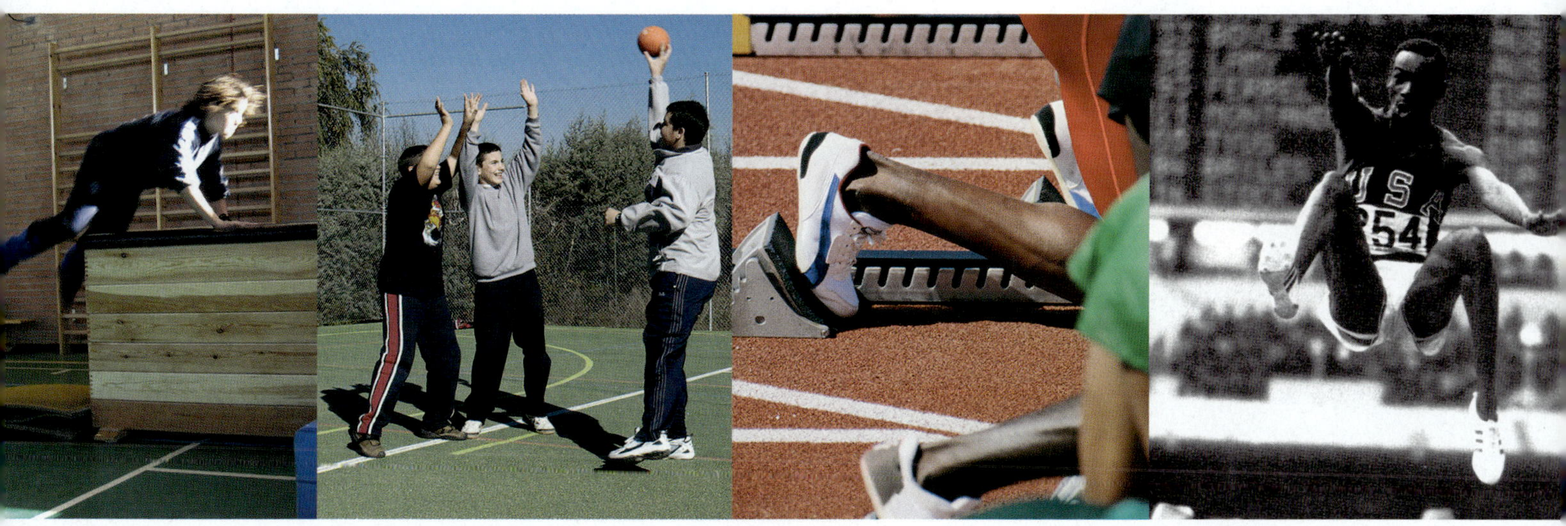

18 La Educación Física en la historia

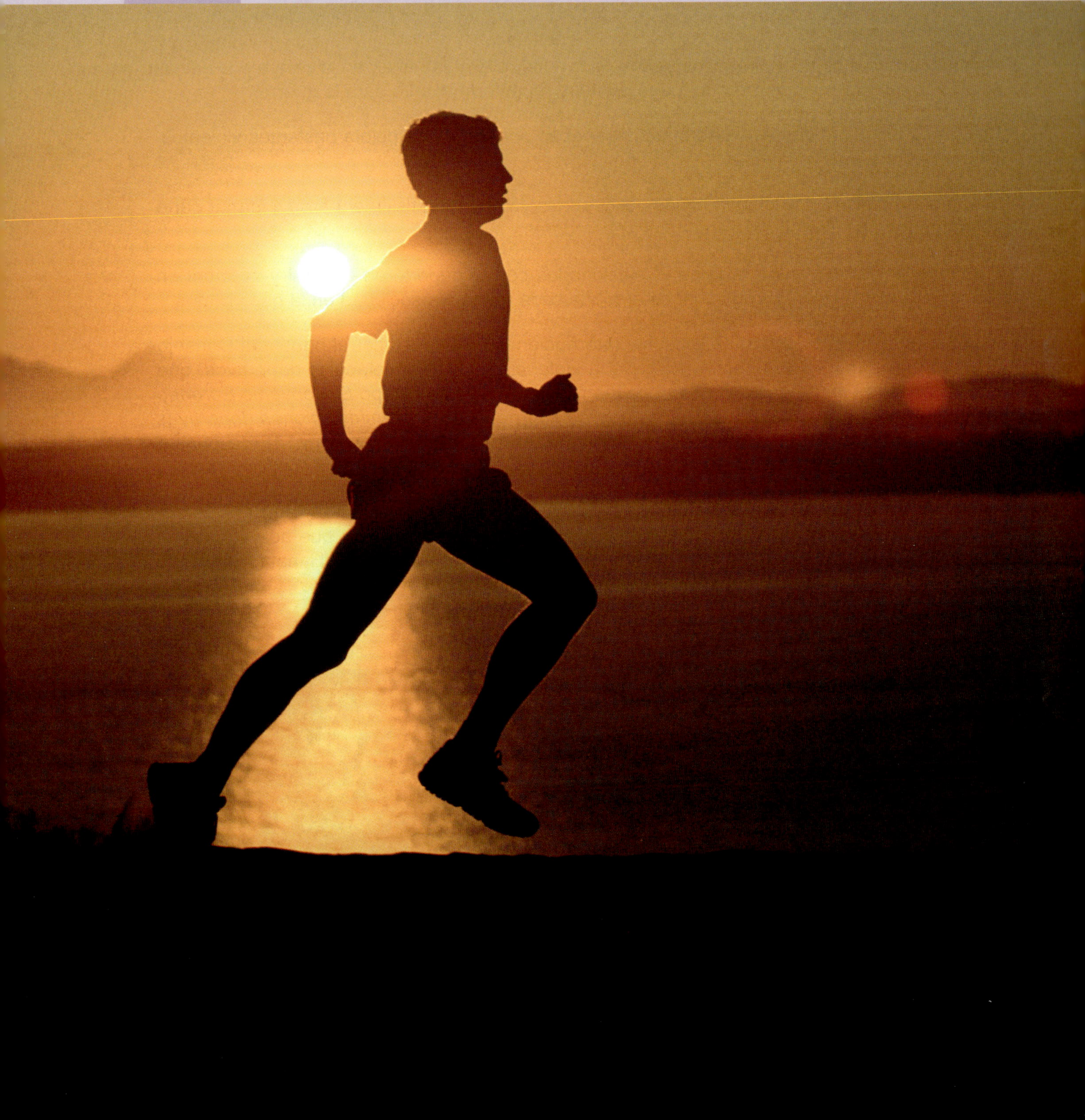

La historia representa un acontecimiento sistemático del pasado. Sirve como medio para evaluar e interpretar la trayectoria de las manifestaciones y del desarrollo de la humanidad en la Antigüedad y el impacto que tienen estos acontecimientos en el presente. Conociendo lo que ocurrió ayer, podremos analizar de manera más fehaciente los acontecimientos históricos presentes y futuros.

La primera gran fiesta panhelénica celebrada en el templo de Olimpia data del año 776 antes de Cristo y desde entonces los Juegos en honor a Zeus se efectuaron ininterrumpidamente cada 4 años. Los habitantes de las diversas ciudades que conformaban Grecia confiaban en que alguno de sus ciudadanos, de entre los que iban a competir, se proclamase campeón. La preparación de los atletas se llevaba a cabo bajo vigilancia de los jueces del torneo. Estas competiciones tenían una duración de cinco días y se celebraban siempre en el mes de agosto.

En el año 472, los Juegos Olímpicos se establecieron como un festival de cinco días. El primer día se empezaba con una inauguración de los Juegos. Esta era una ceremonia para tomar juramento ante el altar de Zeus de no corromper ni matar a sus adversarios, así como de aceptar las decisiones de los jueces. El segundo día, se realizaban carreras de carruajes, carreras a caballo y el péntalo (disco, jabalina, salto largo, carrera pedestre y lucha). Llegados al tercer día de celebración, se hacía el sacrificio principal a Zeus, así como algunos eventos pedestres. Para el cuarto y penúltimo día se dejaba la lucha, el boxeo, el pancratio, que era un combate similar a la lucha libre actual y una de las competiciones más populares de aquellos Juegos Olímpicos, además de las carreras con armaduras. En el quinto y último día se hacía entrega de los premios a aquellos atletas que habían resultado vencedores, se daba las gracias al dios Zeus y se celebraba un banquete.

El trofeo recibido por los deportistas de la época consistía en una corona de olivo, la cual, por tradición, tenía que haber sido cortada con un cuchillo de oro por un niño de 12 años, cuyos padres aún vivieran. Además de la corona, los vencedores de los Juegos eran nombrados y considerados héroes, y su manutención, a partir de ese momento, corría a cargo de sus respectivas ciudades y, por consiguiente, también de sus vecinos.

El agasajo a los triunfadores era una parcela importante, pero, tal vez, el mejor premio que recibían los habitantes de Grecia durante la celebración de los Juegos era la ekecheiria, o tregua sagrada, durante la cual los diversos gobernantes se comprometían a la suspensión de todo tipo de actividad guerrera. En esta época, sólo podían participar en los Juegos atletas griegos libres y únicamente varones que contaran con una alta capacidad física y que estuviesen bajo un programa de entrenamiento como mínimo de 10 meses antes de la competición. Además de esto, los atletas no podían tener antecedentes criminales y debían hacer un juramento de acuerdo a las reglas y el honor.

Los deportistas competían totalmente desnudos y descalzos, aunque esta práctica no fue costumbre habitual desde el comienzo de los Juegos, ya que, en sus primeras ediciones, los atletas se cubrían con un taparrabos. Fue a partir de la XV Olimpiada cuando se instituyó la desnudez de los atletas durante la competición.

Durante años existió solamente una categoría dentro de los Juegos, sin distinción de edad. Fue posteriormente cuando se establecieron tres categorías: infantiles (hasta los 18 años), imberbes (de 19 a 20 años) y hombres (más de 20 años).

Es curioso destacar que como las mujeres no podían participar en estos Juegos, ellas formaron los suyos propios. Estos Juegos llevarían el nombre de Héroe. Fueron fundados por Hippodamiea con el fin de celebrar sus bodas con Pelops. Estos Juegos consistían en carreras pedestres.

De la época antigua, pero de una etapa más reciente, debemos destacar la figura de Espiridon Louis, un pastor griego seleccionado casi a la fuerza por un oficial del ejército y máximo héroe de los Juegos Olímpicos del año 1896, tras vencer en la prueba de maratón. Obtuvo los servicios del carnicero y del barbero de la ciudad hasta el fin de sus días.

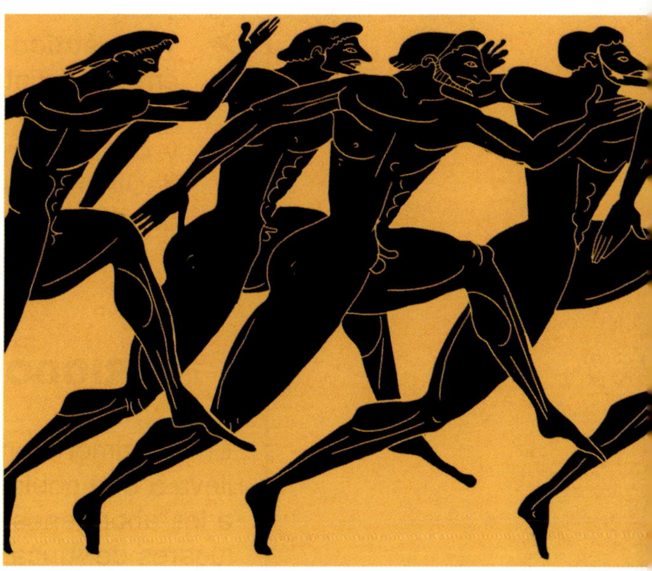

1 INTRODUCCIÓN

La actividad física está relacionada con el hombre desde sus orígenes. El movimiento físico es básico para el individuo, pero antiguamente no se tenía intención de utilizar la actividad física como medio educativo, sino como fin, por lo que no se puede hablar de Educación Física en su sentido más literal, sino que debe hablarse de su evolución y de sus distintas funciones a lo largo de la historia: anatómico-funcional, agonista, religiosa, expresiva, económica, educativa, social, militar...

¿Sabías que...

... el cacique era el líder del grupo social y que, en la mayoría de los casos, éste era elegido por ser el más capacitado en las destrezas físicas?

Esas funciones respondían a las necesidades que el individuo tenía en los distintos periodos históricos y de ellas se derivó la concepción actual de Educación Física y Deporte como ciencia, y su vinculación directa con el sistema educativo, sin olvidar toda la cultura deportiva que se genera alrededor de la misma.

Esta evolución se puede englobar en los cuatro fines principales para los que ha sido utilizada la actividad física a lo largo de la historia:

- **Supervivencia e interacción ambiental:** en un principio servía de preparación a la persona para adaptarse y afrontar los peligros de un ambiente externo hostil.
- **Comunicación–expresión:** la mímica es la manera más rudimentaria que tienen las personas para relacionarse con el resto de los seres humanos. Debido a que en un principio el lenguaje no existía o era muy rudimentario, se cree que las poblaciones primitivas utilizaban el movimiento como medio de expresión de las emociones humanas y de las manifestaciones sociales.
- **Bélico-militar:** se utilizaba conjuntamente con las anteriores, de manera que se desarrollaban las aptitudes físicas y las destrezas motoras específicas, para así preparar al individuo para los numerosos eventos bélicos.
- **Terapéutico–deportiva:** aunque se ha manifestado a lo largo de la historia en los distintos periodos (China, India, Grecia...), será en la época actual cuando más se desarrolle la actividad física como un medio para el bienestar y como un entrenamiento para participar en competiciones deportivas, es decir, como una manera para desarrollar la cultura física y expresar la belleza del cuerpo.

2 PERIODO PRIMITIVO

En un primer momento, el hombre se encuentra en la Edad de Piedra, lo que nos lleva a una población primitiva rudimentaria comparable, salvando las distancias, a los aborígenes que en nuestra época moderna aún se encuentran en algunos lugares de África, Sudamérica y Australia.

La necesidad fisiológica principal del hombre primitivo, saciar el hambre, le obliga a realizar actividades físicas o destrezas de supervivencia ante un ambiente físico hostil. Para poder satisfacerla se requería un gran nivel de aptitud física que permitiese tener protección frente a posibles enfermedades y ante las inclemencias del tiempo, ser capaz de defenderse ante animales u otros hombres, y controlar el entorno: correr, nadar, cazar, pescar, lanzar...

En la etapa del Neolítico, cuando las poblaciones primitivas evolucionaron socialmente y se constituyeron los primeros grupos o tribus, se puede pensar que la Educación Física hubiera aparecido de manera rudimentaria en la enseñanza de las destrezas físicas requeridas para el control del ambiente.

Los primeros maestros habrían sido los padres o los hombres y mujeres dominantes de los grupos, que adiestrarían a sus hijos en el uso de las extremidades para lanzar, correr, trepar, coger, nadar...

Dicho adiestramiento les permitiría llevar a cabo las actividades básicas para su supervivencia, como cazar, recolectar y pescar, pero no sería hasta más tarde, al dejar la población primitiva de ser nómada, cuando aparecería la especialización y con ella un mayor control sobre el medio.

El baile sería, probablemente, el comienzo del movimiento corporal organizado, además de una manera de comunicación y de expresión que, unida a los juegos (de imitación principalmente), serían los medios utilizados para el aprendizaje de las destrezas anteriormente citadas.

Conforme las civilizaciones primitivas se fueron haciendo cada vez más estructuradas y complejas, las actividades físicas fueron transformándose hacia una mayor especialización en los juegos, en los rituales y en los entrenamientos para la caza y la guerra.

3 PERIODO ANTIGUO

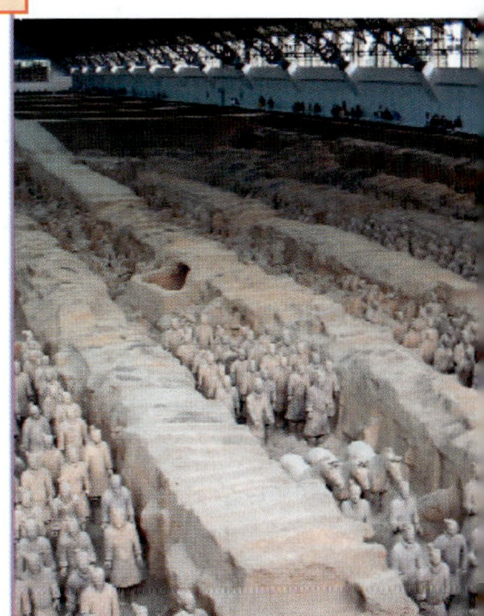

En este periodo destacan dos áreas geográficas por el desarrollo que alcanzaron las civilizaciones en ellas asentadas:

1. Lejano Oriente: China e India.
2. Cercano Oriente: Sumeria, Egipto, Palestina, Siria y Persia.

La primera civilización importante del lejano oriente es China, cuya existencia abarcó del 2500 antes de Cristo al 1200 después de Cristo. Su vida giraba en torno a las prácticas religiosas: taoísmo, confucionismo y budismo. Poseían una filosofía espiritual, sosegada y sedentaria, con una sociedad basada en la familia y muy aislada, basta pensar, como ejemplo de esto último, que una de las finalidades de la construcción de la Gran Muralla era la de evitar las influencias de otras culturas.

Este planteamiento no parece muy propicio para que se desarrollasen actividades físicas, pero, a través de retratos, utensilios, esculturas... que se conservan de la época, se sabe que la actividad física estaba presente en la sociedad china mediante bailes, luchas (con y sin implementos), arquería, lanzamientos de piedras..., pero siempre desde una visión espiritual y como culto religioso.

Durante la dinastía Chou, se desarrolló una vida cultural muy peculiar y organizada, con leyes, costumbres, familias, sistemas... En ella, la actividad física adquirió una nueva función, la terapéutica, y se realizaban movimientos gimnásticos dirigidos particularmente hacia la prevención de enfermedades y a mantener el cuerpo en buenas condiciones físicas (Sambolin, 1979). De esos movimientos de naturaleza terapéutica surgieron disciplinas como e**l yoga,** el ***kung-fu,*** etc.

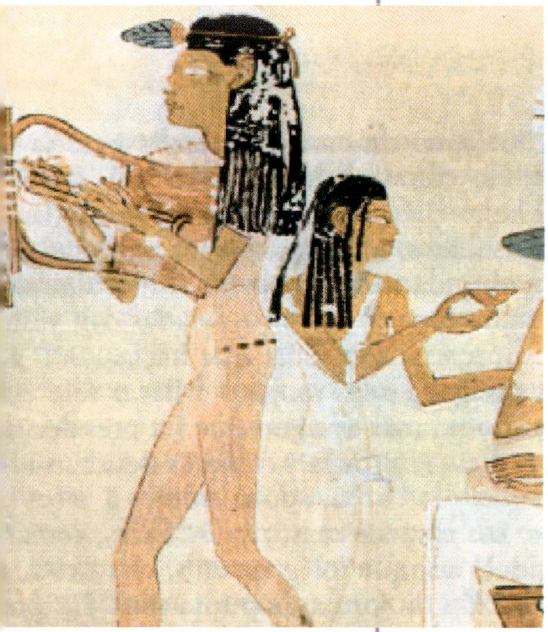

Estas actividades físicas continuaron practicándose después de la dinastía Chou, y se incluyeron otras como montar a caballo y, posteriormente, el polo. También se popularizaron las **artes marciales**, en las que el movimiento físico se une a la filosofía espiritual para el cuidado del cuerpo y la mente. Se puede pensar que la Educación Física está representada en este periodo por este tipo de prácticas, dado que se utiliza como medio de enseñanza tanto física como moral.

La segunda civilización más importante del Antiguo Oriente es India, que data también del 2500 antes de Cristo y llega hasta el 500 después de Cristo. Coexistió con la anterior, y existen grandes similitudes entre las dos sociedades.

Se caracterizaba también por la espiritualidad y por las practicas religiosas, por lo que la mayor parte de las actividades físicas estaban relacionadas con la religión. Sería en las clases altas donde la Educación Física habría aparecido mediante el baile y la música, que incluían una serie variada de movimientos corporales coordinados y de posturas conjuntas a los ejercicios respiratorios.

Sin embargo, se ha especulado que, como ocurriría en la civilización china, es casi imposible que los niños y que los jóvenes no practicasen actividades físicas mediante el juego. Se cree que entre la población infantil y juvenil de ambas sociedades se practicaban juegos de percusión, carreras, bailes y luchas (Sambolin, 1979).

Por el contrario, las civilizaciones del Cercano Oriente (Sumeria, Egipto, Palestina, Siria y Persia) no estuvieron tan influenciadas por el culto religioso y la filosofía espiritual. Tampoco tuvieron una sociedad tan organizada, estructurada y rígida como las del Lejano Oriente, por lo que la actividad física no tendría una función preventiva y terapéutica, sino que su función sería mayormente militarista y, en mayor medida, recreativo-religiosa.

Las actividades físicas realizadas en estas sociedades fueron muy dispares: baile, equitación, arquería, lanzamientos, luchas, uso de armas, carreras de carruajes, juegos con bolas... En ocasiones, estas actividades tuvieron, sobre todo en Egipto, un significado religioso vinculado a la adoración de algún dios.

Cabe destacar, por último, el programa de Educación Física desarrollado por la civilización persa, que se basaba en un entrenamiento físico y moral de los jóvenes, y que consistía en actividades como montar a caballo, arquería, marcha, caza y juegos encaminados al combate, todo ello, sin olvidar la educación moral de la persona.

¿Sabías que...

... el rey Cyrus el Grande (550-529 antes de Cristo) fundó el mayor imperio conocido hasta aquel momento, el Imperio persa, gracias a que contaba con un poderoso ejército formado por las tropas mejor preparadas de la época?

4 PERIODO CLÁSICO

En el periodo clásico hay que destacar dos grandes civilizaciones: Grecia y Roma.

Grecia es considerada como la cuna de la civilización occidental. Se trataba de una sociedad emprendedora, dinámica y progresista. Estaba compuesta por distintas ciudades-estado, llamadas polis, cada una con un gobierno, una filosofía y una cultura diferente. Entre todas ellas destacaron las ciudades de Atenas y Esparta.

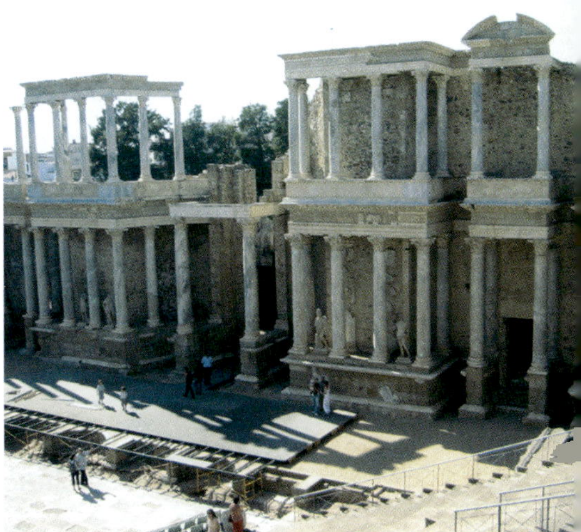

En estas polis existían clases sociales, sobre todo en Atenas, y sólo unos pocos poseían la ciudadanía (este privilegio se adquiría por nacimiento), mientras que el resto de las personas eran esclavos encargados de realizar el "trabajo duro": construcción de edificios públicos y templos, explotación de minas...

Vivían de la agricultura, de la ganadería, de la caza, de la pesca y del comercio, según fuera la situación geográfica de la polis. En un principio, el poder político, jurídico, militar y religioso recaía en las familias aristocráticas (oligarquía), pero con el tiempo, la evolución social griega crearía alternativas que fueron desde la tiranía hasta la democracia. La cultura griega se fundamentó en las ideas de los grandes filósofos y pensadores de la época, como Platón (427-347 antes de Cristo), Aristóteles (384-322 antes de Cristo), los sofistas...

Platón fundó la Academia, un gimnasio situado junto a los jardines dedicados al héroe Academo, en el cual enseñaba a sus discípulos. En un principio, reconoció la importancia de educar al individuo en su totalidad, es decir, desarrollando el plano intelectual, el espiritual y el físico, aunque finalmente se decantaría por una enseñanza intelectualista y espiritual, y se alejó del aspecto físico.

Su discípulo Aristóteles crearía una escuela filosófica llamada Liceo en la que recuperó el ejercicio natural para la educación, y lo enfocó a la enseñanza médica y a la salud. Definió a la parte teórica como gimnástica y a la parte práctica como gimnasia. Ésta última iría perdiendo importancia con el paso del tiempo.

Aunque la actividad física en esta época no alcanzaría gran importancia en la educación, si lo hará, sin embargo, en la sociedad, y muestra de ello será la creación de los Juegos Olímpicos, máxima aportación de los griegos a la historia de la actividad física (ver “Tema 20”).

La segunda gran civilización de este periodo, Roma, se desarrolló desde el año 500 antes de Cristo hasta el año 27 después de Cristo. En cuanto a la actividad física, su principal función, en este periodo, era la militar, de manera que todo ciudadano romano entre 17 y 60 años debía desarrollar las capacidades físicas necesarias para la guerra (lucha, fuerza, resistencia, agilidad…) y así poder servir al estado cuando éste se lo solicitase. No se debe olvidar que Roma llegó a ser un gran imperio gracias a su ejército. Los soldados seguían un entrenamiento riguroso e inflexible, donde destacaban ejercicios como la marcha, los saltos, la natación, los lanzamientos…

Los pensadores más importantes en Roma fueron Cicerón, Juvenal y Quintiliano, que estaban influidos por la herencia griega, por lo que la Educación Física siguió relegada a un segundo plano, dejando el ejercicio físico para los gladiadores y los soldados.

Una de las características principales de la actividad física en esta época es la dimensión de **espectáculo**, ya que adquieren gran relevancia las actividades celebradas en el circo, compuestas de luchas sangrientas entre gladiadores y fieras, carreras atléticas, carreras de cuadrigas… La práctica física era un privilegio de las clases altas de la sociedad romana, que en algunos casos practicaba juegos atléticos y de pelota, así como otras formas de ejercicio físico, antes de entrar en las termas.

¿Sabías que...

... en el año 394 después de Cristo, el emperador Teodosio I ordenó la abolición de los Juegos Olímpicos por su influencia pagana?

Es preciso destacar dos figuras importantes en la actividad física de esta época, Juvenal y Galeno, ya que con ellos adquiere un sentido sanitario que aún perdura. El primero acuñó el popular dicho ***mens sana in corpore sano***, que puede considerarse como el emblema de la Educación Física, mientras que el segundo destacó por su función **médico-entrenador** de los gladiadores.

A partir de todo lo expuesto anteriormente, se pueden resumir en tres los campos de actuación de la actividad física en la época romana:

- **Ejército:** las legiones romanas fueron el medio de conquista de otros pueblos y la base de la creación del Imperio romano. El ejército constituía el principal foco de atención de esta sociedad y en él tenían que implicarse todos los ciudadanos romanos.

- **Circo:** podría decirse que se trata de una evolución empobrecida de los Juegos Olímpicos griegos. Los emperadores romanos engrandecían su mandato con la organización de espectáculos de circo en los que se realizaban carreras atléticas, carreras de cuadrigas, combates entre gladiadores...

  Las carreras de cuadrigas y los combates entre gladiadores son de aportación romana y, por lo general, eran actividades crueles y sangrientas, en su mayor parte mortales. Sin embargo, tenían una gran aceptación entre la población romana, hasta el punto de buscarle una explicación moral a este tipo de actividades. Se consideraban una selección natural de los mejores hombres para la lucha y una forma de conseguir nuevos aprendizajes en el manejo de armas, de técnicas de combate y de técnicas militares.

Los gladiadores eran profesionales de este tipo de actividades y contaban con un entrenamiento específico que los preparaba para la lucha. Esta clase de espectáculos perdurarían hasta la era cristiana, en la que fueron abolidos por considerarlos demasiado violentos.

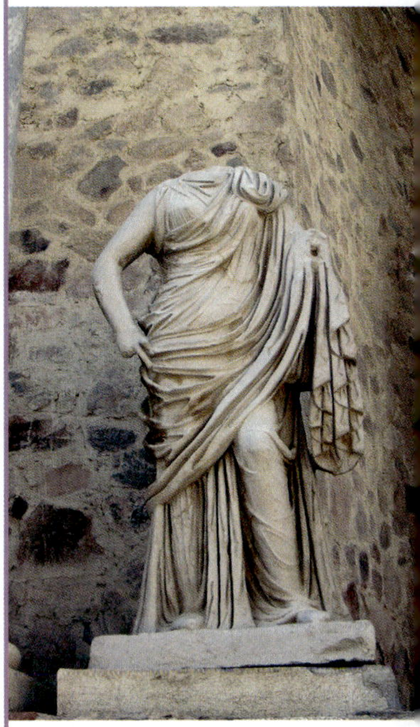

- **Termas y baños:** estos lugares están unidos al tiempo de ocio de los romanos. En ellos se reunían las clases altas para relajarse y para realizar actividades físicas. Esta costumbre provenía del Lejano Oriente. Fue introducida por Alejandro Magno y podría compararse a los gimnasios griegos en cuanto a la función que cumplían.

  Las termas estaban constituidas por jardines, gimnasios, canchas de juego de pelota, bibliotecas, salas de reuniones y todo tipo de baños. Se construyeron numerosos baños termales repartidos a lo largo de todo el imperio y fueron una de las principales construcciones romanas.

  Al igual que sucedió con el circo, las termas se abolieron con la llegada del cristianismo, ya que la permisibilidad moral que se daba en estos baños públicos era contraria a los principios cristianos.

5 PERIODO DE LA EDAD MEDIA

Todos los historiadores coinciden en que la Edad Media abarca desde la caída del Imperio romano en el año 476 hasta mediados del siglo XV. Es un periodo de transición entre la decadencia de la civilización romana y el periodo del Renacimiento, puesto que la evolución social se estanca.

El sistema de organización socio-económico y político que destacó en este periodo fue el feudalismo, en el cual el poder lo ostentaban los señores feudales, la Iglesia y los reyes.

La educación, la cultura y las costumbres sociales estarán marcadas por la Iglesia, que será quién establezca las características de esta etapa, ya que su poder fue absoluto. La religión cristiana se alejó de las corrientes platónicas para acercarse a las aristotélicas, y concibió al ser humano como dos partes diferenciadas pero inseparables, el alma y el cuerpo, aunque lo realmente importante era el alma, y el cuerpo solamente el "recipiente" para contenerla.

Debido a esta creencia la Iglesia dejó a un lado la educación del cuerpo e intentó abolir las manifestaciones físicas como el juego, los deportes y los espectáculos deportivos. No lo consiguió totalmente, ya que se realizaban **torneos, justas,**

cacerías, juegos de pelota..., aunque, por norma general, estaban dirigidos a la nobleza.

La Educación Física, en este periodo, tendría una función militarista. Estaba destinada a los caballeros, en su mayoría señores feudales o nobles. La educación que recibía un niño para convertirse en caballero comenzaba a los 7 años y abarcaba un largo espacio en su vida. En un principio, aprendía cortesía y etiqueta de la corte, además de ayudar en las tareas del castillo, y practicaba actividades físicas tales como boxeo, carreras, esgrima, saltos, trepa, natación... A los 14 años pasaba a ser escudero y era asignado a un caballero. Éste era un periodo de prácticas en el que se ejercitaba en la caza, las carreras de caballos, la arquería, los combates con espadas y a caballo... A la edad de 21 años, si estaba convenientemente preparado, era nombrado caballero.

6 PERIODO DEL RENACIMIENTO Y LA ILUSTRACIÓN

La primera etapa de este periodo, el **Renacimiento**, comprende la segunda mitad del siglo XV y todo el XVI. Como su propio nombre indica, se trata de una época de resurgimiento del saber que repercutió positivamente en la cultura y en la sociedad, al cambiar la percepción del hombre. Éste pasa a ser el centro de atención (humanismo), y relegó lo divino, que hasta ese momento constituía el principal foco de atención, a un segundo plano.

Pensadores de esta época como Erasmo de Rotterdam, Leonardo Da Vinci o Tomás Moro cuestionarán e intentarán cambiar la concepción sobre el destino del hombre y de la clase social a la que pertenecía, defendiendo la idea de que se podía cambiar el destino de las personas por medio de una educación global (el hombre constituye un todo) e individualizada de todos los ciudadanos.

Esa forma de pensar supone una revolución cultural en la que vuelve a cobrar importancia la educación en el desarrollo y en la formación de las personas, y se incluyó de nuevo la formación física junto con la formación intelectual y espiritual.

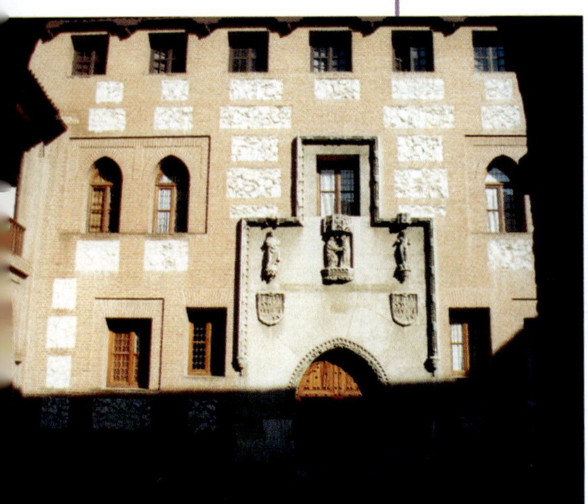

Es en el siglo XV cuando aparece el primer indicio sobre la utilización de la actividad física como medio educativo. Sucedió en la **Casa Giocosa**, una escuela fundada por Vittorino da Feltre. Éste fue el primer humanista en desarrollar un programa de Educación Física. Le otorgó un valor académico equiparable al resto de disciplinas que componían el proceso educativo, ya que la consideraba indispensable para el aprendizaje de otros campos del saber. Este programa estaba compuesto por carreras, bailes, arquería, pesca, natación, esgrima, lucha, caza y saltos, y estaba dirigido a los hijos de los príncipes y de las familias nobles.

La evolución de la educación en el siglo XVII, llamado de la razón o de las luces, está marcada por grandes pensadores y filósofos como Descartes, Bacon o Locke, precursores de la **Ilustración**, una nueva forma de pensamiento que se extendería hasta finales del siglo XVIII y que introdujo el uso del método científico y la pedagogía, que se consideró como una ciencia para educar al individuo en el ámbito de la razón.

En esta época se comenzó a prestar una atención especial a la formación física del niño en sus primeros años de vida, y se le dio el nombre de crianza física o educación física. En la etapa adulta, la Educación Física servía para desarrollar y mantener el bienestar general, y también como medio recreativo y para fines militares.

Partiendo de las ideas filosóficas de los autores anteriores otros como Montesquieu, Rousseau, Voltaire, Kant, Guths Muths (padre de la gimnasia pedagógica), Jovellanos... serán los líderes intelectuales de la Ilustración a largo del siglo XVIII. Se trata de una etapa marcada por el cambio social y político que revolucionó también la educación, que toma rango de utilidad pública. En ella, la Educación Física continuará adquiriendo mayor importancia dentro de la educación global del hombre y la mayoría de los autores anteriormente citados la incluyen en sus programas para educar al individuo.

7 PERIODO CONTEMPORÁNEO

Diversos acontecimientos históricos acaecidos en diversas naciones europeas marcarán el pensamiento de la época y será en el siglo XIX, con la revolución industrial, cuando se produzca en la sociedad un conflicto en el ámbito político-ideológico que alcanzará también al ámbito educativo. Se gestaron las teorías pedagógicas modernas del sistema escolar, en las que la Educación Física tendrá un papel importante que estará marcado por diversas corrientes:

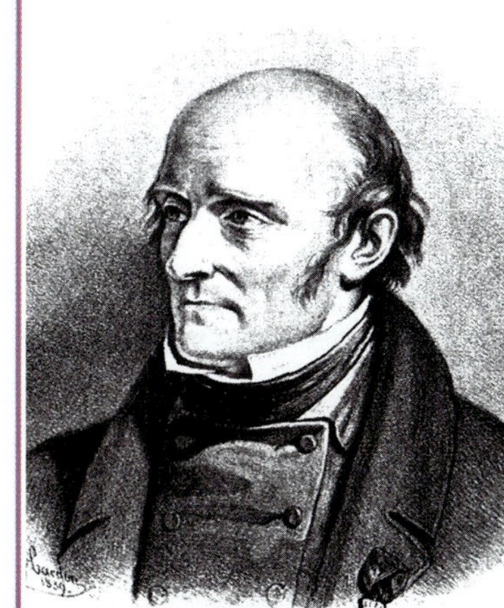

- **Corriente analítica:** destaca **Per Henrik Ling**, fundador de un sistema gimnástico en Suecia. Fue director del Real Instituto Central de Gimnasia en Estocolmo (está considerado el primer INEF de la historia), en donde los estudiantes se entrenaban en una de las tres clases de gimnasia de su programa: educativa, militar y médica. Su gimnasia tenía una triple finalidad, higiénica, correctiva y como fomento de la salud, y se caracterizaba por un tratamiento analítico y estático del cuerpo que consistía en la movilización de los distintos segmentos corporales de manera libre o con aparatos.

- **Corriente natural:** sus figuras más representativas son **Amorós** y **Herbet.** El primero fue un militar español, seguidor de las teorías de Pestalozzi, que fundó en Madrid el Real Instituto Pestalozziano de Educación Civil y Militar, y alcanzó gran auge y prestigio, pero que, con la derrota de Napoleón en la guerra de la Independencia, fue acusado de afrancesado y tuvo que exiliarse en Francia, donde desarrolló y promovió la Educación Física. Herbet, por su parte, se inspiró en Amorós y desarrolló un programa físico para educar globalmente al individuo utilizando, para ello, los recursos naturales: carreras, saltos (locomociones primarias), trepas, reptación (locomociones secundarias) y actividades utilitarias, de defensa y recreativas.

- **Corriente rítmica:** la Educación Física se desarrolla desde una visión expresiva, es decir, se utiliza la actividad física para comunicar gracias a la perfección técnica y a la relación entre la rítmica musical y el propio ritmo corporal. Los autores más importantes de la misma son **Dalcroze, Duncan** (danza liberadora-emocional) y **Bode** (gimnasia expresiva).

- **Corriente deportiva:** con el auge de los deportes en la sociedad, se produce un gran cambio en la actividad física y, con ello, en la Educación Física, ya que se opta por incluir en los planes de estudios distintos deportes, sobre todo los colectivos e individuales de oposición. Se destacan las características especiales de este tipo de prácticas y el predominio en las mismas de las actitudes (solidaridad, relación, comunicación, superación…) sobre las aptitudes. La figura más importante de esta corriente será **Arnold** (director de la Escuela de Rugby en Gran Bretaña), que influyó directamente en el auge en Estados Unidos de deportes como el baloncesto, el fútbol americano, el atletismo…, tan arraigados en la educación de este país.

  Esta corriente continúa aún vigente en los sistemas educativos actuales. La gran difusión y repercusión que tiene el deporte en nuestra sociedad ha supuesto un gran cambio en la idea de actividad física y ha dado lugar a la aparición de conceptos como entrenamiento, periodización, programación, profesionalización (deporte de élite), espectáculo, publicidad..., que, en algunos casos, poco o nada tiene que ver con el deporte, pero que han condicionado su evolución histórica.

8 TENDENCIAS ACTUALES

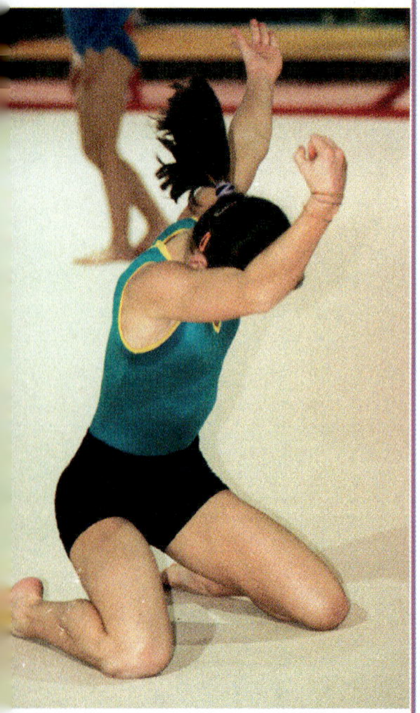

Las tendencias de la Educación Física desde principios del siglo XX hasta nuestros días pasan por cinco campos: la educación psicomotriz, la educación físico-deportiva, la expresión corporal, la educación física escolar y la educación física para la salud.

- **Educación psicomotriz:** se trata de una corriente específicamente pedagógica, heredera de las ideas de Rousseau y de la corriente natural, que se fundamenta en las obras de **Piaget y Wallon.** Éstos relacionan el desarrollo motor y el desarrollo intelectual y crean la llamada educación psicomotriz, según la cual, a través de los movimientos del cuerpo, el individuo puede expresar su personalidad y su inteligencia cenestésica, espacial y comunicativa.

  La corriente psicomotricista cambia la idea del movimiento, el cual se ve más como un medio que como un fin. El máximo exponente de la misma fue **Le Boulch,** impulsor de la educación por el movimiento, que sitúa a la Educación Física como una de las principales disciplinas del conocimiento humano, desde la etapa infantil hasta la madurez, para conseguir el desarrollo global del individuo.

La educación psicomotriz, también llamada psicomotricidad, entró con fuerza en el ámbito escolar. Se consideró una educación de base en la escuela elemental, y su influencia en la Educación Física fue muy importante, ya que aportó nuevas ideas y métodos de trabajo. En la actualidad sigue estando muy vigente.

- **Educación físico-deportiva:** otro hecho fundamental del siglo XX, especialmente después de la segunda guerra mundial, es la transformación del deporte en un espectáculo comercial, lo que ha dado como resultado la profesionalización de los deportistas y una exagerada competitividad, además de la politización de las prácticas deportivas en algunos casos.

  En la actualidad, la Educación Física, aunque está muy marcada por la gran difusión de los deportes, se extiende a todos los campos de desarrollo humano y comprende todas las funciones que se han expuesto a lo largo del recorrido histórico de este tema (militar, expresiva, deportiva, higiénico-terapéutica, anatómica...). Constituye uno de los focos de atención más importantes de la población actual.

- **Expresión corporal:** en la segunda mitad del siglo XX, surgió esta nueva corriente que plantea una nueva idea del cuerpo y que relega la importancia del rendimiento y de la competitividad. Se pretende que cada persona exprese lo que lleva dentro, pues el cuerpo tiene un lenguaje y un vocabulario propios que, aunque influyen mucho en el individuo, suelen ser desconocidos.

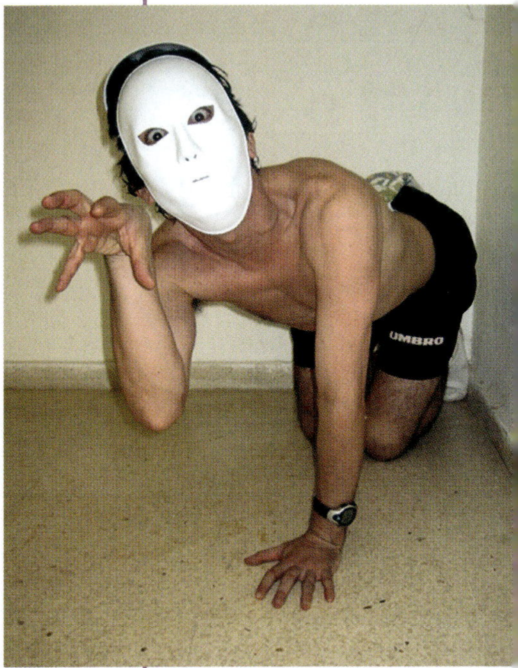

- **Educación física escolar:** la Educación Física fue introducida, durante el siglo pasado, en las escuelas como parte de las enseñanzas que los niños recibían en ellas. Se perseguía como objetivo lograr una educación integral que combinara los conocimientos académicos con la salud física.

  La Educación Física ha desempeñado un papel importante en el sistema educativo y, en la actualidad, se ha generalizado su enseñanza y se ha asentado como materia escolar, aunque es preciso reconocer que, en muchos casos, no se le da la valoración que merece, y se considera una educación de segundo nivel.

- **Educación física para la salud:** los medios de información han contribuido a difundir la necesidad de realizar ejercicio físico como una práctica que complemente las actividades laborales desarrolladas por las personas, que en muchos casos llevan una vida excesivamente sedentaria (ver "Tema 1").

Para terminar, como reflexión final, cabe decir que, a principios del siglo XXI, la Educación Física se encuentra en una posición mucho más favorable que en épocas pasadas y que dispone de unos conocimientos cada vez más amplios que tal vez permitan vencer las reservas existentes sobre ella a lo largo de la historia.

EJERCICIOS

1. Explica los cuatro fines principales de la actividad física a lo largo de la historia.
2. Describe la evolución de la Educación Física en el periodo primitivo.
3. Comenta el origen de las artes marciales.
4. Señala las principales diferencias entre la filosofía platónica y la aristotélica.
5. Resume los tres campos de actividad física en la época romana.
6. Cita las principales actividades físicas en la Edad Media.
7. Indica en qué momento histórico se acuñó el término Educación Física.
8. Establece las diferencias entre la corriente analítica y la natural.
9. Señala las características básicas de la corriente deportiva.
10. Enumera las tendencias actuales de la Educación Física.

SI QUIERES SABER MÁS...

- **Compendio histórico de la actividad física y el deporte.** Autor: Rodríguez Rodríguez, Luis Pablo. Editorial: Masson. Barcelona, 2003.
- **Historia de la Educación Física y deportes.** Autor: Sambolin Alsina, L. F. Editorial: Imprenta Universidad Interamericana. Puerto Rico, 1979.

SI NO LO LEO NO LO CREO

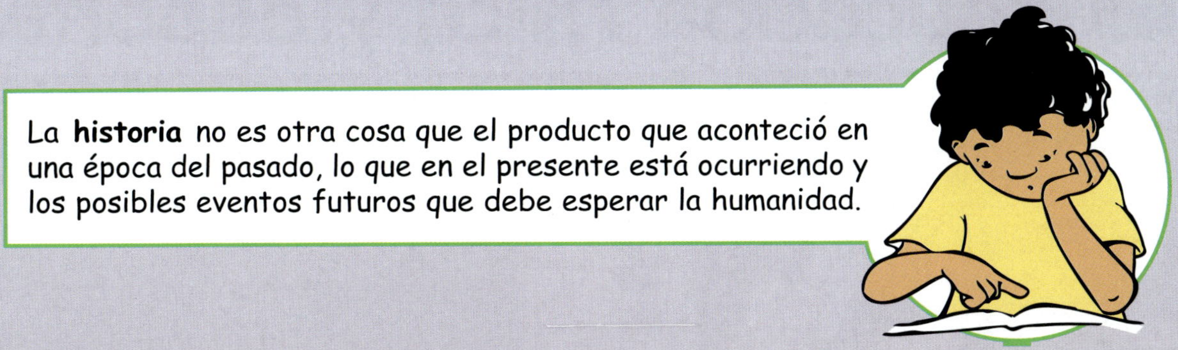

Algunos historiadores consideran que el baloncesto se jugaba 3500 años antes de Cristo, y recientes investigaciones han determinado que en el año 1500 antes de Cristo se construyeron lugares para su práctica. Se le denominaba tlachtli en lengua nahuatl, pok-a-pok en maya y taladzi en zapoteca y se practicaba con un sentido religioso por las antiguas civilizaciones. El baloncesto, con las características actuales, fue inventado en diciembre de 1891 por el clérigo, educador y físico canadiense **James Naismith**, quien introdujo el juego trabajando como instructor en el colegio de la Asociación Cristiana de Jóvenes, de Springfield (Massachusetts, Estados Unidos).

Sobre las bases del bádminton, y de un juego similar que se había practicado en la China hacía más de 2000 años, el comandante británico **Walter Clopton Wingfield** inventó el tenis en 1873. Lo llamó sphairistiké.

La primera vez que se jugó al fútbol fue en Egipto, como parte de un rito por la fertilidad, durante el Siglo III antes de Cristo. Los chinos, en el siglo IV antes de Cristo, inventaron la pelota de cuero. Rellenaban estas pelotas con cerdas. Esto surgió cuando uno de los cinco grandes gobernantes de China en la Antigüedad, **Fu-Hi,** apasionado inventor, apelmazó varias raíces duras hasta formar una masa esférica a la que recubrió con pedazos de cuero crudo. Acababa de inventar la pelota.

El juego de voleibol fue inventado en 1895 por el estadounidense **William G. Morgan**, que era director de Educación Física de la Asociación Cristiana de Jóvenes de Holyoke (Massachuset). En sus comienzos se llamó mintonette. El voleibol, o “volei”, como se llama apocopándole su nombre inglés, se hizo popular rápidamente, tanto en los Estados Unidos de América como en el resto del mundo.

El atletismo es la más antigua de las prácticas del desarrollo físico. De forma organizada aparece en los Juegos Olímpicos griegos, a partir del 776 antes de Cristo. En sus comienzos, la principal actividad de los encuentros olímpicos era el pentatlón, que comprendía lanzamientos de disco y jabalina, carreras a campo a través, salto de longitud y lucha libre.

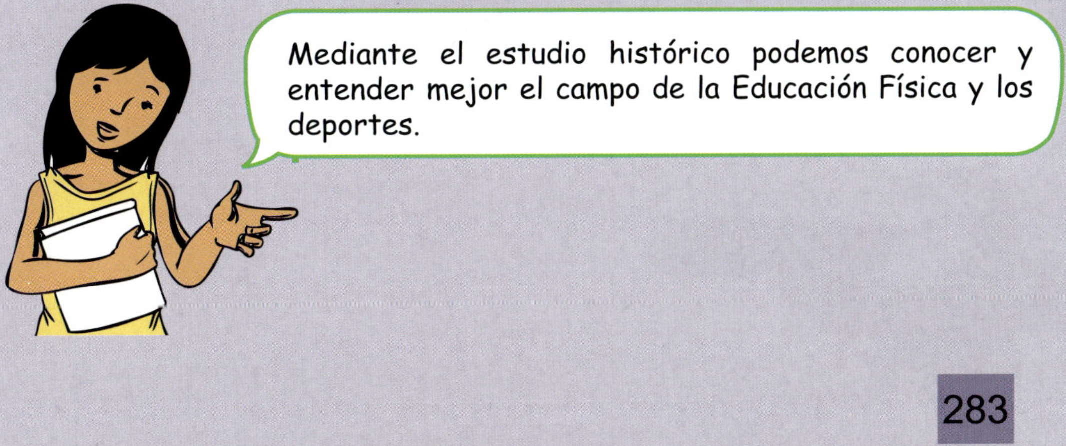

19 Educación Física y deporte

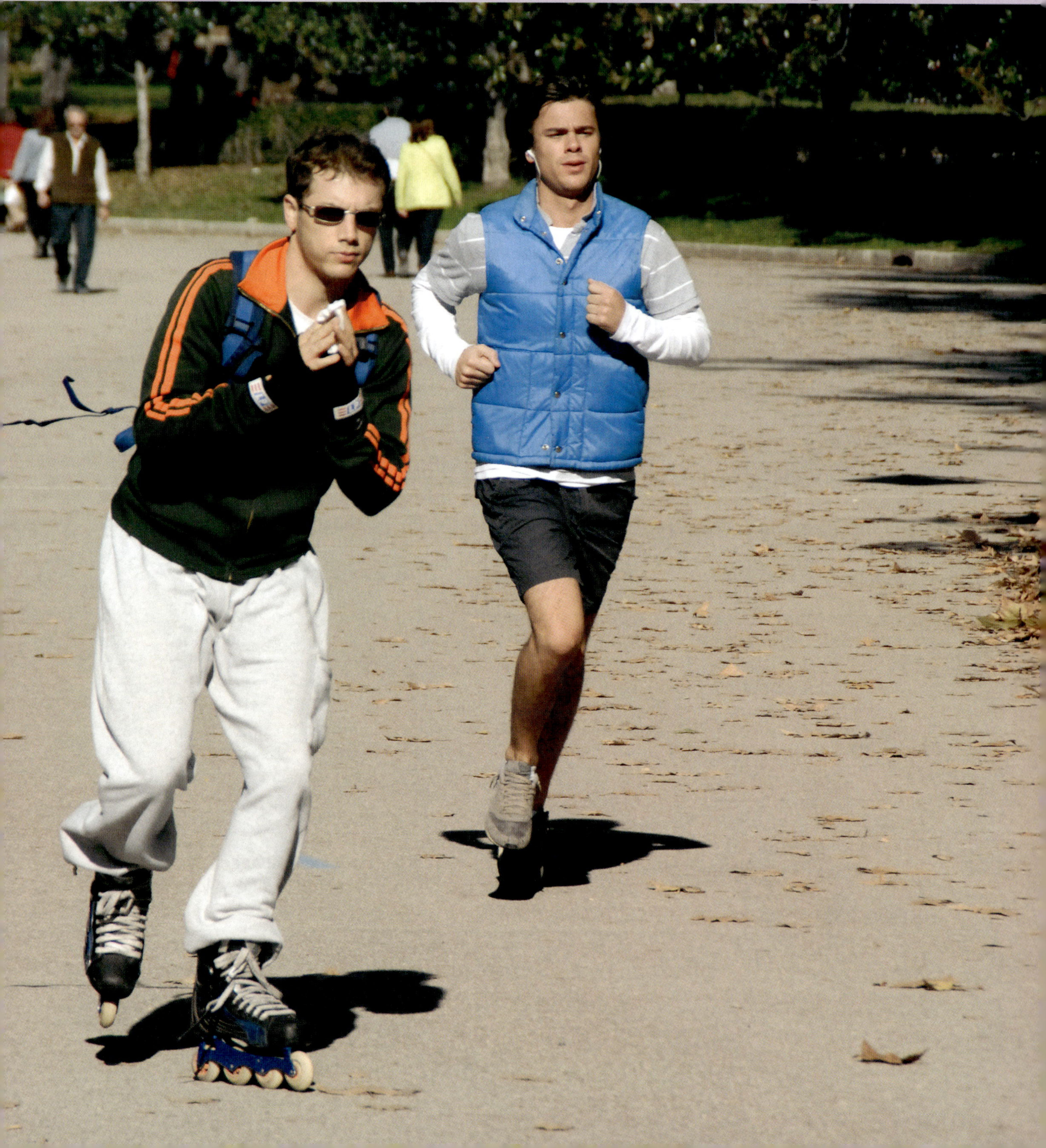

La foto

El movimiento humano ha sido objeto de estudio por varias ciencias y disciplinas en los últimos tiempos. Es importante destacar la importancia de la Educación Física en el accionar diario del hombre y lo fundamental que es para gozar de una buena calidad de vida. La mayoría de la gente desconoce el hacer de la Educación Física y se lo atribuye todo al deporte.

La Educación Física es un área especializada de las ciencias de la educación y cada vez más se relaciona de forma directa con las ciencias de la salud. Procura el desarrollo integral de la persona, mediante la mejora de las condiciones motrices y por medio específico de la actividad corporal.

La Educación Física se compone de varias ramas, como son las ciencias biológicas, sociológicas, psicológicas, filosóficas y los aspectos científico-metodológicos, así como con la innumerable cantidad de disciplinas relacionadas con la motricidad humana. Es una ciencia que abarca mucho, de hecho, a simple vista, se ve que un profesional de la Educación Física tiene un amplio campo de inserción laboral, como puede ser la recreación, la preparación física, el entrenamiento personalizado, la docencia en todos sus niveles, la investigación, actividades relacionadas con el medio natural, actividades físicas adaptadas, etc.

La Educación Física influye al deporte como uno de los agentes o medios de singular importancia en su accionar. El deporte, por su parte, se ha convertido progresivamente, desde su aparición, a mediados del pasado siglo, en el fenómeno social no bélico más relevante de la historia. El deporte ha ido evolucionando y cada vez es más la gente que desea practicarlo, aunque hay poblaciones no tan concienciadas del beneficio que trae a nivel psíquico, orgánico, social y emocional. La práctica de éste depende fundamentalmente de la motivación.

Sabemos que el deporte educa, porque enseña a convivir con la victoria y con la derrota, con compañeros y con adversarios, a respetar las reglas del juego e, incluso, a conocernos a nosotros mismos.

Algunos autores caracterizan a nuestra sociedad de deportivizada. El deporte, en su doble vertiente, la popular y la de élite o espectáculo, ha crecido de forma paralela a la sociedad de bienestar que progresivamente ha conquistado tiempo libre para dedicarlo a estas actividades.

Vivimos una imparable popularización del deporte, lo que hace de él uno de los elementos más influyentes, decisivos y centrales de la cultura popular. Si despojamos al deporte de sus elementos más formales y agonísticos y lo dotamos de un planteamiento más lúdico y menos exigente, posibilitará la práctica de un mayor número de personas. Aunque la salud sigue siendo uno de los motores que incitan a hacer algo de actividad física y deporte, la relación social o el mero divertimento aparecen como motivos cada vez más esgrimidos para moverse.

Si a esta evolución del sentido deportivo le unimos una mayor disponibilidad de tiempo libre respecto a décadas anteriores, podría pensarse que la civilización actual del ocio puede ser la civilización del deporte.

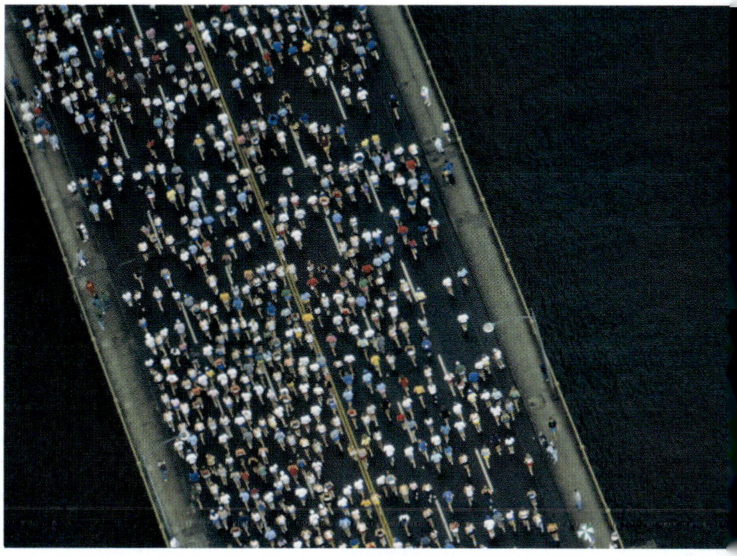

Como conclusión, el deporte, al ser una práctica corporal y motriz, establece múltiples relaciones con la Educación Física.

Educación Física y deporte no son lo mismo. La Educación Física es un medio para la formación, mientras que el deporte es un medio para la aplicación. Al ser tan fuerte su relación, se han creado instituciones de formación en Educación Física, denominadas centros superiores de ciencias de la actividad física y el deporte, escuelas deportivas, etc.

En resumidas cuentas, debe quedarnos claro que el deporte está en la Educación Física y que, aunque sean entidades diferentes, no se oponen, sino que se integran y se complementan.

1 INTRODUCCIÓN

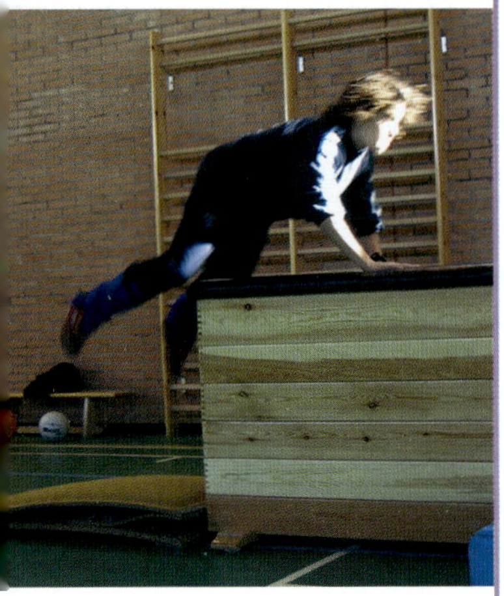

El aparente carácter teórico que presenta este tema no debe confundir al lector y asociar teórico con aburrido y pesado sino que, por el contrario, se pretende abrir la **caja de Pandora** y descubrir la esencia de esta materia, así como los **defectos** y **virtudes** de las dos grandes realidades antropológicas, el **cuerpo** y el **movimiento** de las que hay que partir según el destacado autor español José María Cagigal (1979).

Tomando como punto de partida las dos grandes realidades anteriormente citadas, y teniendo en cuenta la denominación del tema, se intentará responder a algunas preguntas: ¿qué es?, ¿para qué sirve?, ¿cómo se lleva a cabo?, ¿debe estudiarse?..., para invitar a la reflexión y a un cambio de perspectiva que lleve al destierro de antiguas concepciones que giran entorno a la Educación Física, la mal llamada, socialmente, **gimnasia.** Con este término se denomina a toda educación a través del movimiento y a las actividades físico-deportivas en general, y conlleva, en muchos casos, un sentido peyorativo que se pone especialmente de manifiesto en el ámbito educativo, en donde se traduce por asignatura fácil que no sirve para gran cosa y que se asemeja a un recreo con juegos en los que un profesor cuida y vigila.

2 CONSIDERACIONES TEÓRICAS SOBRE LA ACTIVIDAD FÍSICA

Terminología

Muchos son los autores que han intentado elaborar una teoría del movimiento y de la actividad física pero, hasta el momento, no existe una teoría unificada de la misma, pues cada uno plantea su finalidad en función de la perspectiva del método, modelo o corriente que propone: filosófica, pedagógica, médica, psicológica, fisiológica, deportiva, cibernética, sociológica...

A este hecho hay que unirle la falta de consenso en los criterios terminológicos a la hora de denominarla y concretar su campo de actuación, ya que son numerosos los términos que se utilizan: **ejercicio físico, actividad física, deporte, educación física, praxiología, kinesiología, desarrollo motor, acción motriz...**, y el más famoso y extendido de todos, **gimnasia.**

Todo ello conlleva que cualquier intento de unificar criterios sea una labor de gran dificultad. No obstante, se procurará dar la mayor precisión semántica posible al tema para ayudar a comprender mejor el objeto de estudio de este campo de actuación (para más información, ver "Tema 1").

En la actualidad, las denominadas ciencias de las actividades físicas y el deporte son las que se ocupan de su investigación y desarrollo. Tratan de desarrollar un campo del conocimiento científico que tiene como objeto de estudio el conjunto de las actividades físicas y en donde la unidad básica es la **acción motriz.** Ésta, según Parlebas (1981), es el "proceso de adaptación de las conductas motrices de uno o varios sujetos activos en una situación motriz determinada". Un arquero que lanza una flecha, un tenista que golpea la pelota, un jugador de baloncesto que tira a canasta..., todos ellos están realizando una acción motriz.

Para entender las actividades físicas y el deporte en el ámbito escolar, hay que tener claro que el punto de partida es la educación, lo que unido al objeto de estudio de este campo, la acción motriz, se traduce en **educar a través del movimiento**, por lo que la acepción **Educación Física** y Deporte parece la más apropiada para designar a las actividades físicas y el deporte en el sistema educativo.

La finalidad de la Educación Física no es simplemente la adquisición de conocimientos, actos y/o habilidades motrices, sino que busca el desarrollo total del ser humano con el fin último de mejorar su calidad de vida.

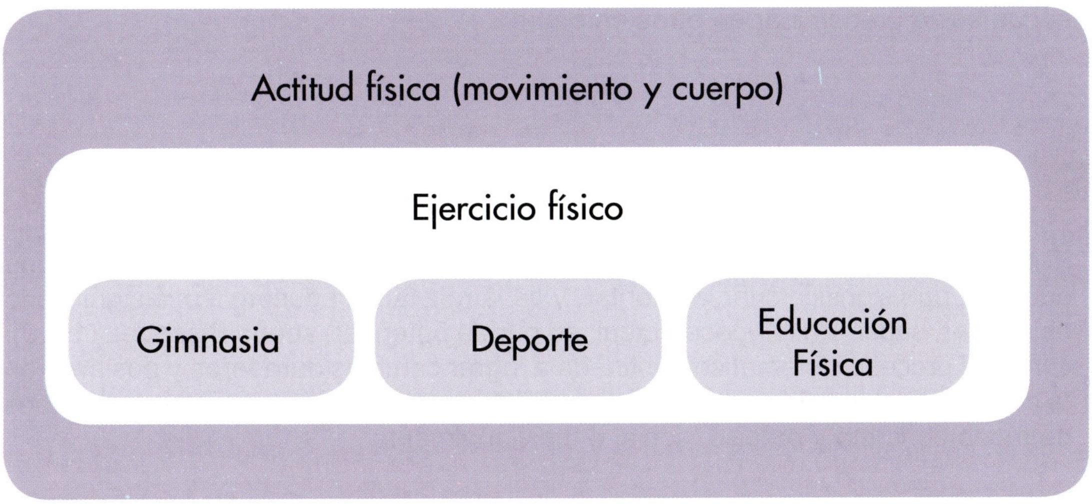

El movimiento

El movimiento es un elemento natural de vital importancia que nos caracteriza, forma parte de nuestra personalidad y nos relaciona con el medio exterior. Representa una condición y un fundamento importante, no sólo para el desarrollo físico, sino también para el desarrollo intelectual y el socioafectivo.

Al hablar de movimiento, se hace referencia al denominador común de todas las acciones y/o actividades físicas y, con ello, también de todos los ejercicios físicos, ya sean deportes (fútbol, baloncesto, atletismo, natación, squash, tenis, esquí…), gimnasia (yoga, tai chi, pilates…) o Educación Física.

El movimiento otorga identidad, unidad y especificidad a las actividades físicas en general y a la Educación Física en particular, en donde nunca constituirá un fin, sino un medio. Desde la perspectiva de la educación, el movimiento tiene por un lado un valor funcional de instrumento y, por otro, un carácter social y comunicativo derivado de sus propiedades expresivas y del significado que tiene para el resto de las personas en determinadas situaciones de relación.

¿Sabías que...

... el problema de la obesidad ha sido definido por Organización Mundial de la Salud (OMS) como la **epidemia del siglo XXI?**

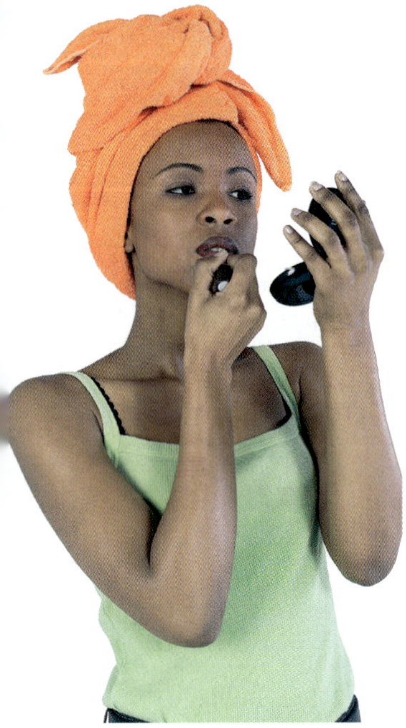

El cuerpo

El cuerpo es el principio, el medio y el fin del movimiento, es decir, se realiza por medio de él y repercute en él, por lo que si se conoce y se controla con precisión se pueden conseguir mayores y mejores objetivos motrices.

En la actualidad, la sociedad, influenciada por los medios de comunicación, está dando mucha importancia al cuerpo en sus distintas manifestaciones: estética, expresiva, funcional..., que llegan, a veces, hasta límites inaceptables.

El cuerpo se desarrolla más en ámbitos no formales de la educación: gimnasios, actividades deportivas... Pero, como se especificó anteriormente, al tratarse de algo tan esencial para el ser humano, no puede omitirse su estudio y su enseñanza en el sistema educativo formal, y más concretamente en el área de Educación Física. En ésta, el valor funcional y de salud está por encima del estético, que es el que suele predominar en otros entornos.

3 EDUCACIÓN FÍSICA

El término **educación,** etimológicamente hablando, proviene de la palabra latina educare, que significa criar, alimentar, y de la raíz latina educere, cuyo significado es extraer, sacar. En la época actual, se puede entender, según Blázquez (1990), como "el proceso sistemático destinado a lograr cambios duraderos y positivos en la conducta del individuo, sometidos a su influencia en base a objetivos definidos de modo concreto y preciso, social e individualmente".

¿Sabías que...

... el término Educación Física fue utilizado por primera vez en Inglaterra (1693) por el filósofo John Locke en su trabajo *Algunos pensamientos sobre la educación?*

Por su parte, el término **física** procede del griego fysis, que se traduce por **natural,** si se entiende por natural para el individuo el cuerpo y el movimiento.

La unión semántica de estos dos términos se puede entender, según González (1993), como "un término polisémico que admite diversas interpretaciones en función del contenido que se le asigne, del contexto en que se utilice o de la concepción filosófica de la persona".En el diccionario de la Real Academia Española de la Lengua (DRAE), la Educación Física se define como "la acción o efecto de educar con el empleo del movimiento humano, o la capacidad de acción física en el medio".

Según Cagigal (1979), la Educación Física puede ser considerada como una "ciencia aplicada de la kinantropología, siendo el proceso o sistema de ayudar al individuo en el correcto desarrollo de sus posibilidades personales y de relación social, con especial atención a sus capacidades físicas de movimiento y expresión".

Para este autor la Educación Física escolar es "la acción docente que tiene como factor primordial al hombre en movimiento", y presenta distintas tendencias o corrientes: físico-deportiva, psicomotriz, expresiva-comunicativa, sociomotora...

A partir de todo lo anterior, cabe definir la Educación Física como la disciplina que se ocupa de la enseñanza y del aprendizaje de los diferentes campos de la actividad física. Su finalidad es la de promover el desarrollo corporal y divulgar los beneficios que se obtienen con su práctica.

En la actualidad la Educación Física, como asignatura del sistema educativo, se sustenta en dos ejes fundamentales como son la **salud y el bienestar** (cuidado del cuerpo) y la **adecuada ocupación del tiempo libr**e (ocio activo-deportivo). En ella se busca en todo momento enseñar y transmitir acciones, actitudes y aptitudes físico-recreativas que consoliden hábitos de práctica saludable y perdurable en el tiempo, tanto a corto como a largo plazo, para conseguir un nivel de eficacia alto en las acciones cotidianas y un beneficio en la calidad de vida.

Atendiendo a las afirmaciones anteriores, resulta fácil deducir que los contenidos incluidos en el área de Educación Física son múltiples y variados.

Esos contenidos se presentan en las clases de una forma habitualmente práctica y con un marcado carácter funcional que se vincula directamente con las situaciones y circunstancias acontecidas en el día a día de la vida cotidiana de las personas.

Hay que desterrar la concepción errónea de asociar esta disciplina única y exclusivamente con los deportes o prácticas gimnásticas, ya que entender la Educación Física sólo como educación de lo físico es limitar sus objetivos, contenidos, metodología, funciones y actividades de enseñanza-aprendizaje.

No debe olvidarse que la Educación Física tiene un carácter científico. El objeto de su conocimiento, aunque se utilicen diferentes denominaciones, siempre hace referencia a la capacidad de movimiento del individuo desde el punto de vista de una acción integral. Se habla del individuo como una unidad funcional indivisible entre lo físico y lo psíquico, lo que implica también a los ámbitos cognitivo y afectivo-social.

La Educación Física no se termina en la clase, sino que muchos de los aprendizajes que se producen en esta asignatura se pueden emplear en situaciones cotidianas.

4 DEPORTE

Otro tipo de manifestación del movimiento humano, cuyo estudio y análisis merece especial atención por la gran relevancia que ha adquirido en la sociedad actual, es el deporte. Como ya vimos anteriormente, en muchos casos se designa con este término a la totalidad de las actividades físicas, debido a que se trata de un término polisémico que es definido y analizado desde diferentes perspectivas y con múltiples interpretaciones.

Para Cagigal (1979, 1990), el deporte es "juego, ejercicio físico, competición y recreación, que puede tener una doble orientación hacia el deporte-praxis y hacia el deporte-espectáculo".

Cuando se orienta hacia la praxis, es decir, hacia la práctica deportiva, puede tener distintas finalidades: ocio-activo, higiene-salud, desarrollo biológico, esparcimiento, educación, relación social y superación personal o ajena.

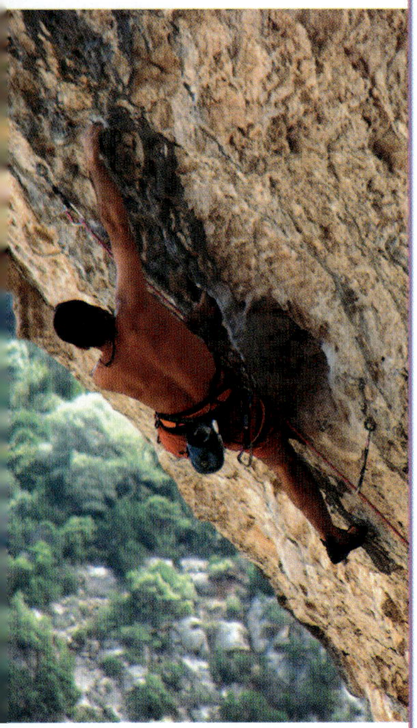

Y cuando se orienta hacia el espectáculo, el deporte es una representación social cuyo fin es el de ser visto por un público que no interviene directamente en su práctica.

Para Santiago Coca (1993), el deporte es "la práctica física que le da a la persona una dimensión corporal, ya que en su desarrollo es necesaria la intervención y la participación del cuerpo en su parte física como intelectual".

En la actualidad el deporte es considerado como una actividad física que presenta unas características muy determinadas:

- Es una actividad reglada e institucionalizada.
- Es entendida como contenido cultural y como práctica social.
- Puede tener un carácter lúdico-recreativo, competitivo, profesional y/o educativo.

Existen muchas clasificaciones del deporte realizadas con criterios variados y desde múltiples perspectivas. Atendiendo a la última característica del párrafo anterior, su carácter, se puede dividir en:

- **Lúdico-recreativo:** cuando se realiza con el fin de pasarlo bien y divertirse. Está ligado a la ocupación del tiempo de ocio.
- **Competitivo:** cuando se realiza bajo unas reglas y normas, como parte de una institución social, con unos espacios y/o un material prefijado y con el fin de conseguir unos logros técnicos concretos que proporcionen el mayor éxito en la competición.
- **Profesional:** cuando la competición llega a exigir unas técnicas y un rendimiento tan alto que alcanza la categoría de trabajo para el deportista. Por su práctica se recibe un salario que conlleva unas obligaciones.
- **Educativo:** cuando pasa de ser un fin a ser el medio a través del cual se enseña y se educa al individuo para su completo y total desarrollo.

En la actualidad es tan grande la influencia del deporte (publicidad, prensa, radio, televisión…) que también se manifiesta en la escuela, en muchos casos de manera errónea, ya que se pretende "deportivizar" la Educación Física centrando los contenidos en el deporte, que se constituiría como la práctica central de las clases y de la asignatura.

Por supuesto que hay que enseñar el deporte en la escuela y, con ello, técnicas deportivas. Pero no única y exclusivamente, y nunca como imitación del deporte competitivo y profesional, sino enfocando el deporte hacia un juego deportivo en el que, además de las técnicas, se enseñen valores como la participación, el esfuerzo, la relación con los demás (colaboración-oposición), la superación…

Hay que adecuar las técnicas deportivas, las normas y las reglas para conseguir el desarrollo integral de los alumnos, tanto **físicamente** con ejercicios físicos y deportivos de dicha especialidad, como **psíquica y emocionalmente**, desarrollando la inteligencia motriz y el gusto por la práctica deportiva.

La escuela y, más concretamente, el área de Educación Física, debe acercar el deporte a los alumnos, pero siempre entendido desde las características anteriormente expuestas. Esto significa que el deporte en la escuela:

- No tiene que formar futuros jugadores de deportes concretos.
- Se entiende como un medio de integrar a los adolescentes en la práctica de actividades físicas.
- Ayuda a consolidar los valores que todo ejercicio físico posee.
- Proporciona al alumno criterios para la futura elección de una práctica deportiva cotidiana ajena a la educativa.
- Aporta otro tipo de valores, actitudes, conocimientos físicos, hábitos... distintos a los "vividos" en el resto de las asignaturas.

5 GIMNASIA

El término gimnasia proviene del latín gymnasia, que significa ejercitar. En la actualidad, como ya se comentó anteriormente, se usa, la mayoría de las veces, para designar a la disciplina de Educación Física. Este hecho se debe al gran auge que tuvieron las escuelas gimnásticas en el siglo XIX (la sueca con Ling, la francesa con Amorós, la inglesa con Arnold...), ya que pueden ser consideradas como las primeras en valorar a la actividad física como una ciencia para la enseñanza.

El quid de la cuestión no es si se debe llamar de una u otra forma, sino el sentido y el carácter que implica designarla de una manera u otra. Mientras que con el término Educación Física se abarca la totalidad de las actividades físicas, entendiendo lo físico como un medio educativo y no como un fin, con el vocablo gimnasia se designaría a una parte de la disciplina, ya que se limitaría a prácticas y ejercicios con unas finalidades muy concretas y diferentes a las que busca la Educación Física actual.

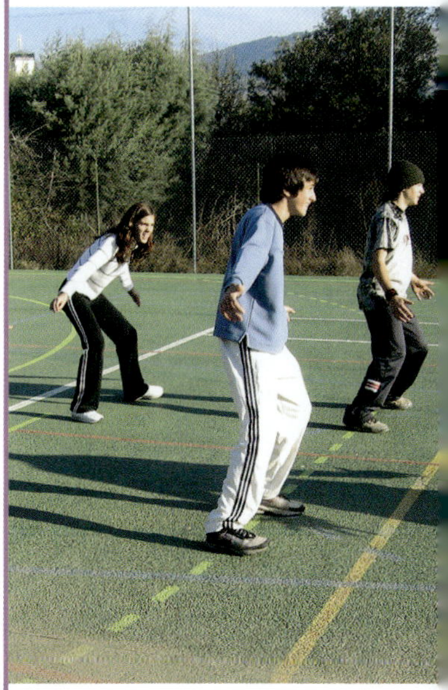

Si se tienen en cuenta las concepciones actuales en las que se engloba la gimnasia, ésta puede ser definida de dos maneras:

➤ "Deporte o actividad individual o colectiva que se organiza en diferentes modalidades de práctica, como pueden ser la gimnasia artística, rítmica, deportiva, acrobática, aeróbic..."

➤ "Conjunto de ejercicios, con o sin aparatos, que se realizan con el objetivo de mejorar y fortalecer el desarrollo físico y armónico de nuestro cuerpo y las diferentes habilidades y destrezas motrices".

La primera definición se basa en la idea actual de deporte moderno, en donde la práctica deportiva se caracteriza por unas pautas, unas reglas y un control institucionalizado (federaciones, asociaciones, gimnasios...).

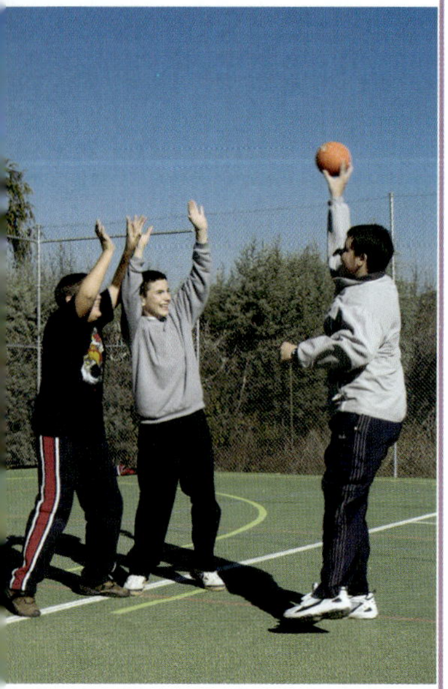

Por su parte, la segunda definición se acerca más a la ejercitación física sistemática que antiguamente se utilizaba a nivel escolar y militar. En la actuali ad incluiría algunas prácticas o ejercicios físicos que poco a poco se han hecho muy populares (como la gimnasia de mantenimiento, el método Pilates, el acuagym, la gerontogimnasia para la 3ª edad...) y cuyo objetivo es mejorar o estabilizar el nivel físico y la salud personal.

En resumen, y a modo de conclusión, se puede decir que la gimnasia forma parte del amplio campo de las actividades físicas. Representa una forma de ejercicio físico caracterizada por actividades y ejercicios sistemáticos que persiguen fines muy determinados de tipo terapéutico, educativo y competitivo, por lo que puede ser utilizada en el ámbito educativo como medio para educar pero, al igual que ocurre con el deporte, nunca puede constituir el fin ni servir para designar a este campo.

6 REFLEXIONES FINALES

Como se ha visto a lo largo del tema, no hay una unidad de criterios y ni de conceptos en cuanto al término Educación Física, debido a los diferentes ámbitos de actuación que abarca y a la rápida evolución que ha sufrido en los últimos años su campo de estudio. Por ello, ha tenido diferentes enfoques en función del momento histórico, la tradición, el contexto cultural, las escuelas, los métodos utilizados, las ciencias y las teorías con las que se relacionaba...

La Educación Física pertenece al amplio campo de actuación de las actividades físicas, cuyo elemento principal es el movimiento o acción motriz, y busca enseñar y transmitir, mediante ejercicios físicos, aprendizajes tanto físicos como cognitivos, comportamentales, actitudes y valores...

Todos estos contenidos teóricos se reflejan en la práctica actual, ya que se trata de una disciplina **diferente al resto**, pero que tiene el mismo objetivo principal que las demás: la educación. En su caso, dicho objetivo se consigue mediante la actividad física, pero no se trata simplemente de hacer ejercicio físico, sino de que, mediante la realización del ejercicio físico, se eduque al alumno.

Por tanto, hay que entender la Educación Física y el Deporte como una disciplina educativa basada en unos conocimientos científicos, cuyo objeto de estudio es el movimiento y que proporciona al alumno aprendizajes que le ayudan en su vida cotidiana. Dichos aprendizajes son muy variados:

- **Conocimiento del propio cuerpo** (anatómicamente y fisiológicamente), de los sistemas y aparatos que posee y de cómo funcionan. Es paradójico que sepamos tantas cosas de lo que nos rodea y no conozcamos nuestro propio cuerpo: ¿dónde está ubicado un músculo o un hueso determinado?, ¿cómo funcionan los principales músculos, huesos, tejidos...?, ¿cómo describir un

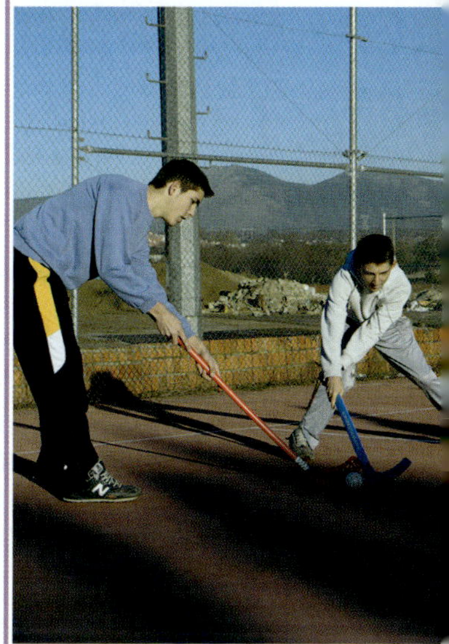

movimiento básico de algún segmento corporal?, ¿qué es realmente el pulso cardiaco o la tensión arterial?...

- **El cuerpo y su relación** con la coordinación, la lateralidad, el equilibrio, las percepciones..., en definitiva, con el conocimiento de nosotros mismos para lograr un mayor control corporal, lo que influirá positivamente en nuestra vida diaria.
- **Adquisición de acciones deportivas** que capaciten para practicar y dominar básicamente actividades físicas con las que poder ocupar el tiempo de ocio de manera cognitiva ("con cabeza") y perdurable en el tiempo, y evitar la participación en otro tipo de actividades menos aconsejables.
- **Adquisición de movimientos o posturas** motrices básicas en la vida diaria fuera de la escuela: sentarse, levantarse, lavarse los dientes, ver la televisión, dormir, coger pesos o cargas del suelo...
- Conocimiento de un aspecto tan importante en la vida como es la **alimentación** y todo el contexto social que gira en torno a ella: las propiedades de los alimentos, la anorexia, la hidratación durante el ejercicio, la bulimia...
- **Adquisición de hábitos de higiene** correctos, tanto antes como durante y después del ejercicio: calentamiento, vestimenta adecuada, aseo personal...
- Adquisición de aprendizajes relacionados con la práctica deportiva, como pueden ser los **primeros auxilios y las lesiones,** así como las actitudes y los comportamientos en los distintos espacios en los que se practica la actividad física, tanto si es espectador como participante.
- Aprendizaje de ejercicios saludables para la práctica cotidiana que producen una **mejora de la condición física** de las personas, y con ello de su estado de salud. Enseñan y ayudan, también, a controlar afecciones o enfermedades como, por ejemplo, el asma o el estrés.
- **Preparación física, mental y emocional** de los alumnos para afrontar cualquier ejercicio físico o práctica deportiva, al transmitir valores y actitudes (colaboración, deportividad...) además de conocimientos técnicos y tácticos de los distintos deportes.
- **Valoración del cuerpo como elemento estético y de comunicación:** el gesto, la expresión corporal, el componente social..., como sucede en bailes, danzas o coreografías, con todo lo que ello significa para el desarrollo de la personalidad del alumno con el grupo.

Estos aprendizajes, unidos a todo lo expuesto anteriormente, deben llevarnos a la conclusión de que es necesario un cambio en la perspectiva, consideración, conceptualización y puesta en práctica de la Educación Física en la enseñanza actual y de las actividades físicas en general.

Por todos los motivos expuestos, y por los tuyos propios, te invitamos a que aproveches al máximo las clases de Educación Física y disfrutes del deporte, porque moverse es importante, significa que existes, así que demuestra al mundo que estás vivo y, ¡¡¡¡muévete!!!!

EJERCICIOS

1 Busca información sobre José María Cagigal y expón por qué es un autor tan importante para la Educación Física y el deporte.

2 ¿Cuál es el mejor concepto para designar a las actividades físicas y al deporte en el ámbito escolar? ¿Por qué? Argumenta tu respuesta.

3 Explica razonadamente por qué debes estudiar y conocer la velocidad como contenido en Educación Física.

4 Define el término **Educación Física.**

5 Explica el concepto de **acción motriz** y pon tres ejemplos que no figuren en el tema.

6 Cita los dos ejes fundamentales de la Educación Física como asignatura del sistema educativo.

7 Indica cuál es el objeto de estudio de la Educación Física.

8 Comenta las características del deporte.

9 Aclara por qué no debe denominarse **gimnasia** a la Educación Física.

10 Describe los principales aprendizajes que proporciona la Educación Física.

SI QUIERES SABER MÁS...

- **Cultura intelectual y cultura física.** Autor: Cagigal, José María. Editorial: Kapelusz. Buenos Aires, 1979.
- **Educación Física, deporte y recreación.** Autor: Altuve, Eloy. Editorial: Fe y Alegría. Caracas, 1995.

SI NO LO LEO NO LO CREO

La Educación Física y el deporte adquieren en sí, no sólo el valor de una asignatura, sino, y además, el punto de partida para una formación integral.

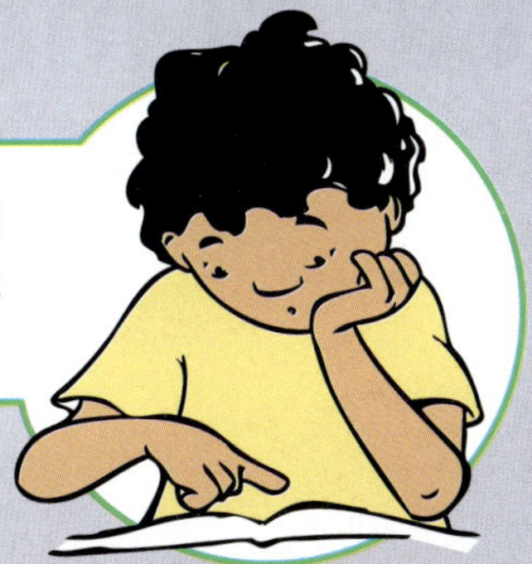

La Universidad de Guadalajara intentó reunir a 25.000 personas para una *Magna clase de ejercicios aeróbicos.* Lo que se pretendía era crear una clase de bajo impacto, que permitiera la participación del mayor número posible de personas, con una duración mínima de 90 minutos divididos en tres etapas: calentamiento, objetivo formal y relajamiento, además de recuperación.

La Asamblea General de las Naciones Unidas, en noviembre de 2003, decidió proclamar el año 2005 como *Año internacional del deporte y de la Educación Física,* como medio para promover la educación, la salud, el desarrollo y la paz. En 2004 se celebró el *Año europeo de la educación a través del deporte* por iniciativa de la Unión Europea y la Organización de Naciones Unidas.

Hablemos del torneo Sunny 3x3. La Federación Española de Baloncesto está empeñada en devolver este deporte a los colegios, lugar del que provienen muchos de los grandes jugadores del panorama nacional. Es por esto que organizan el torneo Sunny 3x3 que se desarrolla en toda España y que tiene como protagonistas a los profesores de Educación Física y a los alumnos de Primaria y Secundaria. El Consejo Superior de Deportes premió a la Federación Española de Baloncesto por poner en marcha el programa escolar Sunny 3X3.

En el año 2007 se celebró la *Liga Marca de fútbol* en la calle. En las dos ediciones anteriores participaron casi 50.000 niños y niñas de toda España, con edades comprendidas entre los 8 y los 12 años. La Liga Marca de fútbol en la calle, en colaboración con la Real Federación Española de Fútbol, han puesto en marcha una campaña de concienciación social ***Fútbol por la igualdad.***

Los niños necesitan hacer más ejercicio para mantener a raya problemas cardiacos futuros. Según los expertos, las directrices que recomiendan una hora de actividad física diaria deben ser revisadas y aumentadas. Así lo asegura el investigador **Lars Bo Andersen,** de la Escuela Noruega de Ciencias Deportivas de Oslo, que sugiere la realización de 90 minutos de ejercicio diarios para evitar la acumulación de factores de riesgo de enfermedad cardiaca.

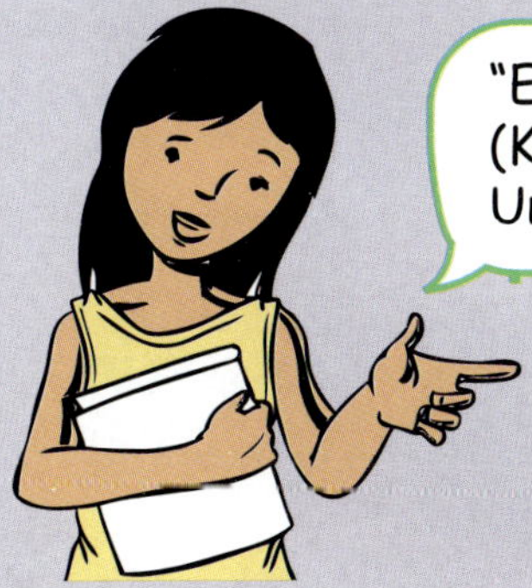

"El deporte es una lengua universal"
(Kofi Annan, Secretario General de las Naciones Unidas).

20 El movimiento olímpico

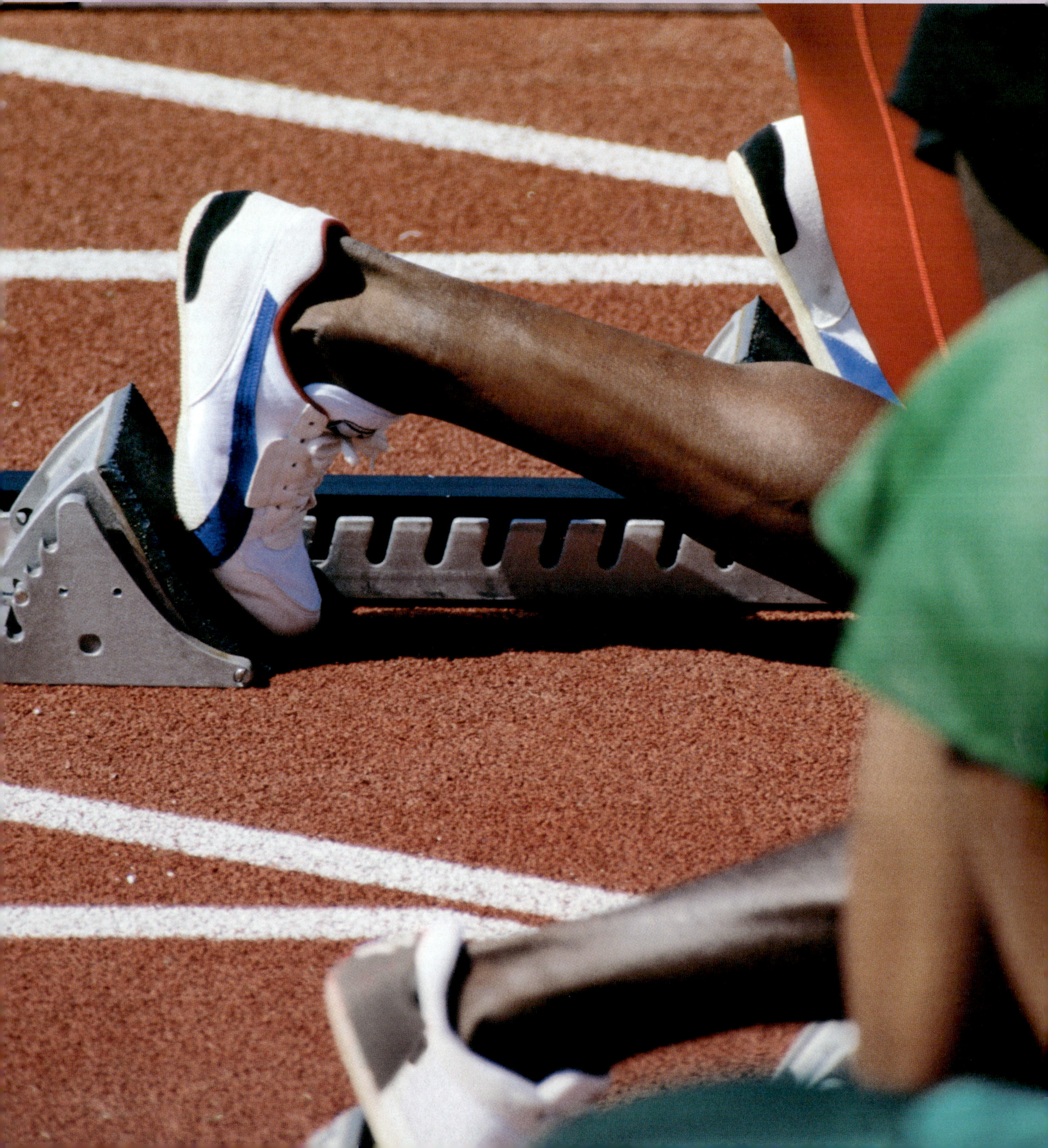

Con la desaparición de Olimpia, un extenso silencio asoló la competición en la que el atleta era quien, mediante su condición física y espiritual, luchaba por conseguir la victoria como un bien supremo e ideal.

El olvido de Olimpia trajo consigo la desaparición de modalidades deportivas que hasta entonces habían configurado el calendario de sus juegos. Algunas se recuperaron en los torneos medievales, donde el arte de la competición se fundamentaba en el hábil manejo de la lanza, la maza y la espada, combinados todos ellos con la equitación.

No sería hasta el siglo XVIII, y principios del siguiente, cuando un conjunto de pedagogos, educadores e instructores, a través de la divulgación de sus enseñanzas basadas en la educación físico–deportiva del individuo, propiciaran la restauración de los Juegos Olímpicos.

En España, **Francisco Amorós y Ondeano, Marqués de Sotelo** (1770–1848) propugna la necesidad de incluir los ejercicios físicos en los nuevos esquemas pedagógicos. **Friederich Ludwing Jhan**, en Alemania (1778–1852), recomienda los ejercicios con aparatos, la vida al aire libre y la gimnasia de fuerza y tensión. Por otro lado, **Pehr Henrik Ling**, Suecia (1776–1839), se basa en una metodología de ejercicios lentos, naturales y cómodos. Pero quien realmente influyó en la restauración de los Juegos Olímpicos, fue **Thomas Arnold**, quien concibió el deporte de competición como elemento básico del sistema educativo.

Entre tanto, surge una figura decisiva y relacionada directamente con el olimpismo, la de **Pierre de Fredi, Barón de Coubertain**, célebre aristócrata normando con profundos conocimientos de sociología histórica. Él será quien proponga el restablecimiento de los Juegos Olímpicos el 26 de noviembre de 1892 en el claustro universitario de la parisina Sorbona. Su idea fue calurosamente aplaudida por unos, a la vez que incomprendida por otros. Dos años más tarde, el 24 de junio de 1894, y por unanimidad, se votó la restauración de los Juegos Olímpicos, y se constituyó el Comité Olímpico Internacional (COI).

Aunque todos los Juegos Olímpicos dejan una marcada huella a lo largo del tiempo, hay algunos que destacaron en la historia por excepcionales circunstancias, como, entre otros, las Olimpiadas de **Amberes en 1920**. En estos Juegos, se introdujo el juramento olímpico, así como la bandera olímpica con sus cinco anillos de colores azul, negro, rojo, amarillo y verde, entrelazados sobre fondo blanco, ideada personalmente por **Pierre de Coubertain**. Según el Comité Olímpico Internacional, los anillos olímpicos representan la universalidad de los Juegos. Se basan en la idea de que al menos uno de los seis colores de la bandera olímpica está en todas las banderas de los países del mundo y de que los cinco anillos representan los cinco continentes tradicionales.

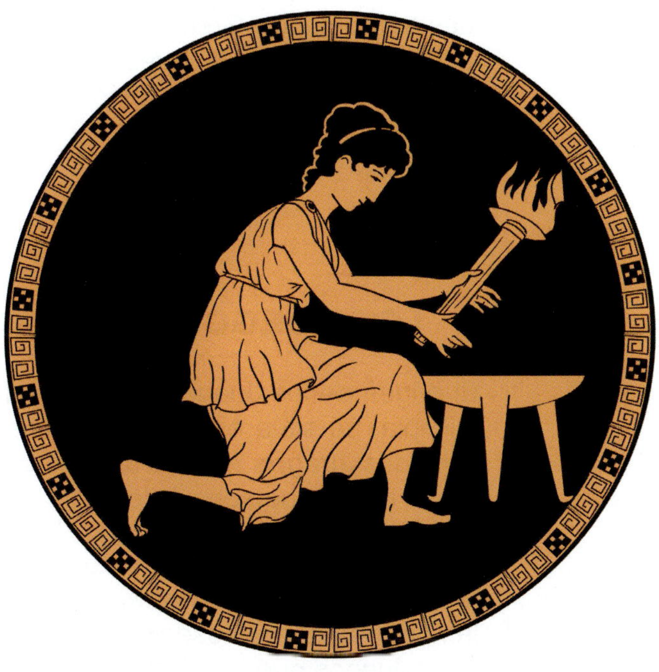

1 INTRODUCCIÓN

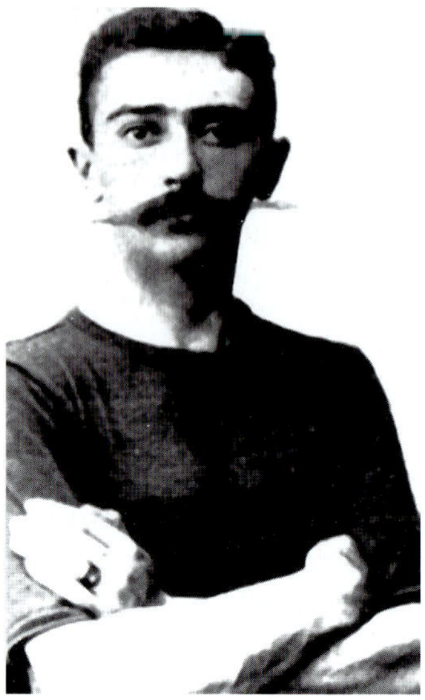

Barón Pierre de Coubertin

Cada cuatro años una gran cita deportiva aparece en la agenda de deportistas, medios de comunicación y aficionados de todo el mundo. Se trata de los Juegos Olímpicos, la competición deportiva más importante a nivel mundial.

Desde que el Barón Pierre de Coubertin recuperara en 1896 los legendarios Juegos de la Grecia clásica, los JJOO se han convertido en un acontecimiento que mezcla la competitividad entre países con el espectáculo. Las distintas ediciones se han celebrado en diferentes ciudades del mundo y su repercusión es enorme.

Los Juegos Olímpicos son eventos cargados de historia, de tradición y de cultura. En la actualidad, existen tres modalidades: Juegos Olímpicos de verano, Juegos Olímpicos de invierno y Juegos Paralímpicos.

En los Juegos Olímpicos de verano, el evento deportivo más importante del mundo, miles de atletas de todas las naciones compiten durante tres semanas y luchan por lograr la gloria olímpica. En muchos casos, han dedicado buena parte de su vida a preparar ese momento, y millones de personas sufren y se emocionan con ellos.

Este tema pretende realizar un repaso de la historia de los Juegos Olímpicos, desde la Antigua Grecia hasta el comienzo del siglo XXI, a través de los hechos acaecidos durante la celebración de los mismos en las distintas sedes olímpicas, así como mediante la referencia a los deportistas que, por sus memorables actuaciones en las sucesivas ediciones, han dejado una huella imborrable en la historia del deporte.

2 LOS JUEGOS OLÍMPICOS EN LA ANTIGÜEDAD

El origen de los Juegos Olímpicos (llamados así por celebrarse en la ciudad de Olimpia) se sitúa en la Antigua Grecia. Su nacimiento está relacionado con los llamados **Juegos funerarios**, en los que se realizaban ceremonias deportivas en honor de una persona fallecida.

En el año 884 antes de Cristo, se estableció entre las distintas ciudades griegas la llamada **tregua sagrada**, un acuerdo según el cual se comprometían a detener las guerras que en ese momento las enfrentasen para permitir la celebración de unos Juegos que se celebrarían cada cuatro años en la ciudad de Olimpia. A ese período de cuatro años que transcurría entre dos celebraciones consecutivas de Juegos Olímpicos se le dio el nombre de **olimpiada**.

Se tiene constancia de celebraciones de Juegos Olímpicos desde el año 776 antes de Cristo hasta el 394 después de Cristo. Poco a poco se fueron convirtiendo en un acontecimiento religioso, cultural y deportivo en honor a los dioses mayores: Zeus, Apolo... En ellos sólo podían participar hombres. Los atletas, que tenían que ser ciudadanos, se preparaban durante años en los gimnasios para afrontar la competición.

Con el tiempo, la participación de atletas y la asistencia de público fue creciendo, y llegó a considerarse como héroes a aquéllos que lograban la corona de olivo sagrado, el premio del vencedor olímpico. Eran recibidos en sus ciudades con todos los honores y gozaban de privilegios tales como recibir una pensión vitalicia o estar exentos de pagar impuestos.

Existían diversas disciplinas y cada una de ellas tenía su propio sistema de entrenamiento especial. Se practicaban con el cuerpo totalmente desnudo. Las primeras disciplinas en las que se compitió fueron:

- Las carreras a pie.
- Los lanzamientos de disco y de jabalina.
- La lucha, similar a la que se practica actualmente.
- El pancracio, una mezcla de boxeo y lucha.
- El salto de longitud.
- El pentatlón, consistente en lanzamiento de disco, lanzamiento de jabalina, salto de longitud, lucha y carrera a pie.
- Las competiciones ecuestres, divididas en carreras de caballos y de cuadrigas.
- El boxeo, mucho más violento que el actual, pues apenas había reglas.
- La música, que era considerada como una competición más.

En Olimpia, se llegaron a celebrar 293 Juegos Olímpicos. La fama de los Juegos traspasó las fronteras griegas y, tras la conquista de Grecia por los romanos, que la convirtieron en una provincia más del Imperio, los ciudadanos de Roma empezaron a participar en ellos. Hasta los emperadores llegaron a intervenir en algunas ocasiones, entre ellos Nerón, que no dudó en hacer todo tipo de trampas para lograr la victoria.

Con el transcurso de los siglos, los Juegos Olímpicos se hicieron cada vez más competitivos y los participantes ya no buscaban conseguir la corona de laurel, sino dinero y prestigio, lo que llevó a todo tipo de irregularidades, sobre todo, a intentos de compra de los adversarios para asegurarse el triunfo.

Todo ello dio lugar a la progresiva decadencia de los Juegos, que se prohibieron en el año 394 después de Cristo, cuando el emperador romano Teodosio I suspendió la celebración de los mismos por considerarlos un espectáculo pagano e inmoral.

3 CRONOLOGÍA DE LOS JUEGOS OLÍMPICOS MODERNOS

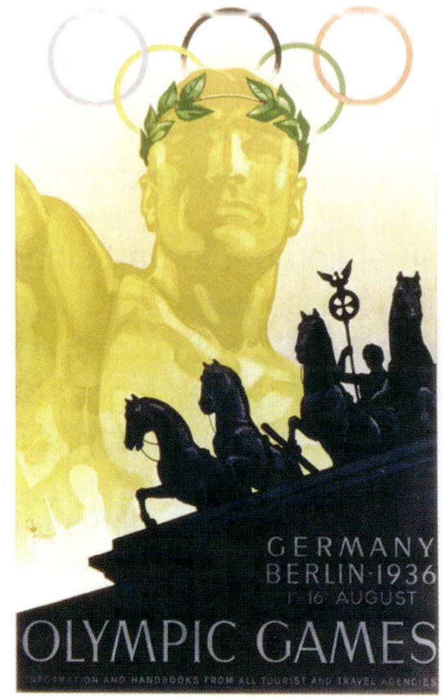

La idea de revivir los Juegos Olímpicos realizados por los antiguos griegos en la ciudad de Olimpia fue de Pierre de Fredi, más conocido como Barón de Coubertin, que nació en París el 1 de enero de 1863 y era un apasionado tanto de la historia griega como del ejercicio físico.

Imaginó los Juegos sobre la base de una rivalidad internacional en el terreno deportivo que promovería la amistad entre los países en otros campos, además de los beneficios educativos que producirían estas reuniones atléticas.

El 26 de noviembre de 1892 anunció su intención de restaurar los Juegos en una conferencia en la Universidad de la Sorbona. Buscó apoyos que hicieran posible su sueño, pero la tarea no le resultó fácil.

Finalmente, su perseverancia llevó a la constitución del Comité Olímpico Internacional (COI), el 24 de junio de 1894, presidido por el griego Demetrius Bikelas. Se fijó la fecha de los primeros Juegos Olímpicos de la era moderna para dos años después y se eligió la ciudad de Atenas como la sede de los mismos.

Quince siglos después de que el emperador Teodosio I suspendiera la celebración de los antiguos Juegos, y tras muchos esfuerzos, el espíritu olímpico resucitó de la mano del Barón de Coubertin un 6 de abril de 1896 en Atenas, con la inauguración de los primeros Juegos Olímpicos de la Era Moderna.

El COI tiene en la actualidad su sede en la ciudad suiza de Lausanne y elige los países organizadores de los Juegos con siete años de antelación.

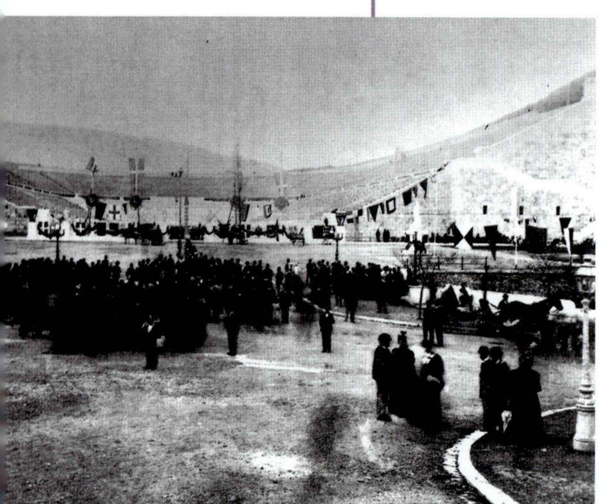

Primera etapa: 1896-1912

Atenas, 1896

Para la celebración de los primeros Juegos Olímpicos de la Era Moderna se escogió un escenario que reunía todo el mito y la simbología requeridos para la ocasión: Atenas. El 6 de abril de 1986 arrancaron los Juegos en el estadio Panathinaiko, abarrotado por más de 70.000 espectadores.

Hubo 9 disciplinas deportivas: atletismo, ciclismo, esgrima, gimnasia, pesas, lucha grecorromana, natación, tenis y tiro. Sólo podían participar deportistas aficionados y la mayoría eran griegos, el resto de delegaciones tan sólo aportó 88 atletas (ver

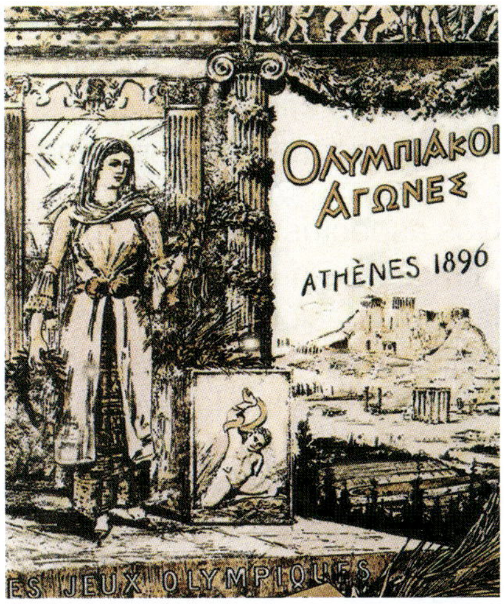

"Tabla 1"). A los ganadores se les entregaba una medalla de plata, una rama de olivo y un diploma, y para los segundos la medalla era de cobre.

El estadounidense James Connolly, con su victoria en triple salto, se convirtió en el primer campeón olímpico de la Era Moderna. El atleta más destacado fue el alemán Carl Schumann, que quedó entre los cuatro mejores en cuatro pruebas de diferentes deportes. Ganó en lucha y en salto de potro (gimnasia).

La prueba que más expectativa había levantado era el maratón. Los griegos habían hecho del triunfo en esta carrera una cuestión de honor. Y fue un griego, Spyridon Louis, el vencedor del primer maratón olímpico disputado sobre una distancia de 40 kilómetros justos, en los que invirtió algo menos de tres horas. Se convirtió en el gran triunfador de los Juegos de Atenas y en un héroe nacional: durante el resto de su vida pudo comer, cortarse el pelo y limpiarse los zapatos totalmente gratis.

En Atenas, como en todos los eventos de este tipo, se produjeron hechos curiosos: los deportistas americanos llegaron tan sólo un día antes de la inauguración, confundidos por la diferencia existente entre los calendarios griego y gregoriano; cuatro países participaron con un solo deportista; el estadounidense Bob Garret, que estaba en Grecia en un viaje de estudios, se apuntó a la prueba de lanzamiento de disco y ganó la medalla de oro; las pruebas de natación se disputaron en el puerto y en mar abierto, en las distancias largas se llevaba a los nadadores en barco y se les dejaba en el mar para que volvieran nadando hasta el puerto.

París, 1900

Estos Juegos han pasado a la historia como los peores de todos los celebrados. Se caracterizaron por la desorganización y por el desinterés de las autoridades parisinas, y fueron un cúmulo de despropósitos: formaron parte de la Exposición Universal Internacional (Expo), se rebautizaron con el nombre de Concursos Internacionales de Ejercicios Físicos y Deportes, duraron algo más de cinco meses, hubo pruebas deportivas que nada tenían que ver con el espíritu olímpico, como la carrera de sacos, el salto de la rana o la ruptura de la olla, no se efectuó ceremonia de inauguración ni tampoco de clausura...

No hubo estadio olímpico ni se construyó ninguna instalación para acoger a los Juegos. El programa de los Juegos estuvo constituido por 18 disciplinas, entre las que se incluyeron por primera vez deportes hoy habituales como el fútbol, la hípica, el remo, la vela o el tiro con arco.

Los participantes más destacados fueron los estadounidenses Alvin Kraenzlein, que ganó cuatro pruebas de atletismo en tres días, y Ray Ewry que, pese haber sufrido una parálisis durante su infancia, logró tres victorias en un mismo día en las pruebas de salto sin carrerilla de altura, de longitud y de triple salto. De manera no oficial, participó un español, Pedro Pidal, marqués de Villaviciosa, que quedó segundo en la prueba de tiro al pichón.

Dos aspectos positivos pueden destacarse de estos Juegos, la adopción del lema olímpico: *Citius, altius, fortius,* que significa más rápido, más alto, más fuerte, y la participación por primera vez de las mujeres, en las pruebas de tiro con arco y tenis, en contra del deseo del barón de Coubertin. La primera campeona olímpica de la historia fue la tenista británica Charlotte Cooper.

Se pueden destacar algunos hechos anecdóticos: en la primera parte de la prueba de maratón el atleta estadounidense que encabezaba la carrera fue atropellado por una bicicleta y, posteriormente, en el kilómetro 30, la organización confundió y perdió al corredor del mismo país que iba líder en ese momento; no hubo medallas suficientes para todos los ganadores, por lo que algunos fueron premiados con objetos tales como pipas, bastones o carteras (Pedro Pidal recibió una pipa por su segundo puesto); las pruebas de natación se celebraron en el río Sena.

San Luis, 1904

Por primera vez los Juegos abandonaban Europa. Tras el fracaso de París, cuatro años antes, los organizadores de esta edición repitieron todos los errores de su antecesora. No hubo ceremonias de apertura ni de clausura, y los Juegos sólo fueron una excusa para promocionar la ciudad y atraer la atención de distintas ferias.

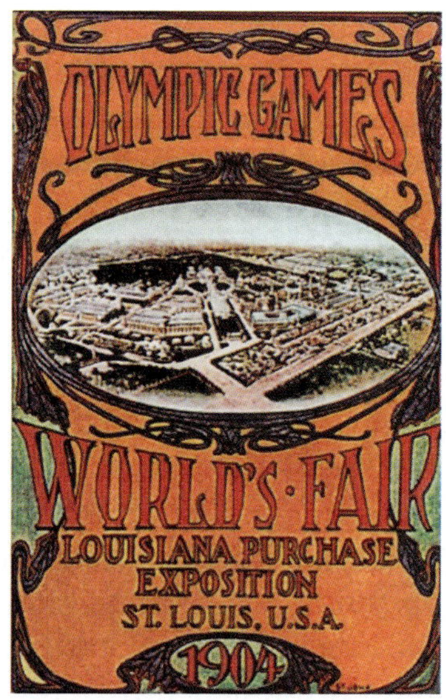

Se incluyeron actividades más propias de los circos, la más lamentable de todas ellas las llamadas *Jornadas antropomórficas*, donde se podía contemplar de forma burlesca a diversas etnias excluidas de la competición oficial (cafres africanos, indios sioux, patagones, pigmeos...) participando en algunos deportes “de blancos”.

La participación fue muy baja y la mayoría de los atletas eran estadounidenses (sólo compitieron 64 europeos). Por ello, no es de extrañar que casi todas las medallas se las llevaran los anfitriones, los europeos únicamente vencieron en decatlón, nuevo en los Juegos, y en lanzamiento de peso.

En esta edición hicieron su debut el boxeo y la lucha libre. Cabe resaltar también la aparición, por primera vez, del baloncesto, aunque como deporte de exhibición. Destacó de nuevo el atleta Ray Ewry, al volver a ganar los tres tipos de saltos sin impulso que había: de altura, de longitud y de triple salto. También fue sobresaliente la actuación del gimnasta estadounidense George Eyser, que logró seis medallas (tres de oro) pese a tener amputado el pie izquierdo y participar con una prótesis de madera.

En San Luis también tuvo lugar el primer intento de fraude de la historia olímpica. El estadounidense Fred Lorz, participante en la prueba de maratón, se subió a un automóvil en el inicio de la misma y se apeó en el último tramo para entrar como vencedor en la meta. Pero el engaño fue descubierto y se le descalificó cuando estaba a punto de recibir la medalla de oro.

No obstante, se produjeron algunos hechos que merece la pena recordar: fueron los primeros Juegos en los que se entregaron medallas de oro, plata y bronce; las pruebas de natación se disputaron por primera vez en una piscina; participó el primer atleta negro de la historia olímpica, el estadounidense George Poage, tercero en 400 metros lisos y en vallas; se produjo el primer caso de *doping* de la historia olímpica: tras ser descalificado Fred Lorz como ganador del maratón, el triunfo correspondió a Thomas Hicks, un inglés que vivía en Estados Unidos, que durante la prueba corrió bajos los efectos de un brebaje compuesto por sulfato de estricnina y coñac, pero como el reglamento no contemplaba este tipo de irregularidades, fue declarado vencedor.

Londres, 1908

Después de los contratiempos sufridos en las dos ediciones anteriores, Londres significó la consolidación de los Juegos. Inglaterra se volcó con ellos y, en la capital inglesa, se construyó un moderno estadio, con capacidad para 70.000 espectadores, además de un velódromo y una piscina de 100 metros. La ceremonia de apertura fue muy brillante, y por primera vez se realizó un desfile oficial de atletas en el que cada país participante desfiló con su bandera. En Londres, el Barón Pierre de Coubertin pronunció una frase que ha perdurado en la historia del movimiento olímpico: “Lo importante no es ganar sino participar”.

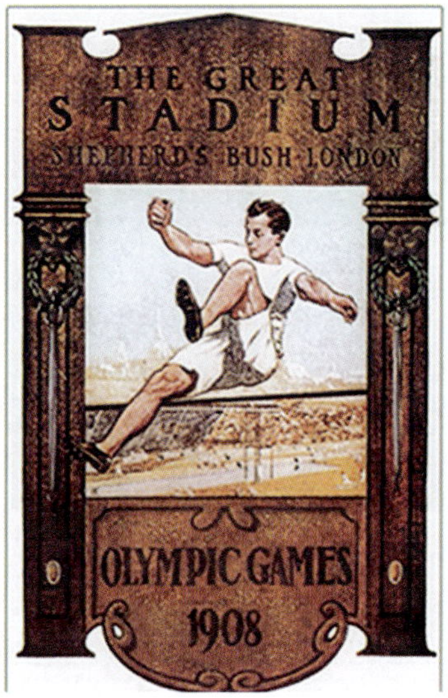

Dentro del programa olímpico se incluyó por primera vez el hockey sobre hierba y también deportes curiosos como la motonáutica o el frontón. Las mujeres pudieron competir en tenis, patinaje artístico y tiro con arco. Los estadounidenses se impusieron en la gran mayoría de las especialidades deportivas, especialmente en atletismo. Ray Ewry volvió a ser protagonista al ganar por tercera vez consecutiva el salto de longitud y el de altura, y logró con ello un total de 8 oros a lo largo de sus participaciones.

La carrera de maratón tuvo un desenlace dramático. Aunque el vencedor fue John Hayes, un estadounidense de 19 años, el ganador moral fue el italiano Dorando Pietri, que llegó tan cansado al estadio que inició la última vuelta en sentido contrario y luego se cayó dos veces en los últimos cien metros. Varios jueces le ayudaron a levantarse y a cruzar la línea de meta, y por ello fue descalificado. Al día siguiente la reina Alejandra le concedió a Pietri una copa de oro idéntica a la de Hayes, en reconocimiento a la gesta del italiano.

Entre los hechos curiosos que se produjeron en Londres se pueden destacar dos: fue la única vez que se utilizó la milla como medida oficial, y por primera vez se corrió el maratón sobre su distancia actual, 42,195 kilómetros, que es la que separa el castillo de Windsor del estadio olímpico, pues el Príncipe de Gales se empeñó en que la salida fuera desde su residencia.

Estocolmo, 1912

Los Juegos de Estocolmo fueron un ejemplo de eficiencia, los primeros parecidos a los que conocemos en la actualidad. El impulso de Suecia al movimiento olímpico fue tan grande que permitió a éste sobrevivir a los ocho años de interrupción que hubo tras esta edición, a causa del comienzo en 1914 de la primera guerra mundial.

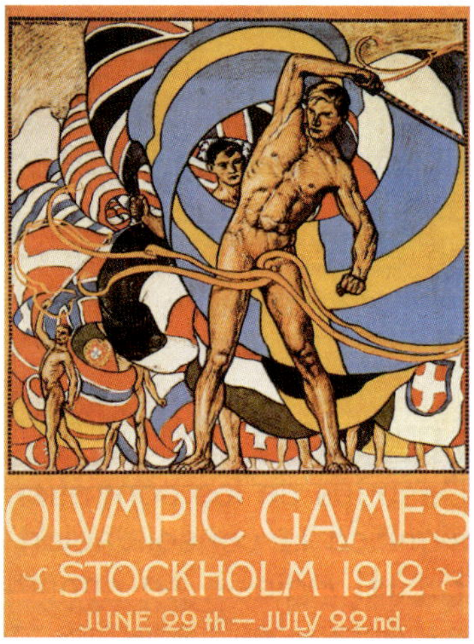

En esta cita olímpica cabe destacar varios hechos: los Juegos no coincidieron con ferias ni exposiciones universales, fue la primera en la que se utilizó un sistema de megafonía para informar al público, y hubo que lamentar la primera muerte durante una prueba, la del portugués Francisco Lázaro, que perdió la vida durante el maratón tras sufrir un colapso debido al calor.

La competición deportiva fue un éxito. El pentatlón moderno y la hípica se incluyeron en el programa olímpico, y se eliminaron el boxeo, el rugby, la lucha libre y el ciclismo en pista, aunque se corrió la prueba en ruta, que fue la más larga de toda la historia olímpica: 320 kilómetros. Se quiso eliminar el maratón, pero el COI se negó alegando que era la prueba atlética más emblemática de los Juegos. Para las mujeres se crearon especialmente varias pruebas de natación y el salto de trampolín.

Estocolmo fue el pionero del atletismo moderno, ya que se establecieron unas bases técnicas y unas normas minuciosas para clasificar y juzgar a los atletas. Se utilizó por primera vez el cronometraje eléctrico y la foto-finish, para aclarar las llegadas más ajustadas y evitar así las decisiones polémicas de los jueces.

En estos Juegos comenzó a forjarse la figura del mito deportivo. Pueden considerarse como los primeros grandes atletas de la historia al finlandés Hannes Kolehmainen, que logró la victoria en las carreras de 5.000 y 10.000 metros y en la prueba de cross sobre 8 kilómetros, y al estadounidense Jim Torpe, que arrasó en decatlón y pentatlón, aunque un año después de los Juegos tuvo que devolver las dos medallas de oro al ser acusado de profesionalismo, por haber cobrado como jugador de béisbol antes de la cita olímpica.

Como nota anecdótica se debe reseñar que la semifinal de lucha grecorromana de pesos medianos entre el ruso Martín Klein y el finlandés Alfred Asikainen duró 11 horas.

Segunda etapa: 1920-1936

Amberes, 1920

Tras la interrupción de los Juegos a causa de la primera guerra mundial, éstos se reanudaron ocho años después en Bélgica. La ciudad había quedado destrozada por la guerra y tan sólo contó con un año para organizarlos, por lo que las instalaciones fueron muy modestas.

A los países derrotados en la guerra (Alemania, Austria, Hungría, Bulgaria, Polonia y Rusia) no se les permitió intervenir. España participó por primera vez de manera oficial y consiguió dos medallas de plata, en fútbol y en polo.

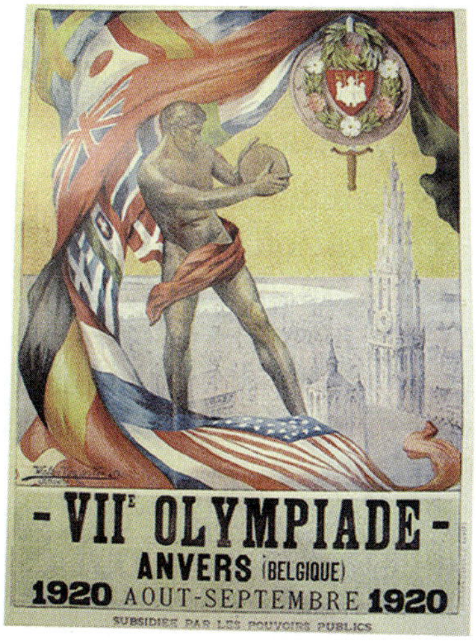

Reaparecieron en el programa olímpico el ciclismo en pista y el boxeo. El atleta más veterano fue Oscar Swahn, un belga de 72 años que logró el segundo puesto en la competición de tiro. Ha sido el participante de más edad que ha ganado una medalla en toda la historia olímpica.

En estos Juegos se izó por primera vez durante la ceremonia de apertura la bandera olímpica con los cinco aros, se prestó el juramento de los atletas y se interpretó el himno olímpico. Además, en la ceremonia inaugural se soltaron cientos de palomas blancas como símbolo de paz.

Las estrellas de esta edición fueron dos atletas finlandeses, Hannes Kolehmainen, que ocho años después de lograr tres medallas de oro en Estocolmo ganó el maratón, y el legendario Paavo Nurmi, llamado *el finlandés* volador, que consiguió tres oros y una plata, así como el italiano Nedo Nadi, que ganó cinco de las seis pruebas de esgrima, y la estadounidense Ethelda Bleibtrey, que logró la victoria en las tres competiciones de natación femenina.

París, 1924

Por primera vez los Juegos se repetían en una ciudad. Volvieron a París por el empeño de Coubertin, que quería que su ciudad natal los acogiera de nuevo para hacer olvidar el fracaso del año 1900. No consiguió plenamente su objetivo, ya que se encontró con la falta de apoyo del gobierno francés.

El número de atletas era tan grande que se construyó por primera vez una villa olímpica para ellos, además de otras instalaciones como el estadio olímpico de Colombes y la piscina de Les Tourelles. Los países derrotados en la primera guerra mundial siguieron excluidos en esta edición.

Se acreditaron un millar de periodistas, lo que indica claramente que los JJOO se habían convertido en un gran evento a nivel internacional. Por primera vez se introdujo en el ritual olímpico de la ceremonia de clausura el izar tres banderas: la del COI, la del país anfitrión y la del país organizador de los siguientes Juegos.

En el programa olímpico debutó la esgrima femenina. España acudió con 107 atletas entre los que había una mujer, la tenista Lilí Álvarez. Entre los nuevos países participantes había varios hispanoamericanos, de los cuales destacó Argentina, que consiguió 6 medallas: 1 de oro, 3 de plata y 2 de bronce.

Las dos grandes estrellas de esta edición fueron el finlandés Paavo Nurmi, que conquistó cinco oros, tres en pruebas individuales y dos por equipos, y el americano Jhonny Weissmuller, que ganó tres medallas de oro en natación y una de bronce en waterpolo, y que posteriormente alcanzaría aún más fama al protagonizar en el cine doce películas como Tarzán.

Ámsterdam, 1928

Los Juegos celebrados en la ciudad holandesa fueron una revolución en muchos aspectos: en primer lugar fueron los primeros sin el barón de Coubertin como máximo responsable del COI; la prensa realizó un mayor seguimiento del evento, lo que ayudó a la difusión del movimiento olímpico; las mujeres comenzaron a tener un papel mucho más importante, y además de participar en tenis, natación y esgrima pudieron hacerlo también en otros deportes más populares como la gimnasia o el atletismo.

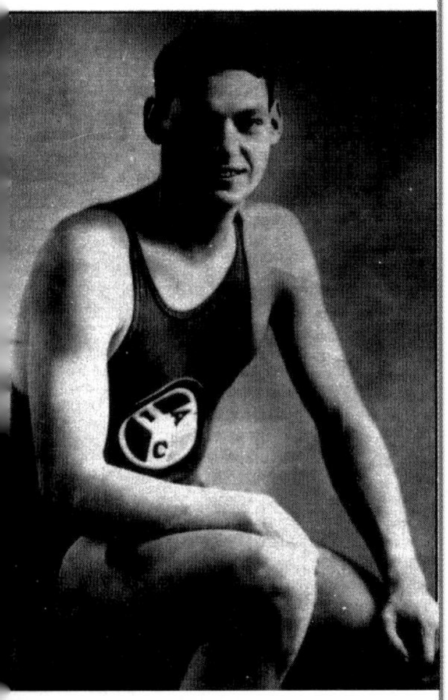

Johnny Weissmuller

Después de dieciséis años, Alemania y Austria se reintegraron a la competición. Japón participó por primera vez en unos Juegos, y logró la primera medalla de oro para un país asiático gracias a Mikio Oda, vencedor del triple salto. España logró su primera medalla de oro en hípica.

En Amsterdam se introdujo un nuevo símbolo, la llama olímpica, como elemento de los Juegos. También, por primera vez, en el protocolo olímpico de la ceremonia de apertura el desfile de países fue encabezado por Grecia y el equipo anfitrión salió en último lugar.

El atletismo femenino fue muy criticado tras producirse varios desfallecimientos entre las participantes en la carrera de 800 metros, lo que provocó la prohibición de que las mujeres participaran en carreras de más de 200 metros hasta la edición de 1960. La gimnasia también resultó un fracaso y tardó 28 años en reaparecer en el programa olímpico.

Se mantuvo la supremacía de Paavo Nurmi en la pista de atletismo, al ganar tres medallas de oro en las pruebas de fondo y medio fondo, y de Johnny Weissmuller, que nuevamente se convirtió en el rey de la piscina con dos victorias.

Como hechos curiosos se pueden citar los siguientes: muchos de los participantes tuvieron que alojarse en barcos anclados en el puerto al no haberse construido una villa olímpica, el príncipe Olav V de Noruega se convirtió en el primer miembro de la realeza en ganar una medalla como integrante del equipo de vela, y el Papa Pío XI calificó de inhumana la carrera femenina de 800 metros.

Los Ángeles, 1932

Los Juegos volvieron a celebrarse en Estados Unidos y se procuró evitar los errores cometidos en San Luis en 1904. El comité organizador construyó un gigantesco estadio, el Memorial Coliseum, con aforo para 120.000 espectadores. También se construyó una piscina con cabida para 10.000 personas y una villa olímpica para los deportistas a 20 kilómetros del centro de la ciudad.

La participación fue inferior a la de ediciones anteriores (ver “Tabla 1”), debido a la crisis mundial provocada por la quiebra de la Bolsa de Nueva York en 1929 y al hecho de tener que cruzar el océano Atlántico, travesía que duraba más de una semana, a lo que había que sumar los cinco días de viaje en tren hasta California después de desembarcar.

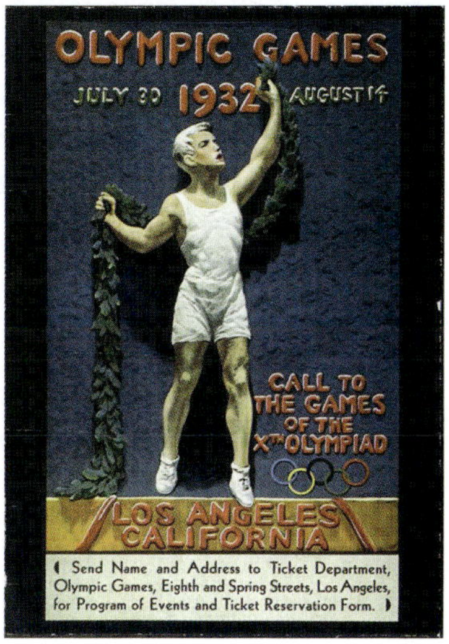
OLYMPIC GAMES
JULY 30 1932 AUGUST 14
CALL TO THE GAMES OF THE Xth OLYMPIAD
LOS ANGELES CALIFORNIA
Send Name and Address to Ticket Department, Olympic Games, Eighth and Spring Streets, Los Angeles, for Program of Events and Ticket Reservation Form.

Se disputaron 117 pruebas, por lo que el COI limitó la participación en cada una a tres atletas por país. Los Juegos duraron 16 días y, desde entonces, la duración de las distintas ediciones ha oscilado entre los 15 y los 18 días. Otra novedad fue que los ganadores de cada prueba subieron al podio y recogieron sus premios al tiempo que se izaban las banderas de sus países.

Por primera vez, la gran estrella de unos Juegos fue una mujer, la estadounidense Mildred Didrikson, que logró dos medallas de oro en 80 metros vallas y lanzamiento de jabalina. También fue destacada la actuación del equipo japonés de natación, pues sus miembros lograron un total de cinco medallas de oro, cuatro de plata y dos de bronce.

Entre los hechos curiosos de esta edición están: las 126 mujeres que compitieron no pudieron alojarse en la villa olímpica y fueron hospedadas en un hotel; Mildred Didrikson fue segunda en la prueba de salto de altura, pero la descalificaron por **pasar el listón con la cabeza antes que con los pies**; la mayoría de los integrantes del equipo nipón de natación no superaban los quince años; Paavo Nurmi no pudo participar al ser considerado como **profesional** por el COI.

Berlín, 1936

Los Juegos de Berlín pasaron a la historia por su utilización política. Pese a que Alemania se había comprometido a no realizar manifestaciones de tipo racial o ideológico durante el evento, lo cierto es que la llegada al poder de Adolf Hitler supuso el empleo del acontecimiento olímpico como elemento propagandístico del régimen nazi para demostrar la superioridad de la raza aria: en la villa olímpica se repartieron hojas con el mensaje “judíos indeseables”; los vencedores alemanes siempre aparecían en la prensa como “rubios vencedores”; en la ceremonia de apertura, tras el himno alemán, todo el estadio gritó “Heil Hitler”...

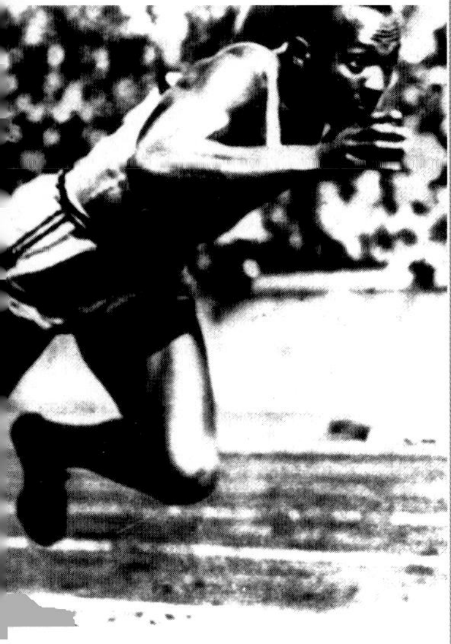

Jesse Owens

A nivel deportivo y organizativo, estos Juegos fueron un éxito y superaron en gran medida a todos los anteriores, pues se invirtieron cerca de treinta millones de dólares en la construcción de una villa olímpica de lujo a tan sólo 10 kilómetros de la ciudad, un estadio con capacidad para 110.000 personas, etc. España no participó debido al comienzo de la guerra civil. Se incluyeron en el programa olímpico dos nuevos deportes, el baloncesto y el balonmano.

En esta edición se introdujo el relevo de la antorcha olímpica desde tierras griegas. La portaron 3.000 corredores, a través de siete países, desde Olimpia hasta el pebetero del estadio. Fueron también los primeros Juegos en ser televisados a 25 pantallas colocadas en Berlín, y en tener una película documental sobre la misma, *Los dioses del estadio*, que aunque realizaba una innegable apología del nazismo, mostraba también la grandeza y la vistosidad de los Juegos de Berlín.

El héroe de estos Juegos fue el legendario Jesse Owens, un atleta estadounidense de raza negra que arrasó en las pruebas de velocidad y de salto de longitud. Consiguió cuatro medallas de oro, y con su gesta plantó cara a la propaganda del nazismo. Dejó en evidencia la superioridad de la raza aria, hasta el punto de que Hitler se negó a entregarle las medallas.

Tercera etapa: 1948-1972

Londres, 1948

Fueron los primeros JJOO tras la segunda guerra mundial. Europa había sido destrozada, pero el espíritu olímpico sobrevivió a las dos ediciones no celebradas, aunque tuvo que pagar las consecuencias de la guerra: una generación de deportistas que no había podido entrenar ni competir, atletas olímpicos y jóvenes promesas muertas en los frentes de batalla y en los campos de concentración, etc.

Estos Juegos se concedieron a Londres porque estaba menos afectada por la guerra que otras capitales europeas. Aunque el esfuerzo británico para realizar la competición fue enorme, se conocen como los **Juegos de la austeridad**, por la escasez de medios económicos y materiales que hubo: no se construyó una villa olímpica ni se pudieron levantar grandes instalaciones, los hombres se alojaron en cuarteles de la fuerza aérea y las mujeres en el Victoria College, la comida era escasa y las comunicaciones difíciles...

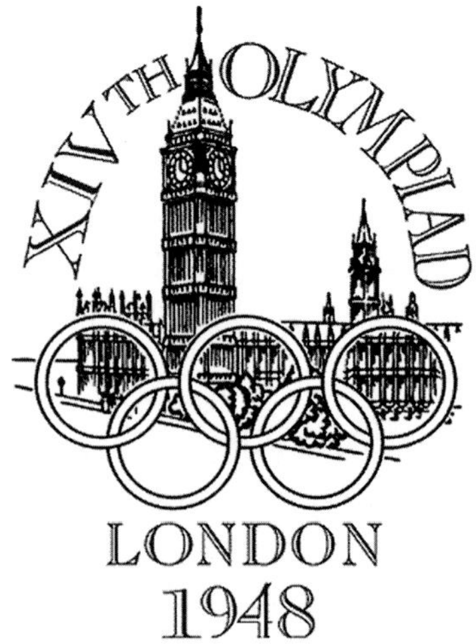

Tan sólo se construyó una piscina para las pruebas de natación. El resto de las instalaciones ya existían y fueron adaptadas para la ocasión, como el estadio de Wembley o el velódromo de Herne Hill. La gran novedad fue la transmisión en directo por televisión de la ceremonia de inauguración.

Los dos países derrotados en la guerra, Alemania y Japón, no fueron invitados a esta edición, ni tampoco la Unión Soviética. Se alegó que carecían de un comité olímpico nacional. Italia, sin embargo, si estuvo presente, aunque se había aliado con los perdedores.

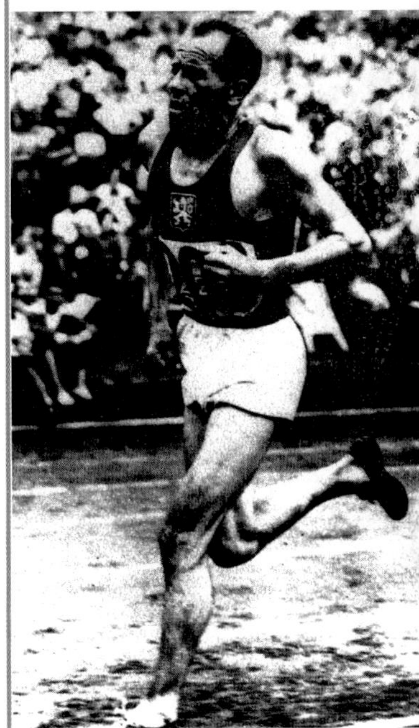
Emil Zatopek

Estos Juegos destacaron, principalmente, por la consolidación del atletismo femenino. No en vano, la estrella de los mismos fue la holandesa Fanny Blankers-Koen, que pese a tener dos hijos y contar con 32 años (era la mujer de más edad de todas las competidoras), emuló a Jesse Owens y ganó cuatro pruebas, hecho que ninguna mujer había logrado antes. Además, batió el récord mundial en todas ellas.

En esta edición compitió por primer vez otra de las leyendas del olimpismo, el checo Emil Zatopek, apodado *la locomotora humana*, que ganó el oro en los 10.000 metros y la plata en los 5.000. Por su parte, el estadounidense Bob Mathias ganó el decatlón con 17 años. Es el atleta más joven de la historia que ha ganado una prueba masculina de atletismo.

Helsinki, 1952

Los Juegos Olímpicos de Helsinki fueron un escenario más de las divergencias políticas existentes entre los Estados Unidos y la Unión Soviética, la llamada **guerra fría**. Pese a ello, fueron los JJOO de la paz, pues se invitó a Alemania, a Japón y a la Unión Soviética, tras la creación en abril de 1951 del Comité Olímpico Soviético.

No se construyeron grandes instalaciones deportivas, pero la organización del evento por parte de los finlandeses fue minuciosa, y los habitantes de Helsinki se identificaron con los Juegos de una manera nunca vista hasta entonces y demostraron un gran conocimiento en la mayoría de los deportes olímpicos.

En el terreno deportivo, las dos potencias lucharon por conseguir el mayor número de medallas. Los estadounidenses lograron 40 medallas de oro por 22 de los soviéticos. Pero la gran figura de estos Juegos fue el checo Emil Zatopek, que en Londres ya había dado muestras de su clase, y que en Helsinki ganó las pruebas de 5.000 y 10.000 metros y el maratón en una misma edición, un logro que nadie ha sido capaz de repetir.

Otros hechos sucedidos en esta edición que cabe comentar fueron que la Unión Soviética aisló a sus atletas y los alojó fuera de la villa olímpica, y que Paavo Nurmi fue el último portador de la antorcha y el encargado de encender el pebetero, como homenaje al gran atleta finlandés que había logrado doce medallas olímpicas y para resarcir la injusticia cometida por el COI en la edición de 1932.

Melbourne, 1956

Las ediciones celebradas hasta ese momento habían tenido lugar siempre en Europa o América y, por vez primera, se iban a celebrar en Oceanía. La conflictiva situación política mundial afectó a estos Juegos: Suiza, Holanda y España no acudieron como protesta ante la invasión de Hungría por parte de la Unión Soviética, y diversos países árabes como Egipto, Líbano e Irak se retiraron por la intervención de Gran Bretaña y Francia en la crisis del canal de Suez entre Israel y Egipto.

Ante esta situación, el presidente del COI, Avery Brundage, realizó una reflexión que hoy en día forma parte de la filosofía del movimiento olímpico: "Los Juegos Olímpicos son una competición entre individuos, no entre naciones".

La organización no construyó un estadio y, en la mayoría de las instalaciones, tan sólo hicieron pequeñas reformas para adaptarse a las necesidades de la competición. Muchos criticaron la villa olímpica al no considerarla confortable. En la ceremonia de clausura, los atletas no desfilaron cada uno detrás de su bandera, sino que entraron en el estadio todos mezclados, para simbolizar la paz y la amistad.

La celebración de los Juegos de Melbourne planteó muchos problemas: se realizaron entre el 22 de noviembre y el 8 de diciembre para esperar al verano en las antípodas; la hípica se celebró en Estocolmo, pues según la normativa australiana los caballos extranjeros debían someterse a un periodo de cuarentena de cuatro meses; en el partido de waterpolo que enfrentó a Hungría y a la Unión Soviética, tras la victoria de los primeros, un jugador soviético propinó un cabezazo a otro húngaro, y se produjo una gran pelea que requirió la intervención de la policía; la delegación de la República Popular China abandonó la villa olímpica al izarse la bandera de Taiwan, también llamada China Nacionalista.

Los deportistas más destacados fueron dos gimnastas, el ucraniano Viktor Chukarin, que ganó cinco medallas, tres de oro (a lo largo de su carrera ganó 11 en total, siete de oro), y la húngara Agnes Keleti, que se llevó cuatro oros y dos platas. En el estadio de atletismo brillaron el estadounidense Bobie Morrow y la corredora australiana Betty Cuthbert, que se hicieron con tres títulos olímpicos. Y en la piscina, el australiano Murray Rose fue el primer niño prodigio de unos Juegos al imponerse en dos pruebas con tan sólo 17 años.

Wilm Rudolph

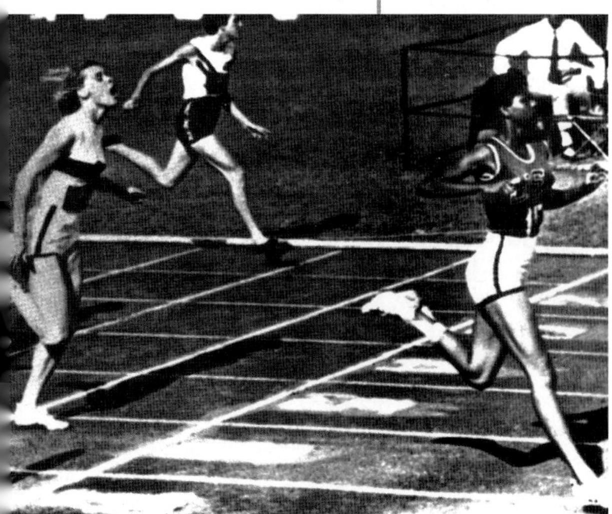

Roma, 1960

Que Roma fuera la sede de unos Juegos Olímpicos tenía una importancia histórica, pues los Juegos de la Antigüedad habían sido prohibidos por el emperador romano Teodosio I. Se quería mostrar al mundo que los JJOO no podían volver a desaparecer.

Esta cita olímpica fue inaugurada oficialmente por el papa Juan XXIII. En estos Juegos quedó plasmada la belleza de Roma: la gimnasia se celebró en las termas de Caracalla, la lucha en la basílica de Majencio, el maratón pasó por la Vía Appia y tenía la llegada en el arco de Constantino (junto al Coliseo)... Cabe reseñar como hecho negativo la muerte del ciclista Knuda Jensen durante la prueba de 100 kilómetros contrarreloj por equipos.

En esta edición se tocó por primera vez el himno olímpico actual y cambió el orden de los deportes, se empezó por las pruebas de natación y se dejó el atletismo para el final, tal como sucede en la actualidad. Las cadenas de televisión europeas transmitieron en directo las pruebas, lo que contribuyó a la universalidad de los Juegos.

En el plano deportivo se batieron numerosas plusmarcas mundiales. Entre los atletas destacados están la estadounidense Wilma Rudolph, llamada la *gacela negra*, que logró tres títulos olímpicos, aunque había padecido en su infancia una parálisis en la pierna izquierda. El alemán Armin Harry fue otro de los destacados, ganó los 100 metros masculinos y logró ser el primer atleta en correr la distancia en 10 segundos. Y el etíope Abebe Bikila, que pese a correr descalzo venció en el maratón, batió el récord mundial y se convirtió en el primer campeón olímpico africano de raza negra.

Otros protagonistas de estos Juegos fueron el danés Paul Elvstrom, que logró su cuarto triunfo consecutivo en vela, el boxeador estadounidense Cassius Clay, que venció en la categoría de semipesados y más tarde tendría una brillante carrera profesional, y el esgrimista húngaro Aladár Gerevich y el canoísta sueco Gert Fredriksson, que consiguieron su sexta medalla de oro consecutiva.

Tokio, 1964

La capital japonesa organizó los primeros Juegos celebrados en Asia. Para acogerlos se realizó una profunda transformación urbanística y se construyeron las mejores instalaciones que hasta la fecha habían acogido unos Juegos, pensadas para que los atletas pudieran realizar sus mejores registros. Sin embargo, el tiempo no acompañó y la lluvia, el frío y el viento impidieron que las marcas fueran mejores. Pese a todo, se batieron 6 récords mundiales y 27 olímpicos.

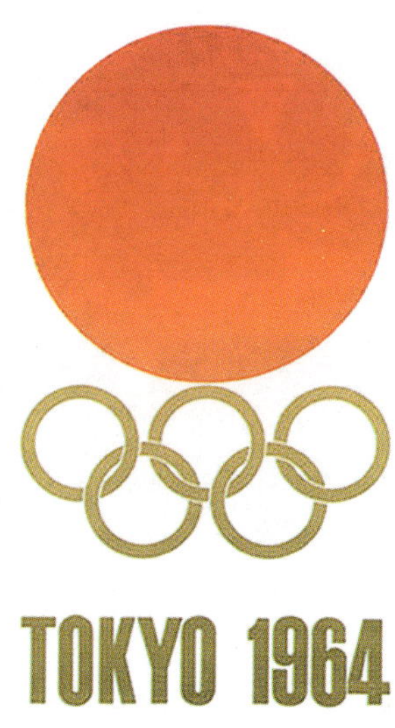

El último portador de la antorcha olímpica fue Yoshinori Sakai, un joven de 19 años apodado como *el bebé de Hiroshima* por haber nacido el mismo día en que la ciudad fue destruida por una bomba atómica.

Como novedades en estos Juegos se pueden señalar: el empleo masivo de la tecnología, pues se utilizaron por primera vez ordenadores para controlar los resultados, y la división de la pista de atletismo en ocho calles en vez de las seis de las que constaba hasta entonces. Fue la última edición en la que Alemania presentó un equipo unificado.

Hicieron su aparición en el programa olímpico el voleibol y el judo, uno de los deportes nacionales del país, aunque, para decepción de los anfitriones, el holandés Anton Geesink ganó la final de la máxima categoría al japonés Kaminaga.

Entre los deportistas más destacados de esta cita olímpica cabe señalar al nadador estadounidense Don Schollander, ganador de cuatro títulos olímpicos, al velocista estadounidense Bob Hayes, vencedor en dos pruebas, y a la gimnasta ucraniana Larissa Latynina, que logró dos oros y dos platas, y que tiene el récord de más medallas olímpicas, pues a lo largo de su carrera ha obtenido dieciocho, nueve de ellas de oro.

Repitieron victoria en unos Juegos el jugador de waterpolo húngaro Dezso Gyarmati, que obtuvo su quinta medalla seguida, y, por tercera vez consecutiva, el remero ruso Vyacheslav Ivanov y el nadador australiano Down Fraser. Por su parte, el etíope Abebe Bikila fue el primer atleta en ganar dos maratones olímpicas, esta vez calzado, pese a haber sido operado de apendicitis seis semanas antes de la prueba.

México, 1968

La elección de México como sede de los Juegos conllevó cierta polémica, ya que la ciudad está situada a 2.240 metros de altitud y el aire tiene un 30% menos de oxígeno que a nivel del mar. La altura afectó a las pruebas de resistencia, pero en las de velocidad y en los saltos fue favorable para la obtención de buenos registros.

Pese a todos los problemas, los Juegos Olímpicos fueron un éxito tanto mediático, al acreditarse más de 4.300 periodistas para seguir el acontecimiento, como deportivo, pues se batieron 27 récords mundiales y 257 olímpicos, y se consiguieron marcas en las pruebas de velocidad y de salto que se consideraban **imposibles**.

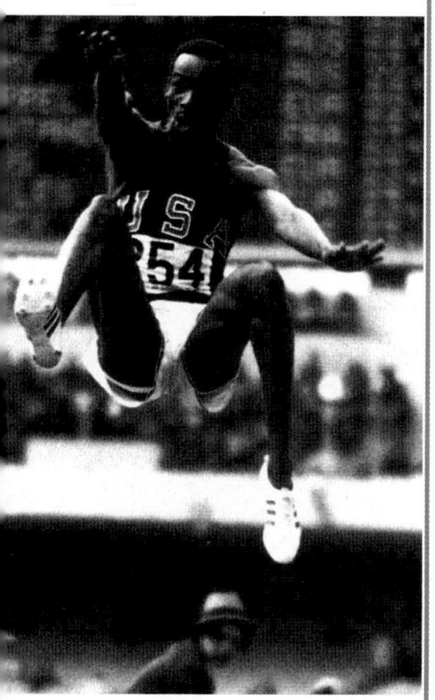

Bob Beamon

Entre las novedades acaecidas en México, cabe señalar que, por primera vez, la antorcha entró al estadio portada por una mujer, Enriqueta Basilio, en aquel momento la mejor atleta mexicana de todos los tiempos. Se realizaron pruebas de verificación de sexo para las mujeres, pues había serias dudas en algunas participantes soviéticas y rumanas, cuya apariencia era innegablemente masculina.

Los Juegos de México vieron la primera descalificación por dopaje, la del participante sueco en pentatlón moderno Hans-Gunnar Liljenwall, por tener unos valores de alcoholemia elevados. También destacaron los gestos realizados por los atletas estadounidenses de color durante la entrega de medallas reclamando el ***black power*** (poder negro, una forma de protestar contra el racismo).

Los grandes protagonistas fueron los estadounidenses Bob Beamon, que pulverizó el récord del mundo de longitud con un increíble salto de 8,90 metros, que superando el anterior en 55 centímetros, y Jim Hines, que paró el crono en los 100 metros lisos en 9 segundos y 90 centésimas, un tiempo que parecía inaccesible para el ser humano.

También resultó sobresaliente la actuación de la gimnasta checa Vera Caslavska que, pese a no haber podido entrenar durante tres semanas a causa de la ocupación soviética de Checoslovaquia dos meses antes de los Juegos, logró cuatro medallas de oro y dos de plata.

Las sorpresas de esta edición fueron la cuarta victoria consecutiva del estadounidense Alfred Oerter, que desde Melbourne se había hecho siempre con la medalla de oro en lanzamiento de disco, y el revolucionario estilo de salto de altura de su compatriota Dick Fosbury, consistente en pasar de espaldas por encima del listón. Hoy en día, esta técnica la utilizan todos los saltadores y lleva su nombre.

Múnich, 1972

Aunque uno de los objetivos que se perseguía en Alemania era la paz (los vigilantes de la villa olímpica no llevaban armas), estos Juegos estuvieron marcados por la tragedia, debido al asalto del grupo terrorista palestino **Septiembre Negro** a los dormitorios de la delegación de Israel. Mataron a dos de sus atletas y se llevaron como rehenes a otros nueve. La intervención de la policía alemana se saldó con la muerte de los nueve atletas israelitas, de un policía, de un piloto de helicóptero y de cinco terroristas.

El atentado paralizó las competiciones y se estuvo a punto de suspender el evento, pero el presidente del COI decidió continuar y los Juegos prosiguieron con la bandera a media asta y un acto de homenaje a las víctimas en el estadio olímpico.

Entre las novedades de esta edición hay que destacar la aparición de la primera mascota de unos JJOO, un perro salchicha llamado Waldi, y el hecho de que por primera vez una mujer, la campeona alemana de 100 metros Heidi Shuller, realizó el juramento de los atletas. También hubo muchas novedades técnicas: se empezó a utilizar el cronometraje electrónico en natación, esgrima y ciclismo, se emplearon los ordenadores para realizar una recogida continuada de datos y se hicieron sistemáticamente controles antidopaje.

Munich1972

El programa olímpico recuperó el tiro con arco y el balonmano. La gran estrella de los Juegos de Munich fue el nadador estadounidense Mark Spitz, cuyo aplastante dominio en la piscina le llevó a conseguir, en cuatro días, nada menos que siete medallas de oro, todas con récords mundiales. Otros atletas destacados en esta edición fueron la nadadora australiana Shane Gould, que con quince años logró cinco medallas, tres de oro, el soviético Valey Borzov, que venció en 100 y 200 metros, y el finlandés Lasse Viren, ganador de los 5.000 y de los 10.000 metros.

Dos hechos curiosos sucedidos en esta edición han pasado a la historia. El primero fue la final de baloncesto entre Estados Unidos y la Unión Soviética, que acabó con 50-49 a favor de los primeros. Los soviéticos protestaron porque habían pedido tiempo muerto a falta de tres segundos y los árbitros concedieron ese tiempo, tras el cual la URSS metió una canasta y ganó por 51-50, lo que llevó a los estadounidenses a negarse a recoger las medallas de plata, que aún permanecen en la sede del COI en Suiza. El segundo fue la sanción a perpetuidad de los dos atletas estadounidenses que habían encabezado la prueba de los 400 metros, por repetir en el podio los gestos del ***black power*** de México en 1968.

Cuarta etapa: de 1976 hasta la actualidad

Montreal, 1976

La tragedia de Munich dio paso a una nueva etapa en la que los organizadores de los Juegos otorgaron la máxima importancia a las medidas de seguridad.

Al miedo de que se repitiera un atentado como el de la edición anterior, hubo que sumar en ésta el problema económico. El gobierno canadiense no subvencionó las infraestructuras y los organizadores tuvieron que recurrir al ingenio para obtener los fondos: se firmaron contratos con varias televisiones para la transmisión de las pruebas, se creó una lotería olímpica, se vendió el uso de la mascota Amik, se emitieron sellos y monedas...

Montreal padeció, además, el primer boicot oficial de la historia, pues muchos países africanos renunciaron a competir en protesta por la participación de Nueva Zelanda, cuyo el equipo de rugby había realizado una gira por la racista Sudáfrica.

Entre los avances técnicos de esta edición, destaca la aplicación del control antidoping a los tres primeros de cada prueba, así como a otros participantes de forma aleatoria. En el programa se estrenaron las pruebas femeninas de baloncesto, balonmano y remo y, por primera vez, la villa olímpica alojó a hombres y a mujeres.

En la competición deportiva brilló con luz propia la rumana Nadia Comaneci, *la reina de la gimnasia*, que con 14 años causó sensación al conseguir que los siete miembros del jurado le otorgaran la máxima puntuación, un diez, por su actuación en barras asimétricas. Ninguna otra gimnasta, a lo largo de la historia, ha logrado la máxima calificación de este deporte. Obtuvo un total de 6 medallas, cuatro de oro, una de plata y otra de bronce.

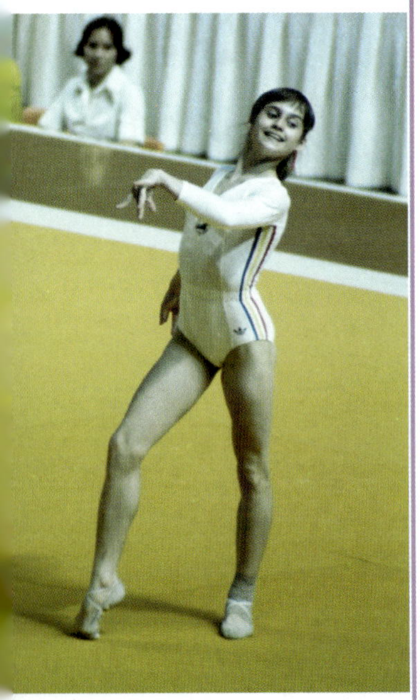

Nadia Comaneci

Otros deportistas dignos de mención fueron, en natación, el estadounidense John Naber, ganador de cuatro oros y una plata y la alemana oriental Kornelia Ender, que logró las mismas medallas. En atletismo destacaron el cubano Alberto Juantorena, que venció en los 400 y 800 metros, y el finlandés Lasse Viren, que volvió a ganar los 5.000 y los 10.000 metros. También lograron su tercera victoria consecutiva en unos Juegos el italiano Klaus Dibiasi, en salto de plataforma, y el georgiano Viktor Saneyev, en triple salto.

Moscú, 1980

Por primera vez, los JJOO eran albergados por un país comunista. Sin embargo, la invasión de Afganistán por parte del ejército soviético poco antes de la realización de los mismos provocó el boicot de los Estados Unidos y de otros 65 países que se sumaron al mismo. Algunas de las delegaciones desfilaron con la bandera olímpica, en vez de con su bandera nacional, para protestar contra la ocupación soviética.

Para la cita olímpica los organizadores construyeron una villa olímpica, un estadio para 45.000 personas y un velódromo. Además se construyó otro aeropuerto, se restauraron monumentos y se remodelaron las principales calles y parques de la ciudad.

Muchos deportes quedaron muy devaluados debido al boicot, pero, a pesar de la ausencia de países como Estados Unidos, Canadá, Alemania Federal o Japón, se batieron 33 récords mundiales.

Los atletas más laureados de estos Juegos fueron dos soviéticos: Aleksandr Dityatin, que ganó una medalla en todas las pruebas de gimnasia, y se convirtió en el único atleta que ha conseguido ocho medallas en unos JJOO, tres oros, cuatro platas y un bronce, y el nadador Vladimir Salnikov, que rompió la barrera de los quince minutos en la prueba de los 1.500 metros, además de lograr dos oros más en los 400 metros y en el relevo de 4x200.

Otros deportistas destacados fueron: el alemán oriental Waldemar Cierpinski, que al volver a imponerse en el maratón igualó el doblete de Abebe Bikila en Roma y Tokio, el cubano Teófilo Stevenson, que fue el primer boxeador que consiguió ganar tres veces consecutivas la categoría de los pesos pesados, y el alemán oriental Gerd Wessig, que batió el récord del mundo de salto de altura durante los Juegos.

Los Ángeles, 1984

Pese al previsible boicot de la Unión Soviética, que no participó alegando dudas sobre la falta de seguridad de sus atletas, y el apoyo de otros quince países comunistas, se batió el récord de naciones participantes en unos Juegos (ver "Tabla 1").

La organización de esta edición quedó en manos de la iniciativa privada y el dinero aportado por el gobierno de Washington fue mínimo. Los gastos se vieron reducidos al volverse a emplear muchas de las instalaciones construidas para los Juegos de 1932, convenientemente restauradas.

Como sucediera en Moscú, el boicot afectó a la calidad de muchas pruebas, como el atletismo, la natación o el baloncesto, y la competición quedó deslucida, aunque se batieron 11 récords mundiales y 47 olímpicos.

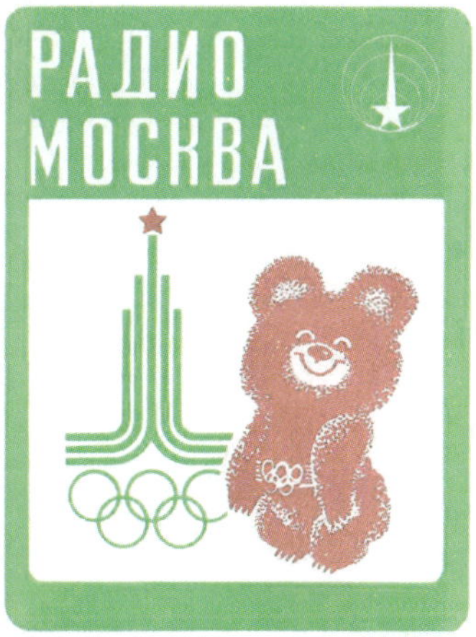

El atleta estadounidense Carl Lewis, *el hijo del viento*, fue el principal protagonista de estos Juegos al subir cuatro veces a lo más alto del podio en las pruebas de velocidad. Pero no fue el único. El chino Li Ning, con cuatro medallas de oro, fue el rey de la gimnasia y el nadador alemán Michael Gross dominó en la piscina con dos oros y dos platas.

Otros deportistas destacados fueron: el finlandés Pertti Karppinen, que logró el oro en remo por tercera vez consecutiva, el británico Sebastian Coe, que fue el primer atleta en ganar dos veces seguidas la prueba de los 1.500 metros, el británico Daley Thompson, que repitió victoria en el decatlón, la estadounidense Evelyn Ashford, que venció en los 100 metros y fue la primera mujer capaz de bajar de los 11 segundos, la alemana Ulrike Meyfarth, que hizo historia al llevarse el oro en salto de altura doce años después de haberlo conseguido en Munich y la neozelandesa Neroli Fairhall, primera atleta con paraplejia que ganó una medalla en la historia de los Juegos, en tiro con arco.

La estadounidense Joan Benoit fue la vencedora del primer maratón olímpico femenino. En esta prueba la corredora suiza Gabriella Andersen llegó al estadio completamente desfallecida y tardó cinco interminables minutos en recorrer, tambaleándose, los 200 metros que le faltaban hasta la meta, rodeada de las asistencias médicas, que le permitieron acabar la prueba.

Seúl, 1988

Tras dos ediciones sucesivas en las que los Juegos habían sido boicoteados por las principales potencias mundiales, en Seúl se logró la reunificación del movimiento olímpico. El enfrentamiento entre Estados Unidos y la Unión Soviética quedaba relegado al campo deportivo.

La organización fue excelente. Se construyó un estadio con capacidad para 100.000 espectadores, 22 instalaciones deportivas, 2 villas olímpicas y un centro de prensa, y se incorporaron los últimos avances tecnológicos. Los Juegos fueron cubiertos por más de once mil medios de comunicación, y más de 27.000 personas trabajaron de forma voluntaria para que todo funcionara correctamente.

En el programa deportivo reapareció el tenis después de 60 años de ausencia. Como deportes de exhibición figuraron el taekwondo y el béisbol.

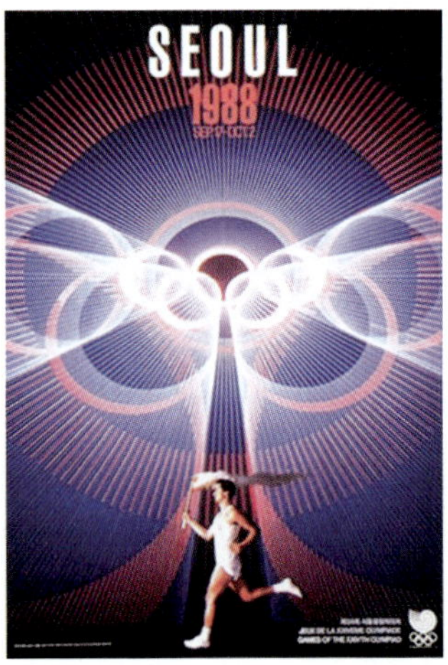

Esta edición de los Juegos se recordará siempre por el escándalo sucedido tras la final de los 100 metros lisos. La carrera había sido un auténtico espectáculo: Ben Jhonson ganaba con un increíble crono de 9,79 segundos, nuevo récord del mundo, y por primera vez en la historia cuatro velocistas habían bajado de la barrera mítica de los 10 segundos. Sin embargo, en el control antidoping, el canadiense dio positivo por consumo de anabolizantes y fue desposeído de la medalla de oro y anulada su marca. Se declaró vencedor a Carl Lewis, que había sido segundo en la prueba.

Pero en Seúl hubo varias actuaciones excepcionales: la nadadora alemana Kristin Otto disputó seis pruebas y se llevó la medalla de oro en todas (era la primera vez que una mujer conseguía tal cantidad de triunfos), el nadador estadounidense Matt Biondi se colgó siete medallas, cinco de oro, la estadounidense Florence Griffith logró tres títulos en pruebas de velocidad y el saltador de trampolín estadounidense Greg Louganis consiguió dos oros y repitió las victorias de la edición anterior.

También cabe destacar a la alemana Christa Luding-Rothenburger, la primera persona de la historia que fue capaz de conseguir una medalla en los Juegos de invierno (oro en patinaje de velocidad) y en los de verano (plata en ciclismo) de un mismo año.

Barcelona, 1992

Estos Juegos fueron los mejores de la Era Moderna entre todos los celebrados hasta ese momento. Se gastaron unos 20.000 millones de dólares para construir distintas infraestructuras: 41 instalaciones deportivas para albergar las diferentes competiciones, con la idea de que su uso fuera permanente tras finalizar el acontecimiento, nuevas carreteras, ampliación del aeropuerto... Para evitar posibles atentados terroristas, los organizadores invirtieron otros 400 millones de dólares en seguridad.

Las ceremonias de apertura y de clausura fueron espectaculares y originales. Nada menos que 3.500 millones de espectadores vieron el espectáculo a través de la televisión. El momento más comprometido de la ceremonia inaugural fue cuando un arquero paralímpico consiguió encender el pebetero lanzando una flecha ardiendo desde el centro del estadio.

En el ámbito de la participación, hubo muchas novedades respecto a ediciones anteriores: los atletas de la antigua Yugoslavia participaron de forma independiente, sin bandera ni himno nacional; se constituyó el Equipo Unificado (CEI), que compitió por primera y única vez agrupando a las doce naciones de la extinguida Unión Soviética; se invitó a Sudáfrica a participar, una vez abolido el *apartheid*, tras 32 años de ausencia por su política racial y segregacionista; también volvieron a comparecer Cuba y Corea del Norte, que llevaban 12 años sin acudir; Alemania volvió a competir reunificada bajo una misma bandera por primera vez desde la segunda guerra mundial; se permitió competir a los profesionales del baloncesto y Estados Unidos acudió con un equipo plagado de estrellas de la NBA, bautizado como el *Dream Team*, que ganó el oro y venció en todos los partidos por más de 30 puntos.

Los grandes destacados a nivel deportivo fueron: el gimnasta Vitaly Scherbo, bielorruso del Equipo Unificado, que ganó seis medallas de oro, cuatro de ellas el mismo día; los nadadores del Equipo Unificado Alexander Popov, que obtuvo dos oros y dos platas, y Yvgeny Sadovyi, que logró otros dos oros; la nadadora húngara Krisztina Egerszegi, que venció en tres pruebas; el estadounidense Carl Lewis en atletismo, que en sus terceros Juegos sumó dos oros más a su palmarés; el equipo cubano de boxeo, que consiguió la victoria en siete categorías; y la etíope Derartu Tulu, que al vencer en los 10.000 metros femeninos se convirtió en la primera mujer africana de raza negra en ganar una medalla de oro.

España, como suele suceder con todos los países anfitriones, consiguió los mejores resultados de su historia en unos JJOO al lograr 22 medallas: 13 de oro, 7 de plata y 2 de bronce. Algunas victorias fueron épicas, como la de Fermín Cacho en los 1.500 metros, la de Martín López Zubero en 200 metros espalda, las de los equipos de fútbol masculino, *hockey* sobre hierba femenino y tiro con arco, o las conseguidas en cuatro categorías distintas de vela.

Atlanta, 1996

La elección de Atlanta como sede de los Juegos Olímpicos del centenario fue una sorpresa pues se daba por hecho que esta edición la organizaría Atenas. Aunque la ciudad puso todo su empeño, la organización dejó mucho que desear: el sistema informático tuvo graves fallos, el transporte de atletas y periodistas fue un caos...

A ello hay que sumar que pese al esfuerzo que se realizó en seguridad, la explosión de una bomba en medio de la gente que asistía a un concierto de música celebrado en el parque del Centenario, situado en el centro de la ciudad, tuvo como resultado la muerte de una persona y más de un centenar de heridos.

Las mujeres fueron las principales protagonistas de estos Juegos, en los que debutó el fútbol femenino. El número de mujeres inscritas superó ampliamente los tres millares, algo impensable un cuarto de siglo antes. Entre ellas, brillaron en natación la estadounidense Amy Van Diken, que ganó cuatro oros y la irlandesa Michelle Smith, que se llevó tres oros y un bronce. En atletismo, se llevaron dos victorias la francesa Marie-José Perec, en 200 y 400 metros, la rusa Svetlana Masterkova, en 800 y en 1500 metros, y la estadounidense Gail Devers en pruebas de velocidad. Y en gimnasia, la estadounidense Shannon Miller añadió dos medallas de oro a las cinco (1 de plata y 4 de bronce) que había logrado en Barcelona, mientras su compañera, Kerri Strug, realizó un salto al caballo casi perfecto que valió a su país la medalla de oro pese a sufrir una grave lesión en el tobillo.

Otros deportistas destacados que subieron dos veces a lo más alto del podio fueron, en gimnasia, el ruso Alexei Nemov (consiguió otras cuatro medallas), en atletismo, el estadounidense Michael Jonson (200 y 400 metros, con récord mundial en la primera) y el canadiense Donovan Bailey (100 y relevo 4x100 metros), y, en natación, el ruso Alexander Popov (50 y 100 metros libres, logró además dos platas). Además, Carl Lewis compitió por última vez en unos Juegos y ganó su novena medalla de oro en salto de longitud e igualó la marca de Paavo Nurmi con 9 oros en los JJOO. En fútbol se impuso Nigeria, y se convirtió en el primer país africano en ganar una prueba por equipos.

Sydney, 2000

Los primeros Juegos del siglo XXI tuvieron la mayor representación de toda la historia olímpica hasta ese momento. Su organización fue excelente, hasta el punto de ser considerados como los mejores de la historia. Se construyeron unas instalaciones de gran calidad y un aeropuerto internacional, y se utilizó la luz solar para dar energía a la villa olímpica. 3.600 millones de telespectadores siguieron las pruebas.

En Sydney, se pudo volver a ver juntas a las delegaciones de las dos Coreas, que participaban separadas desde el final de la segunda guerra mundial. El programa olímpico acogió por primera vez el triatlón y el salto con pértiga femenino.

En lo deportivo, la atleta estadounidense Marion Jones fue la reina indiscutible de la velocidad, y consiguió tres oros y dos bronces, mientras que la reina de la piscina fue la holandesa Inge de Brujin, con tres medallas de oro y tres récords mundiales, entre ellos el de los 100 metros libres, donde rompió la barrera de los 54 segundos. Por su parte, la regatista alemana Birgit Fischer, que logró con 38 años dos medallas de oro, pasó a la historia de los JJOO por dos motivos: sumar un total de 10 medallas olímpicas, y superar las nueve de Paavo Nurmi, Mark Spitz y Carl Lewis, y convertirse en la primera persona en ganar medallas con 20 años de diferencia.

Entre los hombres, los principales protagonistas fueron: el australiano Ian Thorpe, que con 17 años consiguió tres oros, dos platas y el récord del mundo en los 400 metros libres; los estadounidenses Maurice Green, que ganó en 100 y en 4x100 y Michael Jonson, que a sus 33 años no tuvo rival en el 400 ni en el relevo 4x400; el polaco Robert Korseniowski, que triunfó en los 20 y 50 kilómetros marcha; el británico Steve Redgrave, que se convirtió en el primer remero en obtener medallas de oro en cinco Juegos consecutrivos; y el checo Jan Zelezny, que se llevó su tercera victoria consecutiva en lanzamiento de jabalina.

Para terminar, hay que comentar dos anécdotas de esta edición: la bandera olímpica original, que había sido robada por el atleta estadounidense Harry Prieste en 1920 en los Juegos de Amberes, fue devuelta al COI después de 80 años; y el guineano Eric Moussambabi fue el nadador más lento de la historia de los 100 metros libres, tardó 1:52:72 cuando el récord estaba en 0:48:18.

Atenas, 2004

Ocho años después del centenario, los Juegos llegaron de nuevo a la ciudad olímpica por excelencia. Los organizadores griegos realizaron un gran esfuerzo para preparar la ciudad y las instalaciones deportivas. El estadio olímpico de Atenas sufrió una completa reconstrucción, aunque los retrasos en las obras llegaron a hacer peligrar la realización del evento, y fue bautizado con el nombre de Spyridon Louis, en recuerdo del griego ganador del primer maratón olímpico celebrado en 1896.

Pese a los problemas surgidos y a la desconfianza de algunos miembros del COI sobre la capacidad organizativa griega, el balance de estos Juegos fue bueno, y al éxito organizativo hubo que sumar el deportivo.

Algunas pruebas se celebraron en los mismos lugares que en 1896, como el estadio Panathinaiko, y también en escenarios de la Antigüedad, como las ruinas de Olimpia. En esta edición la participación de las mujeres continuó creciendo y superó el 40% del total de atletas participantes. Por primera vez pudieron competir en lucha.

El aspecto negativo del evento fue de nuevo el dopaje: dos atletas griegos fueron expulsados de los Juegos por negarse a hacer un control *antidoping* antes de la competición, los vencedores en las pruebas de lanzamiento de martillo y lanzamiento de disco fueron descalificados tras dar positivo y una ciclista colombiana fue desposeída de la medalla de bronce por el mismo motivo.

Los escándalos de dopaje no deslucieron la actuación de la mayoría de los atletas. En natación masculina sobresalieron el estadounidense Michael Phelps, que consiguió siete medallas, cinco de ellas de oro, y el australiano Ian Torpe, que logró cuatro medallas, dos de oro, mientras que en la femenina destacaron la australiana Jodie Henry, que venció en tres pruebas, y la ucraniana Yana Klochkova, que ganó otras dos.

Las grandes estrellas en atletismo fueron el marroquí Hicham El-Guerruj, que logró la victoria en dos pruebas de medio fondo tan exigentes como los 1.500 y los 5.000 metros, y la inglesa Kelly Holmes, que hizo lo propio en los 800 y 1.500 metros.

En Atenas también cabe destacar otros logros deportivos: la octava victoria olímpica de la piragüista alemana de 42 años Birgit Fischer, que había logrado la primera en 1980 en Moscú, y que es la única persona que ha conquistado dos medallas en cinco ediciones consecutivas de los Juegos; el polaco Robert Korzeniowski se llevó su cuarta medalla de oro, tres de ellas consecutivas en los 50 kilómetros marcha; el yudoca japonés Tadahiro Tamura también consiguió su tercer oro consecutivo; los dos títulos de las selecciones masculinas de Argentina en fútbol y baloncesto; y el cuarto puesto de la selección iraní de fútbol.

Edición	Países	Deportes	Pruebas	Participantes		
				Hombres	Mujeres	Total
Atenas, 1896	14	9	43	241	0	241
París, 1900	24	18	95	975	22	997
San Luis, 1904	12	17	91	645	6	651
Londres, 1908	22	22	110	1971	37	2008
Estocolmo, 1912	28	14	102	2359	48	2407
Amberes, 1920	29	22	154	2561	65	2626
París, 1924	44	17	126	2954	135	3089
Ámsterdam, 1928	46	14	109	2606	277	2883
Los Ángeles, 1932	37	14	117	1206	126	1332
Berlín, 1936	49	19	129	3632	331	3963
Londres, 1948	59	17	136	3714	390	4104
Helsinki, 1952	69	17	149	4436	519	4955
Melbourne, 1956	72	17	145	2938	376	3314
Roma, 1960	83	17	150	4727	611	5338
Tokio, 1964	93	19	163	4473	678	5151
México, 1968	112	20	172	4735	781	5516
Munich, 1972	121	23	195	6075	1059	7134
Montreal, 1976	92	21	198	4824	1260	6084
Moscú, 1980	80	21	203	4064	1115	5179
Los Ángeles, 1984	140	23	221	5263	1566	6829
Seúl, 1988	159	25	237	6197	2194	8391
Barcelona, 1992	169	28	257	6652	2704	9356
Atlanta, 1996	197	26	271	6806	3512	10318
Sydney, 2000	199	28	300	6582	4069	10651
Atenas 2004	201	28	301	6262	4306	10568
Pekín 2008	204	28	302	6294	4608	10902
Londres 2012	204	26	302	5864	4659	10523
Río de Janeiro 2016	-	-	-	-	-	-

Tabla 1. Datos de las distintas ediciones de los Juegos Olímpicos de verano

Pekín, 2008

Los Juegos Olímpicos de 2008, oficialmente denominados Juegos de la XXIX Olimpiada, se enfrentaron a diversos problemas desde el momento de su elección como sede. Dos fueron las principales críticas que se realizaron, la grave contaminación atmosférica que tenía la ciudad sede, Pekín, y sobre todo la violación de los derechos humanos por parte del régimen chino, lo que provocó numerosas manifestaciones que llegaron a afectar incluso al recorrido de la antorcha olímpica.

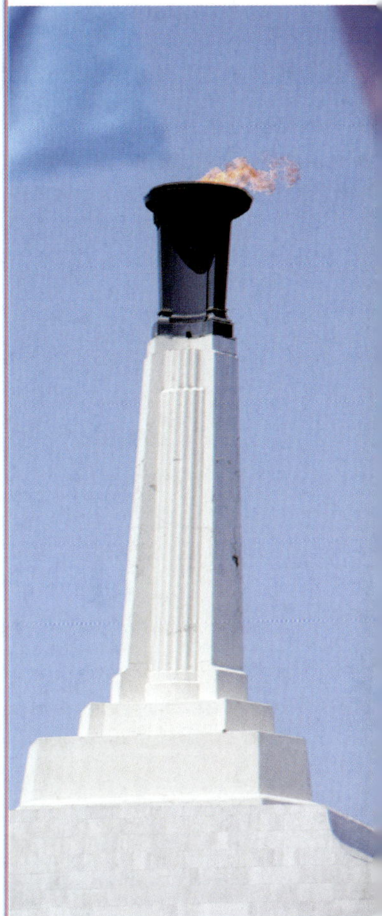

Estos Juegos fueron los más costosos de toda la historia olímpica, pues el presupuesto superó los 41.000 millones de dólares, casi el triple de lo gastado en la edición anterior de Atenas 2004.

El evento deportivo contó con 302 pruebas en 28 deportes, y una participación de unos 10.500 atletas provenientes de 204 comités olímpicos nacionales. Hubo otras ciudades chinas que fueron sedes olímpicas además de Pekín, en concreto el torneo de fútbol se disputó en las ciudades de Qinhuangdao, Tianjin, Shenyang y Shanghai, las regatas de vela se efectuaron en el puerto de Qingdao, y las pruebas de hípica se desarrollaron en Hong Kong.

Se batieron 43 récords mundiales y 132 récords olímpicos, y 87 de los 204 países participantes ganaron alguna medalla. Y tras dieciséis días de competiciones dos deportistas fueron las grandes estrellas de los Juegos, el nadador estadounidense Michael Phelps, que con sus ocho medallas de oro superó en una las logradas por su compatriota Mark Spitz en Múnich 1972, y el atleta jamaicano Usain Bolt, dominador absoluto en las pruebas de velocidad, que se convirtió en el hombre más rápido de la historia tras batir los récords del mundo de 100 y 200 metros lisos, y el del relevo corto de 4x100 metros con Jamaica.

Como notas curiosas caben destacar las siguientes: pese a que algunos países habían anunciado su posible boicot, al final asistieron todas las delegaciones, incluso la de la República China de Taipei, que no está reconocida por el gobierno de la República Popular China; los chinos presentaron la delegación más grande de la historia olímpica, con 639 deportistas; la estadounidense Sheila Taormina participó en sus cuartos Juegos y lo hizo en su tercera disciplina olímpica diferente, el pentatlón, tras haber ganado un oro en Atlanta 1996 en natación y haber participado en triatlón en Sydney 2000 y en Atenas 2004; el jinete neozelandés Mark Todd, doble campeón olímpico en Los Angeles 1984 y Seúl 1988, participó en sus sextos Juegos Olímpicos después de haber estado ocho años retirado de la competición.

Londres, 2012

Londres volvió a ser sede de unos Juegos Olímpicos por tercera vez, tras los celebrados en 1908 y en 1948. Muchas instalaciones utilizadas ya estaban realizadas y la principal construcción fue el Parque Olímpico, edificado en un antiguo emplazamiento industrial al este de Londres. Su extensión era de 2,5 km², en él se encontraba la Villa Olímpica y varias de las instalaciones deportivas a utilizar, como el velódromo o el centro acuático.

La antorcha olímpica no realizó un recorrido por distintos países como en ocasiones anteriores, sino que fue trasladada directamente desde Grecia hasta el Reino Unido, donde inició un viaje de setenta días por Inglaterra que concluyó en la espectacular ceremonia de inauguración de los Juegos.

En general, la organización del evento fue buena y se puso mucho cuidado en aspectos tan importantes como la seguridad, el transporte, la asistencia del público o el papel de los medios de comunicación, por lo que el resultado final de esta cita olímpica puede considerarse como exitoso, más si se tiene en cuenta que se vivía un periodo de fuerte crisis económica.

El logotipo utilizado en estos Juegos estaba formado por el número 2012, que incluía en una de las cifras los anillos olímpicos y en otra la palabra London. Este logotipo fue compartido por primera vez con los Juegos Paralímpicos que se desarrollaron a continuación.

Respecto a la edición anterior, en Londres hubo algunas novedades en los deportes olímpicos: se quitaron el béisbol y el sóftbol, se añadió el boxeo femenino, y se aumentó el número de disciplinas en el ciclismo de pista y en el tenis, que incluyó los dobles mixtos. La mayoría de las competiciones deportivas se celebraron en Londres, y tan solo se disputaron fuera de la capital algunas pruebas de fútbol, ciclismo, piragüismo o vela.

El medallero de los Juegos Olímpicos de Londres fue encabezado por Estados Unidos, que recuperó su primacía con 104 medallas, seguido por China, su rival más directo, que se quedó en los 88 metales. Se batieron un total de 44 records mundiales, entre ellos el del equipo femenino de ciclismo de Gran Bretaña en persecución, el del keniata David Rudisha en los 800 metros, el de la nadadora china Shiwen Ye en los 400m estilos, o el del equipo de atletismo de Jamaica en los 4x100, el primero de la historia en bajar los 37 segundos.

Los dos grandes protagonistas de estos Juegos fueron el atleta jamaicano Usain Bolt, rey de la velocidad tras ganar los 100 y los 200 metros lisos y ser el primer atleta en ganar esas pruebas en dos ediciones consecutivas, y el nadador estadounidense Michael Phelps, que se convirtió en el deportista con mayor número de medallas conseguidas en los Juegos Olímpicos, 22 en total.

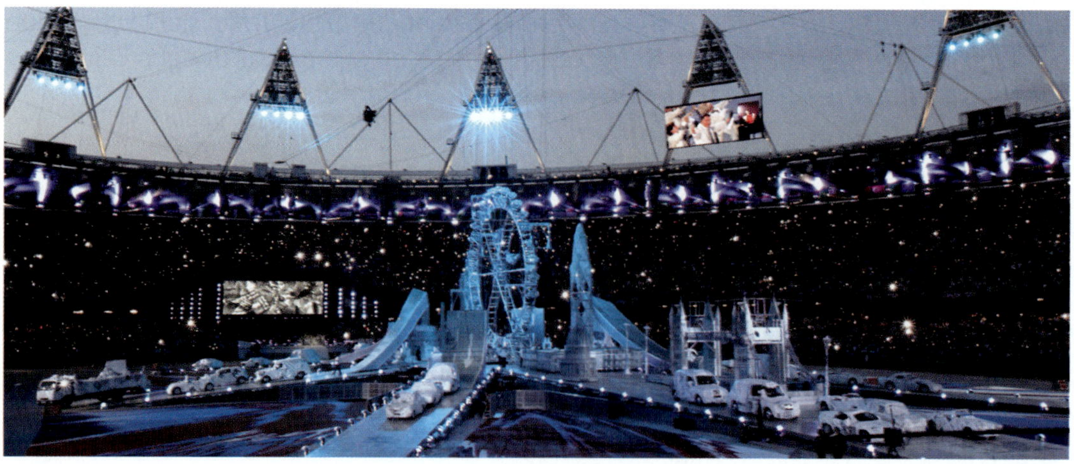

Otros deportistas que destacaron en Londres fueron: La nadadora estadounidense Missy Franklin, de 17 años, se colgó cinco medallas durante esta cita olímpica, cuatro de oro y una de bronce. La gimnasta estadounidense Gabrielle Douglas, que con solo 16 años se convirtió en la primera afroamericana en ganar la medalla de oro en el programa completo individual, logrando también el oro en la prueba de equipos. El atleta sudafricano Oscar Pistorius, apodado "Blade Runner" por tener dos prótesis en sus piernas, que fue el primer deportista paralímpico en participar en unos Juegos de verano. El corredor dominicano Félix Sánchez, que tras subir a lo más alto del pódium en Atenas 2004 sufrió una grave lesión y ocho años después, cuando nadie lo esperaba, volvió a ganar el oro, sacando una fotografía de su abuela tras la victoria y llorando emocionadamente derrumbado en el suelo.

4 LOS SÍMBOLOS OLÍMPICOS

Desde el comienzo de los Juegos Olímpicos modernos se han ido agregando ceremonias y elementos que fueron diseñados para resaltar el espíritu olímpico reflejado en la frase del barón de Coubertin, "Lo importante no es ganar sino participar".

La llama olímpica

La llama olímpica se encendió por primera vez en los Juegos de Ámsterdam en 1928. Desde la edición de 1936, se traslada en una antorcha desde la ciudad griega de Olimpia hasta el estadio de la sede que organiza los Juegos por corredores que se relevan para transportarla.

Este rito simboliza el espíritu olímpico de la Antigüedad, ya que recuerda la tradición griega de encender una hoguera en el altar de la diosa Hera durante la celebración de los antiguos Juegos.

El fuego olímpico permanece encendido durante todo el transcurso de los Juegos.

La bandera olímpica

La bandera olímpica fue creada por Coubertin en 1913 e izada por primera vez en el estadio olímpico de Amberes en 1920. Su fondo es blanco, sin orla, y en el centro aparecen cinco aros entrelazados, tres arriba y dos abajo.

Los cinco aros entrelazados simbolizan la unión de los cinco continentes, cada uno representado por un color: el azul a Europa, el amarillo a Asia, el negro a África, el verde a Australia y el rojo a América.

El himno olímpico

Se interpreta durante la jornada inaugural desde la primera edición de los Juegos y sirve de acompañamiento a la entrada de la bandera olímpica en el estadio.

En la actualidad, existe un himno olímpico oficial, aprobado por el COI en 1957, que está basado en un poema del poeta griego Costls Palamas. Sólo existe en tres idiomas, en griego, que fue el original, y en inglés y francés, que son los dos idiomas oficiales del COI.

El lema olímpico

Es la frase *Citius, altius, fortius* (más rápido, más alto, más fuerte). Surgió en la segunda edición de los Juegos celebrada en París en 1900. Significa que triunfarán en las distintas pruebas olímpicas los competidores que sean capaces de llegar más alto, ser más rápidos o más fuertes.

El juramento olímpico

Se realizó por primera vez en los Juegos de Amberes en 1920. Consiste en que, durante la ceremonia inaugural, un deportista, en representación de todos los atletas participantes, se compromete a cumplir las reglas y las normas que rigen las diferentes pruebas.

Las ceremonias olímpicas

Los Juegos Olímpicos comienzan con una ceremonia inaugural muy elaborada en la que, desde los Juegos de Londres en 1908, se incluye un desfile de los atletas participantes. Éstos van entrando al estadio precedidos de la bandera de su país. El desfile siempre lo encabeza el equipo griego, en honor a Grecia, por ser el origen de Juegos en la Antigüedad, y lo cierran los deportistas de la nación anfitriona.

Tras el desfile, el jefe de estado del país anfitrión declara abiertos los Juegos Olímpicos. Luego, a los acordes del himno olímpico, se introduce en el estadio la bandera olímpica y se iza en el mástil. Entonces, entra en el estadio un corredor que porta la antorcha. Suele ser un destacado atleta olímpico del país organizador, y tras dar una vuelta al estadio, encenderá el pebetero.

A continuación, se realiza el juramento: “En nombre de todos los competidores, prometo que participaremos en estos Juegos Olímpicos respetando y cumpliendo sus reglamentos, comprometiéndonos a un deporte sin dopaje y sin drogas, con auténtico espíritu deportivo, para mayor gloria del deporte y honor de nuestros equipos”. Y luego se sueltan palomas como símbolo del espíritu de paz que debe presidir los Juegos.

Los Juegos se cierran con otra ceremonia en la que se da el relevo al país anfitrión de la siguiente edición. La ceremonia de clausura se celebra el último día de las competiciones. Tras declarar el presidente del COI cerrados los Juegos, éstos terminan simbólicamente con el apagado de la llama del pebetero al tiempo que se arría lentamente la bandera olímpica.

Las medallas olímpicas

El premio para el ganador de los Juegos Olímpicos de la Antigüedad era una corona de olivo sagrado. En la actualidad, a los ganadores de cada prueba se les impone una medalla de oro.

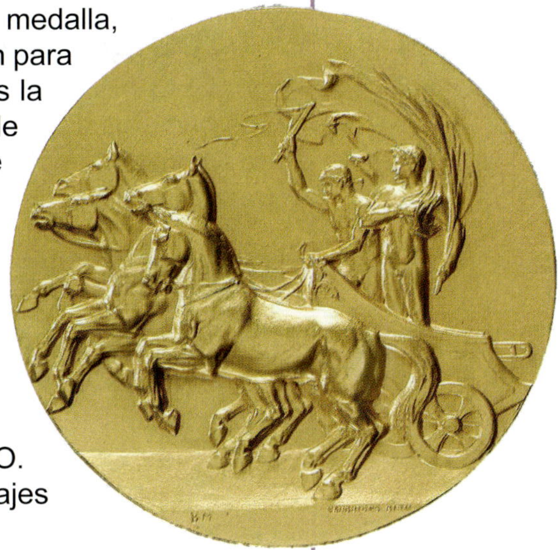

Los tres primeros puestos de cada prueba tienen derecho a medalla, la de oro corresponde al vencedor y las de plata y bronce son para los atletas que han quedado en segundo y tercer lugar. Tras la entrega de medallas, se izan las banderas de los países de los tres atletas y suena el himno nacional del país al que pertenece el atleta ganador de la medalla de oro.

En todas las ediciones de JJOO se recoge la clasificación del medallero final por países, aunque, en realidad, es una competición de atletas individuales y no de naciones.

Las mascotas olímpicas

Son uno de los símbolos más conocidos de los JJOO. En su mayoría representan animales, figuras o personajes característicos del país en donde se realizan los Juegos.

Los primeros Juegos de verano que emplearon una mascota oficial fueron los de Munich 1972, que consistía en un perro típico de la ciudad de Baviera, que representaba la agilidad, la resistencia y la tenacidad de los atletas. Sin embargo, en México 1968 ya se había utilizado la imagen de un jaguar rojo para promocionar los Juegos.

En la actualidad, las mascotas tienen una gran importancia comercial para unos Juegos Olímpicos, pues se fabrican numerosos productos con su imagen que generan notables ingresos con su venta.

5 DEPORTES Y DISCIPLINAS OLÍMPICAS

El número de deportes que se disputan en unos Juegos ha ido creciendo con el tiempo (ver "Tabla 1"). En la edición del 2004, celebrada en Atenas, se disputaron 28 deportes: atletismo, bádminton, baloncesto, balonmano, béisbol, boxeo, ciclismo, esgrima, fútbol, gimnasia, halterofilia, hípica, *hockey* sobre hierba, judo, lucha, natación, pentatlón moderno, piragüismo, remo, softbol, taekwondo, tenis, tenis de mesa, tiro, tiro con arco, triatlón, vela y voleibol.

Estos 28 deportes incluyen 38 disciplinas. Una disciplina es una rama de un deporte que comprende una o más pruebas, como, por ejemplo, la natación, que comprende cuatro disciplinas: natación, saltos, waterpolo y natación sincronizada; el voleibol, que incluye dos disciplinas, el voleibol de sala y el voleyplaya; o el piragüismo, que engloba el piragüismo en pista y el de aguas bravas.

Para que un deporte sea considerado como olímpico, debe ser practicado en categoría masculina por al menos 75 países de cuatro continentes, mientras que en categoría femenina se exige que se practique al menos en 40 naciones y en tres continentes.

6 LOS JUEGOS OLÍMPICOS DE INVIERNO

Los primeros Juegos Olímpicos de invierno se disputaron en la ciudad francesa de Chamonix en 1924. Desde entonces, se realizaron de forma separada a los de verano, pero en los mismos años que éstos, hasta 1992.

Edición	Países	Deportes	Pruebas	Participantes		
				Hombres	Mujeres	Total
Chamonix, 1924	16	6	16	247	11	258
St. Moritz, 1928	25	4	14	438	26	464
Lake Placid, 1932	17	4	14	231	21	252
Garmish-Partenkirchen, 1936	28	4	17	566	80	646
St. Moritz, 1948	28	4	22	592	77	669
Oslo, 1952	30	4	22	585	109	694
Cortina d'Ampezzo, 1956	32	4	24	687	134	821
Squaw Valley, 1960	30	4	27	512	144	665
Innsbruck, 1964	36	6	34	892	199	1091
Grenoble, 1968	37	6	35	947	211	1158
Sapporo, 1972	35	6	35	801	205	1006
Innsbruck, 1976	37	6	37	892	231	1123
Lake Placid, 1980	37	6	38	840	232	1072
Sarajevo, 1984	49	6	39	998	274	1272
Calgary, 1988	57	6	46	1122	301	1423
Albertville, 1992	64	7	57	1313	488	1801
Lillehammer, 1994	67	6	61	1215	522	1737
Nagano, 1998	72	7	68	1389	787	2176
Salt Lake City, 2002	77	7	78	1513	886	2399
Torino, 2006	80	7	84	1548	960	2508
Vancouver 2010	82	7	86	1575	1039	2614
Sochi 2014	-	-	-	-	-	-

Tabla 2. Datos de las distintas ediciones de los Juegos Olímpicos de invierno

A partir de esa fecha, se cambió el año de celebración para no coincidir con los Juegos de verano, y se comenzaron a disputar a mitad del periodo olímpico. La primera edición, tras el cambio, se realizó en Lillehammer en 1994 (ver "Tabla 2").

Los deportes de invierno en la actualidad son los siguientes: biatlón, *bobsleigh*, *curling*, esquí, *hockey* sobre hielo, *luge* y patinaje. Estos deportes incluyen 15 disciplinas. El que más disciplinas tiene es el esquí, que comprende saltos, combinada, esquí acrobático, esquí alpino, esquí de fondo y snowboard.

7 LOS JUEGOS PARALÍMPICOS

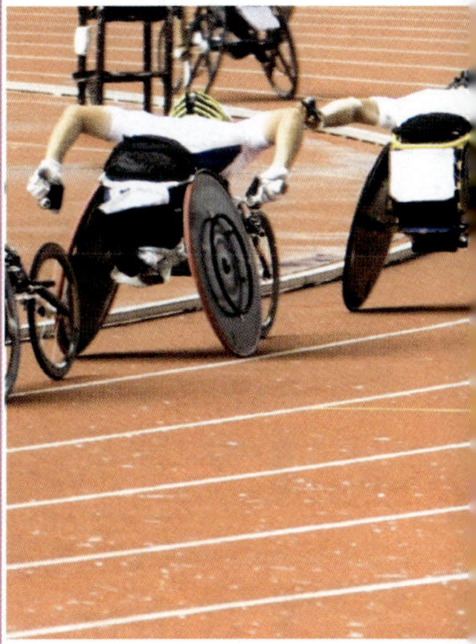

Se realizan desde 1960 y, en ellos, participan atletas con alguna discapacidad física. La primera edición se celebró en Roma, inmediatamente después de la terminación de los Juegos Olímpicos. En esa ocasión compitieron cerca de 400 atletas de 23 países en 8 deportes diferentes.

Los Juegos Paralímpicos se organizan desde entonces cada cuatro años, en el mismo año que los JJOO y, desde 1988, se realizan siempre en la misma ciudad y en las mismas instalaciones en las que se han celebrado éstos.

Cinco ediciones, las de 1968 a 1984, se disputaron en sedes diferentes a las olímpicas. Cronológicamente, fueron las celebradas Tel Aviv (Israel), Heidelberg (Alemania), Toronto (Canadá), Arnhem (Holanda) y, en 1984, en las ciudades estadounidenses de Stoke Mandeville y Nueva York.

En los Juegos de Toronto, en 1976, por primera vez participaron deportistas amputados y con deficiencia visual. Se reconoció, de esta manera, su minusvalía. También fue en 1976 cuando se celebraron por primera vez los primeros Juegos Paralímpicos de Invierno, en Suecia.

Los de 1980 se celebraron en Holanda, tras el rechazo de la Unión Soviética a la celebración de los mismos. Desde 1960 se han organizado un total de once ediciones de los Juegos Paralímpicos de verano y ocho de invierno.

En 1989 se fundó el Comité Paralímpico Internacional (CPI), que cuenta con su propia bandera. Ésta lleva los colores rojo, azul y verde, por ser los tres colores más habituales en las banderas nacionales.

Los deportes que se incluyeron en el programa de competición de Atenas 2004 fueron los siguientes: atletismo, baloncesto, *boccia*, ciclismo, esgrima, fútbol, *goalball*, halterofilia, hípica, judo, natación, rugby, tenis en silla, tenis de mesa, tiro, tiro con arco, vela, y voleibol.

Algunos de estos deportes son específicos de los Juegos Paralímpicos, como el *boccia* y el *goalball*. Los deportistas se clasifican según el tipo de discapacidad y el grado de minusvalía que tienen, para conseguir así que la competición sea equilibrada.

EJERCICIOS

1 Indica las ediciones en las que fueron apareciendo los distintos símbolos olímpicos.

2 Realiza un gráfico que represente la participación en las distintas ediciones de los Juegos modernos y explica a qué se deben las caídas de la misma que aparecen en él.

3 Enumera las ciudades que han sido sedes olímpicas en más de una ocasión.

4 Elabora un gráfico que muestre la participación de hombres y de mujeres en los Juegos. ¿Qué conclusiones se pueden sacar de él?.

5 Señala cinco atletas legendarios en la historia de los JJOO por haber ganado varias medallas de oro en ellos.

6 Detalla en qué años y por qué no se realizaron las ediciones previstas de los Juegos.

7 Piensa y explica por qué las grandes estrellas de las distintas ediciones de los JJOO son atletas que participan en deportes individuales.

8 Describe los principales boicots políticos que han sufrido los JJOO.

9 Explica razonadamente los motivos por los cuales la participación en los JJOO de invierno es bastante menor que en los de verano.

10 Busca información y explica cómo se juega a *boccia* y a *goalball*.

SI QUIERES SABER MÁS...

- Página web: **http://es.wikipedia.org/wiki/Juegos_Olímpicos**. Autor: Wikipedia, enciclopedia libre.
- Página web (en inglés y francés): **http://www.olympic.org/uk/index_uk.asp** Autor: Comité Olímpico Internacional.

El movimiento olímpico

SI NO LO LEO NO LO CREO

¿Conoces la frase Citius, altius, fortius? ¿No? Pues es el lema de los juegos olímpicos y quiere decir **más rápido, más alto, más fuerte**

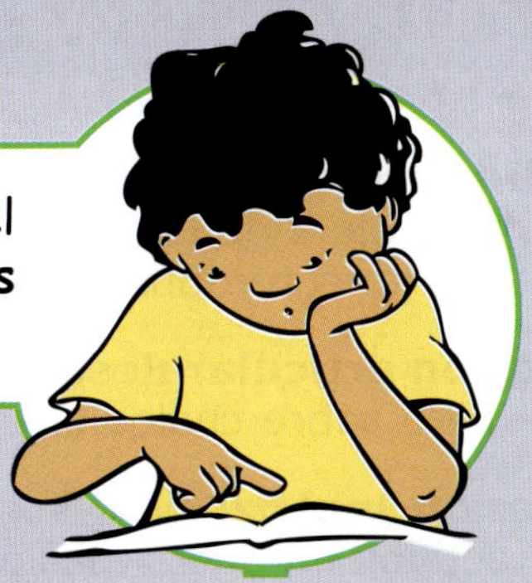

El guineano **Eric Moussambani** protagonizó la gran hazaña de no ahogarse en la piscina olímpica durante los Juegos de Sydney 2000, y se convirtió en la anécdota de los mismos. Bajo un aplauso ensordecedor desde las tribunas, Moussambani completó los 100 metros en 1:52.72, casi un paseo si se tiene en cuenta que el récord mundial de la distancia, que pertenece al australiano Michael Klim, es de 48.18 segundos. Moussambani afirma que en Guinea Ecuatorial es difícil encontrar piscinas de más de 20 metros, y que por eso le costó enormemente llegar al final.

Otra de las anécdotas acaecidas en Sydney fue la protagonizada por **Ráchale Taylor,** subcampeona en remo. Celebrando el éxito con unos amigos, dejó olvidada su medalla en un taxi.

En las primeras ediciones de los Juegos Olímpicos, los participantes iban sólo con calzón. Pero desde los Juegos de la XV Olimpiada, los atletas iban desnudos sin saber el porqué. Se dice que se tomó esa costumbre porque un deportista perdió un combate por culpa de su ropa, o porque un espartano ganó una carrera totalmente desnudo, o ¿tal vez sería por la fascinación griega hacia la belleza del cuerpo?

Aunque existe cierta discrepancia entre algunos autores, se tiene a Charlotte Cooper como la primera campeona olímpica tras ganar la medalla de oro en París 1900 en tenis. Esto fue después de la restauración, ya que 2.500 años antes, la hija del rey de Esparta, **Cinisca**, se impuso en la carrera de cuadrigas.

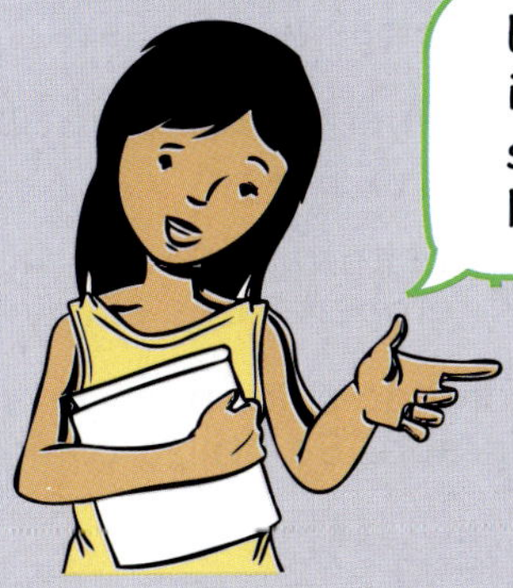

En la edición celebrada en Ámsterdam en 1928, la italiana Luigina Giavotti ganó la plata en gimnasia y se convirtió en la medallista más joven de toda la historia de los JJOO con 11 años y 302 días de edad.

Glosario

Abducción: movimiento en el plano frontal en el que una parte del cuerpo se separa o se aleja de la línea media del mismo. Normalmente se aplica a las extremidades. Es el movimiento opuesto a la aducción.

Acción articular desaconsejada (AAD): movimiento entre palancas óseas que produce un daño sobre cualquier estructura anatómica-funcional.

Acción motriz: proceso de adaptación de las conductas motrices de uno o varios sujetos activos en una situación motriz determinada.

Ácido láctico: sustancia producida por el músculo en ausencia de oxígeno. Es un producto del metabolismo anaeróbico en los músculos.

Actitud: conjunto de posturas que adoptan todas las articulaciones del cuerpo en un momento determinado para mantenerse equilibrado con respecto a la fuerza de la gravedad.

Actividad física: todo tipo de movimiento corporal voluntario (por pequeño que sea) que una persona realiza durante un periodo de tiempo determinado: caminar, escribir, hablar, subir una escalera, correr, etc.

Aducción: movimiento en el plano frontal en el que una parte del cuerpo se acerca a la línea media del mismo. Normalmente se aplica a las extremidades. Es el movimiento opuesto a la abducción.

Aeróbico: trabajo que se realiza en presencia de oxígeno, es decir, que se toma suficiente aire como para cubrir las necesidades que el organismo tiene de ese elemento.

Agujetas: molestias musculares debidas a microrroturas del músculo. No revisten gravedad y se previenen con estiramientos anteriores y posteriores a la actividad deportiva.

Anaeróbico: hace referencia al trabajo realizado cuando el oxígeno que se toma del aire no es suficiente para la cantidad que necesita el organismo para funcionar adecuadamente.

Anfiartrosis: articulación semimóvil. Permite una pequeña movilidad, y el medio de unión es tejido cartilaginoso fibroso y tejido conjuntivo. No tiene cápsula articular.

ATP (Adenosín trifofasto): molécula de la que se obtiene la energía necesaria para realizar las contracciones musculares, la conducción nerviosa, etc.

Atrofia: es la pérdida o desgaste del tejido muscular, ya sea por algún tipo de enfermedad o por inactividad.

Axón: prolongación de una neurona. Su calibre es uniforme y se ramifica en su terminación en unos botones terminales que sirven para conectar con otras neuronas.

Boicot: negativa a practicar alguna otra forma de relación comercial o a participar en algún tipo de evento.

Calambre: contracción súbita, involuntaria, dolorosa y transitoria de un grupo muscular debida a la sobrecarga producida por el ejercicio y/o las temperaturas extremas.

Caloría: unidad de energía térmica que equivale a la cantidad de calor necesaria para elevar la temperatura de un gramo de agua en un grado centígrado. Se utiliza como medida del contenido energético de los alimentos.

Capacidad física básica: aquella que genera y facilita el movimiento. Es indispensable en la mayoría de las actividades físicas, incide directamente en el resultado de las mismas y tiene un carácter cuantitativo. Se distinguen como capacidades físicas básicas la fuerza, la resistencia, la velocidad y la flexibilidad.

Capacidad vital: es la suma del volumen corriente de aire inspirado, el volumen inspiratorio de reserva y el volumen espiratorio de reserva (CV = VC + VIR + VER).

Capilar: es el más fino de los vasos sanguíneos. Sus paredes son muy delgadas para facilitar el paso del oxígeno y de la glucosa a las células, así como para la eliminación de los productos de desecho de las mismas, como el CO_2.

Cápsula articular: es una envoltura fibrosa que mantiene unidos los huesos de la articulación para darle estabilidad.

Cardiovascular: sistema formado por el corazón y los vasos sanguíneos, que están compuestos por arterias, venas, arteriolas, vénulas y capilares.

Cartílago articular: tejido elástico formado por tejido cartilaginoso que cubre las superficies articulares y sirve de soporte de carga de la articulación.

Cifosis: defecto postural caracterizado por el excesivo arqueamiento de la curva de la región dorsal apuntando que apunta hacia atrás. Se conoce comúnmente como "joroba".

Circunducción: movimiento circular o semicircular de una parte del cuerpo alrededor de un eje del mismo. Se puede considerar como una secuencia de los movimientos de flexión, extensión, aducción y abducción.

Condición física: competencia del ser humano que le permite realizar trabajos físicos con la máxima eficacia, tales como andar, correr, saltar, levantarse, agacharse...

Contracción auxotónica: movimiento que se produce simultáneamente una contracción isotónica y una contracción isométrica. Al inicio del movimiento destaca la parte isotónica y al final se acentúa la parte isométrica.

Contracción isocinética: movimiento que se produce cuando la fuerza se realiza a una velocidad constante, lo que obliga al músculo a trabajar con la misma intensidad a lo largo de todo el recorrido.

Contracción isométrica: movimiento que se produce cuando la fuerza ejercida no puede vencer la resistencia, y la longitud del músculo se mantiene constante. Es una fuerza estática realizada contra una resistencia inamovible.

Contracción isotónica: movimiento que se produce cuando el músculo se contrae y provoca un cambio de longitud en sus fibras musculares. Puede realizarse de dos formas, concéntrica y excéntrica.

Contracción isotónica concéntrica: movimiento que se produce cuando disminuye la longitud del músculo y éste se acorta.

Contracción isotónica excéntrica: movimiento que se produce cuando aumenta la longitud del músculo y éste se alarga.

Contractura: punto doloroso localizado en el vientre muscular producido por una sobrecarga en el ejercicio o por malas posturas.

Coordinación: cualidad motriz que permite la organización y el control de cualquier movimiento del cuerpo, dirigido a la ejecución de un determinado gesto, mediante la sincronización precisa de los diferentes segmentos corporales.

Cualidad motriz: aquella que se encarga de los procesos de dirección y regulación de los movimientos. Depende del sistema nervioso central. Se incluyen como cualidades motrices la coordinación y el equilibrio.

Desgarro muscular: también llamado "tirón". Es un estiramiento excesivo de las fibras musculares que provoca la rotura de las mismas, con hemorragia interna. Se caracteriza por experimentar un fuerte pinchazo que no permite continuar con la actividad.

Dentrita: es cada una de las ramificaciones cortas que poseen las neuronas en forma de árbol. Conducen los impulsos nerviosos hacia el cuerpo neuronal.

Deporte: toda aquella actividad física institucionalizada y reglamentada que se caracteriza por tener una finalidad competitiva, estar sujeta a unas normas fijas y pretender lograr el máximo rendimiento físico. También reciben esta denominación algunas actividades realizadas al aire libre con un carácter lúdico: escalada, buceo...

Deuda de oxígeno: es la diferencia entre la cantidad de O_2 aportada mediante la respiración cuando se realiza un esfuerzo y la que realmente se hubiera necesitado a nivel celular. Ese déficit se compensa una vez terminada la actividad, durante el periodo de recuperación.

Diáfisis: parte central de los huesos. Su forma es tubular y en su interior está la médula ósea.

Diafragma: músculo que separa la cavidad torácica (pulmones y corazón) de la cavidad abdominal (estómago, hígado, etc.). Interviene en la respiración reduciendo y reduce el volumen de la caja torácica cuando se relaja (espiración) y aumentándolo lo aumenta al contraerse (inspiración).

Diartrosis: articulaciones móviles formadas por dos huesos entre los que se haya la cavidad sinovial. Se sitúan en las extremidades, son las más numerosas en el esqueleto y se caracterizan por la diversidad y por la amplitud de los movimientos que permiten.

Dieta: cantidad y tipo de alimentos que una persona consume diariamente.

Distensión: estiramiento excesivo de las fibras musculares sin que se produzca rotura ni hematoma.

Educación Física: disciplina escolar que por medio del conjunto de actividades físicas, deportivas y recreativas se ocupa de la enseñanza y del aprendizaje de los diferentes campos de la actividad física. Su finalidad es promover el desarrollo corporal y divulgar los beneficios que se obtienen con su práctica: un nivel adecuado de preparación física, el mantenimiento y conservación de la salud, etc.

Elasticidad muscular: capacidad que tienen los músculos, y en mucha menor medida, a los tendones, para alargarse y volver a recuperar su forma original.

Elongación muscular: aumento de la longitud de un músculo como resultado de su estiramiento.

Ejercicio físico: actividad física que cumple como requisitos el implicar la realización de un esfuerzo físico, el realizarse de forma sistemática, el estar previamente planificada y el estar pensada para mantenerse en forma y mejorar la salud. También se entiende como tal el acto motor que repetido sistemáticamente constituye el medio principal para realizar las tareas tanto en Educación Física como en las actividades deportivas.

Ejercicio contraindicado: aquel que trabaja en contra de la posición natural del cuerpo, aumentando y que aumenta el riesgo de lesión a medio y largo plazo. Es perjudicial aunque no exista dolor. La realización técnica incorrecta en un ejercicio también puede hacerlo un ejercicio contraindicado.

Epífisis: cada uno de los extremos de los huesos largos. Están formadas por tejido compacto en el exterior y esponjoso en el interior, y en ellas se encuentran las superficies articulares.

Equilibrio: aptitud del ser humano para mantener el cuerpo en una postura estable en contra de la gravedad, tanto en situaciones estáticas como en movimiento.

Escoliosis: desviación lateral de la columna vertebral que puede ser tanto en forma de "S" como de "C".

Esfuerzo físico: cualquier actividad física de una intensidad variable que suponga un aumento del ritmo respiratorio, del ritmo cardiaco, de la temperatura corporal, del consumo de energía, etc.

Esguince: es un estiramiento o desgarro de un ligamento, o de varios. Su gravedad depende del grado de pérdida de la estabilidad de la articulación.

Extensión: movimiento de un hueso con relación a otro en el que se aumenta el ángulo de articulación. Es el movimiento opuesto a la flexión.

Factores extrínsecos: factores de tipo externo que influyen sobre el organismo. Proceden del exterior.

Factores intrínsecos: factores cuyo origen está en el interior del organismo. Se relacionan con los distintos sistemas del cuerpo.

Flexibilidad: capacidad física básica que permite realizar movimientos articulares con la máxima amplitud.

Flexión: movimiento de un hueso con relación a otro en el que se disminuye el ángulo de articulación. Es el movimiento opuesto a la extensión.

Fosfato de creatina (CP): sustancia almacenada en los músculos a partir de la cual se obtiene ATP.

Fractura ósea: es una rotura o pérdida de la continuidad de la sustancia en los huesos. Pueden ser simples o cerradas y compuestas o abiertas.

Frecuencia cardiaca: número de contracciones del corazón por minuto. Se distinguen tres tipos, frecuencia basal o de reposo, frecuencia media o de actividad y frecuencia máxima.

Frontal: plano corporal que divide el cuerpo en dos partes, anterior y posterior.

Fuerza: capacidad física básica que permite superar una resistencia u oponerse a ella por la acción de las contracciones musculares.

Gimnasia: forma de ejercicio físico caracterizada por actividades y ejercicios sistemáticos con finalidad terapéutica, educativa o competitiva.

Glucógeno: compuesto que se almacena en el hígado y en el músculo. Es la principal forma de almacenamiento de la glucosa en el organismo. A mayor cantidad de glucógeno en el músculo, mayor es la resistencia y, en consecuencia, mejor es el rendimiento deportivo.

Glucosa: hidrato de carbono esencial para la vida. Es el más utilizado por el cuerpo como fuente de energía.

Hemoglobina: proteína que se encuentra en los glóbulos rojos de la sangre. Su función es transportar el oxígeno desde los órganos respiratorios hasta los tejidos. La cantidad de hemoglobina cambia con la altitud.

Hiperextensión: extensión que supera los límites normales del movimiento articular.

Hiperflexión: flexión que supera los límites normales del movimiento de la articulación.

Hipoglucemia: es una afección interna del cuerpo conocida comúnmente como "bajón de tensión". Se produce por una bajada de los niveles de concentración de azúcar (glucosa) en la sangre.

Inervación: acción que realiza el sistema nervioso en las funciones de otros órganos del cuerpo.

Juego: actividad recreativa que involucra a uno o más jugadores que tratan de alcanzar un objetivo y deben respetar un conjunto de reglas.

Lipotimia: también denominada síncope o desmayo. Es una pérdida breve de la consciencia debida a una disminución transitoria de aporte sanguíneo al cerebro que provoca una falta de oxígeno en el mismo.

Líquido sinovial: líquido segregado por la membrana sinovial para lubricar las superficies articulares. Con ello se mejora el deslizamiento y se nutre a los cartílagos.

Lordosis: defecto postural caracterizado por la excesiva curvatura de la región cervical y/o lumbar, lo que crea la apariencia de estar inclinado hacia atrás.

Luxación: lesión que se produce cuando dos superficies articulares pierden su contacto debido a un desplazamiento. Se habla de subluxación cuando la separación es parcial.

Maleolo: cada uno de los extremos distales que sobresalen de la tibia (maleolo tibial o interno) y del peroné (maleolo peroneo o externo).

Maniobra de Heimlich: técnica que se emplea en los atragantamientos para expulsar el objeto que dificulta o impide la entrada y salida de aire en los pulmones provocando la asfixia.

Metabolismo: conjunto de reacciones bioquímicas que se realizan en las células de los seres vivos para descomponer y asimilar los alimentos que ingieren.

Miofibrilla: fibrilla contráctil que se encuentra en las fibras musculares.

Músculo agonista: músculo que al contraerse provoca directamente el movimiento de una parte del cuerpo.

Músculo antagonista: músculo que realiza el movimiento opuesto al músculo agonista mientras éste desarrolla la contracción.

Neuromuscular: sistema de control del movimiento que relaciona los sistemas nervioso y muscular. Se encarga de regular el envío de impulsos nerviosos desde el cerebelo hasta el músculo, a través médula espinal, para que se contraigan o se relajen las fibras musculares del mismo.

Óculo-manual: coordinación que relaciona la vista con los miembros superiores, en especial con las manos.

Óculo-pie: coordinación que relaciona la vista con los miembros inferiores, en especial con los pies.

Patología: conjunto de síntomas de una enfermedad en particular.

Posición: postura, actitud o forma que una persona adopta y que relaciona la totalidad del cuerpo con el medio que le rodea.

Posición anatómica: posición de referencia para el estudio anatómico del cuerpo. A partir de ella se describen los movimientos y las estructuras del mismo.

Posición lateral estable o de seguridad (PLS): posición en la que debe colocarse a un herido que se encuentre inconsciente, aunque con sus constantes vitales (respiración y pulso) presentes, hasta que pueda ser trasladado a un centro sanitario. No se debe utilizar esta posición de seguridad si se sospecha la existencia de lesión en la columna vertebral.

Postura: modo en que está colocada una persona. Funcionalmente supone la tensión desarrollada por el cuerpo para conseguir la posición ideal con una eficacia máxima y un gasto energético mínimo.

Potencia: competencia motriz que permite vencer una resistencia a la mayor velocidad posible.

Pronación: movimiento de giro de una extremidad en el plano transversal de fuera a dentro. Presenta el dorso en el caso de la mano. Es el movimiento opuesto a la supinación.

Relajación: estado de reposo muscular al que vuelve el músculo tras haber sufrido una contracción. También se aplica al estado de liberación de la tensión física y mental en el que disminuye el tono muscular y se deja la mente libre de toda preocupación.

Resistencia: capacidad física básica que permite realizar un esfuerzo durante el mayor tiempo posible, soportar la fatiga que dicho esfuerzo conlleva y recuperarse rápidamente del mismo.

Rotura muscular: es una pérdida de continuidad en el músculo caracterizada por un fuerte dolor seguido de una incapacidad funcional total.

Sagital: plano corporal que divide el cuerpo en dos partes, derecha e izquierda.

Segmento corporal: cualquier parte del cuerpo.

Sesión: es la unidad más pequeña y más importante de la planificación deportiva.

Sinergista: músculo que coopera con los músculos agonistas para facilitar su acción, aunque sin realizar la función de éstos.

Sinovitis: inflamación de la membrana sinovial producida por traumatismos espontáneos o de repetición.

Stretching: método para desarrollar la flexibilidad mediante la realización de ejercicios de estiramiento.

Supinación: movimiento de giro de una extremidad en el plano transversal de dentro a fuera. Presenta la palma en el caso de la mano. Es el movimiento opuesto a la pronación.

Tendido supino: posición de una persona tendida sobre el dorso.

Tono muscular: es un estado permanente de ligera contracción que tiene el músculo en reposo. Un tono muscular normal corresponde a una ligera tensión o resistencia al movimiento pasivo.

Transversal: plano corporal que divide el cuerpo en dos partes, superior e inferior.

Umbral anaeróbico: es el punto de transición entre el metabolismo aeróbico y el anaeróbico. En él, el ácido láctico producido por el cuerpo empieza a acumularse. Resulta diferente para cada persona y suele estar alrededor de las 170 pulsaciones por minuto.

Vasodilatación: ensanchamiento de los vasos sanguíneos al aumentar su calibre.

Velocidad: capacidad física que permite realizar acciones motrices en el menor tiempo posible.

VO_2 máximo: volumen máximo de oxígeno. Es la máxima cantidad de oxígeno que el cuerpo es capaz de transportar en un minuto.